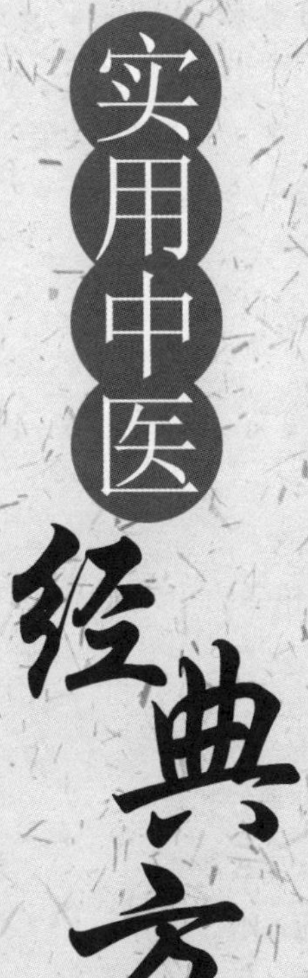

实用中医经典方荟萃

主　审　阮时宝

主　编　马少丹　苑述刚　王正引

副主编　宫健伟　聂建华

编　委（按姓氏笔画排序）

马少丹　王正引　刘呈燕

江　煜　张英杰　聂露霞

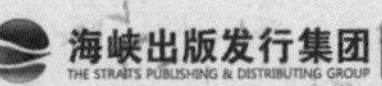

福建科学技术出版社
FUJIAN SCIENCE & TECHNOLOGY PUBLISHING HOUSE

图书在版编目（CIP）数据

实用中医经典方荟萃 / 马少丹, 苑述刚主编. —福州 : 福建科学技术出版社, 2017.8
（中医济世珍方丛书）
ISBN 978-7-5335-5410-1

Ⅰ.①实… Ⅱ.①马… ②苑… Ⅲ.①方书－汇编－中国 Ⅳ.①R289.2

中国版本图书馆CIP数据核字（2017）第192003号

书　　名　实用中医经典方荟萃
　　　　　中医济世珍方丛书
主　　编　马少丹　苑述刚
出版发行　海峡出版发行集团
　　　　　福建科学技术出版社
社　　址　福州市东水路76号（邮编350001）
网　　址　www.fjstp.com
经　　销　福建新华发行（集团）有限责任公司
印　　刷　福州德安彩色印刷有限公司
开　　本　889毫米×1194毫米　1/32
印　　张　20
图　　文　640码
版　　次　2017年8月第1版
印　　次　2017年8月第1次印刷
书　　号　ISBN 978-7-5335-5410-1
定　　价　55.00元

前言

方剂是中医辨证论治的主要工具之一，是理、法、方、药的重要组成部分，也是中医初学者必须掌握的基本知识。

方剂和中药关系密切，方剂由中药组成，但不是由中药简单堆砌而成，而是在辨证论治、确定治法之后，根据一定组方原则和要求，选择适当的药物和剂型组成的群药组。徐灵胎言："药有个性之专长，方有合群之妙用。"单味中药可以治病，但仅能治疗简单的病证；且由于中药功效的多样性，在治疗疾病时多利弊参半。方剂通过配伍，可以利用药物间的相互作用治疗复杂多变的病证，并制约药物的毒副作用。

中药和西药均可以治疗疾病，但二者又有明显区别。西药大多为化学提取物，且成分有越来越纯的趋势，多为单体，作用直接明确，主要为对症治疗；但如同单味中药的使用一样，毒副作用亦明显而普遍。方剂则是利用天然药物（中药）配伍使用，根据因人、因时、因地的不同而变换药物的配伍，尽量制约单味中药的毒副作用，并可以不断创造新的方剂。

方剂不单纯是复方。中医的"复方"是《黄帝内经》中的"七方"之一，是治疗复杂的病情时由两首或两首以上的方剂组合而成，所以日常人们所讲的"中药复方"这个名词并不恰当。西药复方是指几种有效成分的组合使用，没有配伍关系，更不可能出现配伍的主次，和中药方剂的概念迥然不同，因此一定要分清方剂和复方的概念，尤其是方剂和西药复方的概念，绝对不能混淆。

本书所整理的“经典方”，特指方剂中那些临床常用、被教材收录的医籍记载的方剂，历代医家喜好以经典方为基础，进行加减发挥，从而也衍生出不少为后人称颂的临床妙方。

本书在经典方的基础内容上还结合医者平日诊治经验，解读方剂经典内涵，添加现代药理研究及经典医案，使经典方焕发出新的生命力。本书精心整理的经典方，是想为学习中医的读者朋友们提供初窥的门径，也希望读者们能从中领悟这些方剂中的经典配伍和运用。此外，经典方医家的遣方用药渗透着中国传统哲学思维方式方法的智慧，如果读者能借由此书，把经典方的思维方式应用到生活中，必然对自身大有裨益，那便是对本书最有价值的回馈了。

编写说明

本书编写分为两大部分，一部分为总论，重点介绍方剂的概念、发展简史、治法、分类、组成和煎服法的常见知识；另一部分为各论，主要是根据功用与主治将方剂分为解表、泻下、和解、清热、温里、补益等18类，载方302首。

每章开篇每类方剂概说的内容包括每类方剂的定义、功用、适用范围、使用注意，以及这类方剂的适应证、临床表现、常用药物、配伍方法、代表方等。每首方剂的内容有方名、出处、方歌、组成、用法、功用、主治、方义发挥、临床应用、药理研究、参考文献等内容。

现将各论方剂主要项目的编写宗旨作简要说明：

1. 组成和用法。为突出制方人的学术思想和遣方用药特色，每方均沿用原书药名并标明原书的用量和用法，近代用量、用法则是参考原方用量比例，以近代常用量为依据权衡拟定的，注于括号之内，以供使用者参考。方中的现代剂量，均以公制为单位，一律用国际通用符号表示，如kg、g、mg等。

2. 功用及主治病证。一般是以原书为基础，结合后世运用情况综合拟定。

3. 方义发挥。包括主治病证的简要病因病机分析、组成药物的基本结构和配伍技巧分析、全方配伍特点归纳等。此项中的药名使用最新版《中华人民共和国药典》规范名，以下条目同此处理。

4. 临床应用。主要包括该方所适用的现代医学的临床病症和使用注意。

5. 类方鉴别。列出了该方与相类方的证治异同点。

6. 药理研究及参考文献。以近8~10年的研究中针对性强、真实可靠的研究为选录标准。

7. 经典医案。以用法独特、实用性强、病例典型为收录原则。

8. 按语。记载医者及历代名家对所述方剂的临床应用心得。

本书由阮时宝主审；前言、总论由马少丹编写，编写方剂亦由其选定；解表剂、祛暑剂由刘呈燕编写；泻下剂、和解剂由聂建华编写；清热剂由苑述刚编写；温里剂、治风剂由廖水亨编写；补益剂由王正引编写；固涩剂、开窍剂由江煜编写；理气剂、理血剂由张英杰编写；治燥剂、祛痰剂由聂露霞编写；安神剂、消食剂由宫健伟编写；祛湿剂、驱虫剂由谭峰编写。

《实用中医经典方荟萃》编委会

目录
CONTENTS

总论

第一章 方剂的概念

“方剂”一词，最早在《梁书·陆襄传》出现：“襄母卒患心痛，医方须三升粟浆……，忽有老人诣门货浆，量如方剂。”这里所说的方剂即为医方。方剂包括方和剂两个部分。“方”的含义主要有两个方面：一是医方、药方、处方，如《论衡·定贤》言：“譬医之治病也，……方施而药行。”二是规定、规矩，如《周礼·考工记》云：“圆者中规，方者中矩”，又如《孟子·离娄上》曰：“不以规矩，不能成方圆”。“剂”古文通“齐”，有整齐、整合、排列的含义，体现了对“规矩”的要求；同时还有剂型之意。因此，方剂是以中医基础理论为指导，以中药为基础，通过辨证论治、确定治法之后，选择合适的药物，按照一定的组方原则，酌定药物的用量、用法，妥善配伍而成一定的剂型。

讲解方剂的概念一定要强调如下几个方面：一是须以中医基础理论为指导。临床一些只是按照现代药理研究情况组合而成的群药，如把两味经现代药理研究均有抗肿瘤作用的药物组合成被视为治疗肿瘤的配方，那只是药物的简单堆砌，不是方剂。我们在了解有关方剂的知识时，一定要有一个清晰的认识，就是并非我们所看到的任何一张临床处方都可以被称为符合要求的方剂。二是方剂由中药组成，但与中药有本质的区别。中药是单味的，可以治病，但只能治疗简单的病证；而且中药的功效很少为单一的，当我们使用其一方面的作用时，其他方面的作用可能就表现为副作用了，故在治疗疾病时多体现为利弊兼具。方剂则是由两味或两味以上的药物配伍而成，通过配伍可以增强疗效、扩大治疗范围、控制多功用中药的疗效发挥方向、甚至产生新的疗效，亦可减轻或消除毒副作用。从单味的药物到两味药的方剂，虽然从药物数量的变化不算大，但却是一个从量变到质变的发展过程，也是中医辨证论治用药特色的具体体现。中医方剂治疗的是“患病之人”，人体是一个复杂的整体，方剂的组成通过复杂的药物组合调整人体的阴阳平衡。因此方剂往往可以既有扶正的药物，又有祛邪的药物；既有清热的药物，又有祛寒的药物。所以方剂的运用范围广，毒副作用小，药性平和，可以达到很好的治疗疾病的作用。三是方剂不是“中药复方”。方剂是以中医基础理论为指导，按照一定的组方原则形成的群药；中药复方是《黄帝内经》所言“七方”中“大、小、缓、急、奇、偶、复”中的复方，是由两个或两个以上的方剂复合而成的，二者不能混为一谈。

第二章 方剂的发展简史

方剂的发展已经有几千年的历史，从早期单味药过渡到由二、三味药组成的方剂，是古代医药学发展过程中的巨大进步。《史记》中提到：“战国时扁鹊治虢太子之暴厥，曾用八减之齐”，“齐”即后世之“剂”。1977 年，汉初残简 130 余片在安徽阜阳出土，名曰《万物》，其中有用商陆、羊头治鼓胀，理石、茱萸治劳损，这是迄今通过考古获得的最早的方剂文献资料，亦说明方剂最迟在春秋战国时期就已经出现。

1973 年在湖南长沙马王堆 3 号汉墓出土的《五十二病方》，卷帙大，内容多，而且保存相对完整。书中记载 283 个医方，涉及临床各科病证 100 余种。药方的用法，既有内服，也有外用，内服有丸、散、汤、饮之别，外用有敷、熨、蒸、浴之异。该帛书的出土充分说明了最迟在战国晚期，方剂在临床的运用已初具规模。

秦汉时期，现存最早的中医经典理论著作《黄帝内经》对方剂已经有了较全面而系统的总结。如在治则方面涉及“谨察阴阳，以平为期”“治病必求于本”，以及整体治疗、标本缓急、三因制宜等相关理论；在制方结构方面，提出了“君、臣、佐、使”的组方理论，并对君药、臣药、佐使药的含义进行了阐释，提出：“主病之谓君，佐君之谓臣，应臣之为使”。书中记载了生铁落饮、半夏秫米汤等13首方剂，并且有丸、散、膏、汤剂型的不同。

东汉时期，张仲景所著《伤寒杂病论》载方313首，大多数方剂理法得当、配伍严谨、药味简单、主次有序，一直沿用至今。如麻黄汤、桂枝汤、麻杏石甘汤、三承气汤、四逆汤、通脉四逆汤、白虎汤、竹叶石膏汤、五苓散、猪苓汤等在临床使用疗效颇佳。所以，《伤寒杂病论》被尊称为“方书之祖”，书中的方剂被称为“祖方”。

魏晋南北朝时期，政权更替频繁，社会动荡，药材的生产、运输以及医学的发展受到严重制约。医学的特征必然会打上时代的烙印，因此在这种特殊的历史条件下，临床选方用药注重安全实用，提倡简便有效，并且外科学得到了较大的发展。如龚庆宣的《刘涓子鬼遗方》，是现存最早的外科方书。另外东晋著名医家葛洪所著《肘后备急方》（又称《肘后卒救方》）选方以“简、便、廉、验”为显著特点，多用于治疗中风、昏厥、溺水、外伤、中毒等突发急症。该书载录之药方及用法皆为葛氏“皆已试而后录之”，获诺贝尔奖的屠呦呦研究员即是从本书“用青蒿一握取汁服，以治疟疾”得到提示，从而研制出青蒿素的。

隋唐时期方书很多，但绝大部分已失传。现存的《备急千金要方》、《千金翼方》和《外台秘要》基本上代表了唐代的方剂学水平。

唐代医家孙思邈所著《备急千金要方》和《千金翼方》均为综合性医学巨著。《备急千金要方》共30卷，132门，载方5300余首。其方剂部分既有“经文古方”，又有“俗说单方”；既全面总结了前人经验，又不乏作者自创之方剂。书中首列“妇人方”，又设“少小婴孺方”，表现出其对妇幼疾病防治的重视。书中专辑“食治”一卷，还收录了保健、美容的方剂，为后世食疗保健、抗衰老等留下了宝贵的经验。《千金翼方》亦为30卷，载方2200余首，是《备急千金要方》的有益补充。

《外台秘要》是继孙氏二书之后，唐代又一部大规模的方书和临床医学著作。作者王焘曾官居“外台”，故所著之书称为《外台秘要》。全书计40卷，1104门，收方6800余首。书中整理并保存了一大批唐代及唐以前的医方，如《小品方》《刘涓子鬼遗方》等。清人徐大椿称赞王氏“纂集自汉以来诸方，荟萃成书，而历代之方于焉大备……唐以前方赖此以存，其功亦不可泯。”

宋代设立校正医书局（国家医书编撰出版机构），加上活字印刷术的发明、雕版印刷术的推广，为医药方书的刻印提供了方便。这一时期除了官修的《太平圣惠方》《太平惠民和剂局方》《圣济总录》等临床综合性医学巨著外，还有众多各具特色的个人著述，如许叔微的《普济本事方》、严用和的《济生方》、陈言的《三因极一病证方论》等。

北宋政府还建立了官办药局惠民和剂局，其编纂修订的《太平惠民和剂局方》被称为我国历史上第一部由政府组织编写的成药典。

金元时期战争频繁，给医学发展造成了不良的影响，方剂的成就主要反映在临床医家个人医学著作中。如刘完素的《黄帝素问宣明论方》，张从正的《经验方》《秘录奇方》，朱丹溪的《局方发挥》，李东垣的《脾胃论》等。另外，金人成无己在《伤寒明理论》中系统阐述了张仲景《伤寒论》中的20首常用方，力求讲明其组方原理及方、药间的配伍关系，开了方论之先河。

明代出现了我国古代载方最多的方书《普济方》，书中共记载了61739首方剂，还出现了第一部方论专著——吴昆的《医方考》。另外如王肯堂的《证治准绳》、张介宾的《景岳全书》，吴又可的《温疫论》、陈实功的《外科正宗》等，均对方剂的发展作出了贡献。

清代虽然没有留下鸿篇巨制的方书，但却有其特色和成就。首先，清代的方书由繁就简，并重于实用性，便于诵读和记忆的方歌类书籍大量出现。其次，对于方义分析、制方理论、药物配伍的研究更加深入。第三，逐步明确方剂的功效和主治，并出现了按照功效和治法进行分类的方剂分类方法。最后，出现了大量的医学全书、丛书和类书。

清初汪昂所著的《医方集解》首创综合性分类方剂的先例。采用正方在前，功用相似的附方罗列其后，主次分明，沿革清楚，加减有法，便于触类旁通。诸方以补养、发表、涌吐、攻里、祛风、祛寒、清暑、利湿、润燥、泻火等功效为主，分为21剂。

新中国成立以后，方剂得到迅速的发展。如对古代重要的方书进行了修订出版、影印或辑复，对古今医方、验方、方书辞典等进行了编辑等，为方剂的进一步研究提供了方便。由南京中医药大学牵头主编的《中医方剂大辞典》，分11个分册，共1800万字，收录历代方剂96592首，是现存载方最多的方书，填补了自明初《普济方》问世以来缺少大型方书的空白。随着中医药高等教育的不断发展，各种层次的方剂教材、教学参考书不断更新；方剂理论研究不断深入，方剂应用日益扩大；新的产品不断研制成功，剂型不断改进和更新，设备、技术和检测手段更加先进，疗效可靠而安全的法定处方、协定处方不断增加。随着中医学的全面发展，方剂的独特优势将会进一步得到发挥，并对人类的健康作出新的贡献。

第三章 方剂与治法

治法和方剂，都是中医学理、法、方、药辨证论治体系中的重要组成部分。只有理解方剂与治法的关系，才能正确地遣药组方或运用成方。治法是针对病机而设立的，方剂必须体现相应的治法。治法是指导遣药组方的原则，方剂是体现和完成治法的重要手段。所以"方从法出，法随证立"，二者之间的关系，是相互为用，密不可分的。

治法的内容丰富多彩，为了能执简御繁地把握治法共性，很多医家将其进行分类归纳。现代比较公认的是清代医家程钟龄在《医学心悟·医门八法》中所言："论病之源，以内伤外感四字括之。论病之情，则以寒、热、虚、实、表、里、阴、阳八字统之。而治病之方，则又以汗、和、下、消、吐、清、温、补八法尽之。"现将常用的八法内容，简要介绍如下：

一、汗法

是通过开泄腠理，调和营卫，宣发肺气等作用，使在表的外感六淫之邪随汗出而解的一类治法。汗法主要通过汗出，达到腠理开，营卫和，肺气畅，血脉通，从而能祛邪外出的目的。所以，除了治疗表证外，凡是腠理闭塞，营卫郁滞的寒热无汗，或腠理疏松，虽有汗但寒热不解的病证，皆可用汗法治疗。如麻疹初起，透发不畅；水肿腰以上肿甚；疮疡初起而有恶寒发热；疟疾、痢疾而见寒热表证等，均可采用汗法治疗。但是，病情有寒热之别，体质有强弱之异，故汗法又分为辛温、辛凉，且汗法与补法、下法、消法等其他治疗方法常结合运用。

二、吐法

是通过涌吐的方法，使停留在咽喉、胸膈、胃脘的痰涎、宿食或毒物从口中吐出的一类治法，适用于中风痰壅，宿食壅阻胃脘，毒物尚在胃中，痰涎壅盛之癫狂、喉痹，以及干霍乱吐泻不得等病位居上、病势急暴、内蓄实邪、体质壮实之证。因吐法易伤胃气，故体虚气弱、妇人新产、孕妇均应慎用。

三、下法

是通过荡涤胃肠，使停留于胃肠的宿食、燥屎、冷积、瘀血、结痰、停水等从下窍而出，以祛邪除病的一类治法。凡邪在肠胃而致大便不通、燥屎内结，或热结旁流，以及停痰留饮，瘀血积水等邪正俱实之证，均可使用。由于病情有寒热，正气有虚实，病邪有兼夹，所以下法又有寒下、温下、润下、逐水、攻补兼施之别，以及与其他治法的结合运用。

四、和法

和法是通过和解与调和的方法，使半表半里之邪，或脏腑、阴阳、表里失和之证得以解除的一类治法。《伤寒明理论》说："伤寒邪在表者，必渍形以为汗；邪在里者，必荡涤以为利；其于不内不外，半表半里，既非发汗之所宜，又非吐下之所对，是当和解则可以矣。"所以最初和法是针对邪在半表半里的一种方法。但随着后世医家对和法的认识不断深入，和法所涉及的范围亦逐渐扩大，正如戴北山所言："寒热并用之谓和，补泻合剂之谓和，表里双解之谓和，平其亢厉之谓和。"现代和法主要包括了和解少阳，透达膜原，调和肝脾，疏肝和胃，分消上下，调和肠胃等等。

五、温法

是通过温里祛寒的作用，用以治疗里寒证的一类治法。里寒证的形成，或由寒邪直中于里，或因失治误治而损伤人体阳气，或因素体阳虚以致寒从内生。根据里寒证部位浅深、程度轻重的不同，温法又分为温中祛寒、回阳救逆和温经散寒三类。另外，由于寒证在形成和发展过程中，往往阳虚与寒邪并存，所以温法又常与补法配合运用。

六、清法

是通过清热、泻火、凉血等作用，以治疗里热证的一类治法。由于里热证有热在气分、营分、血分、热壅成毒以及热在某一脏腑之分，因此，清法又有清气分热、清营凉血、清热解毒、清脏腑热等不同。热邪最易伤阴耗气，所以清热剂中常常配伍生津、益气之品。

七、消法

是通过消食导滞、行气活血、化痰利水、驱虫的方法，使血、痰、食、水、虫等所结聚而成的有形之邪渐消缓散的一类治法。适用于饮食停滞，气滞血瘀，癥瘕积聚，水湿内停，痰饮不化，疳积虫积以及疮疡痈肿等病证。消法与下法虽同是治疗内蓄有形实邪的方法，但在适应病证上有所不同。下法所治病证，大抵病势急迫，形症俱实，邪在脏腑之间，必须速除，而且是可以从下窍而出者。消法所治，主要是病在脏腑、经络、肌肉之间，邪坚病固而来势较缓，属渐积形成，且多虚实夹杂，尤其是气血积聚而成之癥瘕痞块，痰核瘰疬等，不可能迅即消除，必须渐消缓散。

八、补法

是通过补益人体气血阴阳或脏腑功能，以主治各种虚弱证候的一类治法。补法的目的，在于通过药物的补益，使人体气血阴阳或脏腑之间的失调状态得到纠正，复归于协调平衡。补法一般在无外邪时使用，以避免“闭门留寇”。补法既有补益气、血、阴、阳的不同，又有分补五脏之侧重，但较常用的治法分类仍以补气、补血、补阴、补阳为主。

上述八种治法，适用于表里、寒热、虚实不同的证候。对于多数疾病而言，病情往往是复杂的，单一治法往往不能够符合治疗需要，常需数种治法配合运用，才能治无遗邪，照顾全面，所以虽为八法，但配合运用之后变化多端。正如《医学心悟》中说："一法之中，八法备焉，八法之中，百法备焉。"因此，临证处方，必须针对具体病证，灵活运用八法，使之切合病情，方能收到满意的疗效。

第四章 方剂的分类

方剂的分类众说纷纭，其中比较获得认可的有七方分类法、病证分类法、祖方分类法、综合分类法等。

"七方"说始于《黄帝内经》。《素问·至真要大论》曰："君一臣二，制之小也。君一臣三佐五，制之中也。君一臣三佐九，制之大也"；"君一臣二，奇之制也。君二臣四，偶之制也。君二臣三，奇之制也。君二臣六，偶之制也"；"补上治上制以缓，补下治下制以急，急则气味厚，缓则气味薄"；"近而奇偶，制小其服，远而奇偶，制大其服。大则数少，小则数多，多则九之，少则二之。奇之不去则偶之，是谓重方。"这是"七方"说的最早记载。至金代成无己在《伤寒明理论》中说："制方之用，大、小、缓、急、奇、偶、复七方是也"，这才明确提出"七方"的名称，并将《内经》的"重"改为"复"。虽然后人将"七方"视为最早的方剂分类法，但迄今为止，并未见到按"七方"分类的方书。因此"七方"只能算作古代的一种组方理论。

按病证分类的方书首推《五十二病方》，该书记载了 52 种疾病，医方 283 首，涉及内、外、妇、儿、五官等科。汉代张仲景的《伤寒杂病论》，唐代王焘的《外台秘要》，宋代王怀隐的《太平圣惠方》，明代朱棣的《普济方》，清代张璐的《张氏医通》，清代徐大椿的《兰台轨范》等，都是以病证分类的代表作。这种分类方法，便于临床以病索方。

明代施沛所编著的《祖剂》，选《黄帝内经》《伤寒杂病论》《太平惠民和剂局方》中的部分基础方剂，冠以祖方，用来归纳其他同类方剂。这种分类方法，对类方的研究具有一定的价值。缺点是有些方剂不能推原求本，始末不清。例如以宋代《太平惠民和剂局方》的二陈汤为祖方，而将唐代《千金方》的温胆汤作为附方。

清代汪昂所著的《医方集解》，开创了新的综合分类法，分别为补养、发表、涌吐、攻里、表里、和解、理气、理血、祛风、祛寒、清暑、利湿、润燥、泻火、除痰、消导、收涩、杀虫、明目、痈疡、经产、救急等22类。这种分类法，概念清楚，提纲挈领，切合临床，照顾面广，被后世多数医家所推崇。现行的本科方剂学教材大多参考的是汪氏的分类方法。

总之历代医家对于方剂的分类，各有取义，繁简不一，我们在整理历代方剂时，如何使分类细而不繁，简而不漏，还需要很好地研究总结。

第五章 方剂的组成

方剂是由药物组成的，但不是药物的简单堆砌，是药物按照一定的原则配伍而成的。

第一节 方剂的组成结构

有关组方结构的基本理论，最早见于《黄帝内经》。《素问·至真要大论》说："主病之为君，佐君之为臣，应臣之为使。"后世医家对其内容不断扩充，如李东垣云："主病之为君，……兼见何病，则以佐使药分治之，此制方之要也。"又说："君药分量最多，臣药次之，佐使药又次之，不可令臣过于君。君臣有序，相与宣摄，则可以御邪治病也。"何伯斋言："大抵药之治病，各有所主。主治者，君也。辅治者，臣也。与君药相反而相助者，佐也。引经及治病之药至病所者，使也。"现将各家论述及历代名方组成规律进一步分析归纳如下：

君药：即针对主病或主证起主要治疗作用的药物。

臣药：有两种意义。①辅助君药加强治疗主病或主证的药物；②针对重要的兼病或兼证起主要治疗作用的药物。

佐药：有三种意义。①佐助药，即配合君、臣药以加强治疗作用，或直接治疗次要兼证的药物；②佐制药，即用以消除或减弱君、臣药的毒性，或能制约君、臣药峻烈之性的药物；③反佐药，即病重邪甚，可能拒药时，配用与君药性味相反而又能在治疗中起相成作用的药物，以防止药病格拒。

使药：有两种意义。①引经药，即能引方中诸药至病所的药物；②调和药，即具有调和方中诸药作用的药物。

综上所述，一首方剂中药物的君、臣、佐、使的划分，主要是依据药物在方中所起作用的主次决定的。在遣药组方时并没有固定的模式，不一定每首方剂的臣、佐、使药均须具备，也不是每味药物专司一职。每首方剂的药味多少，君、臣、佐、使是否齐备，要根据具体病情以及所选药物的功能而决定。但是，任何方剂的组成中，君药是必不可少的。当然，对于有些药味比较繁杂的大方，或多首方剂组合而成的"复方"，分析时也可按照组成方药的功用分清主次即可。为了进一步说明方剂君、臣、佐、使理论的具体运用，现以麻黄汤为例分析如下：

麻黄汤出自《伤寒论》，主治外感风寒表实证，症见恶寒发热，头痛身疼，无汗而喘，舌苔薄白，脉象浮紧。病机为风寒外束，肺气失宣，卫遏营滞。治以发汗解表，宣肺平喘。其组成分析如下：

麻黄汤：
- 君药——麻黄：辛温，发汗解表以散风寒；宣发肺气以平喘逆。
- 臣药——桂枝：辛甘温，解肌发表，助麻黄发汗散寒；温通经脉，解头身之疼痛。
- 佐药——杏仁：苦平，降肺气助麻黄平喘（佐助药）。
- 使药——炙甘草：甘温，调和诸药。

通过对麻黄汤的分析，可以了解遣药组方时既要考虑配伍用药的合理性以针对病机需要，又要考虑按照组方的结构要求将其形成一个主次分明、全面兼顾的有机整体，以更好地发挥效果。

第二节　方剂的组成变化

方剂组成既有严格的原则性，又有极大的灵活性。在临证运方时，我们应根据病人体质强弱、年龄大小、季节气候、地域差异、饮食偏嗜以及病情轻重而灵活变化。正如徐灵胎在《医学源流论·执方治病论》言："欲用古方，必先审病者所患之证相合，然后施用，否则必须加减，无可加减，则另择一方"。现将方剂常见的组成变化形式介绍如下：

一、药味增减的变化

方剂由药物组成，当方剂中的药物增加或减少时，必然会使方剂组成的配伍关系发生变化，并导致方剂功效的改变。方剂药味增减的变化，是指在主病、主证以及君药不变的前提下，改变方中的次要药物，以适应变化了的病情需要。例如麻黄汤，由麻黄、桂枝、杏仁、炙甘草四味药物组成，具有发汗解表，宣肺平喘的功效，主治外感风寒表实证，症见恶寒发热，头身疼痛，无汗而喘，舌淡苔白，脉浮紧。若去掉桂枝，只用麻黄、杏仁、甘草，则名为三拗汤，解表之力弱，而宣肺平喘力增强，治疗风寒犯肺之咳喘证。对成方进行加减时，不能减去君药，否则就不是某方加减，而是另组新方了。

二、药量增减的变化

中医中有句话讲“方不传之秘在量”，方剂中某些药物用量发生变化会改变方剂的配伍关系，甚至改变方剂的功用和主治。例如小承气汤与厚朴三物汤，二方都由大黄、枳实、厚朴三味组成。但小承气汤主治阳明腑实轻证，病机是邪热和积滞互结在胃肠，治宜轻下热结，故用大黄四两为君，枳实三枚为臣，厚朴二两为佐。厚朴三物汤主治大便秘结，腹满而痛，此乃气机阻滞所致，治宜行气通便，故用厚朴八两为君，枳实五枚为臣，大黄四两为佐。又如四逆汤与通脉四逆汤，二方都由附子、干姜、炙甘草三味药物组成。但四逆汤干姜、附子用量较小，主治阴盛阳微之四肢厥逆，恶寒蜷卧，下利，脉微细或沉迟细弱的证候；而通脉四逆汤干姜、附子用量较大，主治阴盛格阳于外之四肢厥逆，身反不恶寒，下利清谷，脉微欲绝的证候。

三、剂型更换的变化

剂型不同，在功效上也有区别。如理中丸治疗脾胃虚寒证，若改为汤剂服用，则适用于证情较急重的脾胃虚寒证。所以《伤寒论》中理中丸（人参、白术、干姜、甘草各等分）服法中指出“然不及汤”。

当然药味、药量、剂型三种变化形式，既可以单纯使用，又可以结合使用，有时很难截然分开。但只有掌握这些特点，通过具体的变化，才能制裁随心，以应万变之病情，达到预期的治疗目的。

第六章 方剂的煎服法

方剂的煎服法包括了方剂的煎法和服法。方剂的服法又包括了服药时间和服药方法。煎服法的恰当与否，对方剂疗效的发挥有一定影响。清代徐灵胎在《医学源流论》中说："病之愈不愈，不但方必中病，方虽中病，而服之不得法，则非特无功，反而有害，此不可不知也"。因而，方剂的煎服方法，必须予以重视。

一、煎药方法

1. 浸泡：药物在煎煮前要浸泡，以利于煎药时有效成分浸出，一般浸泡时间不小于半小时。

2. 煎药器具：多用砂锅和瓦罐，亦可用搪瓷器皿；实验室多用玻璃器皿。不能使用铁锅和铝锅。

3. 煎煮用水：一般用洁净的冷水即可。

4. 煎药的火候：一般习惯上称为"文火"或"武火"。所谓文火，就是弱火，温度上升缓慢，水分蒸发较慢。所谓武火，就是强火，温度上升快，水分蒸发也快。一般在未沸腾前用武火，到煮沸后再改用文火，保持在微沸状态。

5. 煎煮时间：主要根据药物质地和疾病的性质而定。一般解表类药物，头煎 10~15 分钟，二煎 5~10 分钟；滋补类药物，头煎 40~50 分钟，二煎 30~40 分钟；其他类药物头煎 20~30 分钟，二煎 15~20 分钟。

6. 药物的特殊煎法

（1）先煎：矿物、动物骨甲类饮片或有毒饮片，如生海蛤壳、生龙骨、生龙齿、生寒水石、生石膏、生石决明、生瓦楞子、鳖甲、龟甲、鹿角霜、生磁石、生牡蛎、生赭石、自然铜、生川乌、生草乌、制附子等。

（2）后下：气味芳香或久煎后有效成分易被破坏的饮片，前者如降香、沉香、薄荷、砂仁、白豆蔻、鱼腥草；后者如钩藤、苦杏仁、徐长卿、生大黄、番泻叶等。

（3）包煎：含黏液质较多的饮片如车前子、葶苈子；富含绒毛的饮片如旋覆花、枇杷叶；花粉等微小饮片如蒲黄、海金沙、蛤粉、六一散等。

（4）烊化：一般为胶类的饮片，如阿胶、鳖甲胶、鹿角胶、龟鹿二仙胶。

（5）另煎：贵细药材如人参、西洋参、西红花、羚羊角、水牛角等需另炖。

（6）冲服：蕲蛇、羚羊角、三七、琥珀、鹿茸、紫河车、沉香、金钱白花蛇等磨粉冲服。

二、服药时间

一般来说，宜在饭前约 1 小时服药，有利于药物的尽快吸收。但对胃肠有刺激的方药，宜饭后服用；滋补方药，宜空腹服用；治疟方药，宜在发作前 2 小时服；安神药，宜在睡前 2 小时服；急证重病可不拘时服用；慢性病应定时服用，使之能持续发挥药效。

三、服药方法

汤剂，一般情况下是 1 日 1 剂，将头煎、二煎兑合，分 2 次或 3 次温服，早、晚或早、中、晚各 1 次。针对不同情况，前人还总结出一些汤剂的经验服法，如服发汗解表药，宜趁热服，药后还须温覆避风，使遍身汗出。热证用寒药，可冷服以助其清；寒证用热药，可热服以助其温。一般情况下出现服药呕吐，可先服少许姜汁，或用鲜生姜擦舌，亦可采用少量频饮的方法。对于昏迷病人，吞咽困难者，现多用鼻饲法给药。对于峻烈药或毒性药，宜先进小量，而后逐渐增大，至有效时止，不可过量，以免发生中毒。总之，在治疗过程中，应根据病情和药物的情况决定服药的方法。

各论

第一章 解表剂

凡以解表药为主组成，具有发汗、解肌、透疹等作用，用以治疗表证的方剂，统称为解表剂。

解表剂多用于六淫之邪侵入肌表，主要是寒热外感的初期。因邪气尚未深入，病势轻浅，适合使用辛散轻宣的解表剂驱逐外邪由肌表而出。外感六淫之邪侵入机体，其性质有寒热之不同，四季变化之殊，途径有肌表、肺卫之异，罹患者有体质虚实之别。根据其作用的不同，解表剂分为辛温解表、辛凉解表、扶正解表三类。

辛温解表剂，适用于风寒表证。风寒表证，系风寒外袭，引起肺气宣肃失调，津液不能敷布，营卫运行受阻所致。临床表现多见恶寒发热，头身疼痛，无汗或有汗，鼻塞流涕，苔薄白，脉浮紧或脉浮缓等。辛温解表方剂的组成，常以辛温解表药物为主，如麻黄、桂枝、羌活、苏叶、防风、荆芥、葱白之类。代表方有麻黄汤、桂枝汤。

辛凉解表剂，适用于风热表证。系温热病邪，自口鼻或皮毛而入，侵袭肺卫，导致表卫功能失调，肺气宣降失常，津液微受损伤而成。临床表现多见发热，微恶风寒，头痛，咽痛，咳嗽，口渴，舌尖红，苔薄黄，脉浮数等。辛凉解表剂的组成，常以辛凉解表药物为主，如薄荷、牛蒡子、桑叶、菊花之类。代表方有银翘散、桑菊饮。

扶正解表剂，适用于表证而兼正气虚弱之证。正虚多指气、血、阴、阳不足。气虚或阳虚外感风寒，其症除有身热恶寒、头痛无汗等表证外，还有倦怠嗜卧，面色苍白，甚至出现恶寒甚剧，肢冷，脉沉微等阳气衰弱的证候。代表方有败毒散、参苏饮、麻黄附子细辛汤、再造散等。

解表剂多为辛散轻宣之品，入汤剂不宜久煎，以免有效成分（挥发油）散失而降低药效。解表剂一般宜温服，应注意避风寒，或增加衣被，以助取汗，以遍身微汗为佳，不可发汗太过，也不可汗出不彻。若表邪未尽，而又出现里证者，一般应先解表，后治里；表里俱急者，当表里双解。如病邪已经入里，或麻疹已透，疮疡已溃，虚性水肿，吐泻伤津等，均不宜使用。服解表剂期间注意禁食生冷、油腻之品。

解表剂常具有调节体温、调节免疫、抗病毒、发汗、镇咳、祛痰、平喘、抗过敏等作用。

第一节　辛温解表

麻黄汤中用桂枝，杏仁甘草四般施，
发热恶寒头项痛，喘而无汗服之宜。

麻黄汤《伤寒论》

【组成】麻黄去节，三两（9g）　桂枝去皮，二两（6g）　杏仁去皮尖，七十个（6g）　甘草炙，一两（3g）

【用法】上四味，以水九升，先煮麻黄，减二升，去上沫，内诸药，煮取二升半，去滓，温服八合。覆取微似汗，不须啜粥，余如桂枝法将息（现代用法：水煎服，温覆取微汗）。

【功效】发汗解表，宣肺平喘。

【主治】外感风寒表实证。症见恶寒发热，头身疼痛，无汗而喘，舌苔薄白，脉浮紧。

●方义发挥

1. 病证辨析　麻黄汤是主治外感风寒表实证的基础方，也是辛温解表法的代表方。

肺主气属卫，外合皮毛而主表。风寒侵袭人体，肺卫受邪，形成风寒表证。风寒束表，致卫阳被遏，使其“温分肉”功能失调，肌表不得温煦，则见恶寒；卫气向外抗邪，邪正相争，则见发热；寒邪束表，腠理闭塞，使卫气“司开合”功能失调，汗液不能外泄，则见无汗。恶寒、发热、无汗为外感风寒表实证之症状。足太阳经，起自目内眦，循头背腰，风寒客于经脉，营阴郁滞，不通则痛，“故所过疼痛不利”（《医方考》），可见头痛、身疼、腰痛、骨节疼痛等。寒邪外束于表，致肺气闭郁，上逆则见咳喘。风寒袭表，其舌脉可为苔薄白，脉浮紧。

2. 治法　表寒证当辛温解表；表寒影响肺气正常宣降而咳喘，又宜宣降肺气，恢复肺之功能。故拟发汗解表，宣肺平喘之法。

3. 配伍解析

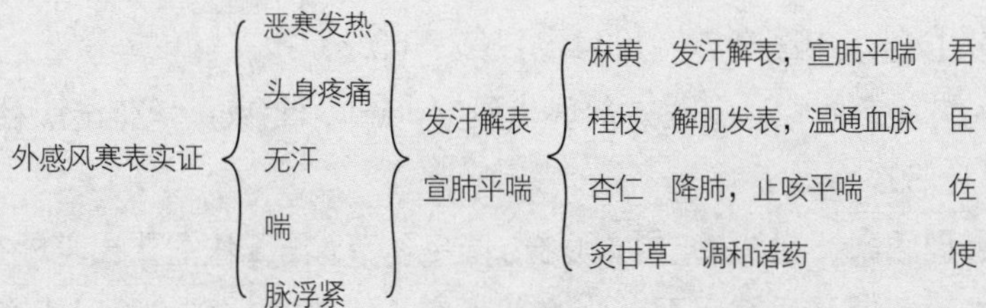

本方麻、桂相配，一发卫气之郁以开腠理，一透营分之郁以行血滞，相须为用，发汗解表之功颇强，正如《医宗金鉴·订正伤寒论注》所言，此为“仲景开表逐邪发汗第一峻药也”。麻、杏相伍，一宣肺经风寒而平喘，一降泄肺气而止咳，宣中有降，以宣为主。

●临床应用

1. 适用范围 本方常用于普通感冒、流行性感冒、急性支气管炎、支气管哮喘等中医辨证属外感风寒表实证者。

2. 使用注意 本方为发汗的峻剂，在《伤寒论》中对“疮家”“淋家”“衄家”“亡血家”，以及外感表虚自汗、血虚而脉兼“尺中迟”、误下而见“身重心悸”者等，虽有表寒证，亦皆禁用；麻黄汤药少力专，发汗力强，不可过服。

●药理研究 本方主要有解热[1]、发汗[2]、止咳平喘[3]、抑菌、抗病毒、消炎及抗过敏[4]等作用。

●参考文献

[1] 富杭育，贺玉琢，周爱香．以解热的药效初探麻黄汤、桂枝汤、银翘散、桑菊饮的药物动力学［J］．中国药理与临床，1992，8（1）：1.

[2] 蒋灵芝，苗维纳，沈映君．麻黄汤致大鼠足趾汗腺上皮细胞分泌的超微结构研究［J］．泸州医学院学报，2002，25（2）：122-127.

[3] 田安民，蔡遂英，张玉芝．麻黄汤与桂枝汤药理作用的比较［J］．中医杂志，1984，（8）：63.

[4] 谢鸣．中医方剂现代研究［M］．北京：学苑出版社，1997：39.

●典型医案 刘某某，男，50岁。隆冬季节，因工作需要出差外行，途中不慎感受风寒之邪，当晚即发高热，体温达39.8℃，恶寒甚重，虽覆两床棉被，仍洒淅恶寒，发抖，周身关节无一不痛，无汗，皮肤滚烫而咳嗽不止。视其舌苔薄白，切其脉浮紧有力，此乃太阳伤寒表实之证。治宜辛温发汗，解表散寒。用麻黄汤：麻黄9克，桂枝6克，杏仁12克，炙甘草3克，1剂。服药后，温覆衣被，须臾，遇身汗出而解。（《刘渡舟验案精选》）

《太平惠民和剂局方》三拗汤

【组成】甘草不炙　麻黄不去根节　杏仁不去皮尖　各等分（各 9g）

【用法】上为粗末，每服五钱（15g），水一盏半，姜五片，同煎至一盏，去滓，口服。以衣被盖覆睡，取微汗为度（现代用法：水煎服）。

【功效】宣肺解表。

【主治】外感风寒，肺气不宣证。症见鼻塞声重，语音不出，咳嗽胸闷。

●方义发挥

1. 病证辨析　三拗汤为宣肺解表的基础方，主治风寒袭肺的咳喘轻证。

风寒之邪外袭机表，肺主气属卫，外合皮毛，开窍于鼻，肺气失于宣发，气机不畅，肺气闭塞，故见鼻塞声重、咳嗽胸闷；肺气郁闭，故语音不出。

2. 治法　风寒证当辛温解表，表寒影响肺气宣发，又宜宣肺。故拟宣肺解表为法。

3. 配伍解析

病机	症状	治法	药物	作用	君臣佐使
外感风寒 肺气不宣	鼻塞声重	宣肺解表	麻黄	发汗散寒，宣肺平喘	君
	语音不出		杏仁	肃降肺气，止咳化痰	臣
	咳嗽胸闷		甘草	清热解毒，协同麻、杏利气祛痰	佐使

本方系麻黄汤减桂枝而成。方中麻黄发汗解表，宣肺平喘；杏仁降利肺气，与麻黄配合，一宣一降，以复肺的宣降功能；甘草调和药性。麻黄不去根节，为发中有收，使不过于汗；杏仁不去皮尖，为散中有涩，使不过于宣；甘草不炙，乃取其清热解毒，协同麻、杏利气祛痰。三药相配，共奏疏风宣肺，止咳平喘之功。

●临床应用

1. 适用范围　本方常用于普通感冒、流行性感冒、急性支气管炎、支气管哮喘、肺炎等中医辨证属外感风寒，肺气不宣证者。

2. 使用注意　风热表证及气阴不足者，不宜使用。

类方鉴别

方名		麻黄汤	三拗汤
相同点		均有麻黄、杏仁、甘草，均可解表散寒宣肺，治疗外感风寒表证	
不同点	组成	麻黄、桂枝、杏仁、甘草	麻黄、杏仁、甘草
	功效	解表散寒力强，兼可宣肺平喘	重在宣散肺中风寒
	病证	外感风寒表实证	外感风寒，肺气不宣证
	症状	发热恶寒，无汗头痛，脉浮紧	鼻塞声重，语音不出，咳嗽胸闷

●药理研究　本方主要具有降低气道反应性[1]、减轻哮喘大鼠气道重塑[2]等作用。

●参考文献

[1] 许惠琴，顾鹏程，范欣生，等．三拗汤及其类方对 RSV 诱导的哮喘小鼠气道反应性的影响［J］．世界科学技术－中医药现代化，2009，11（5）：702-706.

[2] 张艳蕊，霍博雅．三拗汤对哮喘模型大鼠 TGF-β1 及 NGF 表达的影响［J］．中药药理与临床，2015，32（1）：1-3.

按语

“三拗”指所用三药皆违常法而用，麻黄不去根节，杏仁不去皮尖，甘草不炙而生用。本方从《伤寒论》麻黄杏仁甘草石膏汤去石膏而来，原方遵古炮制，麻黄当切去根节，杏仁当煮后去外皮和尖，甘草用蜜炙。

小青龙汤治水饮，外寒里饮咳喘谓，姜桂麻黄芍药甘，细辛半夏兼五味。

《伤寒论》小青龙汤

【组成】麻黄去节，三两（9g） 芍药三两（9g） 细辛三两（6g） 干姜三两（9g） 甘草炙，三两（9g） 桂枝去皮，三两（9g） 半夏汤洗，半升 五味子半升（9g）

【用法】上八味，以水一斗，先煮麻黄，减二升，去上沫，内诸药，煮取三升，去滓，温服一升（现代用法：水煎服）。

【功效】解表散寒，温肺化饮。

【主治】外寒里饮证。症见恶寒发热，头身疼痛，无汗，喘咳，痰涎清稀而量多，胸痞，或干呕，或痰饮喘咳，不得平卧，或身体疼重，头面四肢浮肿，舌苔白滑，脉浮。

●方义发挥

1. 病证辨析 小青龙汤是治疗外感风寒，水饮内停的常用方剂。

《素问·咳论》谓：“皮毛者，肺之合也。皮毛先受邪气，邪气以从其合也。其寒饮食入胃，从肺脉上至于肺，则肺寒，肺寒则外内合邪，因而客之，则为肺咳。”风寒邪气束表，皮毛闭塞，卫阳被遏，营阴郁滞，故见恶寒发热、无汗、身体疼痛。素有水饮之人，一旦感受外邪，易致表寒引动内饮，《难经·四十九难》说：“形寒饮冷则伤肺”。水寒相搏，内外相引，饮动不居，水寒射肺，肺失宣降，故咳喘痰多而稀；水停心下，阻滞气机，故胸痞；饮动则胃气上逆，故干呕；水饮溢于肌肤，故浮肿身重；舌苔白滑，脉浮为外寒里饮之佐证。

2. 治法 对此外寒内饮之证，治宜解表与化饮配合，一举而表里双解。

3. 配伍解析

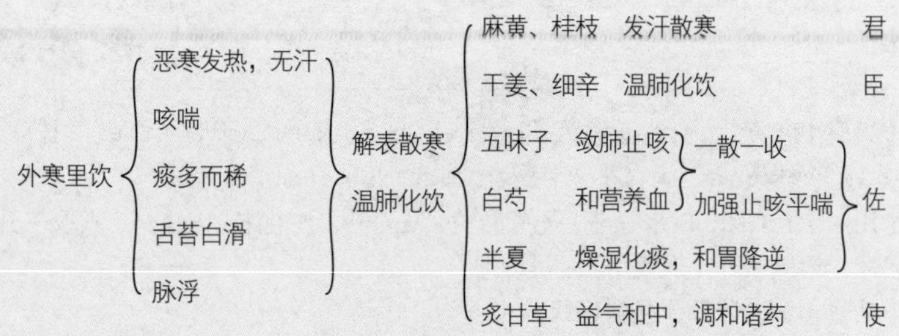

本方一以麻黄、桂枝解散在表之风寒，配白芍酸寒敛阴，制麻、桂而使散中有收；二以干姜、细辛、半夏温化在肺之痰饮，配五味子敛肺止咳，令开中有合，使之散不伤正，收不留邪。五味子敛肺止咳、芍药和营养血，一散一收，既可增强止咳平喘之功，又可防辛散温燥之品耗伤肺气。处方配伍严谨，散中有收，开中有合，使风寒解，水饮去，宣降复，则诸症自平。

●临床应用

1. 适用范围　目前本方主要用于呼吸系统、循环系统、消化系统及过敏性疾病的治疗。常用于支气管炎、支气管哮喘、肺炎、百日咳、肺心病（肺源性心脏病）、过敏性鼻炎、卡他性结膜炎、卡他性中耳炎等中医辨证属于外寒里饮证者。

2. 使用注意　宜早期短期应用，症状控制后应适当调整方性，不宜长期应用；不宜用于久咳虚劳病人，以防伤津耗阴；不宜用于干咳无痰或痰热证或阴虚体质者。

●药理研究　本方具有解痉平喘[1]、抗过敏[2]、解热抑菌[3]、抗病毒[4]等作用。

●参考文献

［1］郑忻．小青龙汤治疗支气管哮喘急性发作期临床疗效观察［J］．辽宁中医药大学学报，2012，14（6）：156-159.

［2］王维赋，谭晓梅，梁少瑜，等．麻黄附子细辛汤和小青龙汤对过敏性鼻炎豚鼠作用的研究［J］．中国实验方剂学杂志，2011，17（7）：176–178.

［3］莫纲，王明波，刘浪琪，等．加味小青龙汤治疗流感样病 25 例临床观察［J］．中医杂志，2010，51（增刊1）：159–160.

［4］王菊霞，辛晓卉．小青龙汤加减治疗呼吸道合胞病毒感染的临床观察［J］．辽宁中医药大学学报，2010，12（2）：130–131.

●**典型医案**　邻村李某某，三十余，得外感痰喘证，求为延医。其人体丰，素有痰饮，偶因感冒风寒，遂致喘促不休，表里俱无大热，而精神不振，略一合目即昏昏如睡，胸膈又似满闷，不能饮食，舌苔白腻，其脉滑而濡，至数如常。投以散风清火利痰之剂，数次无效。继延他医数人延医，皆无效。迁延日久，势渐危险，复商治于愚。愚谂一老医皮某某，年近八旬，隐居渤海之滨，为之介绍延至。诊视毕，曰："此易治，小青龙汤证也。"遂开小青龙汤原方，加杏仁三钱，仍用麻黄一钱。一剂喘定。继用苓桂术甘汤加天冬、浓朴，服两剂痊愈。（《医学衷中参西录》）

按语

古有"左青龙右白虎"之说。青龙，是神话中东方木神，色主青，主发育万物。张秉成曰："名小青龙者，以龙为水族，大则可兴云致雨，飞腾于宇宙之间；小则亦能治水驱邪，潜隐于波涛之内耳。"二方发汗逐饮之功，犹如青龙之兴云治水，但依其发汗力强弱而命名"大青龙汤"和"小青龙汤"。

大青龙汤桂麻黄，杏草石膏姜枣藏，
伤寒无汗兼烦躁，解表清里法为良。

大青龙汤《伤寒论》

【组成】麻黄去节，六两（12g） 桂枝去皮，二两（6g） 甘草炙，二两（6g） 杏仁去皮尖，四十枚（6g） 生姜切，三两（9g） 大枣擘，十二枚（3g） 石膏碎，如鸡子大（18g）

【用法】上七味，以水九升，先煮麻黄，减二升，去上沫，内诸药，煮取三升，去滓。温服一升，取微似汗。汗出多者，温粉扑之。一服汗者，停后服，若复服，汗多亡阳，遂虚，恶风烦躁不得眠也（现代用法：水煎服）。

【功效】发汗解表，兼清里热。

【主治】

1. **外感风寒，内有郁热证** 恶寒发热，头身疼痛，不汗出而烦躁，脉浮紧。

2. **溢饮** 身体疼重，或四肢浮肿，恶寒身热，无汗，烦躁，脉浮紧。

●方义发挥

1. 病证辨析 大青龙汤主治外感风寒，水饮内郁化热之溢饮，亦为治疗风寒表实兼有里热证之常用方。

溢饮乃“饮水流行，归于四肢，当汗出而不汗出，身体疼痛”之病证。风寒外束，水饮溢于四肢，则身体疼痛或浮肿，饮邪郁而化热则烦躁。二者病虽异，而皆为风寒束表、里有郁热之证，故其治同，是为异病同治之法。

2. 治法 证属表寒里热，而以表实为重，故治当发汗散风寒为主，兼清里热。

3. 配伍解析

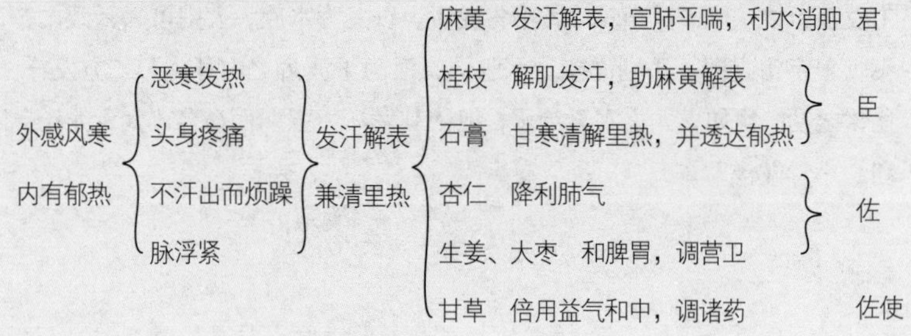

本方系由麻黄汤倍用麻黄、甘草，减少杏仁用量，再加石膏、生姜、大枣而成。麻黄得石膏，辛温发表而无助热之弊；石膏得麻黄，甘寒清热而无冰伏之虞，两药相配，一散表寒，一清里热，为发表清里之组合。诸药同用，寒温并用，表里同治，发汗解表，兼清里热，收表里双解之效。

●临床应用

1. 适用范围 常用于普通感冒、流行性感冒、支气管炎、支气管哮喘、过敏性鼻炎、急性风湿性关节炎、急性肾炎水肿等中医辨证属外寒里热者。

2. 使用注意 本方发汗之力极强，故一服得汗者，应停后服，以防过剂，“汗出多者，温粉扑之”；脉微弱而汗出恶风者禁用。

类方鉴别

方名		麻黄汤	大青龙汤
相同点		均有麻黄、桂枝、杏仁、炙甘草，均有辛温解表之功	
不同点	组成	麻黄、桂枝、杏仁、甘草	倍用麻黄、甘草，并加石膏、生姜、大枣
	功效	解表散寒力强，兼可宣肺平喘	发汗之力强于麻黄汤，且兼清里热
	病证	外感风寒表实证	外感风寒，里有郁热证
	症状	发热恶寒，无汗头痛，脉浮紧	恶寒发热，头身疼痛，不汗出而烦躁，脉浮紧

方名	小青龙汤	大青龙汤
相同点	均含麻黄、桂枝、甘草，皆为表里同治之剂	

续表

方名		小青龙汤	大青龙汤
不同点	组成	麻黄、芍药、细辛、干姜、桂枝、五味子、半夏、甘草	麻黄、桂枝、甘草、杏仁、石膏、生姜、大枣
	功效	解表散寒，温肺化饮	发汗解表，兼清里热
	病证	外感风寒，内有寒饮之证	外感风寒，里有郁热证
	症状	发热恶寒，无汗，喘咳，痰多而稀，舌苔白滑，脉浮	恶寒发热，头身疼痛，不汗出而烦躁，脉浮紧

●**药理研究**　本方具有增强免疫[1]、抗病毒[2]、免疫调节、抗感染[3]、控制哮喘发作[4]等作用。

●**参考文献**

[1] 肖佩玉，万正兰，黄际薇，等. 大青龙汤对流感病毒感染小鼠血清与肺组织中免疫因子的影响研究[J]. 中华医院感染学杂志，2016，(3)：537-539.

[2] 戴琪，邱千，邵晓虹，等. 大青龙汤抗病毒有效物质部位血清药化研究[J]. 中国医院药学杂志，2014，34(11)：902-905.

[3] 郭大斌，陈丽，雷永珍，等. 大青龙汤联合西药治疗败血症的临床研究[J]. 中华中医药学刊，2014，32(5)：1216-1218.

[4] 许佩群，余德奎，许双虹，等. 穴位贴敷联合大青龙汤治疗小儿哮喘外寒内热证的临床研究[J]. 广州中医药大学学报，2014，(5)：752-755.

按语

考《伤寒论》中用麻黄的各方，均先煎麻黄，去上沫，然后纳诸药。现代研究表明麻黄中的麻黄碱、麻黄挥发油具有强烈的发汗作用，先煎能使其发汗作用减弱。

《伤寒论》桂枝汤

桂枝汤治太阳风，芍药甘草姜枣同，
解肌发表调营卫，汗出恶风此方功。

【组成】桂枝去皮，三两（9g） 芍药三两（9g） 甘草炙，二两（6g） 生姜切，三两（9g） 大枣擘，十二枚（3g）

【用法】上五味，㕮咀，以水七升，微火煮取三升，适寒温，服一升。服已须臾，啜热稀粥一升余，以助药力。温覆令一时许，遍身微似有汗者益佳，不可令如水流漓，病必不除。若一服汗出病瘥，停后服，不必尽剂；若不汗，更服如前法；又不汗，后服小促其间，半日许，令三服尽。若病重者，一日一夜服，周时观之，服一剂尽，病证犹在者，更作服；若汗不出，乃服至二三剂。禁生冷、黏滑、肉面、五辛、酒酪、臭恶等物（现代用法：水煎服，温覆取微汗）。

【功效】解肌发表，调和营卫。

【主治】外感风寒表虚证。症见恶风发热，汗出头痛，鼻鸣干呕，苔白不渴，脉浮缓或浮弱。

●方义发挥

1. 病证辨析 桂枝汤被称为“仲景第一方”，是主治外感风寒表虚证的代表方。

《素问·生气通天论》云“阳强不能密，阴气乃绝。”外感风邪，风性疏泄，卫气强起而抗邪，不仅不能卫外而固密，反致营阴不能内守而外泄，则恶风发热、汗出。风性轻扬向上，易袭阳位；寒性收引凝滞，则头痛。邪气郁滞，肺胃失和，则鼻鸣干呕。风寒束表，舌脉可表现为苔薄白，脉浮；脉弱或缓则可为虚证的表现。

2. 治法 风寒在表，当以辛温发散而解表。但本方证属表虚，腠理不固，营卫失和，又不宜发汗太过，且当调和营卫，故立解肌发表，调和营卫之法。

3. 配伍解析

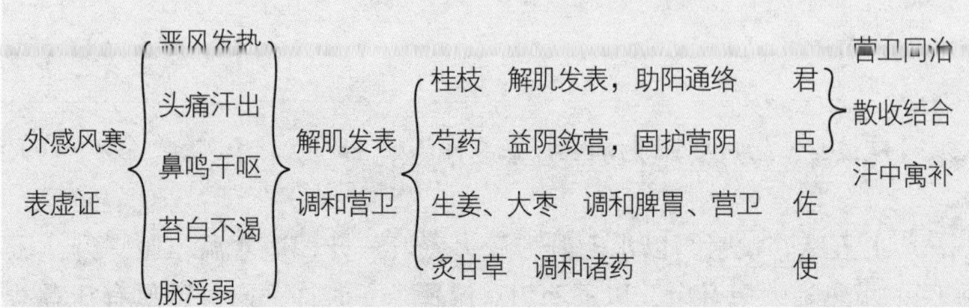

方中桂、芍配伍，用量相等，调和营卫，桂枝得芍药则汗而有源，芍药得桂枝则滋而能化；桂、甘相配，辛甘化阳以实卫；芍、甘相伍，酸甘化阴以合营。药味虽少，但配伍精当，故柯琴在《伤寒来苏集·伤寒附翼》中云桂枝汤“为仲景群方之冠，乃滋阴和阳，调和营卫，解肌发汗之总方也”。

●临床应用

1. 适用范围　本方常用于普通感冒、流行性感冒、原因不明的低热、产后及病后的低热、妊娠呕吐、多形红斑、冻疮、荨麻疹等中医辨证属营卫不和者。

2. 使用注意　本方非专用解表剂，当作为解表剂使用时，一要啜热稀粥，二是要温覆，以助汗出；并要注意汗出有度，汗出不彻不能祛邪外出，汗出太过则易损耗正气。

类方鉴别

方名		麻黄汤	桂枝汤
相同点		均有桂枝、炙甘草，均可解表散寒，治疗外感风寒表证	
不同点	组成	麻黄、杏仁	芍药、生姜、大枣
	功效	解表散寒力强，兼可宣肺平喘	解表散寒力弱，重在调和营卫
	病证	外感风寒表实证	外感风寒表虚证
	症状	发热恶寒，无汗头痛，脉浮紧	恶风发热，汗出，脉浮弱

●药理研究 本方主要有祛痰平喘、抗炎[1]、抑菌、抗病毒[2]、镇痛[3]的作用，且对汗腺[2]、体温[4]、免疫功能[5]呈双向性调节。

●参考文献

[1] 田安民，蔡遂英，张玉芝．麻黄汤与桂枝汤药理作用的比较[J]．中医杂志，1984，(8)：63-66.

[2] 谢鸣．中医方剂现代研究[M]．北京：学苑出版社，1997：47.

[3] 宋建国．中药方剂桂枝汤的时间药理学[J]．中国中药杂志，1994，19(3)：178.

[4] 霍海如，谭余庆，李晓芹，等．桂枝汤有效部位A对体温双向性调节作用机理[J]．中国实验方剂学杂志，1999，5(1)：33.

[5] 卢长安，富杭育，田甲丽．桂枝汤的药理学研究[J]．中药药理与临床，1990，(1)：2.

●典型医案 李某，女，56岁，北京市人。于1989年6月27日由其女儿扶持来我院就诊。自诉：阵阵发热汗出数年，余无明显不适，曾经西医院诊为“更年期综合征”和“自主神经紊乱”，服用中西药治疗，效果不显。查其舌苔白，脉弱，询知大便稀溏，断为营卫失和兼脾虚气弱，投桂枝汤加生黄芪白术治之，调和营卫兼益气健脾。桂枝9克、芍药9克、生姜9克、炙甘草6克、生黄芪12克、白术9克、大枣7枚。服两剂，其汗大减，继服三剂，热退汗止而安。(《伤寒五十论》)

按语

服用方法提示我们对于解表的方剂应该适当缩短服药的间隔时间，而不是像一般内科病证那样早晚各服用一次。

桂枝汤在《方剂学》教材中虽然被划分在辛温解表剂中，但从《伤寒杂病论》及历代临床的运用情况来看，本方的功效更倾向于调和营卫，故不仅可以治疗外感风寒表虚证，还可治疗各种原因导致的营卫不和的病证，如病后、产后、体虚者属于营卫不和的均可用之。徐彬在《金匮要略论注》卷上对其治病机理进行了高度的概括，即："桂枝汤，外证得之，解肌和营卫；内证得之，化气调阴阳。"

桂加葛根走经输，项背几几反汗濡，解肌驱风滋经脉，用治柔痉理不殊。

桂枝加葛根汤《伤寒论》

【组成】桂枝去皮，二两（6g） 芍药二两（6g） 生姜切，三两（9g） 甘草炙，二两（6g） 大枣擘，十二枚（3枚） 葛根四两（12g）

【用法】上六味，以水一斗，先煮葛根，减二升，去上沫，内诸药，煮取三升，去滓，温服一升。覆取微似汗，不须啜粥，余如桂枝法将息及禁忌（现代用法：水煎服）。

【功效】解肌发表，升津舒筋。

【主治】风寒客于太阳经输，营卫不和证。症见项背强几几，汗出恶风。

●方义发挥

1. 病证辨析 桂枝加葛根汤是治疗风寒客于太阳经输，营卫不和证的代表方剂。

本证本虚标实，本为营卫不和，标为太阳经脉气血不利，以汗出、恶风、项背拘急不舒为临床特征。

2. 治法 营卫不和当调和营卫；经脉不利，津液受损则当升津舒筋。

3. 配伍解析

风寒客于太阳经输 营卫不和	项背强几几 汗出恶风	解肌发表 升津舒筋	桂枝汤 葛根	解肌祛风，调和营卫 升阳发表，宣通经气，升津舒筋

本方是由桂枝汤减少桂枝、芍药的剂量，再加一味葛根所组成。以桂枝汤调和营卫治其本，加葛根以启升阳明津液达于太阳经脉而濡润之。

●临床应用

1. 适用范围 本方常用于颈椎病、周围性面瘫、帕金森病等中医辨证属风寒客于太阳经者。

2. 使用注意 感受风热或者虚证者不适用本方。

●药理研究 本方主要有改善记忆障碍[1]、修复纤维环细胞[2]、抗皮肤Ⅰ型超敏反应[3]、抗炎镇痛[4]、抗震颤[5]等作用。

●参考文献

[1] 徐颖，张宗奇，赵妍，等．桂枝加葛根汤对脂多糖诱导神经炎症小鼠学习记忆障碍的改善作用[J]．中国中西医结合杂志，2014，34(2)：179-184.

[2] 仲卫红，李宇涛，郑其开，等．桂枝加葛根含药血清干预纤维环细胞的蛋白组学差异[J]．中国组织工程研究，2014，(11)：1718-1723.

[3] 赵玉堂．桂枝加葛根汤抗Ⅰ型变态反应的研究[J]．中国实验方剂学杂志，2012，18(5)：194-196.

[4] 马麟，赵玉堂．桂枝加葛根汤抗炎镇痛作用研究[J]．中国实验方剂学杂志，2012，18(7)：249-251.

[5] 连新福，雒晓东．中西医结合治疗震颤型帕金森病的临床研究[J]．新中医，2008，40(7)：37-38.

按语

林亿注：“臣亿等谨按仲景本论，太阳中风自汗用桂枝，伤寒无汗用麻黄，今证云汗出恶风，而方中有麻黄，恐非本意也。第三卷有葛根证云，无汗恶风，正与此方同，是合麻黄也。此云桂枝加葛根汤，恐是桂枝中但加葛根耳。”此说为是，当无麻黄。方用桂枝汤解肌发表，调和营卫，以治汗出恶风之表虚，加葛根解肌发表，升津舒经。《金镜内台方议》曰：“葛根性平，能祛风邪，解肌表，以此用之为使；而佐桂枝汤之用，以救邪风之盛行于肌表也。”《伤寒论集注》曰：“用桂枝汤，以解太阳肌中之邪；加葛根，宣通经脉之气，而治太阳经脉之邪。”

九味羌活用防风，细辛苍芷与川芎，黄芩生地同甘草，风寒湿去经脉通。

九味羌活汤《此事难知》

【组成】羌活一两半（9g） 防风一两半（9g） 苍术一两半（9g） 细辛五分（3g） 川芎一两（6g） 香白芷一两（6g） 生地黄一两（6g） 黄芩一两（6g） 甘草一两（6g）

【用法】上九味㕮咀，水煎服。若急汗，热服，以羹粥投之；若缓汗，温服，而不用汤投之（现代用法：水煎温服）。

【功效】发汗祛湿，兼清里热。

【主治】外感风寒湿邪，内有蕴热证。症见恶寒发热，无汗，头痛项强，肢体酸楚疼痛，口苦微渴，舌苔白或微黄，脉浮。

●方义发挥

1. 病证辨析 九味羌活汤为通治四时外感风寒湿邪而兼有里热证的常用方剂。

阳盛之体，感受风寒湿邪，湿郁化热，形成外有表证，里有蕴热之表里同病者。风寒湿邪侵犯肌表，卫阳被遏，正邪相争，故恶寒发热；寒为阴邪，其性收引，湿邪重浊而黏滞，太阳主一身之表，其经络行于头顶，过项挟脊，寒湿客于肌表、肌肉，腠理闭塞，经络阻滞，气血运行不畅，故肌表无汗、头痛项强、肢体酸楚疼痛。里有蕴热，故口苦微渴。苔白或微黄、脉浮，是表证兼里热之佐证。

2. 治法 外感表证当散表邪，表邪为风寒湿，宜发汗祛湿；本证内兼有热，以清解为治。故治当发散风寒湿邪为主，兼清里热为辅。

3. 配伍解析

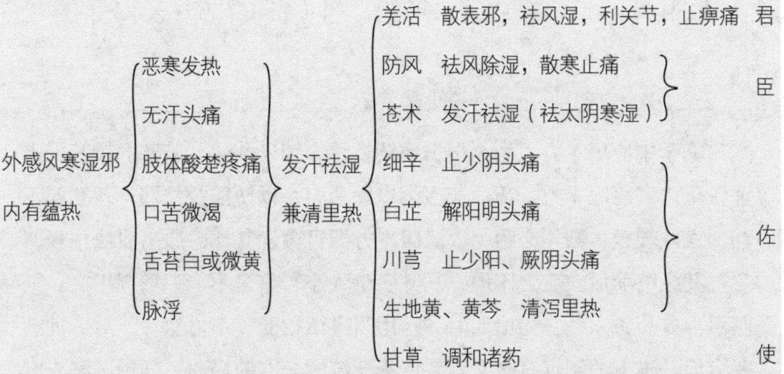

本方一是升散药和清热药的结合运用。正如《顾松园医镜》所说："以升散诸药而臣以寒凉，则升者不峻；以寒凉之药而君以升散，则寒者不滞。"二是体现了"分经论治"的思想，其中细辛善止少阴头痛，白芷擅解阳明头痛，川芎长于止少阳、厥阴头痛，此三味与羌活、苍术合用，为本方"分经论治"的基本结构。九味配伍，既能通治风寒湿邪，又能兼顾协调表里，共成发汗祛湿，兼清里热之剂。

●临床应用

1. 适用范围 本方常用于普通感冒、风湿性关节炎、偏头痛、腰肌劳损等中医辨证属外感风寒湿邪，兼有里热者。

2. 使用注意 本方为辛温燥烈之剂，故风热表证及阴虚内热者不宜使用。

●**药理研究** 本方有解热、镇痛、抗炎[1]、抗结核药物引起的头痛[2]等作用。

●**参考文献**

[1] 卿玉玲，田军．九味羌活汤解热镇痛作用研究[J]．中药药理与临床，2006，22(3)：21-23.

[2] 李锐，王芸，刘大宾，等．九味羌活汤治疗抗结核药物性头痛39例[J]．新中医，2002，34(11)：54-55.

按语

临床中应用本方，尚须根据病情轻重，辅以羹粥。若寒邪较甚，表证较重，宜热服本方，药后应啜粥以助药力，以便酿汗祛邪；若寒邪不甚，表证较轻，则不必啜粥，温服本方即可微发其汗。原书服法中强调“视其经络前后左右之不同，从其多少大小轻重之不一，增损用之。”明示本方药备六经，通治四时，运用当灵活权变，不可执一，对后世颇有启迪。本方的制订打破了麻、桂剂一统解表方的局面，开创了解表方的另一模式——羌、防剂。至此，解表方有了“经方”与“时方”之别。

香苏散内草陈皮，外感风寒气滞宜，寒热头痛胸脘闷，解表又能疏气机。

香苏散《太平惠民和剂局方》

【组成】香附子炒香，去毛　紫苏叶各四两(12g)　甘草炙，一两(3g)　陈皮不去白，二两(6g)

【用法】上为粗末，每服三钱，水一盏，煎七分，去滓，热服，不拘时候，日三服；若作细末，只服二钱，入盐点服（现代用法：水煎服）。

【功效】疏散风寒，理气和中。

【主治】外感风寒，内有气滞证。症见恶寒身热，头痛无汗，胸脘痞闷，不思饮食，舌苔薄白，脉浮。

●**方义发挥**

1. 病证辨析 香苏散为理气解表的代表方，亦为治疗外感风寒，内有气滞证的基础方。

风寒客表，故见恶寒身热、头痛无汗；气机郁滞，故胸脘痞闷，或不思饮食；舌苔薄白，是外感风寒之征。津气升降出入都以少阳三焦为其通道，卫气能在三焦正常运行，有赖于肺气宣发肃降，肝气疏泄条达，脾胃升降转输。平素气郁不舒，一经外感，立即肺气不宣，脾气不运，肝气失疏，津气交阻，以致外感风寒，内有气滞。

2. 治法　当疏散风寒，理气化滞。

3. 配伍解析

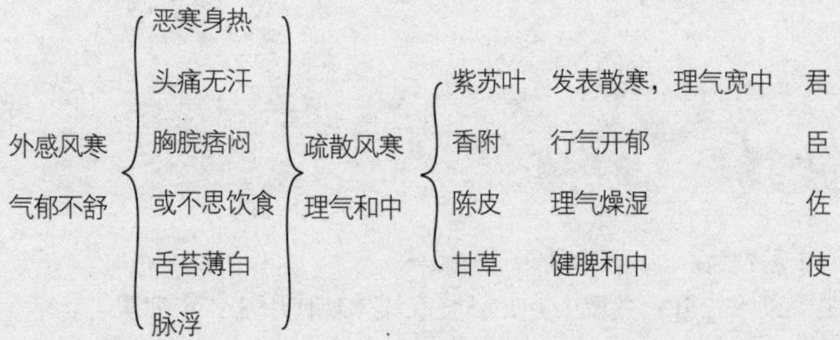

本方一是解表药和理气药同用；二是行气结合化湿，用药兼顾肺、脾、肝三脏。辛温与理气相伍，兼芳香化湿，属表里同治，重在解表。

●临床应用

1. 适用范围　本方药轻力薄，药性平和，外散表邪，内调气血，紫苏叶、香附又有调气安胎作用，故妊娠普通感冒亦可加减应用。常用于胃肠型感冒、普通感冒、流行性感冒、急性胃肠炎等中医辨证属外感风寒，内兼气滞者。

2. 使用注意　本方药轻力薄，对身体壮实，外感风寒湿邪重证者不宜。

●**药理研究** 本方具有抗肠化增生[1]等作用。

●**参考文献**

[1] 孙明亮．加味香苏散治疗慢性浅表－萎缩性胃炎伴肠上皮化生临床观察[J]．医药前沿，2014，(34)：336-337.

按语

方中紫苏叶得香附则调畅气机之功益著；香附借紫苏叶升散以达邪，诚如《本草纲目》所谓香附生用“则上行胸膈，外达皮肤……得紫苏、葱白则能解散邪气”。二药气味芳香，有辟秽之用，故古人用治“四时瘟疫、伤寒”。

葱豉汤是肘后方，通阳解表代麻黄，或添栀翘与甘桔，薄荷竹叶散热良。

葱豉汤 《肘后备急方》

【组成】葱白一虎口（3枚） 香豉一升（6g）

【用法】以水三升，煮取一升，顿服取汗（现代用法：水煎服）。

【功效】通阳发汗。

【主治】风寒普通感冒初起的表证。症见恶寒无汗，头痛鼻塞，身热不甚，舌苔薄白，脉浮紧。

●**方义发挥**

1. 病证辨析 本方为晋代医家葛洪创制，为解表之轻剂，适宜于年老体弱及幼儿患者，类似民间验方。

风寒束表，毛窍闭塞，卫阳被遏，因感邪较轻，故其症见微恶风寒、或微发热，头痛无汗。肺合皮毛，开窍于鼻，风寒袭表，每致肺气不宣，肺系不利，故鼻塞流涕、喷嚏。苔薄白、脉浮为风寒表证之征象。

2. 治法 表寒轻证，只需轻疏肌表，微发其汗，病邪自可外达，治以通阳发汗。

3. 配伍解析

风寒感冒、初起表证：轻微恶寒、发热；无汗 → 通阳发汗：
- 葱白　通阳解表发汗　君
- 豆豉　解表宣郁　臣

本方也属于通阳发汗剂，古人说它可以代替麻黄汤。其功效虽不如麻黄汤，但对于轻型普通感冒而无汗者，用之确有发汗的作用。

●临床应用

1. 适用范围　本方现代多用于胃肠型感冒中医辨证属感受风寒兼气机郁滞者。

2. 使用注意　风热感冒或者邪气入里者不适用本方。

第二节　辛凉解表

《温病条辨》桑菊饮

桑菊饮中桔梗翘，杏仁甘草薄荷绕，芦根为引轻宣剂，风温咳嗽服之消。

【组成】桑叶二钱五分（7.5g）　菊花一钱（3g）　杏仁二钱（6g）　连翘一钱五分（5g）　薄荷八分（2.5g）　苦桔梗二钱（6g）　生甘草八分（2.5g）　苇根二钱（6g）

【用法】水二杯，煮取一杯，日二服（现代用法：水煎温服）。

【功效】疏风清热，宣肺止咳。

【主治】风温初起，表热轻证。症见咳嗽，身热不甚，有汗或无汗，口微渴，舌尖红、苔薄白或微黄，脉浮数。

●方义发挥

1. 病证辨析　桑菊饮被称为“辛凉平剂”，是治疗风温初起之风热表证的基础方。

“温邪上受，首先犯肺”（《温热论》）。本方证为温热病邪从口鼻而入，邪在卫分，卫气被郁，开合失司，故发热、微恶风寒、无汗或有汗不畅。温病初起，邪客肌表，卫气被郁，开合失司，毛窍闭塞，故为无汗；若风热入里，热邪渐甚，热性升散，迫津外泄，则可见有汗。然六淫之邪从皮毛或口鼻而入，每致卫阳郁遏而开合失司，所以纵使有汗亦多不畅。肺位最高而开窍于鼻，邪自口鼻而入，上犯于肺，肺气失宣，则见咳嗽。咽为肺之门户，喉为肺系，风热搏击气血，蕴结成毒，热毒侵袭肺系，肺系不利，则见咽喉红肿疼痛。温热之邪易伤津液，故一般温病过程中多有口渴之症。舌尖红、苔薄白或微黄，脉浮数，俱为温病初起之佐证。

2. 治法 表证当解表，风温之邪宜疏风解热；外邪犯肺，肺失宣肃而咳，应宣肺止咳。故治以疏风清热，宣肺止咳。

3. 配伍解析

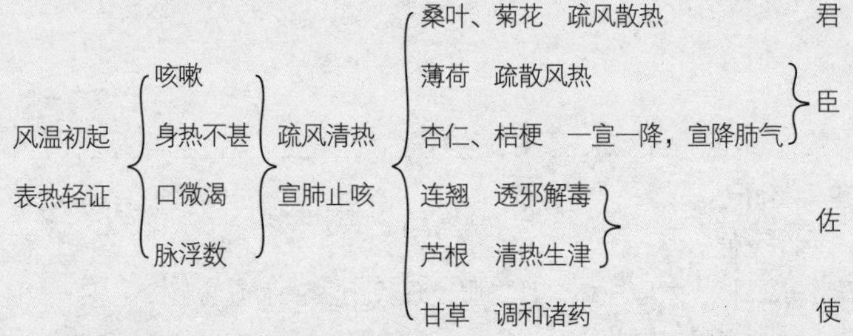

本方从“辛凉微苦”立法，辛凉与辛苦甘寒同用，正合《素问·至真要大论》“风淫于内，治以辛凉，佐以苦甘”的治法。以轻清宣散之品，疏散风热以清头目；以苦辛宣降之品，理气肃肺以止咳嗽。诸药相伍，使上焦风热得以疏散，肺气得以宣降，则表证解、咳嗽止。

●临床应用

1. 适用范围 现代本方广泛用于急性发热性疾病的初起阶段，如急性上呼吸道感染、肺炎、麻疹、流行性脑脊髓膜炎、流行性乙型脑炎、腮腺炎等中医辨证属卫分风热证者。皮肤病如湿疹、风疹、荨麻疹、疮痈疖肿，亦多用之。

2. 使用注意 临床使用时应注意煎服方法，因方中多为芳香轻宣之品，不宜久煎；外感风寒及湿热病初起者则当禁用。

●药理研究 本方具有抗炎[1]、抗菌[2]、解热[3]、发汗[4]、抑制肠蠕动亢进[5]、增强免疫[6]等多种药效学作用。

●参考文献

[1] 潘梓烨，常念伟，周梦鸽，等．桑菊饮抗炎活性成分筛选与单体验证[J]．中草药，2016，47(8)：1289-1296.

[2] 卢芳国，朱应武，田道法，等．12个中药复方体外抗菌作用的研究[J]．湖南中医学院学报，2004，24(4)：9-11.

[3] 许庆棣．古典清热方对体温影响的实验观察[J]．中西医结合杂志，1985，5(6)：378-379.

[4] 富杭育，周爱香，贺玉琢，等．以发汗的药效法再探麻黄汤、桂枝汤、银翘散、桑菊饮的药代动力学[J]．中药药理与临床，1992，8(5)：1-3.

[5] 富杭育，周爱香，贺玉琢，等．以抑制肠蠕动亢进作用再探麻黄汤、桂枝汤、银翘散、桑菊饮的药代动力学[J]．中成药，1993，15(1)：35-36.

[6] 钱瑞生．中草药免疫促进剂[J]．中医杂志，1980，21(3)：235-236.

银翘散主上焦疴，竹叶荆牛豉薄荷，
甘桔芦根凉解法，风温初起用时多。

银翘散《温病条辨》

【组成】连翘一两（30g） 银花一两（30g） 苦桔梗六钱（18g） 薄荷六钱（18g） 淡竹叶四钱（12g） 生甘草五钱（15g） 荆芥穗四钱（12g） 淡豆豉五钱（15g） 牛蒡子六钱（18g）

【用法】上杵为散。每服六钱（18g），鲜苇根汤煎，香气大出，即取服，勿过煎。肺药取轻清，过煎则味厚入中焦矣。病重者，约二时一服，日三服，夜一服；轻者，三时一服，日二服，夜一服；病不解者，作再服（现代用法：作汤剂，水煎服，用量按原方比例酌减）。

【功效】辛凉透表，清热解毒。

【主治】温病初起。症见发热，微恶风寒，无汗或有汗不畅，头痛口渴，咳嗽咽痛，舌尖红，苔薄白或薄黄，脉浮数。

●方义发挥

1. 病证辨析 银翘散被称为“辛凉平剂”，是治疗外感风热表证的常用方及代表方。

温病初起，邪在卫分，卫气被郁，开合失司，故发热、微恶风寒、无汗或有汗不畅；肺位最高而开窍于鼻，邪自口鼻而入，上犯于肺，肺气失宣，则见咳嗽；风热搏结气血，蕴结成毒，热毒侵袭肺系门户，则见咽喉红肿疼痛；温邪伤津，故口渴；舌尖红，苔薄白或微黄，脉浮数均为温病初起之佐证。

2. 治法 邪在肺卫，而偏卫表，治宜辛凉透表，清热解毒。

3. 配伍解析

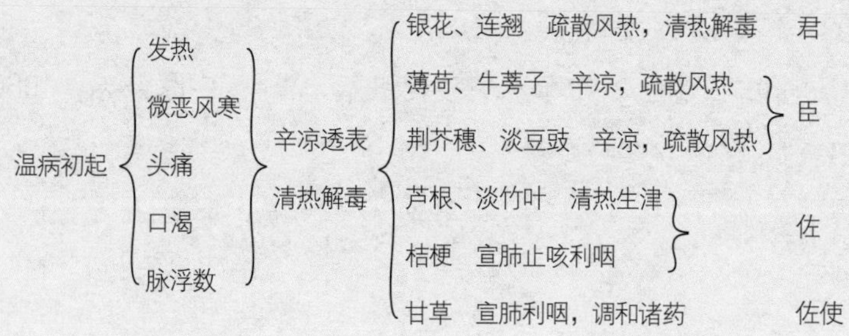

本方一是辛凉之中配伍少量辛温之品，既有利于透邪，又不悖辛凉之旨。二是疏散风邪与清热解毒相配，具有外散风热、内清热毒之功，构成疏清兼顾，以疏为主之剂。

●临床应用

1. 适用范围　本方广泛用于急性发热性疾病的初起阶段，如急性上呼吸道感染、肺炎、麻疹、流行性脑脊髓膜炎、流行性乙型脑炎、腮腺炎等中医辨证属温病初起，邪郁肺卫者。皮肤病如风疹、荨麻疹、疮痈疖肿，亦多用之。

2. 使用注意　凡外感风寒及湿热病初起者禁用；因方中药物多为芳香轻宣之品，不宜久煎。

类方鉴别

方名		银翘散	桑菊饮
相同点		均含连翘、桔梗、甘草、薄荷、芦根，为治疗温病初起的辛凉解表方剂	
不同点	组成	金银花、荆芥、豆豉、牛蒡子、淡竹叶	桑叶、菊花、杏仁
	功效	辛凉透表，清热解毒；解表清热之力强，为“辛凉平剂”	疏风清热，宣肺止咳；肃肺止咳之力大，为“辛凉轻剂”
	病证	温病初起	风温初起，表热轻证
	症状	发热，微恶寒，咽痛，口渴，脉浮数	咳嗽，发热不甚，微渴，脉浮数

●药理研究　本方具有抗炎解热[1]、抗病毒[2]、防治鸭大肠杆菌病[3]等作用。

●参考文献

［1］霍炳杰，常靓．不同煎煮方式对银翘散汤剂抗炎解热作

用的影响［J］. 辽宁中医杂志，2016，43（5）：1031-1033.

［2］霍炳杰，常靓，刘羽，等. 不同煎煮时间银翘散含药血清对甲型流感病毒刺激巨噬细胞 Toll 样受体及其下游 MyD88 依赖和非依赖途径的影响［J］. 中医杂志，2016，57（7）：601-604.

［3］黄志成. 银翘散对鸭试验性大肠杆菌病防治作用的研究［J］. 广东农业科学，2011，38（20）：106-107.

按语

本方所用药物均系清轻之品，以花、叶类居多，加之用法中强调“香气大出，即取服，勿过煎”，体现了吴氏“治上焦如羽，非轻莫举”的用药原则。

仲景麻杏石甘汤，辛凉宣肺清热良，邪热壅肺咳喘急，有汗无汗均可尝。

麻杏石甘汤《伤寒论》

【组成】麻黄去节，四两（9g）　杏仁去皮尖，五十个（9g）　甘草炙，二两（6g）　石膏碎，绵裹，半斤（18g）

【用法】上四味，以水七升，煮麻黄，减二升，去上沫，内诸药，煮取二升，去滓。温服一升（现代用法：水煎温服）。

【功效】辛凉疏表，清肺平喘。

【主治】外感风邪，邪热壅肺证。症见身热不解，咳逆气急，甚则鼻煽，口渴，有汗或无汗，舌苔薄白或黄，脉浮而数者。

●方义发挥

1. 病证辨析　麻杏石甘汤为治疗表邪未解，邪热壅肺之喘咳的基础方。

风热袭表，表邪不解而入里，或风寒之邪郁而化热入里，邪热充斥内外，故身热不解、汗出、口渴、苔黄、脉数；热壅于肺，肺失宣降，故咳逆气急，甚则鼻煽；若表邪未尽，可因卫气被郁，毛窍闭塞而无汗；苔薄白、脉浮亦是表证未尽之征。

2. 治法 外感风邪宜辛凉透邪，邪热壅肺而喘，应清肺热、止喘咳，故治以辛凉透邪，清热平喘。

3. 配伍解析

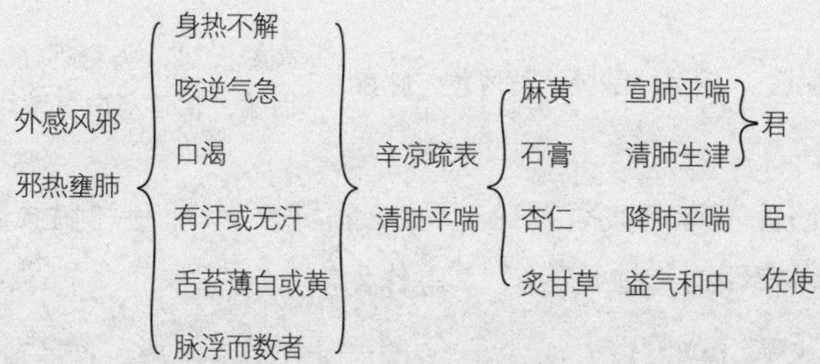

因石膏倍麻黄，故其功用重在清宣肺热，不在发汗。《伤寒论》原用本方治疗太阳病，发汗未愈，风寒入里化热，“汗出而喘”者。后世用于风寒化热，或风热犯肺，以及内热外寒，但见邪热壅肺之身热喘咳、口渴脉数，无论有汗、无汗，皆可以本方加减而获效。对于麻疹已透或未透而出现身热烦躁、咳嗽气粗而喘属疹毒内陷，肺热炽盛者，亦可以本方加味。

●临床应用

1. 适用范围 本方常用于急性上呼吸道感染、急性支气管炎、支气管肺炎、大叶性肺炎、支气管哮喘、麻疹合并肺炎等中医辨证属表证未尽，热邪壅肺者。

2. 使用注意 风寒咳喘，痰热壅盛者，均非本方所宜。

类方鉴别

方名		麻杏甘石汤	麻黄汤
相同点		均含麻黄、杏仁、甘草	
不同点	组成	石膏	桂枝
	功效	辛凉疏表，清肺平喘	发汗解表，宣肺平喘
	病证	外感风邪，邪热壅肺证	外感风寒表实证
	症状	发热，喘咳，苔薄黄，脉数	恶寒发热，头身疼痛，无汗而喘，舌苔薄白，脉浮紧

●**药理研究** 本方具有解热[1]、抗病毒[2]、抑制哮喘气道平滑肌细胞增殖和改善缺氧状态[3]等作用。

●**参考文献**

[1] 崔艳茹，屈飞，徐镜，等．配伍剂量变化对麻杏石甘汤解热作用的影响[J]．中国实验方剂学杂志，2014，20(6)：122-126.

[2] 杜茜，黄芸，汪惠勤，等．麻杏石甘汤及汤剂中聚集物体外对A型流感病毒活性的影响[J]．中华中医药杂志，2014，12：3746-3750.

[3] 韩凤芹，孙雪文，王晓华．麻杏石甘汤两种煎煮方法对哮喘模型小鼠气道平滑肌细胞增殖及急性缺氧的影响[J]．时珍国医国药，2014，8：1885-1886.

●**典型医案** 张某某，男，18岁。患喘证颇剧，已有五六日之久，询其病因为与同学游北海公园失足落水，经救上岸则一身衣服尽湿，乃晒衣挂于树上，时值深秋，金风送冷，因而感寒。请医诊治，曾用发汗之药，外感虽解，而变为喘息，撷肚耸肩，病情为剧。其父请中医高手，服生石膏、杏仁、鲜枇杷叶、甜葶苈子等清肺利气平喘之药不效。经人介绍，延余诊治。切其脉滑数，舌苔薄黄。

余曰：肺热作喘，用生石膏清热凉肺，本为正治之法，然不用麻黄之治喘以解肺系之急，则石膏弗所能止。乃于原方加麻黄 4 克，服 1 剂喘减，又服一剂而愈。（《刘渡舟临证验案精选）

《伤寒六书》柴葛解肌汤

陶氏柴葛解肌汤，邪在三阳热势张，芩芍桔甘羌活芷，石膏大枣与生姜。

【组成】柴胡（6g）　干葛（9g）　甘草（3g）　黄芩（6g）　羌活（3g）　白芷（3g）　芍药（6g）　桔梗（3g）（原书未著用量）

【用法】水二盅，加生姜三片，大枣二枚，槌法加石膏末一钱（3g），煎之热服（现代用法：加生姜 3 片，大枣 2 枚，石膏 12g，水煎温服）。

【功效】解肌清热。

【主治】外感风寒，郁而化热证。症见恶寒渐轻，身热增盛，无汗头痛，目疼鼻干，心烦不眠，咽干耳聋，眼眶痛，舌苔薄黄，脉浮微洪。

●方义发挥

1. 病证辨析　柴葛解肌汤是治疗表寒证未解，入里化热的常用方剂。

外感风寒，本应恶寒较甚，而此恶寒渐轻，身热增盛者，为寒郁肌腠化热所致；因表寒未解，故恶寒仍在，并见头痛、无汗等症。阳明经脉起于鼻两侧，上行至鼻根部，经眼眶下行；少阳经脉行于耳后，进入耳中，出于耳前，并行至面颊部，到达眶下部。入里之热初犯阳明、少阳，故目疼鼻干、眼眶痛、咽干耳聋；热扰心神，则见心烦不眠。脉浮而微洪是外有表邪，里有热邪之佐证。此证乃太阳风寒未解，郁而化热，渐次传入阳明，波及少阳，故属三阳合病。

2. 治法　表寒证未解，化热入里，治宜辛凉解肌，兼清里热。

3. 配伍解析

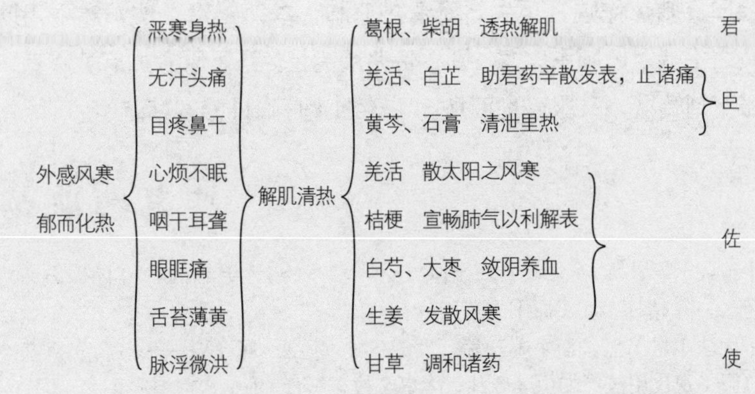

本方温清并用，侧重于辛凉清热；表里同治，侧重于疏泄透散。诸药相配，共成辛凉解肌，兼清里热之剂。

●临床应用

1. 适用范围　本方常用于普通感冒、流行性感冒、牙龈炎、急性结膜炎等中医辨证属外感风寒，邪郁化热者。

2. 使用注意　太阳表证未入里者，不宜用本方，恐其引邪入里；里热而见腑实证（大便秘结不通）者，亦不宜用。

●药理研究　本方具有抗病毒、解热[1]等作用。

●参考文献

[1] 张舒冠．柴葛解肌汤加减治疗病毒感染性发热 56 例[J]．浙江中医杂志，1994，3：110.

升麻葛根汤《太平惠民和剂局方》

治疹升麻葛根汤，芍药甘草合成方，麻疹初期出不透，解肌透疹此方良。

【组成】升麻　白芍药　甘草炙，各十两（各 6g）　葛根十五两（9g）

【用法】上为粗末，每服三钱，用水一盏半，煎取一中盏，去滓，稍热服，不计时候，日二三服，以病气去，身清凉为度（现代用法：水煎服）。

【功效】解肌透疹。

【主治】麻疹初起。症见疹出不透，身热头痛，咳嗽，目赤流泪，口渴，舌红，苔薄而干，脉浮数。

●方义发挥

1. 病证辨析 升麻葛根汤为治疗麻疹初起的常用方。

麻疹多由小儿肺胃蕴热，又感麻毒时疫之邪而致。若麻疹初起，外邪袭表，抑遏疹毒外达之机，可致麻疹透发不出、或疹出不畅。麻毒、外邪犯肺，初起可见肺卫症状，如身热头痛、咳嗽等。风邪疹毒上攻头面，故目赤流泪。热灼津伤，则口渴、舌红。麻疹之治，首贵透发，终贵存阴。

2. 治法 本证属麻疹初起，透发不出或透发不畅，故须急开腠理，疏其皮毛，以助疹毒外透，邪有出路，自然热退病除，故拟辛凉解肌、透疹解毒为法。

3. 配伍解析

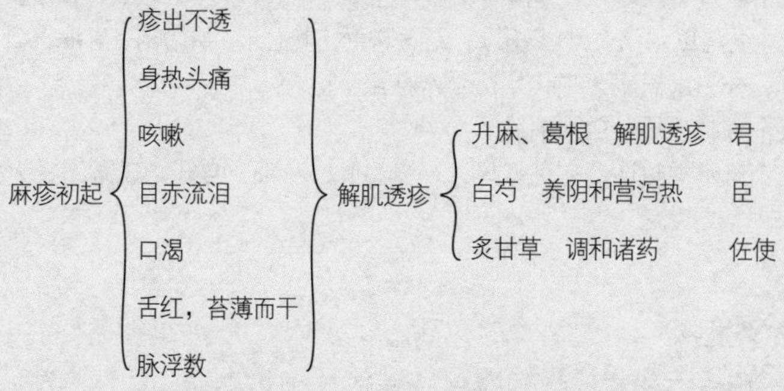

本方是介于辛温和辛凉之间的解表剂。是从仲景葛根汤化裁而来，因嫌葛根汤中的生姜、桂枝、麻黄辛热，大枣甘壅，故去之不用。加升麻之因，意在协同葛根以加强解肌清热、发散表邪。

●临床应用

1. 适用范围 本方常用于麻疹、带状疱疹、单纯性疱疹、水痘、急慢性肠炎等中医辨证属邪郁肌表，肺胃有热者。

2. 使用注意 疹出已透，或疹毒内陷而见气急喘咳者不宜使用。

●**药理研究** 本方具有抑制乙肝病毒复制[1]、抗麻疹[2]等作用。

●**参考文献**

[1] 李德珍，安德明，王抗战，等．升麻葛根汤治疗免疫清除期慢性乙型肝炎临床研究[J]．中西医结合肝病杂志，2015，(2)：90-91.

[2] 金嫣莉．升麻葛根汤与西药对麻疹有效性的比较研究[J]．国外医学(中医中药分册)，1995，3：31.

金匮要略越婢汤，麻黄石甘与枣姜，发汗解表与利水，善治身肿风水伤。

越婢汤 《金匮要略》

【组成】麻黄六两（12g） 石膏半斤（25g） 生姜三两（9g） 大枣十五枚 甘草二两（6g）

【用法】上药以水六升（1.2升），先煮麻黄，去上沫，纳诸药，煮取三升（600毫升），分三次温服（现代用法：水煎服）。

【功效】宣肺泄热，散水消肿。

【主治】风水夹热证。症见恶风，一身悉肿，身重，自汗，口微渴，无大热，脉浮。

●**方义发挥**

1. 病证辨析 越婢汤是治疗风水的代表方。

由水邪夹热所致，风热乘机侵袭营卫，营卫奋起抗邪，则发热；营卫抗邪而不能固表，则恶寒；营卫被郁热所肆虐而不能泌津则可演变为水气，风热夹水而上壅，则眼睑水肿，如蚕新卧起状；水气肆虐内外，充斥上下，则一身悉肿，按手足肿上陷而不起；风热灼损阴津，则口微渴；风热浸淫关节，筋脉不利，则骨节疼痛；风热夹水气而浸淫充斥肌肤关节，则身体反重而酸；风热迫津外泄，则汗自出；水气肆虐，壅滞筋脉，则其颈脉动；舌淡红、苔薄黄、脉浮或寸口脉沉滑均为风热夹水之征。

2. 治法 水邪夹热所致，治当发表通阳，清热散水。

3. 配伍解析

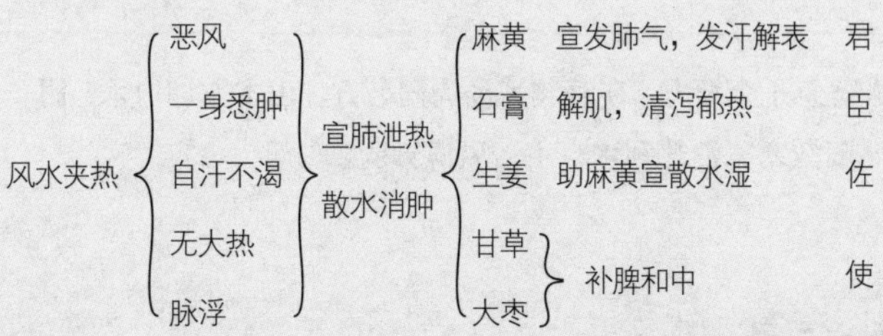

方中加大麻黄用量，并配生姜以发泄肌表之水湿，用枣、草益气健脾，意在培土制水。诸药合用，共奏宣肺泄热，散水消肿之功。

●临床应用

1. 适用范围 现代主要以越婢汤加减治疗急性肾小球肾炎、慢性肾炎急性发作、过敏性紫癜肾炎、特发性水肿、急慢性支气管炎、湿疹、泪囊炎、流行性红眼病等中医辨证属太阳风水夹热证。也可辅助治疗外感高热、急性荨麻疹合并血管性水肿等病证[1]。

2. 使用注意 水肿属脾肾阳虚者禁用。

●药理研究 本方具有抗过敏性紫癜[2]、解热[3]、抗风湿性关节炎[4]等作用。

●参考文献

[1] 陶永梅，张彦雨，王巧霜，等．越婢汤临床应用研究进展［J］．中医药信息，2015，4：129-131.

[2] 刘鹏．加味越婢汤配合激素治疗过敏性紫癜肾炎 28 例疗效观察［J］．中国中西医结合肾病杂志，2009，10（6）：543.

[3] 韦大陆．加味越婢汤合用安痛定治疗外感高热 364 例

临床分析［J］. 右江民族医学院学报，1999，21（2）：326-327.

［4］李晶晶 . 越婢汤加减治疗类风湿关节炎寒热错杂证临床研究［J］. 辽宁中医杂志，2013，40（6）：1143.

按语

《备急千金要方》所载越婢汤为同名方，由本方加白术、附子构成，功能温阳散寒，消热利水，主治风痹脚弱。

竹叶柳蒡葛根知，蝉衣荆芥薄荷施，
石膏粳米参甘麦，风疹急投莫延迟。

竹叶柳蒡汤《先醒斋医学广笔记》

【组成】西河柳五钱（15g） 荆芥穗一钱（3g） 干葛一钱五分（4.5g） 蝉蜕一钱（3g） 薄荷叶一钱（3g） 鼠粘子（即牛蒡子）炒，研，一钱五分（4.5g） 知母蜜炙，一钱（3g） 玄参二钱（6g） 甘草一钱（3g） 麦门冬去心，三钱（9g） 淡竹叶三十片（3g）【甚者加石膏五钱（15g），冬米一撮（6g）】

【用法】水煎服。

【功效】透疹解表，清热生津。

【主治】麻疹初起，透发不出。症见喘嗽，鼻塞流涕，恶寒轻，发热重，烦闷躁乱，咽喉肿痛，唇干口渴，苔薄黄而干，脉滑数。

●方义发挥

1. 病证辨析 竹叶柳蒡汤是治疗热邪较甚兼津伤之麻疹透发不出的常用方剂。

麻疹是儿科最常见的发疹性传染病。系由肺胃蕴热，又感受麻毒时邪所发。正如《麻疹拾遗》所说："麻疹之发，多系天行疠气传染。"《麻疹会通》亦云："麻非胎毒，皆属时行，气候煊热，传染而成。"麻疹以外出为顺，内陷为逆。初起调护失慎，感受外邪，肌表闭郁，致使麻疹透发不出；邪犯卫表，卫阳被遏，故见恶寒发热，因"麻为阳毒"则恶寒轻，发热重；肌表复闭，热不得泄，内壅于肺，肺系不利，肺失宣肃，故见鼻塞流涕、咽喉肿痛、喘嗽；里热较盛，是以烦闷躁乱；热邪伤津，则见唇干口渴；苔薄黄而干、脉浮数是邪毒袭表，津液已伤之佐证。

2. 治法　麻疹透发不出，热毒内蕴，兼津伤，故治以透疹解表，清热生津。

3. 配伍解析

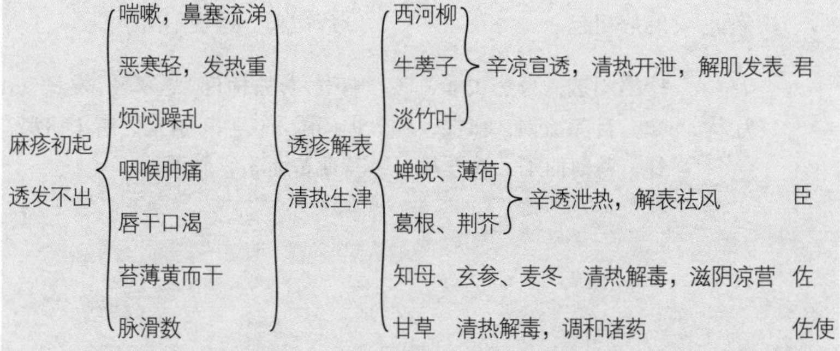

本方在发散之中兼以清泄肺胃，清疏之中寓以生津，诸药同用，能解肌透疹，故治痧疹透发不出者。

缪希雍认为："痧疹乃肺胃热邪所致""痧疹不宜依证施治，惟当治本。本者，手太阴、足阳明二经之邪热也"（《先醒斋医学广笔记》）。对里热炽盛者，加石膏、冬米（即粳米），是合白虎汤之义，其清肺胃之功更优，亦即缪氏治疹求本之意也。

●临床应用

1. 适用范围　本方常用于皮肤病、手足口病、急性肾小球肾炎等中医辨证属表邪内蕴，热伤津液者。

2. 使用注意　因方中含知母、玄参、麦冬等甘寒滋腻之品，过早用之恐有邪毒内遏之弊，故麻疹热不甚，阴津未伤者，不宜使用此方。

类方鉴别

方名		升麻葛根汤	竹叶柳劳汤
相同点		皆有透疹清热之功而用治麻疹初起，透发不出	
不同点	组成	升麻、白芍药、甘草、葛根	西河柳、荆芥穗、干葛、蝉蜕、薄荷叶、牛蒡子、知母、玄参、甘草、麦冬、淡竹叶
	功效	解肌透疹	透疹解表，清热生津
	病证	麻疹初起	麻疹初起，透发不出
	症状	疹出不透，身热头痛，咳嗽，目赤流泪，口渴，舌红，苔薄而干，脉浮数	喘嗽，鼻塞流涕，恶寒轻，发热重，烦闷躁乱，咽喉肿痛，唇干口渴，苔薄黄而干，脉滑数

第三节　扶正解表

人参败毒草苓芎，枳桔柴前羌独活，薄荷少许姜三片，四时感冒有奇功。

败毒散《太平惠民和剂局方》

【组成】柴胡去苗　前胡去苗，洗　川芎　枳壳去瓤，麸炒　羌活去苗　独活去苗　茯苓去皮　桔梗炒　人参去芦　甘草各三十两（各 900g）

【用法】上为粗末。每服二钱（6g），水一盏，加生姜、薄荷各少许，同煎七分，去滓，不拘时服，寒多则热服，热多则温服（现代用法：作汤剂煎服，用量按原方比例酌减）。

【功效】散寒祛湿，益气解表。

【主治】气虚，外感风寒湿表证。症见憎寒壮热，头项强痛，肢体酸痛，无汗，鼻塞声重，咳嗽有痰，胸膈痞满，舌淡苔白，脉浮而按之无力。

●方义发挥

1. 病证辨析　败毒散是一首益气解表的常用方。原书云本方主治“伤寒时气，头项强痛，壮热恶寒，身体烦疼，及寒壅咳嗽，鼻塞声重，风痰头痛，呕哕寒热”。

风寒湿邪袭于肌表，卫阳被遏，正邪交争，故见憎寒壮热、无汗；风寒湿邪客于肢体、骨节、经络，气血运行不畅，故头项强痛、肢体酸痛；风寒犯肺，肺气郁而不宣，津液聚而不布，故咳嗽有痰、鼻塞声重、胸膈痞闷；舌苔白腻、脉浮按之无力，正是虚人外感风寒兼湿之征。

2. 治法 气虚者感受风寒湿邪，当标本兼治，治以散寒祛湿，益气解表。

3. 配伍解析

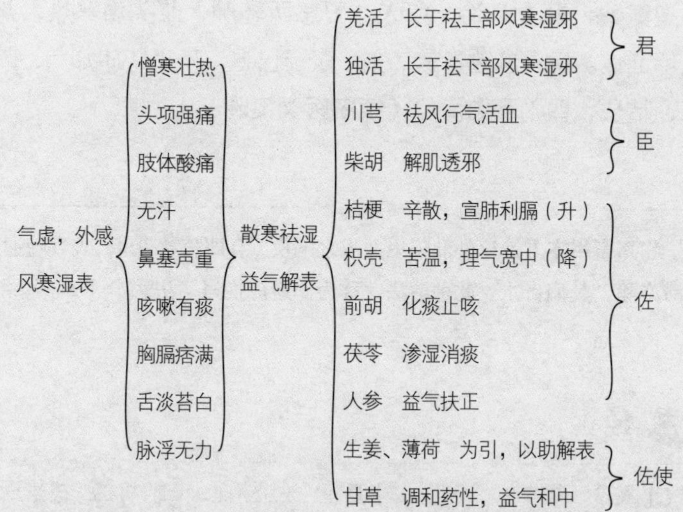

综观全方，用羌活、独活、川芎、柴胡、枳壳、桔梗、前胡等与人参、茯苓、甘草相配，构成邪正兼顾，祛邪为主的配伍形式。扶正药得祛邪药则补不滞邪，无闭门留寇之弊；祛邪药得扶正药则解表不伤正，相辅相成，相得益彰。

●临床应用

1. 适用范围 本方常用于普通感冒、流行性感冒、支气管炎、风湿性关节炎、痢疾、接触性皮炎、湿疹等中医辨证属外感风寒湿邪兼气虚者。

2. 使用注意　方中药物多为辛温香燥之品，外感风热及阴虚外感者均忌用；时疫、湿温、湿热蕴结肠中而成之痢疾，切不可用。

●药理研究　本方具有解酒促醒[1]等作用。

●参考文献

[1] 童妍，李锐，吴晓青，等．荆防败毒散加减对急性酒精中毒小鼠的解酒作用[J]．中国实验方剂学杂志，2011，17(21)：221-223.

●典型医案　薛立斋治一妇人，因怒两乳肿，兼头痛寒热，此肝经气郁证也。用人参败毒散二剂，表证已退。用小柴胡加芎、归、枳壳、桔梗，四剂而愈。（《续名医类案卷》）

按语

喻嘉言用本方治疗外邪陷里而成之痢疾，意即疏散表邪，表气疏通，里滞亦除，其痢自止。此种治法，称为“逆流挽舟”法。

参苏饮内用陈皮，枳壳前胡半夏齐，
干葛木香甘桔茯，气虚外感服之安。

参苏饮 《太平惠民和剂局方》

【组成】人参　紫苏叶　干葛洗　半夏汤洗七次，姜汁制，炒　前胡去苗　茯苓去皮，各三分（各9g）　木香　枳壳去瓤，麸炒　陈皮去白　桔梗去芦　甘草炙，各半两（各6g）

【用法】上㕮咀，每服四钱（12g），水一盏半，姜七片，枣一个，煎六分，去滓，微热服，不拘时候（现代用法：水煎服）。

【功效】益气解表，理气化痰。

【主治】虚人外感风寒，内有痰湿证。症见恶寒发热，无汗，头痛，鼻塞，咳嗽痰白，胸脘满闷，倦怠无力，气短懒言，舌苔白，脉弱。

●方义发挥

1. 病证辨析 参苏饮是《太平惠民和剂局方》中淳祐的新添方，主治“感冒发热头痛，或因痰饮凝结，兼以为热，中脘痞闷，呕逆恶心”。

风寒客表，肺气闭郁，正邪相争，故见恶寒发热、无汗头痛；外邪束表，肺气不利，则鼻塞；痰湿壅塞于肺，故咳嗽痰白；湿阻气滞，故胸脘满闷；倦怠无力、气短懒言、舌苔白、脉弱是气虚之征。

2. 治法 表证当发汗解表，表证而见正气虚者，则当益气以助解表。故治以益气解表，理气化痰。

3. 配伍解析

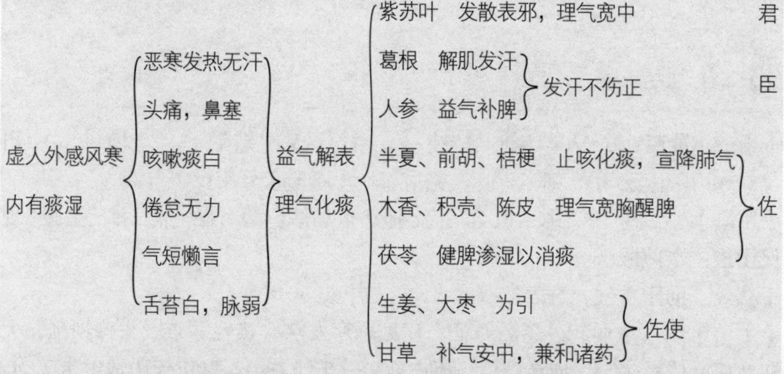

本方特点一为发散风寒之药配伍益气健脾之品，散补并行，则散不伤正，补不留邪；二是化痰药与理气药同用，气津并调，使气行痰消，津行气畅。方中散补并行，散不伤正，补不留邪。诸药配伍，共成益气解表、理气化痰之功。

●临床应用

1. 适用范围 本方常用于急性上呼吸道感染、支气管哮喘、肺源性心脏病（肺心病）等中医辨证属气虚外感风寒兼有痰湿者。

2. 使用注意 仅有外感风寒兼有痰湿而无气虚者不宜使用。

●**药理研究** 本方具有抗病毒性心肌炎[1]、抗肺部炎症[2]等作用。

●**参考文献**

[1]张灵敏．参苏饮加减治疗病毒性心肌炎的实验研究[D]．石家庄：河北医科大学，2009.

[2]李宏．参苏饮加减联合西药治疗气管切开术后肺部感染临床观察[J]．四川中医，2015，10：103-106.

按语

《三因极——病证方论》所载“参苏饮”方中无“葛根”，多半夏半两，理气化痰之功更著。

再造散用参芪甘，桂附羌防芎芍参，细辛煨姜大枣入，阳虚外感服之安。

再造散《伤寒六书》

【组成】黄芪（6g） 人参（6g） 桂枝（6g） 甘草（3g） 熟附子（6g） 防风（3g） 川芎（3g） 煨生姜（3g） 细辛（2g） 羌活（6g）（原书未著用量）

【用法】水二盅，枣二枚，煎至一盅，槌法再加炒白芍一撮，煎三沸，温服（现代用法：水煎服）。

【功效】助阳益气，解表散寒。

【主治】阳气虚弱，外感风寒证。症见恶寒发热，热轻寒重，头痛项强，无汗肢冷，倦怠嗜卧，面色苍白，语声低微，舌淡苔白，脉沉无力或浮大无力。

●**方义发挥**

1. 病证辨析 再造散是益气助阳解表的常用方剂。

恶寒发热，无汗，是外感风寒，邪在肌表之证；热轻寒重与肢冷嗜卧、神疲懒言、面色苍白并见，则是素体阳气虚弱，又感风寒之征；素体阳虚，四肢失于温煦，故肢冷嗜卧；阳气衰微，故见神疲懒言、面色苍白、脉沉细无力。

2. **治法** “原书主治真阳虚而感外寒，服解表发汗之剂而汗不出者。盖阳加于阴谓之汗”，若阳气虚馁，无力作汗，“服发汗药二、三剂，汗不出者”，此为“无阳证”（《伤寒六书》），即使用麻黄汤等峻汗之剂，亦难汗出表解。若强发其汗，易致阳随汗脱，惟有助阳益气与解表散寒兼顾，方为两全之策。

3. **配伍解析**

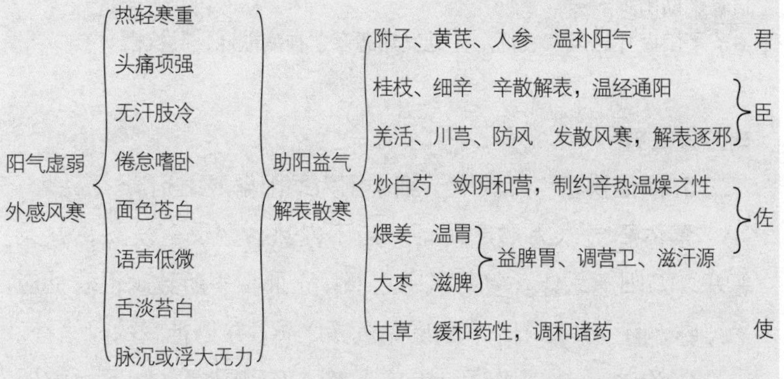

本方汗中有补，标本兼顾，即发汗解表与助阳益气共用，使汗不伤正，补不留邪，从而达到助阳解表之功。

●临床应用

1. **适用范围** 本方常用于普通感冒、风湿性关节炎等中医辨证属阳气虚弱，外感风寒者。

2. **使用注意** 本方性较温燥，对血虚感寒、或温病初起者，不可使用。

●药理研究 本方具有抗感冒[1]等作用。

●参考文献

[1] 李红亮．再造散治疗单纯型流行性感冒60例观察[J]．实用中医药杂志，2013，(9)：723.

麻黄附子细辛汤，发表温经两法彰，
若去细辛加炙草，少阴反热亦能康。

麻黄附子细辛汤《伤寒论》

【组成】麻黄去节，二两（6g）　附子炮去皮，一枚，破八片（9g）　细辛二两（3g）

【用法】上三味，以水一斗，先煮麻黄，减二升，去上沫，内诸药，煮取二升，去滓，温服一升，日三服（现代用法：水煎服）。

【功效】助阳解表。

【主治】阳虚外感风寒表证。症见发热恶寒，神疲欲寐，脉沉微。

●方义发挥

1. 病证辨析　麻黄附子细辛汤为助阳解表之剂。

素体阳虚本为虚寒阴证，应不发热，今反有发热，并见恶寒，乃阳虚之体，复感风寒之邪，正邪相争所致。但表证应呈浮脉，而今素体阳虚，故反见沉微之脉，并见神疲欲寐诸症。

2. 治法　外感表证，治应汗解，但因阳虚之体不能鼓邪外出，或虽得汗必致阳随液脱，须助阳与解表配伍合用，方能助阳扶正以解表。

3. 配伍解析

阳虚外感风寒表证 {发热恶寒、神疲欲寐、脉沉微} → 助阳解表：

药物	作用	地位
麻黄	辛温解表，发汗散寒	君
附子	辛热，温肾助阳，振奋阳气	臣
细辛	温经散寒	佐

本方辛温解表与温里助阳相配，共成助阳解表之剂，使外感风寒之邪得以表散，在里之阳气得以振奋，则阳虚外感可愈，为治表里俱寒，太少两感之剂。

●**临床应用**

1. 适用范围 本方常用于普通感冒、流行性感冒、支气管炎、风湿性关节炎、神经痛、过敏性鼻炎、病态窦房结综合征、暴喑、喉痹、皮肤瘙痒等中医辨证属阳虚外感者。

2. 使用注意 少阴阳虚而见下利清谷、四肢厥逆、脉微欲绝等症者，应遵仲景“先温其里，乃攻其表”的原则，否则误发其汗，必致亡阳危候，不可不慎。

●**药理研究** 本方具有抗病毒[1]、免疫调节[2]、抗炎[3]、镇痛[4]、抑瘤[5]作用。

●**参考文献**

[1] 李荣荣，杨勇，容蓉，等．麻黄细辛附子汤对肾阳虚外感模型小鼠干预作用的研究[J]. 中国实验方剂学，2013，19(3): 226-230.

[2] 王树鹏．麻黄细辛附子汤对变应性鼻炎大鼠行为学和红细胞 C3b 受体及红细胞免疫复合物花环率的影响 [J]. 中药药理与临床，2008，24(5): 10.

[3] 池田孔己．应用炎症模型对麻黄附子细辛汤抗炎作用的研究 [J]. 国外医学·中医中药分册，1999，21(5): 49.

[4] 段小毛，李茯梅，卢新华．麻黄细辛附子汤镇痛药理作用研究 [J]. 中医药学刊，2006，24(3): 513.

[5] 杨露，谢晓芳，郑川，等．麻黄附子细辛汤联合紫杉醇诱导 A549/T 细胞凋亡的研究[J]. 中药药理与临床，2015，31(3): 11-13.

按语

原名为麻黄细辛附子汤。

加减葳蕤用白薇，豆豉薄荷甘桔随，再入姜枣与葱白，滋阴发汗功可慰。

加减葳蕤汤《重订通俗伤寒论》

【组成】生葳蕤二钱至三钱（6~9g） 生葱白二枚至三枚（6~9g） 桔梗一钱至钱半（3~5g） 东白薇五分至一钱（1.5~3g） 淡豆豉二钱至四钱（9~12g） 苏薄荷一钱至钱半（3~5g） 炙甘草五分（1.5g） 红枣二枚

【用法】水煎服。

【功效】滋阴解表。

【主治】阴虚外感风热证。症见头痛身热，微恶风寒，无汗或有汗不多，咳嗽，心烦，口渴，咽干，舌红，脉数。

●方义发挥

1. 病证辨析 加减葳蕤汤是俞根初根据《备急千金要方》葳蕤汤加减而成的“滋阴发汗”的经验效方，对于阴虚体质，阴液亏乏，伏热内遏，风热外束的“阴虚感冒”，最是对证良药。

风热之邪，侵袭肌表，故见身热头痛、微恶风寒。风热之邪上袭肺卫，肺气失宣，则咳嗽。素体阴虚，作汗无源，故无汗或汗出不多。阴虚液损，热灼津液，故口渴。素体阴虚，易生内热，或阴虚之体，感受外邪，易于化热，故尚有咽干、心烦、舌红脉数之症。

2. 治法 表邪未解之时，不宜过早使用滋阴之品，以免滋腻留邪有碍解表，但对阴虚之人复感外邪之证，其人汗源不充，若单用发汗，表邪不仅难为汗解，反有涸竭阴液之虞。故治以滋阴解表。

3. 配伍解析

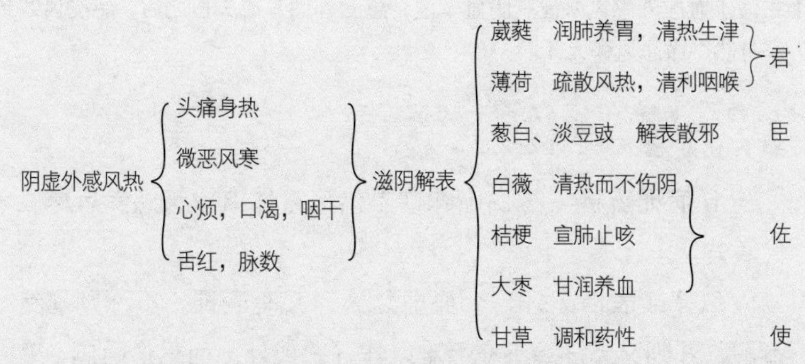

方中解表药与养阴药相配，使汗不伤阴，滋不碍邪。诸药合用，共成滋阴解表之良剂。

●临床应用

1. 适用范围　本方常用于普通感冒、急性扁桃体炎、咽炎等中医辨证属阴虚外感者。

2. 使用注意　本方是滋阴解表之剂，外感初起兼见阴虚者宜用，若无阴虚证候则不宜使用，否则表邪留连难去。

●药理研究　本方具有调节上呼吸道菌群[1]的作用。

●参考文献

［1］康良，李仲锐，陈文慧，等．加减葳蕤汤对青霉素致小鼠上呼吸道菌群失调的调节作用［J］．昆明医学院学报，2009，30（5）：10–14.

《外台秘要》葱白七味饮

葱白七味外台方，豆豉葛根与生姜，麦冬地黄甘澜水，血虚外感服之安。

【组成】葱白连须切，一升（9g）　干葛切，六合（9g）　新豉绵裹，一合（6g）　生姜切，二合（6g）　生麦门冬去心，六合（9g）　干地黄六合（9g）

【用法】劳水八升，以杓扬之一千过。上药用劳水煎之三分减二，去滓，分温三服。相去行八九里，如觉欲汗，渐渐覆之（现代用法：水煎服）。

【功效】养血解表。

【主治】血虚外感风寒证。阴血亏虚，感受外邪，或失血之后，感受风寒致头痛身热，微恶风寒无汗。

●方义发挥

1. 病证辨析 葱白七味饮是治疗素体血虚又感受风寒之代表方。

风寒袭表而无汗，今血虚之人，又有表证，不汗则邪终不解，汗则又恐汗源不充而难以作汗，或汗出而重伤阴血，变生他证。

2. 治法 风寒袭表法当解表；血虚应养血以资汗源，发表以解外邪。二者配合，标本兼顾，方可药后汗出，表解而阴血不伤，故治以养血解表。

3. 配伍解析

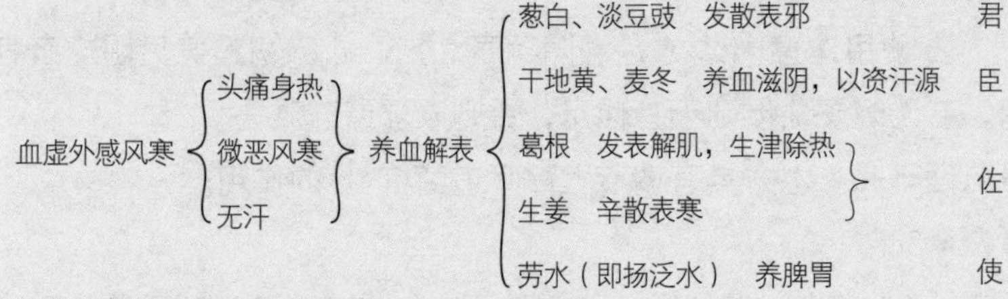

本方由养血药与解表药配伍组成，养血补虚以培其本，轻透散邪以治其标。邪正兼顾，补而不滞，汗而不峻。何秀山言："方以生玉竹滋阴润燥为君，臣以葱、豉、薄、葛疏风散热，佐以白薇苦咸降泄，使以甘草、红枣甘润增液，以助玉竹之滋阴润燥，为阴虚之体感冒风温，以及冬温咳嗽、咽干、痰结之良剂。"（《重订通俗伤寒论》）

●临床应用 本方常用于妇女经期、产后或病后血虚或失血之后普通感冒、流行性感冒等中医辨证属血虚感寒者。

类方鉴别

<table>
<tr><th colspan="2">方名</th><th>葱白七味饮</th><th>加减葳蕤汤</th></tr>
<tr><td colspan="2">相同点</td><td colspan="2">均由滋阴养血药与解表药配伍</td></tr>
<tr><td rowspan="4">不同点</td><td>组成</td><td>麻黄、葱白、干葛、新豉、生姜、麦冬、干地黄</td><td>生葳蕤、生葱白、桔梗、东白薇、淡豆豉、苏薄荷、炙甘草、大枣</td></tr>
<tr><td>功效</td><td>养血解表</td><td>滋阴解表</td></tr>
<tr><td>病证</td><td>血虚外感风寒证</td><td>阴虚外感风热证</td></tr>
<tr><td>症状</td><td>头痛身热，恶寒无汗，舌淡苔白，脉虚缓，兼见血虚或失血病史</td><td>身热头痛，微恶风寒，心烦口渴，舌红脉数</td></tr>
</table>

按语

服法中有服药后“相去行八九里，如觉欲汗，渐渐覆之”，是恐温覆过早，汗出过多之意。

第二章 泻下剂

凡以泻下药物为主组成，具有通导大便、排除肠胃积滞、荡涤实热，或攻逐水饮、寒积等作用，以治疗里实证的方剂，统称为泻下剂。

泻下剂可以用于治疗胃肠积滞，实热内积，大便不通或寒积、蓄水证等。病性有寒热，体质有虚实，故本章方剂可分为寒下、温下、润下、逐水、攻补兼施五类。

寒下剂，适用于里热积滞实证。里热积滞实证，因实热积滞互结于肠胃，阻滞气机升降，甚则形成血瘀所致。临床表现多见大便秘结，腹部胀满疼痛，甚或潮热，苔黄厚，脉实等。寒下方剂的组成，常以寒下药为主，如大黄、芒硝。代表方如大承气汤、大黄牡丹汤。

温下剂适用于里寒积滞实证。里寒积滞实证为寒邪与积滞互结于肠胃所致。临床表现常见大便秘结，脘腹胀满，腹痛喜温，手足不温，甚或厥冷，脉沉紧等。温下方剂的组成常用泻下药与温里药配伍，如大黄、巴豆、附子、干姜、细辛等。代表方如大黄附子汤、温脾汤。

润下剂，适用于肠燥津亏，大便秘结证。多因胃肠干燥，阴津亏乏所致。临床表现可见大便干结，小便短赤或清长等。润下的方剂的组成，常以润下药为主，如火麻仁、杏仁、郁李仁、肉苁蓉、牛膝、当归。代表方如麻子仁丸、济川煎。

逐水剂，适用于水饮壅盛于里的实证，多因水饮壅盛所致。临床表现常见胸胁引痛或水肿腹胀，二便不利，脉实有力等症。此证非一般淡渗利湿之法所能胜任，只宜峻下逐水，使体内水饮从二便分消。逐水剂的组成，多以峻下逐水药为主组成，如大戟、芫花、甘遂、牵牛子等。代表方如十枣汤。

攻补兼施剂，适用于里实正虚之大便秘结证。多由素体虚弱，或失治、误治，以致燥实不通而气阴大伤，津液将竭而成邪实正虚证。临床表现常见脘腹胀满，大便秘结兼气血、阴津不足。攻补兼施方剂的组成，常用攻下药与补益药配伍，如大黄、芒硝、人参、当归、生地黄、玄参、麦冬等。

表证未解，里（实）证未成者，不宜使用泻下剂。如表证未解而里实已成，宜先解表，后治里，或表里双解。有兼证者，应配合其他药物治疗。泻下剂性多峻烈，故孕妇、产后、月经期、年老体弱、病后津伤及亡血者，均应慎用或禁用。泻下剂易伤胃气，得效即止，慎勿过剂。苦寒泻下剂大多易于耗伤“胃气”，又伤“正气”，不良反应主要表现为腹胀、恶心、呕吐、倦怠乏力、食欲不振等。为了防止不良反应的产生，在使用本类方剂治疗疾病时，一般大便维持在每日 3~4 次为宜。病情控制后应该减少攻下药，并酌情加入健脾和胃的药物，攻补兼施，防止攻伐过度。

第一节　寒下

《伤寒论》大承气汤

大承气汤用硝黄，配以枳朴泻力强，阳明腑实真阴灼，急下存阴第一方。

【组成】大黄酒洗，四两（12g）　厚朴去皮，炙，半斤（24g）　枳实炙，五枚（12g）　芒硝三合（9g）

【用法】上四味，以水一斗，先煮二物，取五升，去滓，内大黄，更煮取二升，去滓，内芒硝，更上微火一两沸，分温再服。得下，余勿服（现代用法：水煎服，先煎枳实、厚朴，后下大黄，溶服芒硝）。

【功效】峻下热结。

【主治】

1. 阳明腑实证　症见大便不通，频转矢气，脘腹痞满，腹痛拒按，按之硬，甚或潮热谵语，手足濈然汗出，舌苔黄燥起刺，或焦黑燥裂，脉沉实。

2. 热结旁流证　症见下利清水，色纯青，其气臭秽，脐腹疼痛，按之坚硬有块，口舌干燥，脉滑实。

3. 里实热证 里实热证而见热厥、痉病、发狂者。

●方义发挥

1. 病证辨析 本方原书主治伤寒邪传阳明之腑，入里化热，并与肠中燥屎结滞、腑气不通一证，是临床治疗阳明腑实证的代表方。

里热结实，腑气不通，故大便不通、频转矢气、脘腹痞满、腹痛拒按、按之硬；里热炽盛，灼伤津液，故舌苔黄燥起刺，或焦黑燥裂；虽有津伤，但表里俱实，故脉沉实。前人将其归纳为“痞、满、燥、实”四字。“痞”，即自觉胸脘有闷塞压重感；“满”，是指脘腹胀满、按之有抵抗；“燥”，是指肠中燥屎，干结不下；“实”，是指腹痛拒按、大便不通或下利清水而腹痛不减，以及谵语、潮热、脉实有力等。

“热结旁流”之证，乃腑热与燥屎交结日久，实热较盛，大便干裂，再加热迫，肠中津液从旁而下所致。故“旁流”是现象，“热结”是本质。

实热积滞闭阻于里，阳气受遏，而成厥逆。里热实证，热盛伤津，筋脉失养，出现痉病之抽搐，拘急项强，胸满，牙关紧闭，角弓反张。热甚则热扰神明而出现神昏，谵语，甚至发狂等。

2. 治法 病机皆因邪热积滞，阻于肠腑，故均用峻下热结之法。

3. 配伍解析

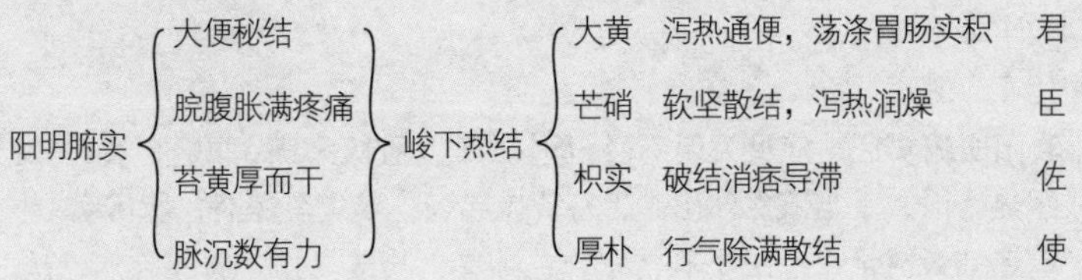

《伤寒论条辨》云："全方峻泻、润燥，下气并重，承顺胃气下行之特点，且作用峻猛，故名曰'大承气'。"

●临床应用

1. 适用范围 本方常用于急性菌痢、急性阑尾炎、肠梗阻（急性单纯性肠梗阻、粘连性肠梗阻、蛔虫性肠梗阻）、急性胆囊炎、急性胰腺炎、幽门梗阻、充血性头痛，以及某些热性病过程中出现的高热、神昏谵语、惊厥、发狂等中医辨证属阳明腑实证者。

2. 使用注意 本方为泻下峻剂，故孕妇忌用，体虚、年老体弱者慎用，得效则止。

●药理研究 本方主要有增强胃肠运动[1]、抑菌抗炎[2]、改善肝脏[3]、肺脏[4]功能等作用。

●参考文献

[1] 李德维，王长淼．大承气汤对急性坏死性胰腺炎肠道推进功能变化的影响［J］．大连医科大学学报，2012，（5）：455-457.

[2] 黄保民，李颖，马仲丽，等．大承气汤对里实热证大鼠胃肠激素 GAS、MTL、VIP、NT 的影响［J］．北京中医药大学学报，2012，（10）：683-687.

[3] 王春妍，杨世忠，迟宝荣．大承气汤对急性肝损伤大鼠肠源性内毒素血症生物学效应的阻断作用［J］．中西医结合肝病杂志，2006，16（6）：356-358.

[4] 李玉梅，卫洪昌，汪东颖．大承气汤治疗大鼠内毒素性 ARDS 的疗效分析及免疫调节机制研究［J］．中国病理生理杂志，2009，25（10）：2027-2032.

●典型医案 陆祖愚治顾玉严，年六十，患伤寒，服药头疼骨痛已除，身热烦躁，兼发赤斑而狂。诊之，六脉沉数有力。目瞪直视，噤不出声，舌黑芒刺，四肢冰冷。询其大便，二十日不行。谓年虽高，脉尚有神，力任无事。投大承气汤。目闭昏沉，咸谓决死。一二时顷腹中鸣响，去燥屎若干，诸证脱然。仅存一息，改用人参、麦冬、归、芍、芪、术调理而安。（《续名医类案》）

按语

原方煎药时，先煮枳实、厚朴，后下大黄，汤成去滓后溶入芒硝，是因大黄煎煮过久，会减缓泻下之力，《伤寒来苏集》云：“生者气锐而先行，熟者气钝而和缓。”

去硝名为小承气，轻下热结用之效。

小承气汤《伤寒论》

【组成】大黄四两，酒洗（12g）　厚朴二两，去皮，炙（6g）　枳实三枚大者，炙（9g）

【用法】以水四升，煮取一升二合，去滓，分温二服。初服汤，当更衣，不尔者，尽饮之。若更衣者，勿服之（现代用法：水煎服）。

【功效】轻下热结。

【主治】阳明腑实证。症见谵语，便秘，潮热，胸腹痞满，舌苔老黄，脉滑数。

●方义发挥

1. 病证辨析　小承气汤是治疗阳明腑实轻证的基础方。

伤寒邪传阳明之腑，入里化热，并与肠中大便结滞、腑气不通，但其症只有痞、满、实而燥不明显，属于阳明热结轻证。

2. 治法　宜轻下热结。

3. 配伍解析

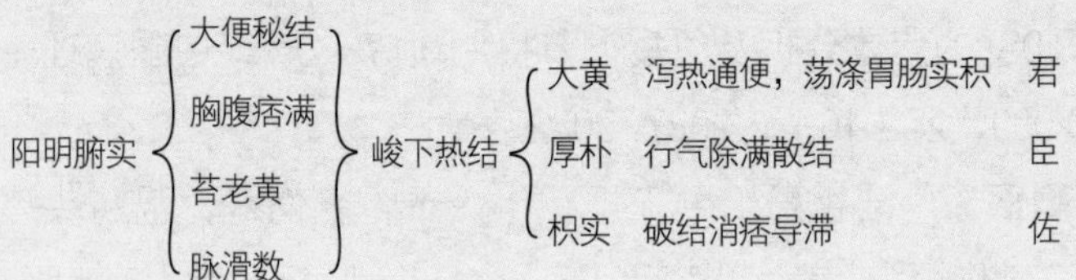

本方不用芒硝，且三味同煎，枳朴用量亦减，攻下之力较轻，故名曰“小承气”。

●临床应用

1. 适用范围 本方常用于急性菌痢、急性阑尾炎、肠梗阻（急性单纯性肠梗阻、粘连性肠梗阻、蛔虫性肠梗阻）、急性胆囊炎、急性胰腺炎、幽门梗阻、充血性头痛，以及某些热性病过程中出现的高热、神昏谵语、惊厥、发狂等中医辨证属阳明腑实轻证者。

2. 使用注意 本方虽为轻下剂，但孕妇、体虚、年老体弱者仍当慎用。

●药理研究 本方主要有增强胃肠运动[1]、降低内毒素的含量、减轻肝细胞坏死程度[2]等作用。

●参考文献

［1］陈立．小承气汤类方物质基础、药效学和药代动力学比较研究［D］．北京：中国中医科学院，2015.

［2］高连印，付修文，谭勇，等．加味小承气汤对慢性肝损伤大鼠肠源性内毒素血症的影响［J］．中国中医药信息杂志，2008，15（11）：33-34.

《伤寒论》调胃承气汤

调味承气硝黄草，缓下热结此方饶。

【组成】大黄四两，去皮，清酒洗（12g） 甘草二两，炙（6g） 芒硝半升（12g）

【用法】以水三升，煮二物至一升，去滓，内芒硝，更上微火一、两沸，温顿服之，以调胃气（现代用法：水煎服）。

【功效】缓下热结。

【主治】阳明病胃肠燥热证。症见大便不通，口渴心烦，蒸蒸发热，或腹中胀满，舌苔黄，脉滑数。

●方义发挥

1. 病证辨析 调胃承气汤是治疗阳明腑实缓证的基础方。

伤寒邪传阳明之腑，入里化热，并与肠中大便结滞，腑气不通，但其症只有燥、实而痞、满不明显，属于以燥实为主的阳明热结缓证。

2. 治法 宜缓下热结。

3. 配伍解析

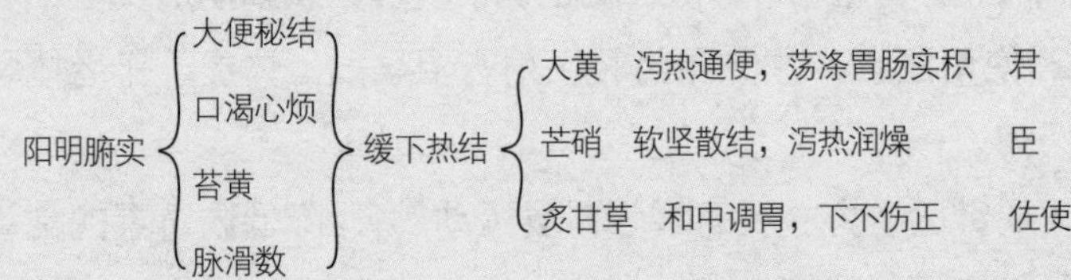

本方用大黄、芒硝而不用枳实、厚朴，且大黄与甘草同煎，取其和中调胃，下不伤正，故名“调胃承气”。

●临床应用

1. 适用范围 本方常用于急性菌痢、急性阑尾炎、肠梗阻（急性单纯性肠梗阻、粘连性肠梗阻、蛔虫性肠梗阻）、急性胆囊炎、急性胰腺炎、幽门梗阻、充血性头痛，以及某些热性病过程中出现的高热、神昏谵语、惊厥、发狂等中医辨证属以燥实为主的阳明腑实缓证者。

2. 使用注意 本方虽为缓下剂，但孕妇、体虚、年老体弱者仍当慎用。

类方鉴别

方名	大承气汤	小承气汤	调胃承气汤
组成	大黄、芒硝、枳实、厚朴	大黄、枳实、厚朴	大黄、芒硝、甘草

续表

方名	大承气汤	小承气汤	调胃承气汤
煎服法	先煎枳实、厚朴，后下大黄，芒硝冲服	三药同煎，分温二服	先煎大黄、甘草，芒硝冲服
功用	峻下热结	轻下热结	缓下热结
病证	阳明腑实证热结重证，痞、满、燥、实四症俱备	阳明热结轻证，痞、满、实而不燥	阳明燥热内结，以燥、实为主，而无痞、满

●**药理研究** 本方主要有缩短血清淀粉酶恢复时间[1]等作用。

●**参考文献**

[1] 胡剑卓，肖淑梅，董扬洲．调胃承气汤保留灌肠治疗急性胰腺炎临床观察［J］．中国中医药现代远程教育，2010，8（11）：79.

按语

原方煎药时，甘草、大黄同煎，汤成去滓后溶入芒硝；对于胃热偏盛、燥实不甚者，“少与调胃承气汤”，意取缓下泻热、调胃和中；对于胃热燥实者，则一剂顿服，旨在清泻燥热、承顺胃气。

《金匮要略》大黄牡丹汤

金匮大黄牡丹汤，桃仁瓜子芒硝襄，
肠痈初起腹按痛，苔黄脉数服之康。

【组成】大黄四两（12g） 丹皮一两（3g） 桃仁五十个（9g） 冬瓜仁半升（30g） 芒硝三合（9g）

【用法】以水六升，煮取一升，去滓，内芒硝，再煎沸，顿服之（现代用法：水煎服）。

【功效】泻热破瘀，散结消肿。

【主治】肠痈初起，湿热瘀滞证。症见右下腹疼痛拒按，或右足屈伸痛甚，甚则局部肿痞，小便自调，或时时发热，自汗恶寒，舌苔薄腻而黄，脉滑数。

●方义发挥

1. 病证辨析 大黄牡丹汤是治疗肠痈初起的代表方。

湿热与气血互结成痈，瘀热郁结不散，肠腑为之不通，不通则痛，故见右下腹疼痛拒按，或右足屈伸痛甚，甚则局部肿痞；小便自调表明病变不在膀胱或肾；肠中气血凝滞，营卫失和，故见时时发热、自汗恶寒；湿热内蕴，故舌苔薄腻而黄、脉滑数。

2. 治法 “六腑以通为用”“其实者散而泻之”（《素问·阴阳应象大论》），故治用泻热破瘀，散结消肿之法。

3. 配伍解析

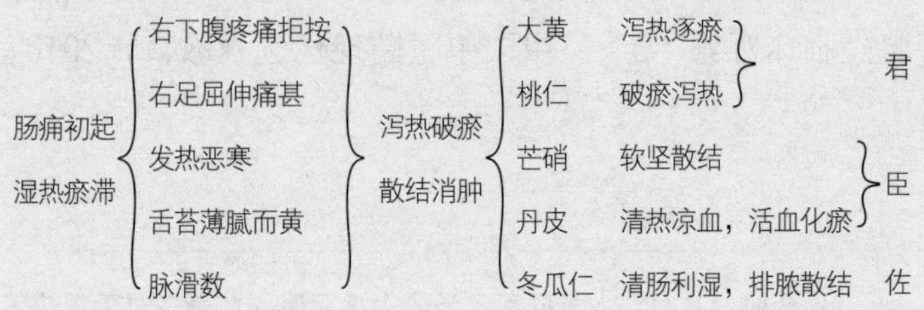

综观全方，由苦寒泻下、清热除湿、活血化瘀三类药物组成，诸药合用，使湿热清、瘀滞散、肠腑通、痈脓除、痈痛止，则诸症自平。

●临床应用

1. 适用范围 本方常用于急性单纯性阑尾炎、肠梗阻、急性胆道感染、胆道蛔虫病、胰腺炎、结石性胆道感染合并中毒性休克、急性坏死性胰腺炎、妇科急性盆腔炎、输卵管结扎后感染等中医辨证属于湿热血瘀者。

2. 使用注意 肠痈溃后以及老人、孕妇、产后者，均应忌用。

●**药理研究** 本方主要有调节免疫功能[1]、提高机体对氧自由基的清除力[2]等作用。

●**参考文献**

[1] 周成梅．大黄牡丹汤对溃疡性结肠炎小鼠免疫功能的影响[D]．广州：广州中医药大学，2006.

[2] 张延英，舒畅，蔡兴，等．大黄牡丹汤组方对急性胰腺炎模型大鼠炎症反应及氧化应激水平的影响[J]．实验动物科学，2014，31（5）：24-26.

第二节 温下

《金匮要略》大黄附子汤

金匮大黄附子汤，细辛散寒止痛良，冷积内结成实证，功专温下妙非常。

【组成】大黄三两（9g） 附子炮，三枚（12g） 细辛二两（3g）

【用法】以水五升，煮取二升，分温三服。若强人煮取二升半，分温三服。服后如人行四五里，进一服（现代用法：水煎服）。

【功效】温里散寒，通便止痛。

【主治】寒积里实证。腹痛便秘，胁下偏痛，发热，畏寒肢冷，舌苔白腻，脉弦紧。

●**方义发挥**

1. 病证辨析 大黄附子汤是治疗寒积里实证的基础方。

阴寒凝滞，冷积内结，腑气不通，故腹痛便秘、胁下偏痛；积滞阻结，气机被郁，故见发热；阳气不运，则畏寒肢冷；寒实内结，故舌苔白腻、脉弦紧。

2. 治法 治当温散寒凝以开闭结，通下大便以除积滞，故用温里散寒，通便止痛之法。

3. 配伍解析

寒积里实	腹痛便秘 手足不温 苔白腻，脉弦紧	温里散寒 通便止痛	附子　温里散寒，止腹痛	君
			大黄　泻下通便	臣
			细辛　助附子温里散寒止痛	佐

大黄性味虽属苦寒，但配伍附子、细辛之辛散大热之品，则寒性被制而泻下之功犹存，为去性取用之法，三药合用终成温散寒凝，苦辛通降之剂，共奏温下之功。

●临床应用

1. 适用范围　本方常用于急性阑尾炎、急性肠梗阻、睾丸肿痛、胆绞痛、胆囊术后综合征、慢性痢疾、尿毒症等中医辨证属寒积里实者。

2. 使用注意　实热或阳亢者不能使用。

●药理研究　本方主要有增强肠蠕动及排便作用[1]、降低重症急性胰腺炎细胞促炎因子与抗炎因子[2]、减低血尿素氮和肌酐[3]等作用。

●参考文献

[1] 王岚，彭成，郭力．附子大黄配伍对阳虚便秘动物的治疗作用及其机制研究［J］．中国中西医结合消化杂志，2006，14（2）：82.

[2] 路小光，战丽彬，曲明阳，等．大黄附子汤对重症急性胰腺炎大鼠细胞因子的影响［J］．中国中西医结合急救杂志，2004，11（6）：352.

[3] 陈伟平，刘笑云，韦继政，等．大黄附子汤灌肠治疗慢性肾功能衰竭20例总结［J］．湖南中医杂志，2005，21（4）：13.

温脾参附与干姜，甘草当归硝大黄，寒热并行治寒积，脐腹绞结痛非常。

《备急千金要方》温脾汤

【组成】当归　干姜各三两（各 9g）　附子　人参　芒硝各二两（各 6g）　大黄五两（15g）　甘草二两（6g）

【用法】上七味，㕮咀，以水七升，煮取三升，分服，一日三次（现代用法：水煎服，后下大黄）。

【功效】攻下冷积，温补脾阳。

【主治】阳虚冷积证。症见便秘腹痛，脐周绞痛，手足不温，苔白不渴，脉沉弦而迟。

●方义发挥

1. 病证辨析　温脾汤是治疗阳虚冷积证的代表方剂。

脾阳不足，运化失常，冷积中阻，腑气不通，故便秘腹痛、脐周绞痛；阳气不足，四肢失于温煦，故手足不温；阴寒里实，故苔白不渴、脉沉弦而迟。

2. 治法　本方证虽属冷积便秘，但脾阳不足为致病之本，若纯用攻下，必更伤中阳；单用温补，则寒积难去。惟攻逐寒积与温补脾阳并用，方为两全之策。

3. 配伍解析

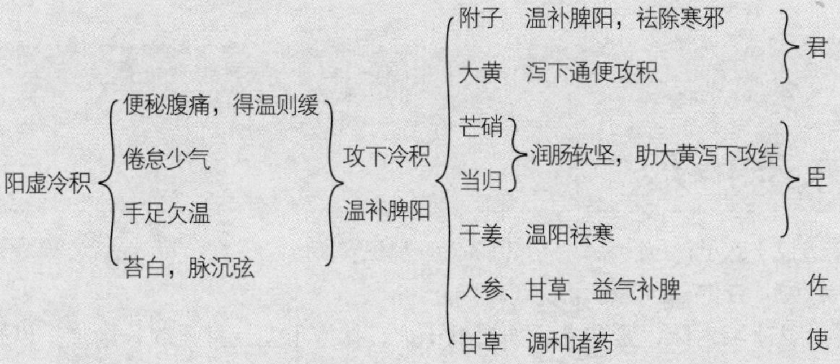

综观本方，由温补脾阳药配伍寒下攻积药组成，温通、

泻下与补益三法兼备，寓温补于攻下之中，具有温阳以祛寒、攻下不伤正之特点。

●**临床应用**

1. 适用范围 本方常用于急性单纯性肠梗阻或不全梗阻、幽门梗阻、胆道蛔虫病、慢性肾炎尿毒症等中医辨证属中阳虚寒，冷积内阻者。

2. 使用注意 实热或阳亢者不能使用。

●**药理研究** 本方主要有改善功能性便秘[1]、保护缺血脑组织[2]、延缓慢性肾衰竭[3]等作用。

●**参考文献**

[1]胡庆昌，张凤敏．温脾汤加减治疗功能性便秘36例[J]．光明中医，2014，9(8)：1761-1762.

[2]吴思思，戴伟娟．温脾汤对小鼠缺血脑组织SOD和MDA的影响[J]．中国现代药物应用，2014，8(1)：25-26.

[3]章洁，万毅刚．温脾汤延缓慢性肾衰竭进展的机制[J]．中国中药杂志，2006，31(17)：1473-1476.

第三节 润下

麻子仁丸《伤寒论》

麻子仁丸小承气，杏芍麻仁治便秘，胃热津亏解便难，润肠通便脾约济。

【组成】麻子仁二升（20g） 芍药半斤（9g） 枳实半斤（9g） 大黄一斤（12g） 厚朴炙，半斤（9g） 杏仁去皮尖，熬，别作脂，一升（10g）

【用法】上六味，蜜和丸，如梧桐子大，饮服十丸，日三服，渐加，以知为度（现代用法：药研为末，炼蜜为丸，每次9g，每日1～2次，温开水送服；亦可作汤剂，水煎服）。

【功效】润肠泄热，行气通便。

【主治】脾约证。症见大便干结，小便频数，脘腹胀痛，舌红苔黄，脉数。

●方义发挥

1. 病证辨析 本方《伤寒论》中用之主治“脾约证”。

《伤寒明理论》云：“脾主为胃行其津液者也。今胃强脾弱，约束津液，不得四布，但输膀胱，致小便数而大便硬，故曰其脾为约。”胃肠燥热，使脾受约束而失去布津功能，津液但输膀胱，故小便频数；燥热伤津，加之小便数，过于分利，肠失濡润，故大便干结；大便不下，腑气不通，故脘腹胀痛；燥热津伤，故舌红苔黄、脉数。

2. 治法 根据“燥者润之”“留者攻之”的原则，当润肠泻实，宜润肠药与泻下药同用，润肠通便，泄热行气。

3. 配伍解析

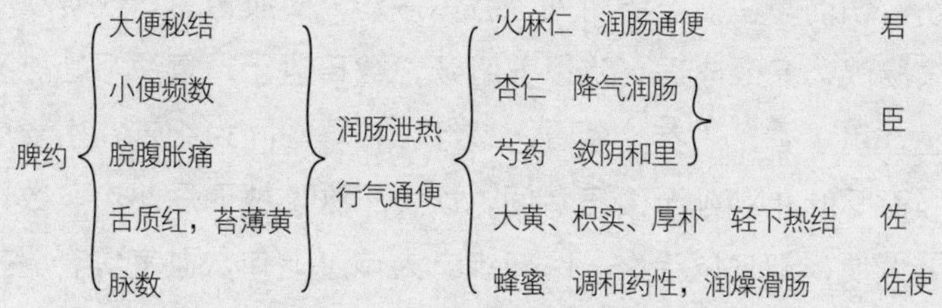

本方为小承气加火麻仁、杏仁、芍药、蜂蜜而成。大黄、厚朴用量从轻，更多是采用了质润多脂的火麻仁、杏仁、芍药、白蜜等，目的在于益阴增液以润肠通便，使腑气通，津液行；另外，本方攻下作用较为缓和，只服十丸，依次渐加。这些都说明本方意在缓下，其作用主要在于润肠通便，使热去阴滋而大便自调。

●临床应用

1. 适用范围 本方常用于虚人及老人肠燥便秘、习惯性便秘、产后便秘、痔疮术后便秘等中医辨证属胃肠燥热者。

2. 使用注意　本方虽为缓下之剂，但药多破滞，故体虚、年老者不宜久服；孕妇不宜服用。

●**药理研究**　本方主要有提高结肠肌电慢波振幅、增加结肠的肠蠕动[1]、降低糖尿病模型大鼠空腹血糖[2]等作用。

●**参考文献**

[1] 孟康．麻子仁丸方证理论及实验研究[D]．北京：北京中医药大学，2009.

[2] 李昊霖．麻子仁丸对糖尿病模型大鼠的实验研究及其理论探讨[D]．长春：长春中医药大学，2007.

●**典型医案**　罗谦甫曰：丁巳，予从军至开州，夏月，有千户高国用谓予曰：父亲七十有三，于去年七月间，因内伤饮食，又值淋雨，泻利暴下数行。医以前药止之，不数日，又伤又泻，止而复伤，伤而复泻。至十月间，肢体瘦弱，四肢倦怠，饮食减少，腹痛肠鸣，又易李医，治以养脏汤，数日泄止，复添呕吐。又易王医，用丁香、人参、藿香、橘红、甘草，同为细末，生姜煎，数服而呕吐止。延至今正月间，饮食不进，扶而后起。又数日，不见大便，问何以治之。医曰：老人年过七旬，血气俱衰弱，又况泻利半载，脾胃久虚，津液耗少，以麻仁丸润之可也。（《续名医类案》）

济川归膝肉苁蓉，泽泻升麻枳壳从，
肾虚津亏肠中燥，寓通于补法堪宗。

济川煎《景岳全书》

【组成】当归三至五钱（9~15g）　牛膝二钱（6g）　肉苁蓉酒洗去咸，二至三钱（6~9g）　泽泻一钱半（4.5g）　升麻五分至七分或一钱（1.5~3g）　枳壳一钱（3g）

【用法】水一盅半，煎七分，食前服（现代用法：水煎服）。

【功效】温肾益精，润肠通便。

【主治】肾虚便秘。症见大便秘结，小便清长，腰膝酸冷，舌淡苔白，脉沉迟。

●方义发挥

1. 病证辨析 济川煎是治疗肾虚便秘证的代表方剂。

肾主五液，司二便，肾阳虚弱，下元不温，气化乏力，既不能温化膀胱，又不能布津于大肠。津液不布，故见小便清长；肠道失润，传导不利，故见大便秘结。腰为肾之府，肾主骨生髓，肾虚精亏，髓海不充，故腰膝酸软、头晕目眩。

2. 治法 宜温肾益精，润肠通便。

3. 配伍解析

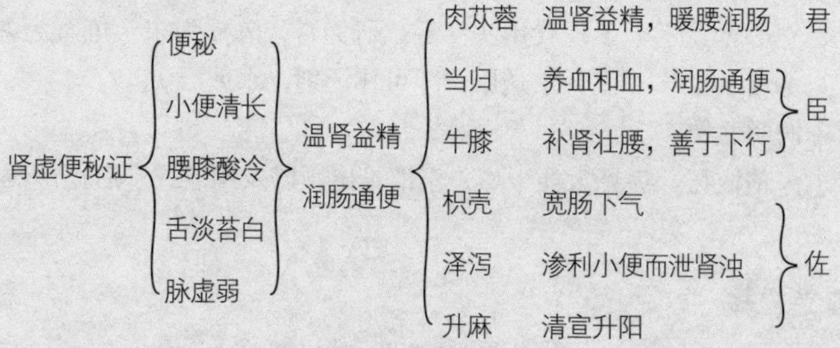

诸药合用，既可温肾益精治其本，又能润肠通便以治标。用药灵巧，补中有泻，降中有升，具有“寓通于补之中，寄降于升之内”的配伍特点。

●临床应用

1. 适用范围 本方常用于习惯性便秘、老年便秘、产后便秘等中医辨证属于肾虚津亏肠燥者。

2. 使用注意 热邪伤津及阴虚便秘者忌用。

●药理研究 本方主要有增加肠道含水量、促进小肠的推进[1]等作用。

●参考文献

［1］苏志伟．济川煎及拆方对小鼠肠蠕动影响的实验研究［J］．海峡药学，2015，27（9）：25-27.

按语

《通俗伤寒论》言：“本方温肾养血，润肠通便，服之可使肾气盛，津液充，肾、肝、肠三经得以滋济，从而大便畅通，故名济川煎。”

五仁丸《世医得校方》

五仁柏子杏仁桃，松子陈皮郁李饶，炼蜜为丸米饮下，润肠通便效力高。

【组成】桃仁　杏仁麸炒，去皮尖，各一两（各15g）　松子仁一钱二分半（9g）　柏子仁半两（5g）　郁李仁炒，一钱（5g）　陈皮另研末，四两（15g）

【用法】将五仁别研为膏，再入陈皮末研匀，炼蜜为丸，如梧桐子大，每服五十丸，空心米饮送下（现代用法：五仁研为膏，陈皮为末，炼蜜为丸，每服9g，每日1～2次，温开水送服；亦可作汤剂，水煎服）。

【功效】润肠通便。

【主治】津枯便秘。症见大便干燥，艰涩难出，以及年老或产后血虚便秘。

●方义发挥

1. 病证辨析　五仁丸是治疗津枯便秘证的基础方剂。

津枯肠燥，大肠传导失司，故大便艰难；阴液亏虚，故口干渴饮、舌燥少津、脉细涩。

2. 治法　宜润肠通便。

3. 配伍解析

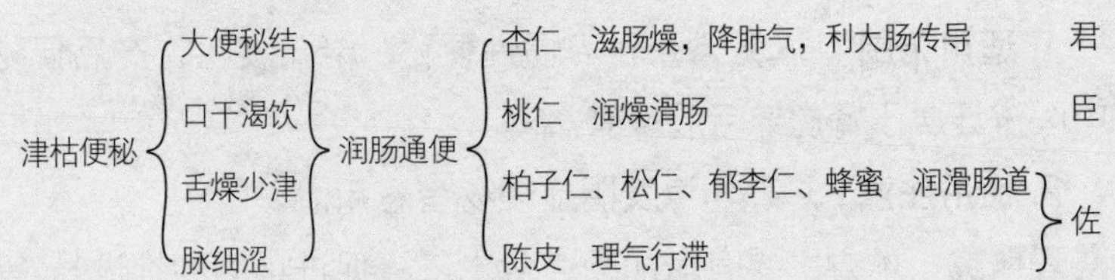

五仁合用，润肠通便不伤津液，用于津枯肠燥便秘，奏功甚捷。

●临床应用

1. 适用范围　本方常用于痔疮便秘、习惯性便秘等中医辨证属津枯肠燥者。

2. 使用注意　方中桃仁、郁李仁均能活血，故孕妇慎用。

第四节　峻下逐水

十枣汤 《伤寒论》

十枣逐水效堪夸，大戟甘遂与芫花，悬饮内停胸胁痛，大腹肿满用无差。

【组成】芫花熬　甘遂　大戟各等分

【用法】三味等分，各别捣为散。以水一升半，先煮大枣肥者十枚，取八合去滓，内药末。强人服一钱匕（2g），羸人服半钱（1g），温服之，平旦服。若下后病不除者，明日更服，加半钱。得快下利后，糜粥自养（现代用法：三药研细末，或装入胶囊，每次服0.5～1g，每日1次，以大枣10枚煎汤送服，清晨空腹服，得快下利后，糜粥自养）。

【功效】攻逐水饮。

【主治】

1. 悬饮　咳唾胸胁引痛，心下痞硬，干呕短气，头痛目眩，或胸背掣痛不得息，舌苔白滑，脉沉弦。

2. 水肿　一身悉肿，尤以身半以下为重，腹胀喘满，二便不利，脉沉实。

●方义发挥

1. 病证辨析　十枣汤是治疗水饮壅盛之实证的代表方剂。

水停胸胁，阻滞气机，故胸胁作痛；水饮上迫于肺，肺气不利，故咳唾引胸胁疼痛，甚或胸背掣痛不得息；饮为阴邪，随气流动，停留心下，气结于中，故心下痞硬胀满、干呕短气；饮邪上扰清阳，故头痛目眩；饮邪结聚，胸胁疼痛，故脉沉弦；若水饮壅盛于脘腹，阻碍气机，则腹部胀满；泛溢于周身，则一身悉肿；三焦水道受阻，则二便不利。

2. **治法** 宜攻逐水饮，使水邪速溃下行。

3. **配伍解析**

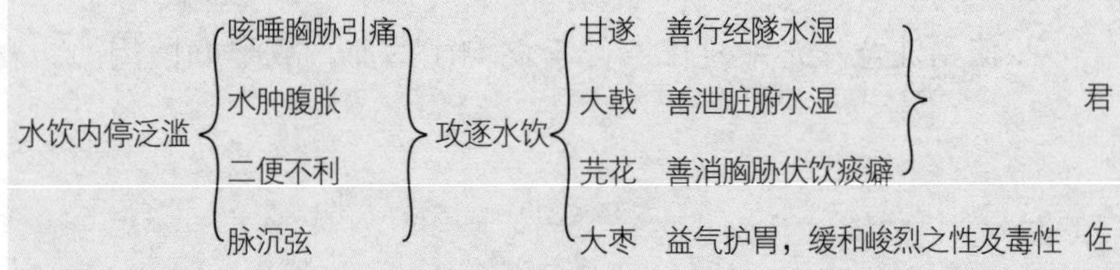

吴昆："芫花之辛能散饮，戟、遂苦能泄水。又曰：甘遂能直达水饮所结之处。三药皆峻利，故以大枣以益土，此戌衣之后而发巨桥之意也。是方也，惟壮实者，能用之；虚羸之人，未可轻举也。"（《医方考》）

●临床应用

1. 适用范围 本方常用于渗出性胸膜炎、结核性胸膜炎、肝硬化、慢性肾炎所致的胸水、腹水或全身水肿，以及晚期血吸虫病所致的腹水等中医辨证属于水饮内停里实证者。

2. 使用注意 本方服法乃"三药"为末，枣汤送服；"平旦"空腹服之；从小剂量始，据证递加；"得快下利后"，停后服，"糜粥自养"。因其逐水之力峻猛，只宜暂用，不可久服。孕妇忌服。

●药理研究 本方在降低恶性胸腹水中血管内皮生长因子方面与传统化疗药物 5- 氟尿嘧啶（5-fluorouracil，5-Fu）效果相当，但在延长生存期，减少胸腹水等方面则更优于 5-Fu[1]；本方还有改善肺纤维化[2]等作用。

●参考文献

[1] 肖曼丽．十枣汤治疗小鼠恶性胸腹水的实验研究及临床观察[D]．武汉：湖北中医学院，2007.

[2] 宋启兰．十枣汤对肺纤维化大鼠模型肺组织中 TNF-α 和 TGF-Pi 表达的影响[D]．青岛：青岛大学，2014.

舟车牵牛及大黄，遂戟芫花槟木香，
青皮橘皮轻粉入，泻水消胀力量强。

舟车丸 《太平圣惠方》录自《袖珍方》

【组成】黑丑研末，四两（120g） 甘遂面裹煮 芫花 大戟俱醋炒，各一两（各30g） 大黄二两（60g） 青皮 陈皮 木香 槟榔各五钱（各15g） 轻粉一钱（3g）

【用法】共为末，水糊丸如小豆大，空心温水下，初服五丸，日三服，以快利为度（现代用法：研末为丸，每服3g，每日1次，清晨空腹温开水送下）。

【功效】行气逐水。

【主治】水热内壅，气机阻滞之水肿。症见水肿水胀，口渴，气粗，腹坚，大小便秘，脉沉数有力。

●方义发挥

1. 病证辨析 舟车丸是治疗水热内壅，气机阻滞之水肿水胀的代表方。

水湿内停，郁久化热，壅积于脘腹经隧，肠胃气阻，故水肿水胀、二便俱闭；水热湿浊之邪无从走泄，内壅益甚，气逆不下，津液不布，故见胀满而口渴、气粗；脉沉数有力，是水热壅积于里，而正气不虚。

2. 治法 此时邪盛势急，形气俱实，当急予攻逐峻剂，使水去肿消。

3. 配伍解析

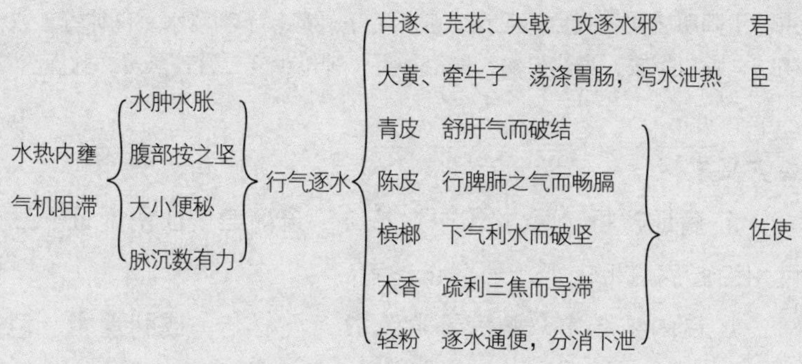

本方是在十枣汤的基础上加味而成，攻逐水饮之力极峻，能使水热壅实之邪，从二便畅行而出，故名舟车丸。

●**临床应用**

1. 适用范围 本方常用于肝硬化腹水、胸腔积液等中医辨证属水热内壅，气机阻滞，形气俱实者。

2. 使用注意 体虚及孕妇禁用，非形气俱实者亦不可轻投；服药后水肿胀满未尽，病人体质强壮者，次日或隔日按原量，或稍减量再服，但方中轻粉、芫花、大戟、甘遂等药毒性峻烈，须注意用量，不宜久服。

第五节 攻补兼施

黄龙汤枳朴硝黄，参归甘桔枣生姜，阳明腑实气血弱，攻补兼施效力强。

黄龙汤《伤寒六书》

【组成】大黄（9g） 芒硝（6g） 枳实（9g） 厚朴（9g） 甘草（3g） 人参（9g） 当归（6g）（原书未著用量）

【用法】水二盅，姜三片，枣子二枚，煎之后，再入桔梗一撮，热沸为度（现代用法：水煎服）。

【功效】泻下热结，益气养血。

【主治】阳明腑实，气血不足证。症见心下硬痛，下利清水，色纯青，或大便秘结，腹痛拒按，身热口渴，谵语神昏，神倦少气，舌苔焦黄，脉虚。

●**方义发挥**

1. 病证辨析 黄龙汤原治热结旁流而兼气血两虚证。后世用治温病应下失下，邪实正虚者。

燥热内结肠中，腑气不通，故大便秘结，或利清水、色纯青（即“热结旁流”），腹痛拒按；热结肠道，上扰心神，则见谵语、神昏；邪热伤阴，故身热口渴、舌苔焦黄；素体不足或里热实证误治、失治而耗伤气血，则见神倦少气、脉虚。

2. 治法 宜泻下热结，益气养血。

3. 配伍解析

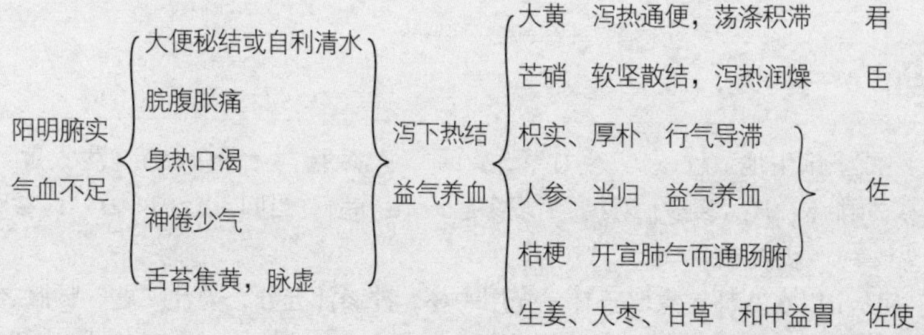

诸药合用，而成升降兼顾，攻下扶正，邪正合治之良方。

●临床应用

1. 适用范围 本方常用于伤寒、副伤寒、流行性脑脊髓膜炎、流行性乙型脑炎、老年性肠梗阻等中医辨证属于阳明腑实，而兼气血不足者。

2. 使用注意 本方虽言攻补兼施，但所含大承气汤泻下热结作用颇强，若为单纯体虚所致之便秘者勿用；本方所治证有自利清水，乃热结旁流所致，不可误用温涩之剂。

●药理研究 本方主要有兴奋胃肠平滑肌[1]等作用。

●参考文献

［1］张博，余之焕，周全．黄龙汤对胃肠平滑肌的兴奋作用［J］．湖北中医杂志，2013，35（5）：16-17.

●典型医案 王氏子于四月间患普通感冒，昏热喘胀便闭，腹中雷鸣，服硝黄不应，脉之气口弦滑，按之则芤，其腹胀满，按之则濡，此痰温夹瘀，浊阴固闭之候，与黄龙汤去芒硝，易桂、苓、半夏、木香，下瘀垢甚多。因宿有五更咳嗽，更以小剂异功加细辛润之。大抵腹中奔响之症，虽有内实当下，必无燥结，所以不用芒硝而用木香、苓、半也。用人参者，借以资助胃气，行其药力，则大黄辈得以振破敌之功，非谓虚而兼补也。当知黄龙汤中用参，则硝、黄之力愈锐，用者慎之。（《续名医类案》）

新加黄龙草硝黄，参归麦地玄海姜，滋阴养液补气血，正虚便秘此方良。

新加黄龙汤《温病条辨》

【组成】细生地五钱（15g） 生甘草二钱（6g） 人参另煎，一钱五分（4.5g） 生大黄三钱（9g） 硝一钱（3g） 玄参五钱（15g） 麦冬连心，五钱（15g） 当归一钱五分（4.5g） 海参洗，二条（2条） 姜汁六匙（6匙）

【用法】以水八杯，煮取三杯。先用一杯，冲参汁五分，姜汁二匙，顿服之。如腹中有响声，或转矢气者，为欲便也，候一二时不便，再如前法服一杯；候二十四刻不便，再服第三杯。如服一杯，即得便，止后服。酌服益胃汤一剂。余参或可加入。

【功效】泄热通便，滋阴益气。

【主治】热结里实，气阴不足证。症见大便秘结，腹中胀满而硬，神倦少气，口干咽燥，唇裂舌焦，苔焦黄或焦黑燥裂。

●方义发挥

1. 病证辨析　本方原治阳明温病，应下失下，气阴大伤，正虚不能运药以致下之不通者。

燥热内结肠中，腑气不通，故大便秘结、腹中胀满而硬；素体不足再合里热实证误治、失治而耗伤正气，故神倦少气；燥热积滞，津液枯耗，故口干咽燥、唇裂舌焦、苔焦黄或焦黑燥裂。

2. 治法　宜泄热通便，滋阴益气。

3. 配伍解析

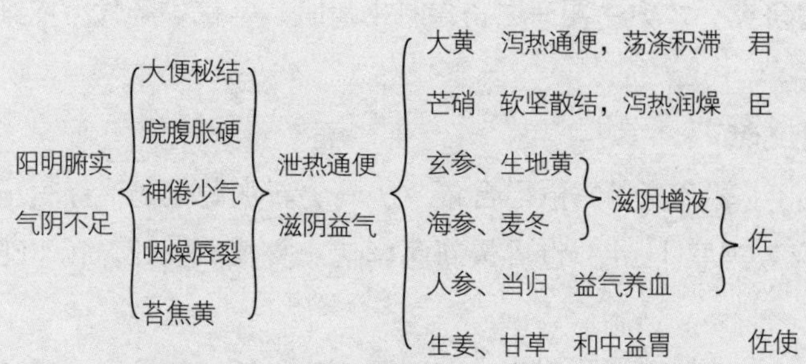

方以调胃承气汤以缓下热结，并重用养阴增液之品，以滋阴护津使之增水行舟，兼顾气阴之虚。

●临床应用

1. 适用范围　本方常用于伤寒、副伤寒、流行性脑脊髓膜炎、流行性乙型脑炎、老年性肠梗阻等中医辨证属于阳明腑实，而兼气阴不足者。

2. 使用注意　本方虽言攻补兼施，但所含大承气汤泻下热结作用颇强，若为单纯体虚所致之便秘者勿用；本方所治证有自利清水，乃热结旁流所致，不可误用温涩之剂。

类方鉴别

方名		黄龙汤	新加黄龙汤
相同点		均含有大黄、芒硝、甘草、人参、当归、生姜；均为攻补兼施之剂，泻下热结与补益气血兼顾；均治疗阳明腑实，气血不足证	
不同点	组成	枳实、厚朴、桔梗、大枣	生地黄、玄参、麦冬、海参
	功用	以大承气汤峻下热结，急下存阴为主，兼补气血之虚	以调胃承气汤以缓下热结，并重用养阴增液之品，以滋阴护津使之增水行舟，兼顾气阴之虚
	病证	阳明腑实治不及时，而致气血耗伤之证	热结里实，应下失下，正气久耗，阴液耗竭尤重

●**药理研究** 本方主要有兴奋胃肠平滑肌[1]、保护肠管上皮细胞[2]等作用。

●**参考文献**

[1] 郭金亮，古丽巴合依·居马. 新加黄龙汤治疗气虚便秘30例疗效观察[J]. 世界最新医学信息文摘，2015，15(69)：76-77.

[2] 田利红，靳红微，杨红霞，等. 新加黄龙汤治疗粘连性肠梗阻的实验研究[C]. 第三次全国温病学论坛暨温病学辨治思路临床拓展应用高级研修班，中华中医药学会，2016：201-207.

增液承气汤《温病条辨》

增液承气用黄硝，玄参麦地五药挑，
热结阴亏大便秘，增水行舟此方宜。

【组成】玄参一两（30g） 麦冬连心，八钱（24g） 细生地八钱（24g） 大黄三钱（9g） 芒硝一钱五分（5g）

【用法】水八杯，煮取二杯，先服一杯，不知，再服（现代用法：水煎服）。

【功效】滋阴增液，泄热通便。

【主治】阳明热结阴亏证。大便秘结，下之不通，脘腹胀满，口干唇燥，舌红苔黄，脉细数。

●**方义发挥**

1. 病证辨析 增液承气汤是治疗阳明温病，热结阴亏之便秘的基础方。

温热病邪，最易伤津耗液，热结胃肠，津液不足，故下之不通，燥屎不行，即所谓“无水行舟”之意；腑气不通，故脘腹胀满；热伤津亏，故口干唇燥、舌红苔黄、脉细数。

2. 治法 正虚邪实，下之不通，邪无出路，更伤津液，只用下法，不用滋液，必然下之不通，形成恶性循环。故治应甘凉濡润以滋阴增液，咸苦润下以泄热通便。

3. 配伍解析

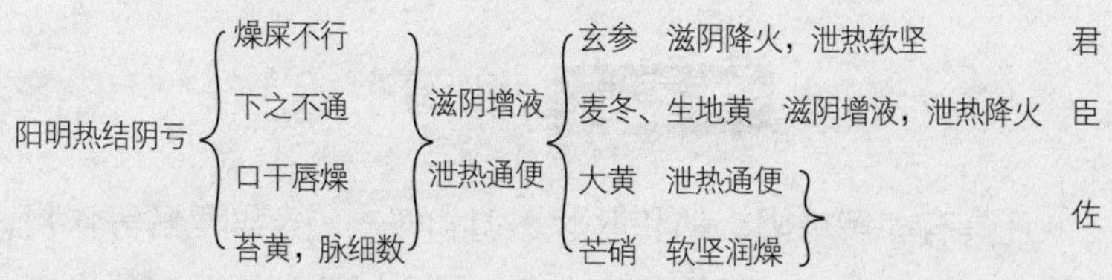

诸药合用，能使阴液得复，热结得下，胃肠通降，邪去正复，合成攻补兼施，“增水行舟”之法。

●临床应用

1. 适用范围　本方常用于急性传染性高热、便秘、津液耗伤较重以及痔疮日久大便燥结不通等中医辨证属于热结阴亏者。

2. 使用注意　津液不足，无水舟停者，《温病条辨》主张先服增液汤，再不下者，再服增液承气汤；方中玄参、生地黄、麦冬用量宜重，否则难达“增水行舟”之功；本方虽攻补兼施，但毕竟含有大黄、芒硝克伐之品，不宜久服，中病即止。

●药理研究　本方主要有增加大便及直肠含水量，增加肠蠕动，提高血胃动素水平，降低血黏度，改善微循环[1]；增加透明质酸含量、延缓皮肤老化[2]等作用。

●参考文献

［1］徐江红．增液承气汤对家兔排便作用的实验研究［D］．石家庄：河北医科大学，2011.

［2］彭圆，张翀，张丽君，等．增液承气汤对津亏便秘衰老模型小鼠皮肤超微结构及透明质酸含量的影响［J］．时珍国医国药，2013，24（7）：1573-1575.

第三章 和解剂

凡具有和解少阳、调和肝脾、调和寒热、表里双解等作用，治疗伤寒邪在少阳、肝脾不和、寒热错杂以及表里同病的方剂，统称为和解剂。

本章方剂根据其功效的不同分为和解少阳、调和肝脾、调和寒热、表里双解四类。

和解少阳剂，适用于伤寒少阳证。伤寒少阳证因邪犯少阳所致。临床表现多见往来寒热，胸胁苦满，默默不欲饮食，心烦喜呕，口苦，咽干，目眩，脉弦等。和解少阳方剂的组成，常用柴胡或青蒿与黄芩相配为主。代表方如小柴胡汤、蒿芩清胆汤。

调和肝脾剂，适用于肝脾不和证。肝脾不和证多因肝气郁结，横逆犯脾，或因脾虚，营血不足，肝失疏泄引起。临床表现多见脘腹胸胁胀痛，神疲食少，月经不调，腹痛泄泻，手足不温等。调和肝脾方剂的组成，常以疏肝理气药与健脾药配伍组方，如柴胡、枳壳、陈皮、白术、茯苓、甘草等。代表方如逍遥散、痛泻要方。

调和寒热剂，适用于寒热互结证。寒热互结证多因邪阻中焦，升降失常所致。临床表现多见心下痞满，恶心呕吐，肠鸣下利等。调和寒热方剂的组成，常用辛温药与苦寒药配伍为主，如干姜、生姜、半夏、黄连、黄芩等。代表方如半夏泻心汤。

表里双解剂，适用于表里同病。

和解剂虽然比较平和，但终究是祛除客邪，调其偏盛的方剂。若邪在表，或邪已入里，而不在半表半里，误用和解剂后，可贻误病情，甚至引邪入里，或变生他证。脏腑极虚，气血不足之寒热不宜使用和解剂。七情内伤所致的肝脾不调证治宜配合思想开导。

第一节　和解少阳

《伤寒论》小柴胡汤

小柴胡汤和解供，半夏人参甘草从，更用黄芩加姜枣，少阳百病此为宗。

【组成】柴胡半斤（24g）　黄芩三两（9g）　人参三两（9g）　甘草炙，三两（9g）　半夏洗，半升（9g）　生姜切，三两（9g）　大枣擘，十二枚（4枚）

【用法】上七味，以水一斗二升，煮取六升，去滓，再煎，取三升，温服一升，日三服（现代用法：水煎服）。

【功效】和解少阳。

【主治】

1. **伤寒少阳证**　往来寒热，胸胁苦满，默默不欲饮食，心烦喜呕，口苦，咽干，目眩，舌苔薄白，脉弦者。

2. **妇人中风，热入血室**　经水适断，寒热发作有时。

3. **疟疾、黄疸**　疟疾、黄疸等病而见少阳证者。

●方义发挥

1. 病证辨析　小柴胡汤是和解少阳代表方。

伤寒邪在半表半里，邪正相争，正胜欲拒邪出于表，邪胜欲入里并于阴，故寒热往来，这是少阳病的发热特点；足少阳胆经起于目锐眦，其支者，下胸中，贯膈，络肝属胆，循胁里，邪在少阳，经气不利，则胸胁苦满；郁而化热，胆热循经上犯，则见心烦、口苦、咽干、目眩；胆热犯胃，胃失和降，气逆于上，故默默不欲饮食而喜呕；邪未入里，故舌苔薄白；脉弦，为少阳病之主脉。

妇人因其得病之初，月经已来，血海空虚，发病之后，邪热乘虚而入，热与血结，血热瘀滞，疏泄失常，故月经不当断而断，此为热入血室。

2. 治法　《伤寒明理论》曰："伤寒邪在表者，必渍形以为汗；邪在里者，必荡涤以为利；其于不内不外，半表半里，既非发汗所宜，又非吐下所对，是当和解则可矣。”

3. 配伍解析

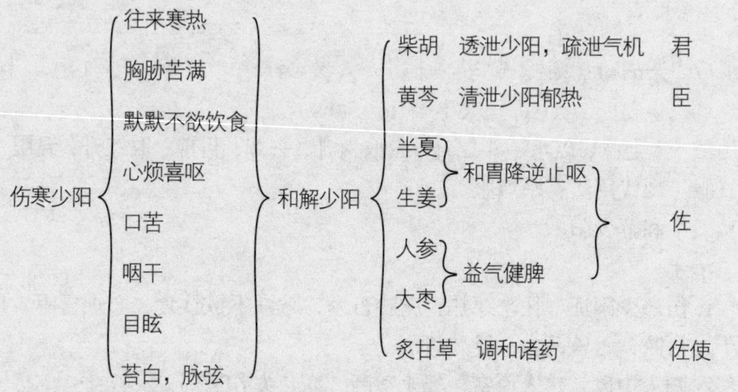

诸药合用，以和解少阳为主，兼补胃气。使邪气得解，枢机得利，胃气调和，则诸症自除。原方“去滓再煎”，使药性更为醇和，药汤之量更少，减少了汤液对胃的刺激，避免停饮致呕。

●临床应用

1. 适用范围 本方常用于普通感冒、流行性感冒、疟疾、慢性肝炎、肝硬化、急慢性胆囊炎、胆结石、急性胰腺炎、胸膜炎、中耳炎、产褥热、急性乳腺炎、睾丸炎、胆汁反流性胃炎、胃溃疡等中医辨证属邪踞少阳，胆胃不和者。

2. 使用注意 上实下虚或肝火偏旺者，服用本方后可出现头痛，目眩，或齿龈出血等症状，故不宜服用；平素阴虚吐血或有肝阳上亢之高血压者，亦不宜服用。

●药理研究 本方主要有保肝[1]、抗抑郁[2]、改善消化功能[3]、改善慢性肾小球肾炎、减轻蛋白尿[4]、抗感染和解热[5]等作用。

●参考文献

[1] 江山，李芳 . 小柴胡汤对肝纤维化大鼠的抗肝纤维化作用 [J]. 中药药理与临床，2013，29（1）：17-19.

[2] 苏光悦 . 小柴胡汤抗抑郁作用及其调节脑内神经递质、神经营养因子和雌性激素的相关机制研究 [D]. 沈阳：沈阳药科大学，2014.

[3] 郁保生，石晓理，张国山，等 . 小柴胡汤对消化不良模型大鼠胃动素和胃泌素的影响 [J]. 世界华人消化杂志，2013，21（5）：440-444.

[4] 丁世永，郑平东，何立群，等 . 小柴胡汤改善慢性肾小球肾炎患者炎症及减轻蛋白尿的作用研究 [J]. 中国中西医结合杂志，2013，33（1）：21-25.

[5] 钱妍，吴整军 . 小柴胡汤抗感染与解热作用的实验研究 [J]. 中华医院感染学杂志，2008，18（4）：576-578.

按语

小柴胡汤为和剂，服药后或不经汗出而病解，或见汗而愈。若少阳病证经误治损伤正气，或患者素体正气不足，服用本方，则可见先寒战后发热而汗出之“战汗”，属正气来复，祛邪外出之征。

●典型医案 张某某，女，59岁。患风湿性心脏病。初冬普通感冒，发热恶寒，头痛无汗，胸胁发满，兼见心悸，时觉有气上冲于喉，更觉烦悸不安，倍感痛苦。脉来时止而有结象。此为少阳气机郁勃不舒，复感风寒，由于心阳坐镇无权，故见脉结而挟冲气上逆。此证原有风心病而又多郁，外感内伤相杂，治法：解少阳之邪，兼下上冲之气。处方：柴胡12克，黄芩6克，桂枝10克，半夏9克，生姜9克，大枣5枚，炙甘草6克。3剂后诸症皆安。（《刘渡舟临证验案精选》）

参苓龙牡桂丹铅，芩夏柴黄姜枣全，
枣六余皆一两半，大黄二两后同煎。

柴胡加龙骨牡蛎汤《伤寒论》

【组成】柴胡四两（12g） 龙骨 牡蛎熬 生姜切 人参 桂枝去皮 茯苓各一两半（各4.5g） 半夏洗，二合半（9g） 黄芩一两（3g） 铅丹一两半（1g） 大黄二两（6g） 大枣擘，六枚（2枚）

【用法】上十二味，以水八升，煮取四升，内大黄，切如棋子，更煮一两沸，去滓，温服一升（现代用法：水煎服）。

【功效】和解少阳，通阳泻热，重镇安神。

【主治】少阳气郁津凝，热扰心神。症见胸满烦惊，小便不利，谵语，一身尽重，不可转侧。

●方义发挥

1. 病证辨析 柴胡加龙骨牡蛎汤是治疗少阳证误下致邪热内陷兼正虚者的代表方。

胸满未解，为邪仍在少阳；热扰心神，故烦惊谵语；下后膀胱气化失司．故小便不利；下后气虚，气机不畅，故一身尽重、不可转侧。

2. 治法 病仍在少阳，法当和解少阳，同时气郁津凝，热扰心神，故再治以通阳泻热，重镇安神。

3. 配伍解析

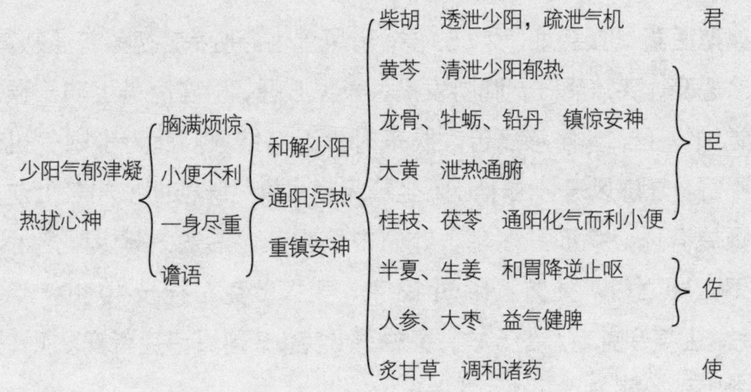

诸药合用，既能和少阳，泻邪热，又可扶正气，镇心神，利小便，实存表里并治、虚实兼顾之妙。

●临床应用

1. 适用范围　本方常用于精神分裂症、癫痫、失眠、神经症、心律失常、甲状腺功能亢进、糖尿病、高血压、耳源性眩晕、阳痿、脱发等中医辨证属少阳气郁津凝，热扰心神者。

2. 使用注意　本方中含有铅丹，其成分为四氧化三铅，久用易致蓄积中毒，造成血红蛋白合成障碍，故应慎用，不宜久服。

类方鉴别

方名		小柴胡汤	柴胡加龙骨牡蛎汤
相同点		均含有柴胡、黄芩、半夏、人参、大枣、生姜，均为和解少阳之剂，均治疗少阳证	
不同点	组成	炙甘草	龙骨、牡蛎、桂枝、茯苓、铅丹、大黄
	功用	和解少阳法之代表	通阳泻热，重镇安神
	病证	少阳证邪在半表半里者	少阳证兼有痰热，且见谵语，小便不利，心烦惊恐

●药理研究　本方主要有改善睡眠[1]、抗抑郁[2]、改善心律失常[3]等作用。

●参考文献

[1] 欧碧阳，李艳，杨志敏，等．柴胡加龙骨牡蛎汤治疗失眠的机理［J］．时珍国医国药，2010，21（8）：1887-1888.

[2] 孟海彬，瞿融，马世平．柴胡加龙骨牡蛎汤抗抑郁作用研究［J］．中药药理与临床，2003，19（1）：3-5.

[3] 刘兆宜，沈琳．柴胡加龙骨牡蛎汤加减治疗肝郁气滞型心悸的临床研究［J］．上海中医药大学学报，2014，28（2）：26-30.

俞氏蒿芩清胆汤，陈皮半夏竹茹襄，赤苓枳壳兼碧玉，湿热轻宣此法良。

蒿芩清胆汤《通俗伤寒论》

【组成】青蒿脑钱半至二钱（4.5~6g）　淡竹茹三钱（9g）　仙半夏钱半（4.5g）　赤茯苓三钱（9g）　青子芩钱半至三钱（4.5g~9g）　生枳壳钱半（4.5g）　陈广皮钱半（4.5g）　碧玉散（滑石、甘草、青黛包），三钱（9g）

【用法】水煎服。

【功效】清胆利湿，和胃化痰。

【主治】少阳湿热痰浊证。症见寒热如疟，寒轻热重，口苦膈闷，吐酸苦水，或呕黄涎而黏，甚则干呕呃逆，胸胁胀痛，小便黄少，舌红苔白腻，间现杂色，脉数而右滑左弦。

●方义发挥

1. 病证辨析　蒿芩清胆汤是治疗少阳湿热证的代表方。

胆火内炽，则寒热如疟、寒轻热重、胸胁胀痛、口苦胸闷；胆热犯胃，胃失和降，故见吐酸苦水，甚则干呕呃逆；病在少阳，湿热痰浊为患，故舌红苔白腻、或间见杂色、脉数而右滑左弦。

2. 治法　宜清胆利湿，和胃化痰。

3. 配伍解析

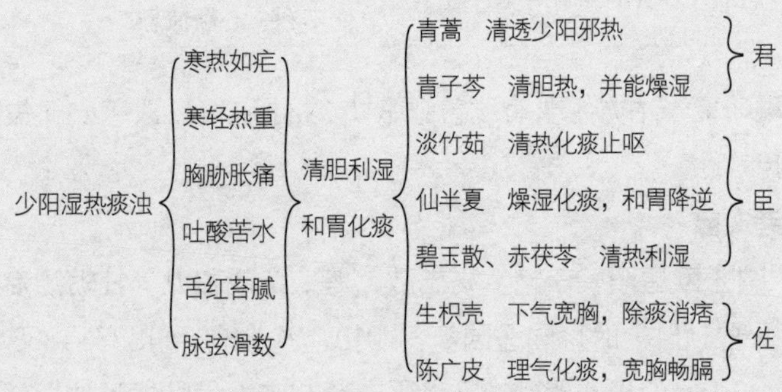

综合全方，可使胆热清，痰湿化，气机畅，胃气和，则诸症均解。

●临床应用

1. 适用范围 本方常用于伤寒、急性胆囊炎、急性黄疸型肝炎、胆汁反流性胃炎、肾盂肾炎、疟疾、盆腔炎、钩端螺旋体病等中医辨证属少阳胆与三焦湿遏热郁者。

2. 使用注意 本方药性寒凉，素体阳虚者慎用。

●药理研究 本方主要有解热与抗炎[1]、护肝降酶、利胆退黄[2]、抑制流感病毒、调节水液代谢[3]、修复胃黏膜损伤[4]等作用。

●参考文献

[1] 卢志刚．蒿芩清胆汤解热抗炎作用的实验研究［J］．中医药学刊，2005，23（3）：454-455.

[2] 包海燕．蒿芩清胆汤对湿热型黄疸退黄机理探讨［J］．河南中医学院学报，2009，24（1）：38-39.

[3] 高展翔．蒿芩清胆汤对流感病毒感染湿热证小鼠水通道蛋白影响的实验研究［D］．广州：广州中医药大学，2012.

[4] 张怡，屈杰，谭万初．蒿芩清胆汤对幽门螺杆菌相关性胃炎小鼠血清 IL-8 及胃黏膜 IL-8，NF-κB p65 的影响［J］．中国实验方剂学杂志，2014，20（2）：152-155.

第二节 调和肝脾

四逆散 《伤寒论》

四逆散里用柴胡，芍药枳实甘草须，此是阳郁成厥逆，疏肝理脾奏效奇。

【组成】甘草炙　枳实破，水渍，炙干　柴胡　芍药各十分（各 6g）

【用法】上四味，各十分，捣筛，白饮和，服方寸匕，日三服（现代用法：水煎服）。

【功效】透邪解郁，疏肝理脾。

【主治】

1. 阳郁厥逆证 手足不温，或腹痛，或泄利下重，脉弦。

2. 肝脾不和证 胁肋胀痛，脘腹疼痛，脉弦。

●方义发挥

1. 病证辨析 四逆散是治疗阳郁厥逆证的代表方，亦是治疗肝脾不和证的基础方。

四逆者，乃手足不温也。本证源于外邪传经入里，气机为之郁遏，不得疏泄，导致阳气内郁，不能达于四末，而见手足不温。此“四逆”与阳衰阴盛的四肢厥逆有本质区别，正如李中梓云：“此证虽云四逆，必不甚冷，或指头微温，或脉不沉微，乃阴中涵阳之证，唯气不宣通，是为逆冷。”（《伤寒括要》）

肝脾不和，气郁不畅，故脘腹胁痛；木来乘土，脾胃失运，不能升清降浊，故泄利；肝脾气滞，“气不调则后重”，故有下重之感。

2. 治法 宜透邪解郁，调畅气机。

3. 配伍解析

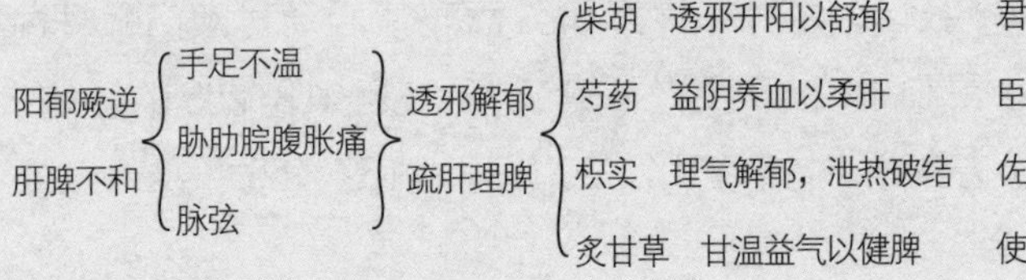

四药配伍，共奏透邪解郁，疏肝理脾之效，使邪去郁解，气血调畅，清阳得伸，四逆自愈。原方用白饮（米汤）和服，取中气和则阴阳之气自相顺接之意。

●临床应用

1. 适用范围 本方常用于慢性肝炎、胆囊炎、胆石症、胆道蛔虫病、肋间神经痛、胃溃疡、胃炎、胃肠神经症、附件炎、输卵管阻塞、急性乳腺炎等中医辨证属肝胆气郁，肝脾（或胆胃）不和者。

2. 使用注意　本方只能用于阳气内郁所致的厥逆较轻者，其他厥逆均不可误用。

●药理研究　本方主要有抗胃溃疡[1]、改善睡眠[2]、抗抑郁[3]、抗肝损伤[4]等作用。

●参考文献

[1] 李冀，毕珺辉，孙宇峰．四逆散抗实验性胃溃疡的药效学及作用机理研究［J］．中华中医药学刊，2007，25（7）：1317-1319.

[2] 李越峰．四逆散改善睡眠作用药效物质基础研究［D］．哈尔滨：黑龙江中医药大学，2009.

[3] 覃朗．四逆散抗抑郁机制研究［J］．当代医学，2010，16（14）：29-30.

[4] 杨丽娜，温静，孙毅，等．四逆散抗肝损伤作用的大鼠血清UPLC-MS/MS代谢组学研究［J］．药学学报，2014，49（3）：368-373.

●典型医案　成无己云："凡厥，若始得之，手足便厥而不温者，是阴经受邪，阳气不足，可用四逆汤温之。若手足自热而至温，从四逆而至厥者，传经之邪也，四逆散主之。必须识此，勿令误也，又当兼以外症别之。予尝治过一中年妇人，恶热身热而渴，脉数细弱，先厥后热，用温药反剧，后以四逆散兼参、术各半两服之，厥即愈，脉出洪大而痊。"（《续名医类案》）

逍遥散　《太平惠民和剂局方》

逍遥散用归芍柴，苓术甘草姜薄偕，疏肝养血兼理脾，丹栀加入热能排。

【组成】甘草微炙赤，半两（4.5g）　当归去苗，锉，微炒　茯苓去皮，白者　芍药白　白术　柴胡去苗，各一两（各9g）

【用法】上为粗末，每服二钱（6g），水一大盏，烧生姜一块切破，薄荷少许，同煎至七分，去滓热服，不拘时候（现代用法：加生姜3片，薄荷6g，水煎服；丸剂，每服6～9g，日服2次）。

【功效】疏肝解郁，养血健脾。

【主治】肝郁血虚脾弱证。症见两胁作痛，头痛目眩，口燥咽干，神疲食少，或往来寒热，或月经不调，乳房胀痛，脉弦而虚。

●方义发挥

1. 病证辨析 逍遥散是治疗肝郁血虚脾弱证的代表方和常用方。

足厥阴肝经“布胁肋，循喉咙之后，上入颃颡，连目系，上出额，与督脉会于巅”。肝郁血虚则两胁作痛、头痛目眩；郁而化火，故口燥咽干。肝木为病易于传脾，脾胃虚弱故神疲食少。脾为营之本，胃为卫之源，脾胃虚弱则营卫受损，不能调和而致往来寒热。肝藏血，主疏泄，肝郁血虚脾弱，在妇女多见月经不调，乳房胀痛。

2. 治法 宜疏肝解郁，养血健脾。

3. 配伍解析

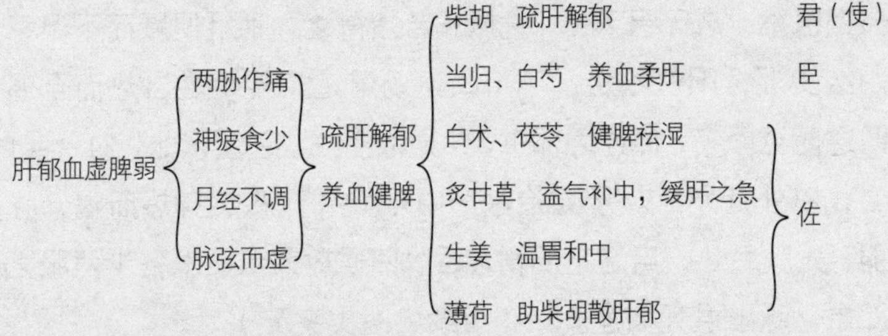

合而成方，深合《素问·藏气法时论》“肝苦急，急食甘以缓之”“脾欲缓，急食甘以缓之”“肝欲散，急食辛以散之”之旨，可使肝郁得疏，血虚得养，脾弱得复。本方气血兼顾，肝脾同调，立法周全，组方严谨，故为调肝养血之名方。

●临床应用 本方常用于慢性肝炎、肝硬化、胆石症、胃及十二指肠溃疡、慢性胃炎、胃肠神经症、经前期紧张综合征、乳腺小叶增生、围绝经期综合征、盆腔炎、不孕症、子宫肌瘤等中医辨证属肝郁血虚脾弱者。

●**药理研究** 本方主要有抗抑郁[1]、保肝[2]、改善睡眠[3]、抑制 B16 细胞酪氨酸酶活性和黑素合成[4]、降低血糖、改善胰岛素抵抗[5]、消除肠道过敏[6]等作用。

●**参考文献**

[1] 陈建丽，田俊生，周玉枝，等. 基于代谢网络调控的逍遥散抗抑郁作用机制研究进展［J］. 中草药，2014，45（14）：2100-2105.

[2] 柴智，周文静，王永辉，等. 逍遥散对雷公藤致大鼠急性肝损伤的保护作用［J］. 中国实验方剂学杂志，2012. 18（7）：170-172.

[3] 李艳，徐碧云，肖芳，等. 加味逍遥散对心理应激性失眠患者睡眠的影响［J］. 中国中西医结合杂志，2009，29（3）：208-211.

[4] 张宁，李会娟，祁永华，等. 基于中药血清药物化学方法的逍遥散治疗黄褐斑的药效物质基础研究［J］. 世界科学技术——中医药现代化，2010，12（4）：643-646.

[5] 李娜，刘群，李晓娟，等. 逍遥散对 2 型糖尿病兼抑郁症模型大鼠的作用效果［J］. 中华中医药杂志，2015，30（6）：1498-1452.

[6] 石君杰，徐发莹，宋李亚，等. 逍遥散对肠易激综合征大鼠结肠 5-HT 受体的干预作用［J］. 浙江中西医结合杂志，2012，22（3）：172-174.

●**典型医案** 山阴林素臣，偶患时气，为医所误，身热，呕吐绿水，转侧不宁。柴以为肝郁所致，用逍遥散加吴茱萸、川黄连各五分，

一服吐止身凉，二服痉愈。又服调理药，数剂而安。(《续名医类案》)

逍遥散用归芍柴，苓术甘草姜薄偕，
疏肝养血兼理脾，丹栀加入热能排。

加味逍遥散《内科摘要》

【组成】当归　芍药　茯苓　白术炒　柴胡各一钱（各3g）　牡丹皮　山栀炒　甘草炙，各五分（各1.5g）

【用法】水煎服。

【功效】养血健脾，疏肝清热。

【主治】肝郁血虚内热证。症见烦躁易怒，或自汗盗汗，或头痛目涩，或颊赤口干，或月经不调，少腹胀痛，或小便涩痛，舌红苔薄黄，脉弦虚数。

●方义发挥

1. 病证辨析　本方是逍遥散的加味方，治疗肝郁血虚脾弱，日久化热化火的病证。

情志不畅，肝失条达，故烦躁易怒、头痛、月经不调；肝郁血虚日久，故目涩、脉虚；郁久生热化火，伤阴耗液，故颊赤口干、自汗盗汗、小便涩痛、舌红苔薄黄、脉数。

2. 治法　宜养血健脾，疏肝清热。

3. 配伍解析

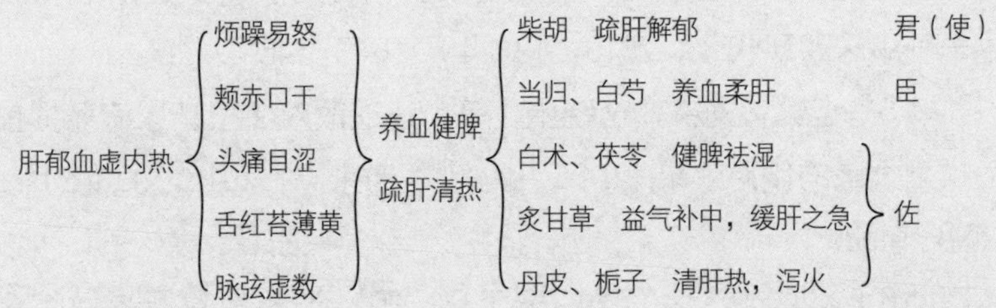

诸药合用，肝气得疏，肝血得养，脾湿得祛，肝热得清。

●临床应用

本方常用于慢性肝炎、肝硬化、胆石症、胃及十二指肠溃疡、慢性胃炎、胃肠神经症、经前期紧张综合征、乳腺小叶增生、围绝经期综合征、盆腔炎、不孕症、子宫肌瘤等中医辨证属肝郁血虚内热者。

类方鉴别

方名		逍遥散	加味逍遥散
相同点		均含有柴胡、白芍、白术、当归、茯苓、炙甘草，均为疏肝养血健脾之剂，均治疗肝郁血虚脾弱证	
不同点	组成	烧生姜、薄荷	牡丹皮、山栀子
	功用	解郁力强	兼有清热
	症状	两胁作痛，脉弦而虚	烦躁易怒，舌红苔薄黄，脉弦虚数

●**药理研究**　本方主要有抗抑郁[1]、改善睡眠[2]等作用。

●**参考文献**

[1] 赵威，黄国钧. 加味逍遥散对抑郁症模型动物自主活动及体内递质含量的影响[J]. 中药新药与临床药理，2010，21(3)：271-272.

[2] 李艳，徐碧云，肖芳，等. 加味逍遥散对心理应激性失眠患者睡眠的影响[J]. 中国中西医结合杂志，2009，29(3)：208-211.

痛泻要方 《丹溪心法》

痛泻要方用陈皮，术芍防风共成剂，
肠鸣泄泻又腹痛，治在抑肝与扶脾。

【组成】炒白术三两（9g）　炒芍药二两（6g）　炒陈皮两半（4.5g）　防风一两（3g）

【用法】上锉，分八贴，水煎或丸服（现代用法：水煎服）。

【功效】补脾柔肝，祛湿止泻。

【主治】脾虚肝郁之痛泻。症见肠鸣腹痛，大便泄泻，泻必腹痛，泻后痛缓，舌苔薄白，脉两关不调，左弦而右缓者。

●**方义发挥**

1. 病证辨析 痛泻要方是治疗肝脾不和之痛泻的基础方。

痛泻之证，系由土虚木乘，肝脾不和，脾运失常所致。《医方考》云："泻责之脾，痛责之肝；肝责之实，脾责之虚，脾虚肝实，故令痛泻。"其特点是泻必腹痛、泻后痛缓；肝脾脉在两关，肝脾不和，故其脉两关不调，弦主肝郁，缓主脾虚；舌苔薄白亦为脾虚之征。

2. 治法 宜补脾柔肝，祛湿止泻。

3. 配伍解析

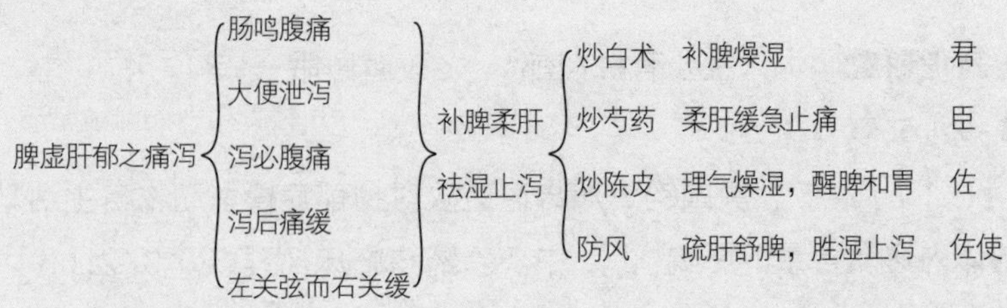

四药相合，补脾胜湿而止泻，柔肝理气而止痛，使脾健肝柔，痛泻自止。

●**临床应用** 本方常用于急性肠炎、慢性结肠炎、肠易激综合征等中医辨证属肝旺脾虚者。

●**药理研究** 本方主要有降低肠易激综合征内脏高敏性[1]、抑制炎症细胞的浸润、阻止并减轻结肠组织损伤[2]、提高疼痛阈值[3]等作用。

●**参考文献**

[1] 旺建伟，叶虹玉，殷越，等．痛泻要方对肠易激综合征内脏高敏性大鼠结肠组织肥大细胞活化、P 物质表达及相关性的影响［J］．中华中医药杂志，2014，29（6）：1982-1986.

［2］朱向东，梅晓云，吴红彦，等．痛泻要方对溃疡性结肠炎大鼠结肠黏膜细胞间黏附分子 -1mRNA 和蛋白表达的影响［J］．中国实验方剂学杂志，2013，19（6）：174-178.

［3］胡旭光，杨全，洪文，等．慢性内脏痛觉超敏大鼠及热板法疼痛小鼠模型对痛泻要方的镇痛反应［J］．中国组织工程研究与临床康复，2007，11（16）：3086-3088.

第三节　调和寒热

《伤寒论》半夏泻心汤

半夏泻心黄连芩，干姜甘草与人参，大枣和之治虚痞，法在降阳而和阴。

【组成】半夏洗，半升（12g）　黄芩　干姜　人参各三两（各 9g）　黄连一两（3g）　大枣擘，十二枚（4 枚）　甘草炙，三两（9g）

【用法】上七味，以水一斗，煮取六升，去滓，再煎，取三升，温服一升，日三服（现代用法：水煎服）。

【功效】寒热平调，散结除痞。

【主治】寒热互结之痞证。症见心下痞，但满而不痛，或呕吐，肠鸣下利，舌苔腻而微黄。

●方义发挥

1. 病证辨析　半夏泻心汤证是因小柴胡汤证误下，损伤中阳，少阳邪热乘虚内陷，寒热互结而成。无形之邪气陷入于里，但还没有与有形之物相结成实，故心下痞满（胃脘堵塞不适）而不痛；中气受伤，则胃的降浊与脾的升清功能均受到影响，以至于浊阴不得下降，清阳不能上升，故上则为呕吐不止、下则为肠鸣下利。

2. 治法　上下交病治其中，法宜调其寒热，益气和胃，散结除痞。

3. 配伍解析

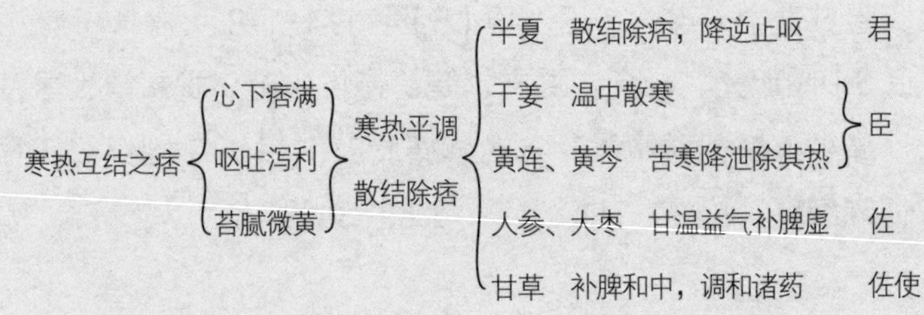

诸药相伍，使寒去热清，升降复常，则痞满可除，呕利自愈。

●**临床应用**　本方常用于急慢性胃肠炎、慢性结肠炎、慢性肝炎、早期肝硬化等中医辨证属中气虚弱，寒热互结者。

●**药理研究**　本方主要有调节胃肠动力[1]、减轻幽门螺杆菌对细胞的损伤[2]、抑制结肠炎向癌转变[3]、改善糖代谢功能[4]等作用。

●**参考文献**

[1] 肖开春．半夏泻心汤调节胃肠动力的物质基础及作用机理研究[D]．成都：西南交通大学，2013.

[2] 姜成，刘芬，鄢春锦，等．半夏泻心汤对幽门螺杆菌诱导 GES-1 细胞凋亡及 Bax 表达的影响[J]．中华中医药杂志，2014，29(8)：2631-2634.

[3] 冯娟，刘莉，李宇华，等．半夏泻心汤抑制 OMH/OSS 诱导的结肠炎相关性结肠癌的发生[J]．世界华人消化杂志，2007，15(14)：1609-1614.

[4] 邱桂兰，黄秀深，张丰华，等．半夏泻心汤对糖尿病大鼠糖原合成及 GLUT4 表达的影响[J]．中国实验方剂学杂志，2011，17(21)：207-209.

按语

本方即小柴胡汤去柴胡、生姜，加黄连、干姜而成。因无半表证，故去解表之柴胡、生姜，痞因寒热互结而成，故加寒热平调之黄连、干姜，变为和解少阳之剂，而为调和肠胃之方。

《伤寒论》生姜泻心汤

生姜泻心是良方，胃中和不痞为殃，嗳气下利芩连草，参枣半夏与二姜。

【组成】生姜切，四两（12g）　甘草炙，三两（9g）　人参三两（9g）　干姜一两（3g）　黄芩三两（9g）　半夏洗，半升（9g）　黄连一两（3g）　大枣擘，十二枚（4枚）

【用法】上八味，以水一斗，煮取六升，去滓，再煎，取三升，温服一升，日三服（现代用法：水煎服）。

【功效】和胃消痞，宣散水气。

【主治】水热互结之痞证。症见心下痞硬，干噫食臭，腹中雷鸣下利者。

●方义发挥

1. 病证辨析　生姜泻心汤是治疗水热互结于中焦，脾胃升降失常之心下痞的代表方。

水热互结于心下，故心下痞硬；中气受伤，则胃的降浊与脾的升清功能均受到影响，以至于浊阴不得下降，清阳不能上升，故上则为干噫食臭、下则为腹中雷鸣下利。

2. 治法　宜和胃消痞，宣散水气。

3. 配伍解析

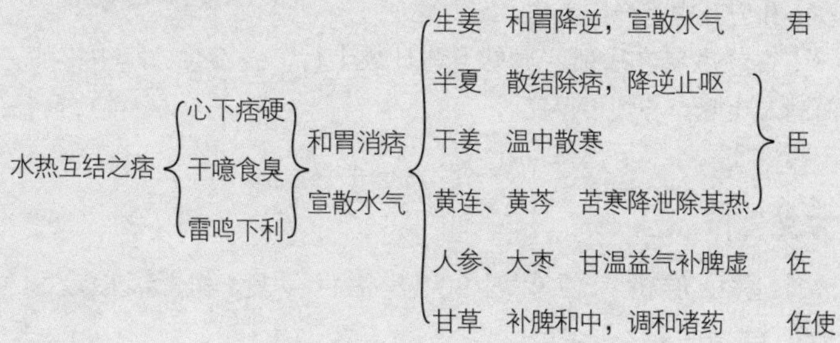

本方即半夏泻心汤减干姜二两，加生姜四两而成。方中重用生姜，取其和胃降逆、宣散水气而消痞满之功，配合辛开苦降，补益脾胃之品，故能用治水热互结于中焦，脾胃升降失常所致的痞证。

●临床应用 本方常用于急慢性胃肠炎、慢性结肠炎、慢性肝炎、早期肝硬化等中医辨证属水热互结者。

●药理研究 本方主要有改善内脏高敏感性[1]、促进化疗后肠黏膜修复[2]等作用。

●参考文献

[1] 刘克帅，孙春斌，赵芸芸．生姜泻心汤对腹泻型肠易激综合征的治疗作用和机制探索［J］．世界最新医学信息文摘，2016，16（57）：17-18.

[2] 王娟．生姜泻心汤对伊立替康化疗后大鼠肠黏膜损伤修复的影响［D］．北京：北京中医药大学，2014.

甘草泻心汤《伤寒论》

> 甘草泻心用芩连，干姜半夏参枣全，心下痞硬下利甚，更治狐惑心热烦。

【组成】甘草炙，四两（12g） 黄芩 人参 干姜各三两（各9g） 黄连一两（3g） 大枣擘，十二枚（4枚） 半夏洗，半升（9g）

【用法】上七味，以水一斗，煮取六升，去滓，再煎，取三升，温服一升，日三服（现代用法：水煎服）。

【功效】和胃补中，降逆消痞。

【主治】胃气虚弱之痞证。症见下利日数十行，谷不化，腹中雷鸣，心下痞硬而满，干呕，心烦不得安。

●方义发挥

1. 病证辨析 甘草泻心汤是治疗半夏泻心汤证误下，胃气损伤更重之证的代表方。

寒热互结于心下，故心下痞满；中气进一步受伤，则胃的降浊与脾的升清功能均受到影响，以至于浊阴不得下降、清阳不能上升，故上则为干呕，下则为下利日数十行、谷不化、腹中雷鸣。

2. 治法　宜和胃补中，降逆消痞。

3. 配伍解析

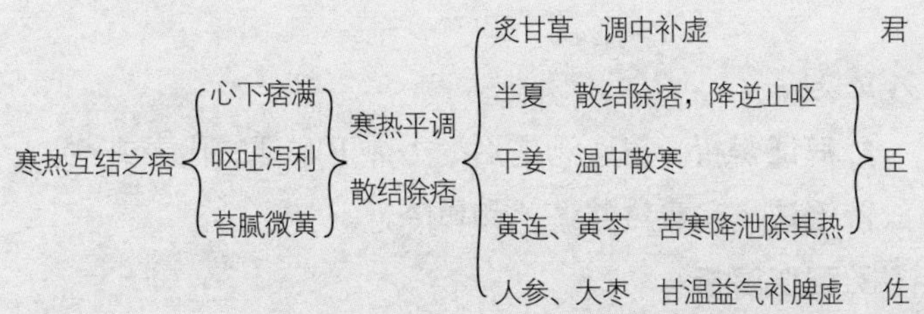

本方即半夏泻心汤加重炙甘草用量而成，方中重用炙甘草调中补虚，配合辛开苦降之品，故能用治胃气虚弱，寒热互结所致的痞证。

●**临床应用**　本方常用于急慢性胃肠炎、慢性结肠炎、慢性肝炎、早期肝硬化等中医辨证属胃气虚弱，寒热互结者。

●**药理研究**　本方主要有减轻黏膜损伤、促进溃疡愈合[1]、减轻肿瘤患者化疗后消化道反应、改善全身状况[2]等作用。

●**参考文献**

［1］曾毅龙．甘草泻心汤对溃疡性结肠炎大鼠 IL-10、NF-κB 的影响［D］．福州：福建中医药大学，2014.

［2］李勇，程璐．甘草泻心汤治疗肿瘤化疗后消化道反应临床观察［J］．中医学报，2012，27（9）：1091-1093.

黄连汤内参连草，姜桂半夏和大枣，胃中有寒心胸热，呕吐腹痛此方宝。

黄连汤《伤寒论》

【组成】黄连　甘草炙　干姜　桂枝去皮，各三两（各9g）　人参二两（6g）　半夏洗，半升（9g）　大枣擘，十二枚（4枚）

【用法】上七味，以水一斗，煮取六升，去滓，温服，日三服，夜二服（现代用法：水煎服）。

【功效】寒热并调，和胃降逆。

【主治】胃热肠寒证。症见腹中痛，欲呕吐者。

●方义发挥

1. 病证辨析　黄连汤是治疗上热下寒证的代表方剂。

2. 治法　宜寒热并调，和胃降逆。

3. 配伍解析

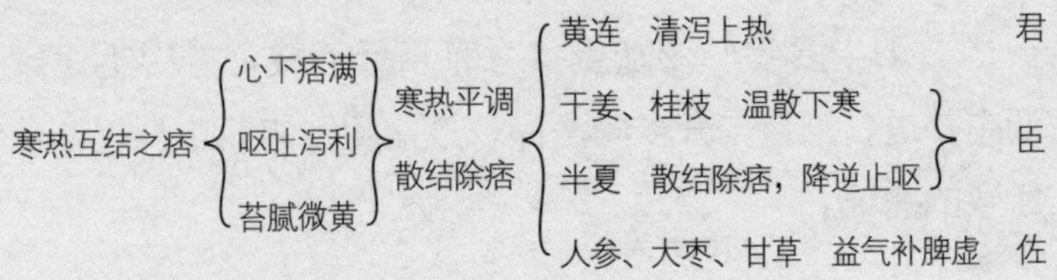

本方即半夏泻心汤加黄连二两，并以黄芩易桂枝而成。全方温清并用，补泻兼施，使寒散热清，上下调和，升降复常，腹痛、呕吐自愈。

●临床应用　本方常用于急慢性胃肠炎、慢性结肠炎、慢性肝炎、早期肝硬化等中医辨证属上热下寒，升降失常者。

类方鉴别

方名	半夏泻心汤	生姜泻心汤	甘草泻心汤	黄连汤
相同点	半夏、大枣、人参			

续表

方名		半夏泻心汤	生姜泻心汤	甘草泻心汤	黄连汤
不同点	组成用量	干姜三两，甘草三两，黄连一两	减干姜用量至一两，加生姜四两	加甘草用量至四两	去芩，加黄连用量至三两，加桂枝三两
	功用	调和寒热，和胃散痞	和胃散水消痞	补气和胃消痞	平调寒热，和胃降逆
	病证	寒热互结之痞	水热互结之痞	胃气重虚之痞	胸中有热，胃中有寒
	症状	心下痞满，呕吐下利，肠鸣	心下痞硬，干呕食臭，雷鸣下利	心下痞硬而满（其痞更甚），雷鸣下利，水谷不化，干呕心烦	胸中烦闷，欲吐，腹痛肠鸣泄泻

● **药理研究** 本方主要有防止胃黏膜损伤、镇吐[1]等作用。

● **参考文献**

[1] 秦彩玲，刘君英，程志铭. 黄连汤对实验性胃黏膜损伤的保护作用及镇吐作用的研究[J]. 中国中药杂志，1994，19(7)：427-430.

第四节 表里双解

《金匮要略》大柴胡汤

大柴胡汤用大黄，枳实芩夏白芍将，
煎加姜枣表兼里，妙法内攻并外攘。

【组成】柴胡半斤（24g） 黄芩三两（9g） 芍药三两（9g） 半夏洗，半升（9g） 枳实炙，四枚（9g） 大黄二两（6g） 大枣擘，十二枚（4枚） 生姜切，五两（15g）

【用法】上八味，以水一斗二升，煮取六升，去滓，再煎。温服一升，日三服（现代用法：水煎服）。

【功效】和解少阳，内泻热结。

【主治】少阳阳明合病。症见往来寒热，胸胁苦满，呕不止，郁郁微烦，心下痞硬，或心下急痛，大便不解或协热下利，舌苔黄，脉弦数有力。

●方义发挥

1.病证辨析　大柴胡汤是治疗少阳与阳明合病的代表方。

少阳病未解，故见往来寒热、胸胁苦满；邪入阳明，化热成实，气机被阻，腑气不通，故见心下痞硬，或心下急痛、大便不解、苔黄、脉数；里热较甚，以致郁郁微烦；胆热犯胃，加之阳明热结，胃气上逆更甚，故由少阳证之"喜呕"进展成"呕不止"；若阳明积热下迫，大肠传导失司，又可见协热下利。

2.治法　伤寒少阳证治当和解，禁用下法，否则会伤及气血或引邪入里。但兼阳明腑实，则又当下，故治当以和解少阳为主，辅以内泻阳明热结。

3.配伍解析

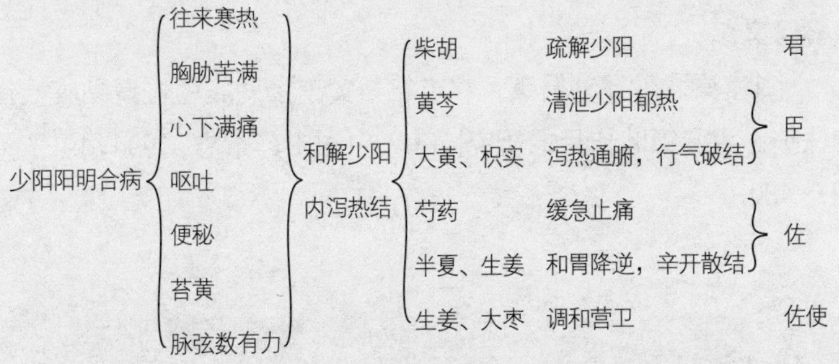

诸药合用，既不悖少阳禁下原则，又可和解少阳，内泻热结，使少阳与阳明之邪得以分解。本方较专于和解少阳一经的小柴胡汤力量更大，故名之曰"大柴胡汤"。

●临床应用　本方常用于急性胰腺炎、急性胆囊炎、胆石症、胃及十二指肠溃疡等中医辨证属少阳阳明合病者。

●**药理研究** 本方主要有调整脂质代谢、抑制血管壁平滑肌细胞表型改变[1]、减轻阻塞性黄疸致大鼠肝损伤的程度[2]、降低毛细血管通透性[3]等作用。

●**参考文献**

［1］王凤荣，刘彤，郑娴，等．大柴胡汤对高脂饮食所致兔动脉粥样硬化的保护作用［J］．中西医结合心脑血管病杂志，2007，5（1）：36-38.

［2］李林，王茂材，罗赤苗，等．大柴胡汤联合运动对阻塞性黄疸大鼠肝脏炎症细胞因子的影响［J］．中国运动医学杂志，2011，30（9）：836-841.

［3］陈亚峰，奉典旭，陈腾，等．大柴胡汤对急性坏死性胰腺炎大鼠胰腺水通道蛋白1的作用［J］．中华中医药杂志，2012，27（5）：1438-1442.

●**典型医案** 羽流蒋尊病，其初心烦喜呕，往来寒热。医初以小柴胡汤与之，不除。予诊之曰：脉洪大而实，热结在里，小柴胡汤安能除也。仲景云：伤寒十余日，热结在里，复往来寒热者，与大柴胡汤。二服而病除。（《伤寒九十论》）

防风通圣散 《黄帝素问宣明论方》

防风通圣大黄硝，荆芥麻黄栀芍翘，甘桔芎归膏滑石，薄荷芩术力偏饶，表里交攻阳热盛，外科疡毒总能消。

【组成】防风 川芎 当归 芍药 大黄 薄荷叶 麻黄 连翘 芒硝各半两（各6g） 石膏 黄芩 桔梗各一两（各12g） 滑石三两（20g） 甘草二两（10g） 荆芥 白术 栀子各一分（各3g）

【用法】上为末，每服二钱（6g），水一大盏，生姜三片，煎至六分，温服（现代用法：作水丸，每服6g，日服二次；亦可作汤剂，水煎服）。

【功效】疏风解表，泻热通便。

【主治】风热壅盛，表里俱实证。症见憎寒壮热，头目昏眩，目赤睛痛，口苦而干，咽喉不利，胸膈痞闷，咳呕喘满，涕唾稠黏，大便秘结，小便赤涩，舌苔黄腻，脉数有力。并治疮疡肿毒，肠风痔漏，鼻赤，瘾疹等。

●方义发挥

1. 病证辨析　防风通圣散是治疗表里俱热之实证的常用方。

风热之邪在表，正邪相争，故憎寒壮热；风热上攻，故头目昏眩、目赤睛痛、咽喉不利；内有蕴热，肺胃受邪，故胸膈痞闷、咳呕喘满、涕唾稠黏、口苦口干、便秘溲赤；风热壅盛，气血怫郁，故疮疡肿毒、肠风痔漏、鼻赤、瘾疹等。

2. 治法　当疏风散热以解表邪，泻热攻下以除里实。

3. 配伍解析

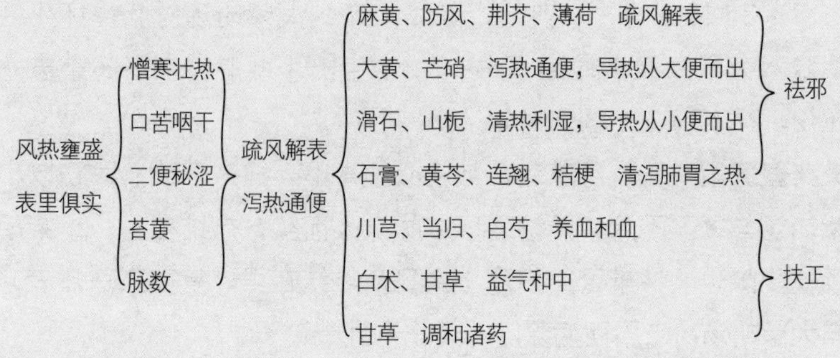

诸药配伍，使发汗不伤表，清下不伤里，共奏疏风解表，泻热通便之功。正如《王旭高医书六种》所云："此为表里、气血、三焦通治之剂""汗不伤表，下不伤里，名曰通圣，极言其用之效耳。"

●临床应用

1. 适用范围　本方常用于治疗散发性脑炎、大叶性肺炎、高脂血症、斑秃、荨麻疹、鼻窦炎、睑缘赤烂、角膜溃疡等中医辨证属于风热壅盛，表里俱实者。

2. 使用注意　本方汗、下之力较为峻猛，虚人及孕妇慎用。

●药理研究　本方主要有减肥降脂[1]、减轻肝组织脂肪变性程度、调节脂质水平、改善肝功能[2]、减轻高胰岛素血症[3]等作用。

●参考文献

［1］高舜天，黄成川，何志雄．防风通圣散联合红曲减肥降脂作用研究［J］．亚太传统医药，2015，11（24）：12-14.

［2］彭昭宣．防风通圣散对非酒精性脂肪肝大鼠肝细胞AQP-9表达的影响［D］．泸州：泸州医学院，2014.

［3］周芳，侯春光，徐芝芳，等．防风通圣散治疗肥胖儿童高胰岛素血症的临床研究［J］．中国中医药科技，2016，23（4）：388-390.

五积散 《仙授理伤续断秘方》

五积散治五般积，麻黄苍芷归芍齐，
枳桔桂苓甘草朴，川芎两姜半陈皮，
发表温里活血瘀，祛湿化痰兼顺气。

【组成】苍术　桔梗各二十两（各15g）　枳壳　陈皮各六两（各9g）　芍药　白芷　川芎　川当归　甘草　肉桂　茯苓　半夏汤泡，各三两（各5g）　厚朴　干姜各四两（各6g）　麻黄去根、节，六两（6g）

【用法】上除肉桂、枳壳二味，余锉细，用慢火炒，令色转，摊冷，次入桂、枳壳末令匀。每服三钱（9g），水一盏，加生姜三片，煎至半盏，去滓，热服；凡被伤头痛，伤风发寒，每服二钱（6g），加生姜、葱白煎，食后服（现代用法：上药为散，每服9g；亦可作汤剂，水煎服）。

【功效】发表温里，顺气化痰，活血消积。

【主治】外感风寒，内伤生冷证。症见身热无汗，头痛身疼，项背拘急，胸满恶食，呕吐腹痛，以及妇女血气不和，心腹疼痛，月经不调。

●方义发挥

1. 病证辨析　五积散是治疗寒、湿、气、血、痰之五积的常用方。

外感风寒，郁于肌表，腠理闭塞，故见发热恶寒、无汗、头痛身疼、项背拘急等表实证；内伤生冷，或宿有积冷，中阳受损，脾胃运化失常，停湿生痰，阻滞气机，气血不和，故胸满恶食、呕吐腹痛；妇人以血为本，寒凝气滞，气血不和，故妇人又可见月经不调、心腹疼痛。

2. 治法 寒为五积之始，五积形成亦以寒为中心，故治疗应以表散外寒，温化里寒为主，兼以行气活血，祛湿化痰。

3. 配伍解析

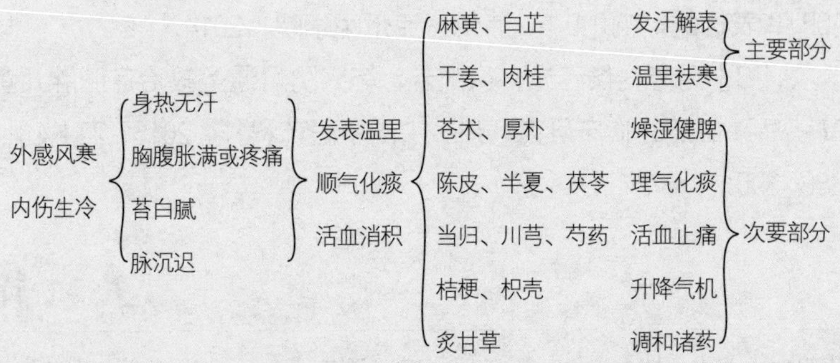

诸药合用，共收表里同治、散寒温里、气血痰湿并行之功，使脾运复健，气机通畅，痰消湿化，血脉调和，诸症得解。“本方能散寒积、食积、气积、血积、痰积，故名五积散”。(《医方集解》)

●临床应用 本方常用于产后发热、月经不调、痛经、带下、心腹诸痛、胃痛、泄泻、瘿气、鹤膝风、跌打损伤、腰膝冷痛、腹中冷痛、喘息等中医辨证属外感风寒，内伤生冷者。

●药理研究 本方主要有改善多囊卵巢多囊样变及排卵障碍、改善生殖激素和糖脂代谢[1]、抗病毒[2]等作用。

●参考文献

[1] 李淑萍．五积散对痰湿型多囊卵巢综合征生殖激素和糖脂代谢的临床和实验研究[D]．南京：南京中医药大学，2011.

[2] 饶健，蔡光先，伍参荣．五积散及其含药血清体外抗病毒作用研究[J]．中草药，2010，41(5)：805-808.

葛根黄芩黄连汤，甘草四般治二阳，
解表清里兼和胃，喘汗下利保安康。

《伤寒论》葛根芩连汤

【组成】葛根半斤（15g）　甘草炙，二两（6g）　黄芩三两（9g）　黄连三两（9g）

【用法】上四味，以水八升，先煮葛根，减二升，纳诸药，煮取二升，去滓，分温再服（现代用法：水煎服）。

【功效】解表清里。

【主治】表证未解，邪热入里证。症见身热，下利臭秽，胸脘烦热，口干作渴，或喘而汗出，舌红苔黄，脉数或促。

●方义发挥

1. 病证辨析　葛根芩连汤是治疗伤寒表证未解，邪陷阳明之代表方。

表邪未解，而里热已炽，表里俱热，故身热、胸脘烦热、口渴；热邪内迫，清阳不升，大肠传化失司，故下利臭秽；肺与大肠相表里，阳明里热上蒸于肺，肺气不利则喘，外蒸于肌表则汗出；里热偏盛，故舌红、苔黄、脉数。

2. 治法　当外解肌表之邪，内清胃肠之热。

3. 配伍解析

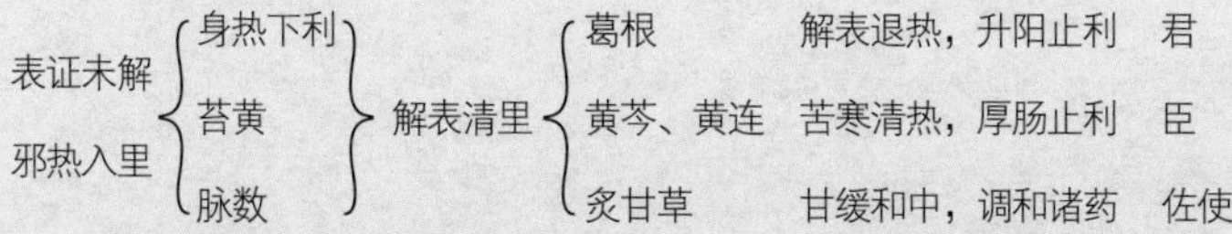

四药合用，外疏内清，表里同治，使表解里和，身热下利自愈。

●临床应用　本方常用于急性肠炎、细菌性痢疾、伤寒、胃肠型感冒等中医辨证属表证未解，里热甚者。

●药理研究　本方主要有改善糖代谢、改善胰岛素抵抗、保护受

损胰岛 β 细胞的功能[1]、解热抗炎[2]、抗腹泻[3]、抗病毒[4]等作用。

●参考文献

[1] 李颖萌，范雪梅，王义明，等. 葛根芩连汤对 2 型糖尿病大鼠的治疗作用及其机制探讨[J]. 药学学报，2013，48(9)：1415-1421.

[2] 毛莹，张贵君，彭慧，等. 葛根芩连汤药效组分解热抗炎药效学研究[J]. 辽宁中医药大学学报，2014，16(1)：30-32.

[3] 毛莹，张贵君，梁玉鑫，等. 葛根芩连汤药效组分抗腹泻药效学研究[J]. 辽宁中医杂志，2013，40(7)：1433-1435.

[4] 龚湛文. 葛根芩连汤抗病毒有效物质基础研究[D]. 北京：北京中医药大学，2003.

第四章 清热剂

凡以清热药为主要组成，具有清热、泻火、凉血、解毒、清退虚热等作用，治疗里热证的方剂，统称清热剂。

清热剂适用于治疗里热证。因里热有在气分、血分及脏腑之别，又有虚实之分，故本章方剂分为清气分热、清营凉血、气血两清、清热解毒、清脏腑热、清虚热剂等六类。

清气分热剂，适用于热在气分证。临床表现常见身热不恶寒，反恶热，多汗，口渴饮冷，舌红苔黄，脉数有力等。清气分热的方剂常用清热泻火药配伍益气生津之品为主组成，如石膏、知母、竹叶、人参、麦冬、天花粉等。代表方如白虎汤、竹叶石膏汤等。

清营凉血剂，适用于邪热传营或热入血分证。临床表现常见身热夜甚，心烦不寐，神昏谵语，斑疹隐隐或各种出血，舌绛而干，脉数等。清营凉血的方剂常以清营凉血药为主要组成，如犀角、地黄、丹皮、赤芍等。代表方如清营汤、犀角地黄汤。

清热解毒剂，适用于瘟疫、温毒或疮疡疔毒等热深毒重之证。临床表现常见大热烦渴，谵语神昏，吐衄发斑，舌绛苔黄干等。清热解毒的方剂常以清热解毒药为主要组成，如黄连、黄芩、黄柏、栀子等。代表方如黄连解毒汤、仙方活命饮等。

清脏腑热剂，适用于热邪偏盛于某一脏腑所产生的火热证。临床表现及配伍药物因病位不同而各异。代表方如导赤散、龙胆泻肝汤、泻白散、玉女煎、芍药汤、白头翁汤等。

清虚热剂，适用于热病后期，邪留阴分的病证。临床表现常见夜热早凉，骨蒸潮热，盗汗面赤，舌红少苔等。清虚热剂常用清虚热药物与滋阴药物为主配伍而成，如青蒿、知母、生地、玄参等。代表方如青蒿鳖甲汤、当归六黄汤。

临床在使用本章方剂时，先要辨别里热所在部位及热证之虚实、真假。其次，必须严格掌握适应证：待表已入里，或入里而里实未成才可使用。其次，对热邪较甚者，服用清热剂可能出现入口即吐者，可于清热剂中少佐温热药，或采取凉药热服法，此即《素问·五常政大论》所说的“治热以寒，温而行之”之反佐法。最后，本章方剂组成多为苦寒之品，对素体阳气不足、脾胃虚弱者，应慎用；必要时配伍醒脾和胃之品。

第一节　清气分热

白虎汤《伤寒论》

白虎汤用石膏偎，知母甘草粳米陪，
亦有加入人参者，躁烦热渴舌生苔。

【组成】石膏一斤，碎（50g）　知母六两（18g）　甘草二两，炙（6g）　粳米六合（9g）

【用法】上四味，以水一斗，煮米熟汤成，去滓，温服一升，日三服（现代用法：水煎，米熟汤成，温服）。

【功效】清热生津。

【主治】阳明气分热盛证。症见壮热面赤，烦渴引饮，汗出恶热，脉洪大有力。

●方义发挥

1. 病证辨析　白虎汤是主治阳明经证的代表方，也是温病热在气分证的代表方。

里热炽盛，故壮热不恶寒；迫津外泄，故见大汗出；由于热邪伤津，加之大汗，更伤津液，故见口干舌燥、烦渴冷饮，谓之口大渴；由于热盛于经，正邪相争，故脉洪大而有力。大热、大汗、大渴、脉洪大，此“四大症”为本方的症状。

2. 治法　阳明气分热盛，故治疗拟清热生津之法。

3. 配伍解析

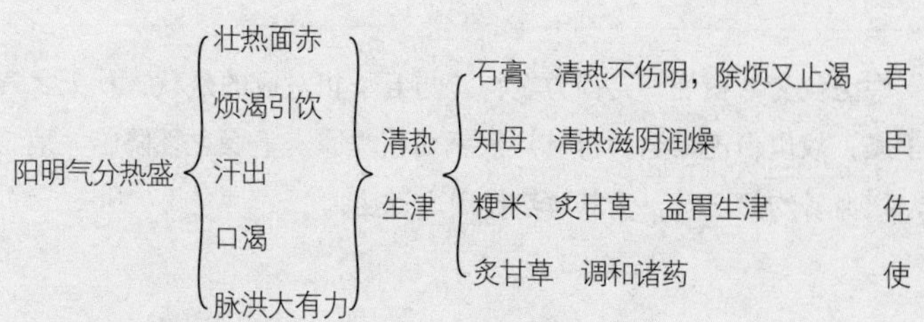

本方石膏、知母相须配伍，清热除烦生津之力尤增，甘草、粳米益胃生津，可防止全方大寒伤中之弊。

●临床应用

1. 适用范围　本方常用于感染性疾病，如大叶性肺炎、流行性乙型脑炎、流行性出血热、牙龈炎以及小儿夏季热、糖尿病、风湿性关节炎等中医辨证属气分热盛者。

2. 使用注意　《温病条辨》提出“四禁”：不汗出者；不烦渴者；脉浮细而弦者；脉沉者。而血虚发热、脉洪不胜重按者及真寒假热的阴盛格阳证、气虚发热者等均不可误用。

●药理研究　本方主要有解热[1]、抗炎[2]、增强免疫力[3]、降血糖[4]等作用。

●参考文献

[1] 杨斌，徐向东．白虎汤对内毒素致热家兔的解热作用及其机制研究[J]．吉林中医药，2015，31(5)：508-511.

[2] 赵海霞，徐向东．白虎汤的抗炎作用及其机理研究[J]．时珍国医国药，2013，24(1)：60-62.

[3] 胡星星，刘绛云，刘克琴，等．白虎汤脓毒症患者的免疫调节作用[J]．中国中医急症，2016，25(2)：251-254.

[4] 李文花，罗加坤，李明强．白虎汤治疗2型糖尿病的临床疗效[J]．医学伦理与实践，2014，27(2)：194-195.

按语

中医认为“白虎”乃西方金神，与五季相对应的是秋，秋天之气凉爽干燥。故以白虎命名，讲其疗效就如秋季凉爽干燥之性降临大地，可以一扫炎暑灼热之气，喻其解热作用之迅速。

白虎加参气阴伤，烦渴脉大饮水浆，汗出过多脉成芤，背微恶寒舌焦黄。

白虎加人参汤《伤寒论》

【组成】知母六两（9g）　石膏碎，绵裹，一斤（30g）　甘草炙，二两（3g）　粳米六合（9g）　人参三两（10g）

【用法】上五味，以水一斗，煮米熟，汤成去滓，温服一升，日三服（现代用法：水煎，米熟汤成，温服）。

【功效】清热，益气，生津。

【主治】气分热盛，气阴两伤证。汗、吐、下后，里热炽盛，而见四大症者；以及白虎汤证见有背微恶寒，或饮不解渴，或脉浮大而芤，以及暑热病见有身大热属气津两伤者。

●方义发挥

1. 病证辨析　白虎加人参汤为治疗气分热盛，气阴两伤证的代表方。

本方所治乃阳明气分热盛证，而误汗吐下法后，白虎汤四大症俱在，同时出现明显的气津两伤者。阳明经证，禁用发汗、攻下、吐法、利水和苦寒药物直折其火之法，只宜用辛甘大寒泻火又能生津之法，其理由是：阳明病是燥热之证，最易耗伤津液。津液受伤，则邪热更炽，故保存津液，又是治疗阳明病的第一要义，清热泻火因而是保存津液的积极措施。若用苦寒药物直折其邪，又恐化燥伤津，故柯韵伯在《伤寒来苏集》中指出：“然火炎土燥，终非苦寒之味所能治。”

2. 治法　气分热盛，治当清热生津；而气津两伤，又当益气生津。故以清热，益气，生津为治法。

3. 配伍解析

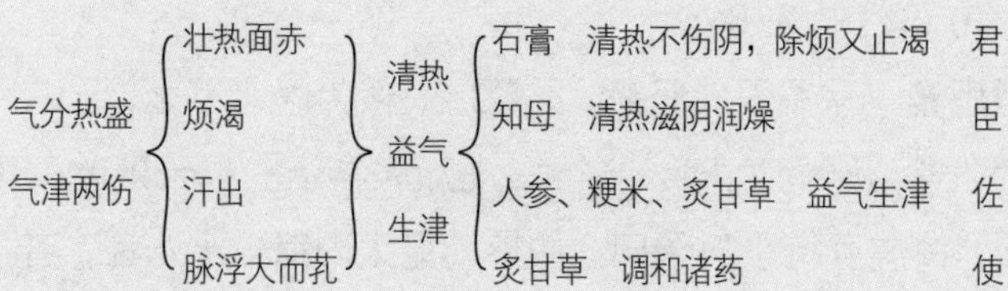

方中石膏、知母相须配伍，清热除烦生津之力强，人参、粳米、炙甘草益气生津，顾护脾胃，可防止全方大寒伤中之弊。如此配伍，清热与益气生津并用。

●临床应用

1. 适用范围　本方常用于各种感染性疾病，如大叶性肺炎、流行性乙型脑炎、流行性出血热以及小儿夏季热、糖尿病、中暑等中医辨证属气分热盛、气阴两伤证者。

2. 使用注意　本方治疗气分热盛、气津两伤者，单纯气分热盛证或者各种热性病后期身无大热、气津两伤者，不可使用。

●药理研究　本方主要有抗炎[1]、降糖[2]、增强免疫力[3]、保护心肌细胞[4]等作用。

●参考文献

［1］覃文玺，张春霞，张力．白虎加人参汤对重度烧伤大鼠早期炎症反应的影响［J］．广西中医药，2012，35（1）：55-57.

［2］王伟明，张洪娟，王朝宇．白虎加人参汤中药饮粒与传统中药饮片降血糖作用对比实验研究［J］．黑龙江医药，2002，15（5）：376-377.

［3］郑家铿，戴锦成，杨竣联，等．人参白虎汤加减方对糖尿病大鼠血糖及免疫功能影响的实验研究［J］．福建中医学院学报，2001，11（1）：40-43.

[4] 覃文玺，唐乾利，伍松合，等．白虎加人参汤对烧伤人鼠早期心肌保护作用的实验研究［J］．广西中医学院学报，2007，10（4）：3-6.

●典型医案 从军王武经病，始呕吐，俄为医者下之，已八九日，而内外发热。予诊之曰：当行白虎加人参汤。或云既吐复下，是里虚矣，白虎可行乎？予曰：仲景云见太阳篇二十八证，若下后，七八日不解，热结在里，表里俱热者，白虎加人参汤。证相当也，盖吐者为其热在胃脘，而脉致令虚大。三投而愈。(《伤寒九十论》)

竹叶石膏汤人参，麦冬半夏甘草临，再加粳米同煎服，暑烦热渴脉虚寻。

竹叶石膏汤 《伤寒论》

【组成】竹叶二把（6g） 石膏一斤（50g） 半夏半升，洗（9g） 麦门冬一升，去心（20g） 人参二两（6g） 甘草二两，炙（6g） 粳米半升（10g）

【用法】上七味，以水一斗，煮取六升，去滓，内粳米，煮米熟，汤成去米，温服一升，日三服（现代用法：水煎，米熟汤成，去米，温服）。

【功效】清热生津，益气和胃。

【主治】伤寒、温病、暑病余热未清，气津两伤证。身热多汗，心胸烦闷，气逆欲呕，口干喜饮，或虚烦不寐，舌红苔少，脉虚数。

●方义发挥

1. 病证辨析 竹叶石膏汤是治疗各种热病后期余热未清，气津两伤，胃气不和证的代表方。

热病后期，高热虽除，但余热留恋气分，故见身热有汗不解、脉数；余热内扰，故心胸烦闷；热邪耗气伤津，故口渴喜饮、而喜热饮；口干、舌红少苔是阴伤之兆；气短神疲、脉虚是气虚之征；胃失和降，致气逆欲呕。

2. 治法 气分余热宜清，气津两伤宜补。故以清热生津，益气和胃为治法。

3. 配伍解析

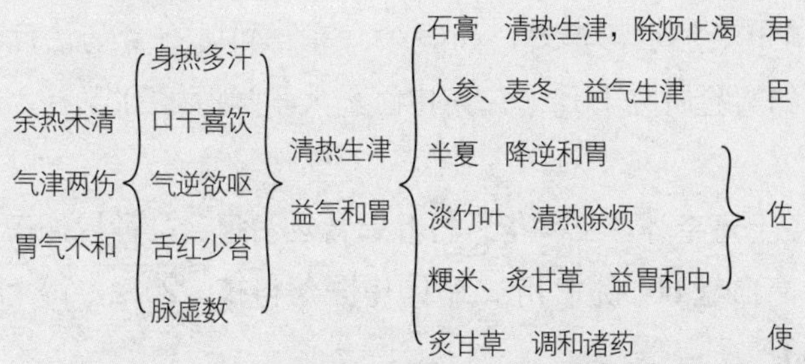

方中石膏与人参、麦冬配伍，清补并行；半夏虽性温，但与全方清热生津之品配伍，则温燥之性去而降逆之用存，且可使人参、麦冬补而不滞。

●临床应用

1. 适用范围　本方常用于流行性脑脊髓膜炎后期、夏季热、中暑等中医辨证属余热未清，气津两伤者。糖尿病的干渴多饮属中医辨证胃热阴伤者，亦可应用。

2. 使用注意　本方清凉质润，如内有痰湿、或阳虚发热者，均应忌用。

类方鉴别

方名		白虎汤	竹叶石膏汤
相同点		均有石膏，粳米、炙甘草，均可清热生津，治疗阳明气分热证	
不同点	组成	知母	淡竹叶、麦冬、人参、半夏
	功效	清热之力强	益气生津，降逆和胃之力强
	病证	阳明气分热盛证	余热未清，气津两伤证
	症状	大热，大渴，大汗，脉洪大有力	身热多汗，口干喜饮，心烦，气逆欲呕，舌红苔少，脉虚数

●**药理研究** 本方主要有抑菌[1]、降糖[2]等作用。

●**参考文献**

[1] 太加斌，李琳，高静东，等．竹叶石膏汤治疗深部念珠菌病的实验研究［J］．广东中医药大学学报，2005，22（1）：49-52.

[2] 童奎骅，王兴华．竹叶石膏汤治疗2型糖尿病中消型患者餐后高血糖60 例［J］．中国中医药科技，2012，19（2）：190-190.

第二节 清营凉血

清营汤治热传营，脉数舌绛辨分明，
犀地银翘玄连竹，丹麦清热更护阴。

清营汤 《温病条辨》

【组成】犀角三钱（水牛角代，30g） 生地黄五钱（15g） 元参三钱（9g） 竹叶心一钱（3g） 麦冬三钱（9g） 丹参二钱（6g） 黄连一钱五分（5g） 银花三钱（9g） 连翘二钱，连心用（6g）

【用法】上药，水八杯，煮取三杯，日三服（现代用法：作汤剂，水牛角镑片先煎，后下余药）。

【功效】清营解毒，透热养阴。

【主治】热入营分证。身热夜甚，神烦少寐，时有谵语，目常喜开或喜闭，口渴或不渴，斑疹隐隐，脉细数，舌绛而干。

●**方义发挥**

1. 病证辨析 清营汤为治疗各种温病热在营分证的代表方。

邪热传营，伏于阴分，入夜阳气内归营阴，与热邪相合，正与邪相争，故身热夜甚；营气通于心，心主血及神志，热扰心营，不能主神志，故神烦少寐、时有谵语；邪热深入营分，则蒸腾营阴，使血中津液上潮于口，故本应口渴而反不渴；若邪热初入营分，气分热邪未尽，灼伤肺胃阴津，则必见身热口渴、苔黄燥；目喜开、闭不一，是为火热欲从外泄，阴阳不相既济所致；斑疹隐隐，乃热伤血络，血不循经，溢出脉外之征；舌绛而干、脉数，亦为热伤营阴之象。

2. 治法　遵《素问·至真要大论》“热淫于内，治以咸寒，佐以甘苦”之旨，治宜咸寒清营解毒为主，辅以透热养阴之法。

3. 配伍解析

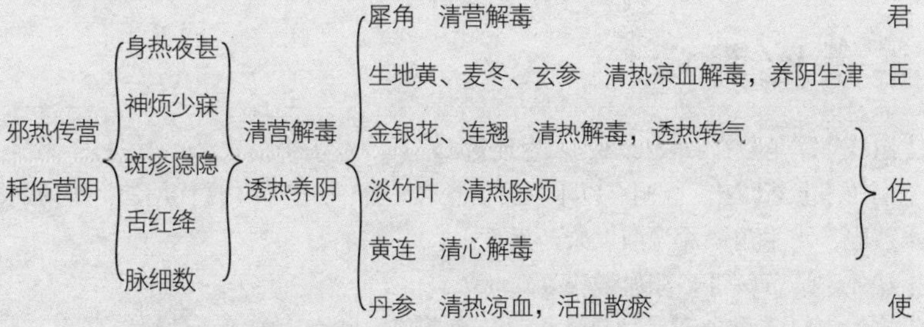

方中清营解毒药与养阴生津药配伍，祛邪而不伤正；又配伍金银花、连翘以具体体现“入营犹可透热转气”。

●临床应用

1. 适用范围　本方常用于流行性乙型脑炎、流行性脑脊髓膜炎、败血症、伤寒或其他热性病证中医辨证属热入营分者。

2. 使用注意　使用本方应注意舌象，原著说：“舌白滑者，不可与也”，并在该条自注中说：“舌白滑，不惟热重，湿亦重矣，湿重忌柔润药”，以防滋腻而助湿留邪。必须是舌绛而干，方可使用。且本方舌诊至关重要，因为病人可能神昏谵语，问诊难以进行。

●药理研究　本方主要有解热[1]、保护肾脏[2]、抗心衰[3]等作用。

●参考文献

[1] 徐向东，赵珠祥，赵海霞．清营汤对内毒素致热家兔的作用及其机制 [J]．中国实验方剂学杂志，2012，18（24）：220-223.

[2] 付丽媛，翟玉祥，杨进，等．清营汤对实验性糖尿病大鼠肾脏早期病变的影响 [J]．中药药理与临床，2007，23（2）：2-4.

[3] 宋欣伟，常中飞，荣仔萍，等．清营汤对热盛阴虚证心力衰竭大鼠心肌微结构心肌细胞因子影响的实验研究 [J]．中华中医药学刊，2007，25（9）：1838-1841.

犀角地黄芍药丹，清热凉血散瘀专，热入血分热昏谵，蓄血伤络吐衄斑。

犀角地黄汤《外台秘要》

【组成】犀角一两（水牛角代，30g）　生地黄八两（24g）　芍药三两（12g）　牡丹皮一两（9g）

【用法】上药四味，㕮咀，以水九升，煮取三升，分三服（现代用法：作汤剂，水煎服，水牛角镑片先煎，余药后下）。

【功效】清营解毒，凉血散瘀。

【主治】热入血分证。身热谵语，斑色紫黑，吐血，衄血，便血，尿血等，舌绛起刺，脉细数，或喜忘如狂，漱水不欲咽，大便色黑易解等。

●方义发挥

1. 病证辨析　犀角地黄汤为治疗各种温病热在血分证的代表方。

心主血，主神明，热入血分，一则热扰心神，致躁扰昏狂；二则热邪迫血妄行，致使血不循经，溢出脉外，上出则为吐、衄血，下泄则为便血、尿血，外出肌肤则为斑疹；留瘀于内则为各种蓄血；三则血分热毒耗伤血中津液，血因津少而浓稠，运行涩滞，渐聚成瘀，故舌紫绛而干。

2. 治法　此时不清其热则血不宁，不散其血则瘀不去，不滋其阴则火不熄，正如叶天士所谓“入血就恐耗血动血，直须凉血散血。”治当以清热解毒，凉血散瘀为法。

3. 配伍解析

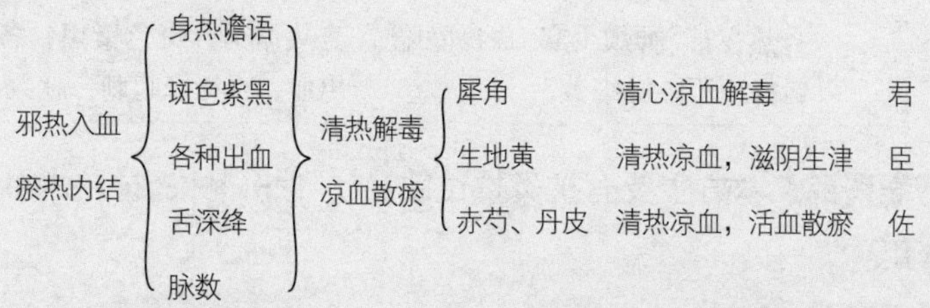

方中凉血与活血化瘀并用，以凉血解毒为主，使热清血宁而无耗血动血之虑、凉血止血而无冰伏留瘀之弊。

●临床应用

1. 适用范围　本方常用于急性白血病、急性黄色肝萎缩、肝昏迷、尿毒症、败血症、钩端螺旋体病、流行性出血热、产后高热，以及丹毒、疔疮肿毒等出现高热、出血而属于血热者；对于流行性脑脊髓膜炎、麻疹伤寒、过敏性紫癜、再生障碍性贫血、溃疡病出血及眼科疾患，如黄膜上冲（前房积脓）、瞳神缩小（虹膜睫状体炎）、绿风内障（青光眼）等中医辨证属血分热盛者均有较好疗效。

2. 使用注意　本方寒凉清滋，阳虚失血，脾胃虚弱者忌用。

类方鉴别

方名		清营汤	犀角地黄汤
相同点		均有犀角、生地黄，均可清营凉血，治疗热入营血证	
不同点	组成	麦冬、玄参、金银花、连翘、竹叶、黄连、丹参	牡丹皮、赤芍

续表

方名		清营汤	犀角地黄汤
不同点	功效	清营解毒、透热转气之力尤著	清热凉血、活血散瘀之力强
	病证	热在营分证	热入血分证
	症状	身热夜甚，神烦少寐，斑疹隐隐，舌绛而干，脉细数	身热谵语，斑色紫黑，各种出血，舌深绛起刺，脉数

●**药理研究** 本方主要有抗炎抗过敏[1]、保肝[2]、抗脑水肿[3]等作用。

●**参考文献**

［1］张云璧，瞿幸，任映，等．犀角（水牛角）地黄汤对急性皮炎及变态反应性皮炎动物模型作用的实验研究［J］．中国实验方剂学杂志，2008，14（3）：61-65.

［2］蒋华，周珉，吕海，等．犀角地黄汤对脓毒症大鼠肝功能及肝组织病理的影响［J］．中医杂志，2016，57（8）：696-700.

［3］秦峰，王长松，晋光荣，等．犀角地黄汤对大鼠脑出血后脑水肿及行为学影响的研究［J］．中国中医急症，2008，17（6）：801-803.

第三节 清热解毒

黄连解毒汤《外台秘要》

黄连解毒柏栀芩，三焦火盛是主因，
烦狂火热兼谵妄，吐衄发斑皆可平。

【组成】黄连三两（9g） 黄芩 黄柏各二两（各6g） 栀子十四枚，擘（9g）

【用法】上四味切，以水六升，煮取二升，分二服（现代用法：水煎服）。

【功效】泻火解毒。

【主治】三焦实热火毒证。大热烦躁，口燥咽干，错语不眠；或热病吐血、衄血；或热甚发斑，或身热下利，或湿热黄疸；或外科痈疡疔毒，小便黄赤，舌红苔黄，脉数有力。

● **方义发挥**

1. 病证辨析 黄连解毒汤为治疗三焦实热火毒证的代表方。

火毒炽盛，内外皆热，上扰神明，故烦热谵语；血为热迫，随火上逆，则为吐衄；热伤络脉，血溢肌肤，则为发斑；热盛则津伤，故口燥咽干；热壅肌肉，则为痈肿疔毒；舌红苔黄、脉数有力，皆为火毒炽盛之证。

2. 治法 三焦热盛，而津液未伤，一派实邪作祟，故直须大队苦寒直折其火。

3. 配伍解析

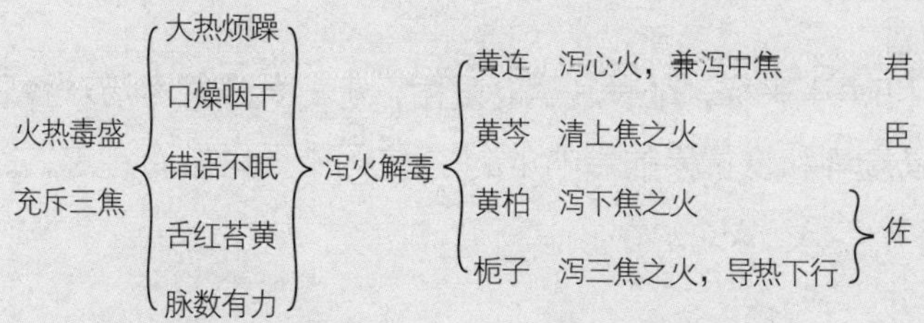

方中黄连、黄芩、黄柏、栀子四味苦寒直折，泻火解毒，上下俱清，三焦兼顾。

● **临床应用**

1. 适用范围 本方常用于败毒症、脓毒血症、痢疾、肺炎、泌尿系统感染、流行性脑脊髓膜炎、流行性乙型脑炎以及感染性炎症等中医辨证属热毒炽盛三焦者。

2. 使用注意 本方为大苦大寒之剂，久服或过量易伤脾胃，非火盛者不宜使用。

● **药理研究** 本方主要有抗菌[1]、抗内毒素[2]、脑保护[3]、抗肿瘤[4]、降糖[5]等作用。

●参考文献

［1］朱小明，杨家卿，张昌峰，等．黄连解毒汤抗铜绿假单胞菌生物被膜及与阿奇霉素协同抗菌作用［J］．中国实验方剂学杂志，2012，18（11）：155-158.

［2］戴锡珍，高淑娟．黄连解毒汤体外抗内毒素作用的实验研究［J］．中国中医基础医学杂志，2006，6（5）：31-33.

［3］徐静华，于庆海，渡边裕司．黄连解毒汤对脑缺血动物的促智作用及机制探讨［J］．时珍国医国药，2002，13（12）：705-707.

［4］孙燕，王俊平，张玉丽，等．黄连解毒汤对小鼠 S180 移植性肿瘤的抑制作用［J］．东北农业大学学报，2013，44（9）：63-67.

［5］丁来标，陆付耳，叶爱丽，等．黄连解毒汤对胰岛素抵抗大鼠瘦素和抵抗素的影响［J］．中国中西医结合杂志，2006，26（3）：232-234.

大黄黄连泻心汤《伤寒论》

大黄黄连泻心汤，热结心下之痞证，
烦狂火热兼痞闷，以泻代清此方功。

【组成】大黄二两（6g）　黄连一两（3g）　黄芩一两（3g）

【用法】上三味，以水三升，煮取一升，顿服之（现代用法：水煎服）。

【功效】泻火解毒，燥湿泄痞。

【主治】热结心下之痞证。邪火内炽，迫血妄行所致吐血、衄血；湿热内蕴之黄疸，见胸痞烦热；或积热上冲所致目赤目肿，口舌生疮；或外科疮疡，心胸烦热，大便干结，舌红苔黄，脉数有力。

●方义发挥

1. 病证辨析　大黄黄连泻心汤为治疗热结心下痞证的代表方。

火毒炽盛，血为热迫，随火上逆，则为吐衄；火热上冲，则为目赤而肿；内结于胸，故为胸痞烦热；热盛则津伤，故口燥咽干；热壅肌肉，则为疮疡肿毒；舌红苔黄、脉数有力，皆为火毒炽盛之证。

2. 治法　三焦热盛，热结致痞，故须直折清热泻火，燥湿泄痞。

3. 配伍解析

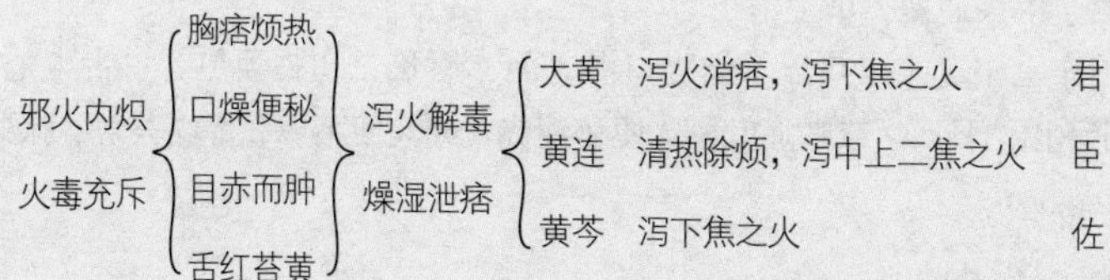

方中大黄泻下通便，泻火消痞，导热下行，使热从大便而去，体现了“以泻代清”之法。

●临床应用

1. 适用范围　本方常用于败毒症、上消化道出血、胃炎、大叶性肺炎、痤疮等中医辨证属热邪结于心下或火热迫血妄行者。

2. 使用注意　本方为大苦大寒之剂，久服或过量易伤脾胃，非火盛者不宜使用。

●药理研究　本方主要有抗幽门螺杆菌[1]、抗溃疡[2]等作用。

●参考文献

［1］梁雪．泻心汤免煎剂治疗幽门螺杆菌感染的临床疗效［J］．中国中西医结合消化杂志，2005，13（2）：115-117.

［2］李冀，谢田，于海，等．大黄黄连泻心汤、理中丸对消炎痛型及水浸应激型胃溃疡寒热证模型大鼠血清 NO 和 ET 含量的影响［J］．时珍国医国药杂志，2011，22（8）：1862-1864.

凉膈硝黄栀子翘，黄芩甘草薄荷饶，
再加竹叶调蜂蜜，上中郁热服之消。

凉膈散《太平惠民和剂局方》

【组成】川大黄　朴硝　甘草炙，各二十两（各 12g）　山栀子仁　薄荷去梗　黄芩各十两（各 6g）　连翘二斤半（25g）

【用法】上药为粗末，每服二钱（6g），水一盏，入竹叶七片，蜜少许，煎至七分，去滓，食后温服。小儿可服半钱，更随岁数加减服之。得利下，住服（现代用法：上药共为粗末，每服 6 ~ 12g，加竹叶 3g，蜜少许，水煎服。亦可作汤剂煎服）。

【功效】泻火通便，清上泄下。

【主治】上中二焦火热证。烦躁口渴，面赤唇焦，胸膈烦热，口舌生疮，睡卧不宁，谵语狂妄，或咽痛吐衄，便秘溲赤，或大便不畅，舌红苔黄，脉滑数。

●方义发挥

1. 病证辨析　凉膈散为治疗中上二焦火热证的代表方。

火热内扰，火性炎上，故见面红目赤、口舌生疮、咽痛吐衄；热扰心神，则见谵语狂妄；热伤津液，则口渴咽燥唇焦；燥热内结，故有便秘溲赤；舌红苔黄、脉滑数，皆为里热炽盛之证。

2. 治法　上中二焦邪热炽盛，清上则中焦燥结不得去，泻下则上焦邪热不得解，只有清泻兼施，方能切中病情，故治以清热泻火通便为法。

3. 配伍解析

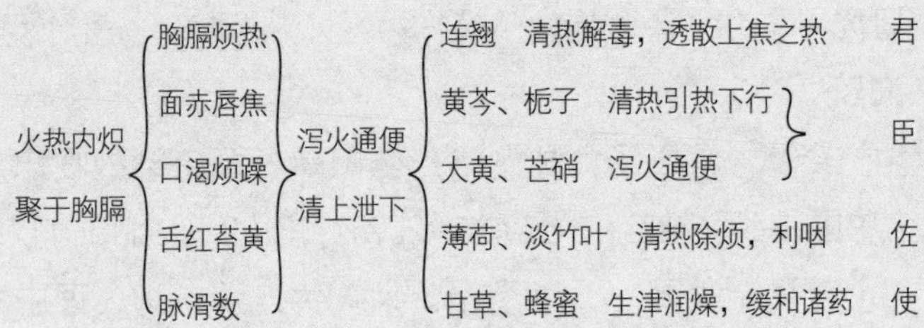

方中连翘清上焦之热，配伍大黄、芒硝泻下通便，栀子通泄三焦，引火下行，泻下以清泄胸膈郁热，此“以泻代清”之义。

●临床应用

1. 适用范围　本方常用于肺炎、胃炎、腮腺炎、急性扁桃体炎等中医辨证属中上二焦邪热为患者。

2. 使用注意　本方为大苦大寒之剂，久服或过量易伤脾胃；本方虽有通腑之力，其重在治疗胸膈之热，若无便秘者，亦可使用。

●药理研究

本方主要有抗内毒素所致肝肺损伤[1-2]、降糖[3]等作用。

●参考文献

[1] 余林中，刘建新，胡孔友，等．凉膈散对内毒素诱导大鼠急性肺损伤模型样受体表达的影响[J]．中药新药与临床研究，2010，21(4)：334-337.

[2] 余林中，江爱达，陈育尧，等．凉膈散对内毒素血症小鼠的肝脏库普弗细胞 CD_{14} 和清道夫受体表达的影响[J]．中国中药杂志，2006，31(3)：220-223.

[3] 杨彬，马景，俞恒桑．凉膈散与黄连解毒汤对2型糖尿病小鼠血糖、血脂及胰岛素水平的影响[J]．浙江中西医结合杂志，2009，19(2)：337-338.

《东垣试效方》普济消毒饮

普济消毒蒡芩连，甘桔蓝根勃翘玄，
升柴陈薄僵蚕入，大头瘟毒服之痊。

【组成】黄芩酒炒　黄连酒炒，各五钱（各15g）　陈皮去白　甘草生用　玄参　柴胡　桔梗各二钱（各6g）　连翘　板蓝根　马勃　牛蒡子　薄荷各一钱（各3g）　僵蚕　升麻各七分（各2g）

【用法】上药为末，汤调，时时服之，或蜜拌为丸，噙化（现代用法：水煎服）。

【功效】清热解毒，疏风散邪。

【主治】大头瘟。恶寒发热，头面红肿焮痛，目不能开，咽喉不利，舌燥口渴，舌红苔白兼黄，脉浮数有力。

●方义发挥

1. 病证辨析　普济消毒饮为治疗大头瘟的代表方。

风热疫毒上攻头面，气血壅滞，致头面红肿热痛，甚则目不能开；温毒壅滞咽喉，则咽喉红肿而痛；里热炽盛，津液被灼，则口渴；初起风热时毒侵袭肌表，卫阳被郁，正邪相争，故恶寒发热；舌苔黄燥、脉浮数有力均为风热之象。

2. 治法　疫毒宜清解，风热宜疏散，病位在上宜因势利导，疏散上焦之风热，清解上焦之疫毒，故法当解毒散邪兼施而以清热解毒为主。

3. 配伍解析

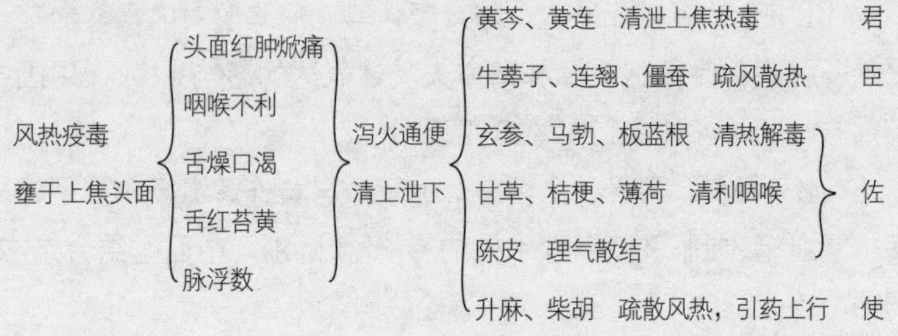

方中重用黄芩、黄连苦寒泻火解毒，酒炒后则先上行头面而更好地清热解毒；升麻、柴胡之引药上行达于头面，以清头面热毒；升麻、柴胡配黄连、黄芩，升中有降，可防其升散太过，相反相成。

●临床应用

1. 适用范围　本方常用于丹毒、腮腺炎、急性扁桃体炎、淋巴结炎伴淋巴管回流障碍等中医辨证属风热邪毒为患者。对风热疫毒上攻头面五官，见有红肿热痛者均有效（如结膜炎、中耳炎以及扁桃体炎等）。

2. **使用注意** 本方升麻、柴胡不可重用，否则热毒更炽盛。

●**药理研究** 本方主要有抑菌[1]、增强免疫力[2]、降糖[3]等作用。

●**参考文献**

［1］路广义，郭洁．普济消毒饮对化脓性链球菌的体外抑菌作用［J］．中国中医基础医学杂志，2014，20（9）：1288-1289.

［2］黎同明，王桂香，全世建．普济消毒饮对小鼠免疫功能的影响［J］．广州中医药大学学报，2005，22（2）：141-143.

［3］张益钧，沈利水，戴盛锋，等．三黄汤与普济消毒饮干预2型糖尿病小鼠胰岛素信号错误转导的机理研究［J］．中医药学报，2009，37（2）：25-28.

仙方活命饮 《校注妇人良方》

仙方活命君银花，归芍乳没陈皂甲，
防芷贝粉甘酒煎，阳证痈疡内消法。

【组成】白芷六分（3g） 贝母 防风 赤芍药 当归尾 甘草节 皂角刺炒 穿山甲炙 天花粉 乳香 没药各一钱（各6g） 金银花 陈皮各三钱（9g）

【用法】用酒一大碗，煎五七沸服（现代用法：水煎服，或水酒各半煎服）。

【功效】清热解毒，消肿溃坚，活血止痛。

【主治】阳证痈疡肿毒初起。症见红肿焮痛，或身热凛寒，苔薄白或黄，脉数有力。

●**方义发挥**

1. **病证辨析** 仙方活命饮为治疗阳证痈疡肿毒初起的代表方。

《灵枢·痈疡篇》说："营卫稽留于经脉之中，则血泣不行，不行则卫气从之而不通，壅遏不得行，故热。大热不止，热盛则肉腐，肉腐则为脓，故名曰痈。"热毒壅聚，营气郁滞，气滞血瘀，聚而成形，故见局部红肿热痛；邪正交争于表，故全身身热凛寒；正邪俱盛，相搏于经，则脉数有力。

2. **治法** 证由热毒壅结，故治以清热解毒；气血郁滞，故治以行气活血，消肿止痛；痰热瘀结，故少佐化痰散结之品。本方奏清热解毒，消肿溃坚，活血止痛之功，使热毒清解、气血流通、肿消痛止。

3. 配伍解析

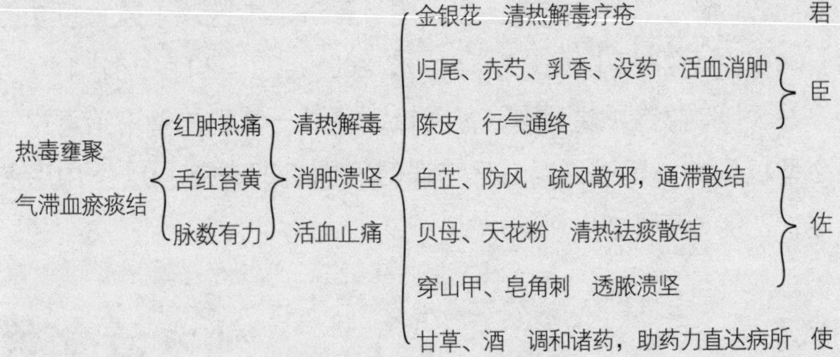

全方清热解毒、化痰散结、透脓溃坚。《古今名医方论》称其为“疡门开手攻毒之第一方也”。后世称本方为“疮疡之圣药，外科之首方”。

●临床应用

1. 适用范围　脓疱疮、疖肿、蜂窝组织炎、乳腺炎、化脓性扁桃体炎等中医辨证属热毒实证者，可将本方随证加减，用于治疗。本方亦治骨髓炎、麦粒肿、急性泪囊炎、多种化脓性炎症、阑尾脓肿、深部脓肿等属阳证、实证者。

2. 使用注意　本方只可用于痈肿未溃之前，若已溃断不可用；本方性偏寒凉，阴证疮疡忌用；脾胃本虚，气血不足者均应慎用。

●药理研究　本方主要有抗炎解热[1]、降血黏度[2]等作用。

●参考文献

［1］辛勤，司端运，戴伟娟．仙方活命饮的抗炎及解热作用研究［J］．济宁医学院学报，2002，25（1）：37-38.

[2] 江德刚，张晓根，刘兴友，等．仙方活命饮对家兔血液流变性的影响［J］．中国兽医学杂志，1993，（1）：3-5.

五味消毒疗诸疔，银花野菊蒲公英，紫花地丁天葵子，煎加酒服效非轻。

《校注妇人良方》五味消毒饮

【组成】金银花三钱（30g）　野菊花　蒲公英　紫花地丁　紫背天葵子各一钱二分（12g）

【用法】水一盅，煎八分，加无灰酒半盅，再滚二三沸时，热服，被盖出汗为度（现代用法：水煎，加酒一二匙和服。药渣捣烂可敷患部）。

【功效】清热解毒，消散疔疮。

【主治】火毒结聚之疔疮。疔疮初起，发热恶寒，疮形如粟，坚硬根深，状如铁钉，以及痈疡疖肿，红肿热痛，舌红苔黄，脉数。

●方义发挥

1. 病证辨析　五味消毒饮为治疗疔疮之代表方。

热毒内蕴结于肌肤，故局部红肿热痛，疔疮形如粟粒、坚硬根深、状如铁钉；舌红苔黄、脉数俱是热毒炽盛之象。

2. 治法　痈疮疔毒，多由脏腑蕴热，火毒结聚。故治以清热解毒为主，以使积热火毒清解消散。

3. 配伍解析

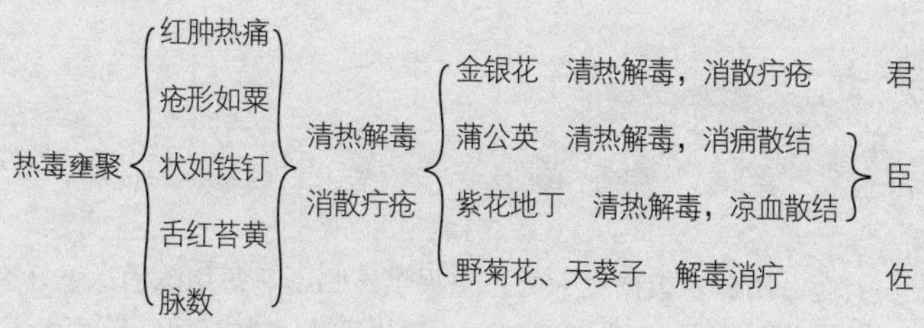

方中重用金银花清热解毒，消散疔疮，该药为“疮疡圣药”；蒲公英、紫花地丁、天葵子、野菊花相须配伍，共奏清热解毒消疔之功。

●临床应用

1. 适用范围 本方可随证加减用于脓疱疮、疖肿、蜂窝组织炎、乳腺炎、化脓性扁桃体炎等中医辨证属热毒实证者。

2. 使用注意 “疔无散法”，本方不宜加用发散之品。

●药理研究 本方主要有抑菌抗炎[1-2]、增强免疫力[3]、治疗鼻咽炎[4]等作用。

●参考文献

[1] 张晓青，陈伶利，李斌，等．应用压电微生物传感仪研究五味消毒饮抑菌作用的量效关系［J］．中草药杂志，2013，44（18）：2569-2572.

[2] 向敏，王建梅，顾瑶华，等．加味五味消毒饮提取物对小鼠角叉莱胶炎症模型的作用［J］．中国现代医学杂志，2011，21（12）：1462-1465.

[3] 王志龙．五味消毒饮对小鼠免疫功能的影响［J］．牡丹江医学院学报，2010，31（3）：57-59.

[4] 黄水仙，田道法，江志超．五味消毒饮治疗大鼠实验性急性鼻咽炎的疗效观察［J］．中国中西医结合耳鼻咽喉科杂志，2006，14（1）：11-14.

犀黄丸《外科全生集》

犀黄丸内有麝香，没药乳香合成方，火毒结聚痰瘀滞，清热化痰消瘀良。

【组成】犀黄三分（0.9g）　麝香一钱半（4.5g）　乳香　没药各去油，研极细末　黄米饭各一两（30g）

【用法】上药，用黄米饭捣烂为丸。忌火烘，晒干。每用陈酒送下9克。患生上部，临卧时服，患生下部，空腹时服（现代用法：制成药丸，陈酒送下9克，空腹服）。

【功效】清热解毒，化痰散结，活血消肿。

【主治】火毒结聚之疔疮如乳岩、横痃、瘰疬、痰核、流注、肺痈、小肠痈。

●**方义发挥**

1. 病证辨析 犀黄丸为治疗疔疮之代表方。

火热郁结，热毒壅滞，气血凝滞，津聚为痰，故成乳岩、横痃、瘰疬、痰核、流注、肺痈、小肠痈诸症。

2. 治法 热毒火郁，当以清热解毒为主；气血瘀滞，当活血消肿，行气通络；痰凝当化痰散结。

3. 配伍解析

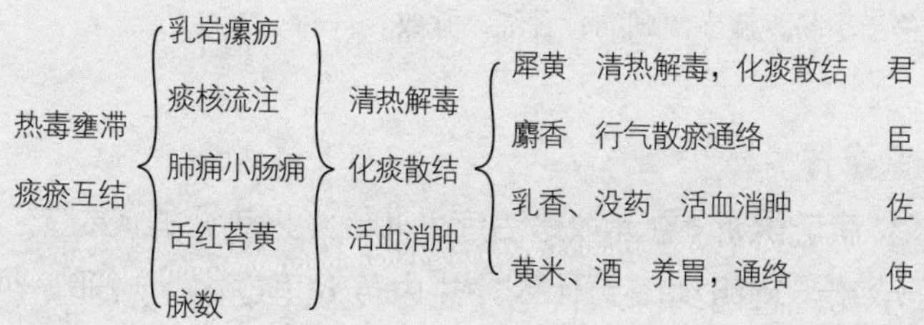

全方配伍，共奏清热解毒，活血消肿，化痰散结之功。

●**临床应用**

1. 适用范围 本方常用于淋巴结炎、乳腺囊性增生、乳腺癌、多发性脓肿、骨髓炎等中医辨证属火痰瘀毒壅滞而成者。

2. 使用注意 本丸久服必损胃气，有虚火者不宜使用。

●**药理研究** 本方主要有抗肿瘤[1]等作用。

●**参考文献**

[1] 金沈锐，祝彼得，秦旭华，等．犀黄丸对多种人恶性肿瘤细胞株 MDA-MB-231、SMMC7721、T24、HL-60、A549 增殖的影响［J］．四川中医，2006，24（10）：10-13.

第四节　清脏腑热

导赤木通生地黄，草梢煎加竹叶尝，
清心利水又养阴，心经火热移小肠。

导赤散《小儿药证直诀》

【组成】生地黄　木通　生甘草梢各等分（各6g）

【用法】上药为末，每服三钱（9g），水一盏，入竹叶同煎至五分，食后温服（现代用法：水煎服，用量按原方比例酌情增减）。

【功效】清心利水养阴。

【主治】心经火热证。症见心胸烦热，口渴面赤，意欲饮冷，以及口舌生疮；或心热移于小肠，溲赤涩刺痛，舌红，脉数。

●**方义发挥**

1. 病证辨析　导赤散是治疗小儿心经火热证的代表方。

小儿为稚阴纯阳之体，外热内传入里或内生热邪，热为阳邪，其性上炎，心经之火循经上炎，而见心胸烦热、面赤、口舌生疮；火热内灼，阴液被耗，故见口渴、意欲饮冷；心与小肠相表里，心热下移小肠，泌别失职，乃见小便赤涩刺痛；舌红、脉数，均为内热之象。

2. 治法　心火上炎而又阴液不足，故治法不宜苦寒直折，而宜清心与养阴兼顾，利水以导热下行，使蕴热从小便而泄。

3. 配伍解析

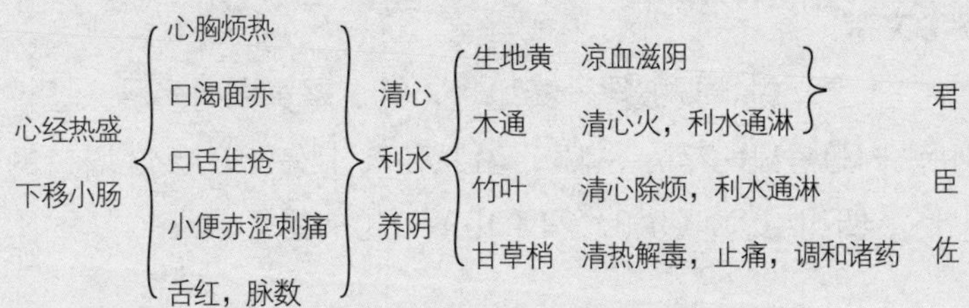

全方配伍滋阴制火而不恋邪，利水通淋而不伤阴。

● **临床应用**

1. 适用范围 本方常用于口腔炎、鹅口疮、小儿夜啼等属心经有热者；急性泌尿系统感染等中医辨证属下焦湿热者，亦可加减治之。

2. 使用注意 方中木通苦寒，生地黄阴柔寒凉，故脾胃虚弱者慎用。

● **典型医案** 一小儿周岁，发热而搐，以泻青丸投之不效。乃问其发搐之状，其母曰：搐过后只好睡，以乳与之则饮，不与则不思，醒时则戏作猫儿声，见人则笑，不发搐，便是好了。万曰：医要识症，药要对症，怪底前药之不效也。以导赤散服之，一剂而安。其父问故，曰：心脏属火，其声为笑。火生于寅，属虎。猫者，虎之类也。猫声而笑，知非肝病，乃心病也，故以导赤散泻其心火而安。（《续名医类案》）

《医方集解》龙胆泻肝汤

> 龙胆泻肝栀芩柴，生地车前泽泻偕，
> 木通甘草当归合，肝经湿热力能排。

【组成】龙胆草酒炒（6g） 黄芩炒（9g） 栀子酒炒（9g） 泽泻（12g） 木通（6g） 当归酒炒（3g） 生地黄酒炒（9g） 柴胡（6g） 生甘草（6g） 车前子（9g）（原书未著用量）

【用法】水煎服，亦可制成丸剂，每服6~9g，日2次，温开水送下（现代用法：水煎服，用量按原方比例酌情增减）。

【功效】清泻肝胆实火，清利下焦湿热。

【主治】

1. 肝胆实火上炎证 头痛目赤，胁痛，口苦，耳聋，耳肿，舌红苔黄，脉弦数有力。

2. 肝胆湿热下注证 阴肿，阴痒，阴汗，小便淋浊，或妇女带下黄臭等，舌红苔黄腻，脉弦数有力。

● **方义发挥**

1. 病证辨析 龙胆泻肝汤是治疗肝胆实火证或湿热证的

代表方。

肝开窍于目，肝在志为怒。肝胆实火循肝胆经上犯，则头痛目赤、耳目疼痛、口苦、耳聋；肝胆湿热下注，肝胆之经络阴器，则阴肿、阴痒、阴汗；肝主疏泄，湿热下注，壅滞下焦，影响全身水液正常运行，则小便淋浊、妇女带下色黄腥臭等；舌红苔黄或黄腻、脉弦数有力为火盛或湿热之象。

2. 治法 实火湿热，上攻下注内郁，故治宜苦寒降泄，使火邪下趋；通利湿热，因势利导，使邪有出路；热气内郁，故以疏达，使气机条畅，则肝有所主。是以立泻肝胆实火、利三焦湿热之法。

3. 配伍解析

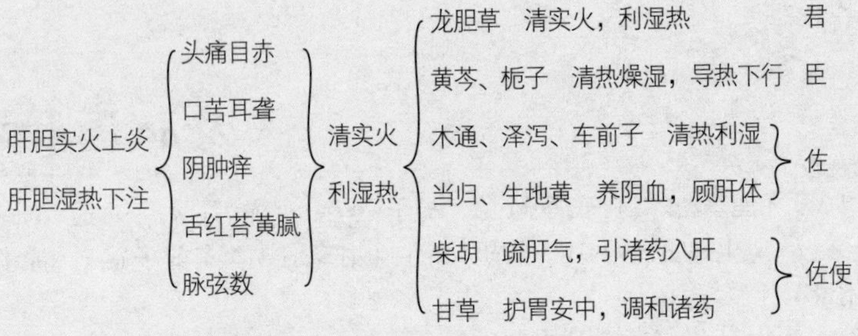

本方配伍滋阴养血之品以顾肝体，又兼以疏畅肝胆、调达肝气，体现了针对肝系疾病的治疗当固护肝“体阴而用阳”的生理特性。且全方泻中有补，降中寓升，祛邪而不伤正，泻火而不伐胃气，配伍严谨，照顾周到，确为泻肝之良方。

●临床应用

1. 适用范围 本方常用于临床各科疾病，如顽固性头痛、头部湿疹、高血压、急性结膜炎、外耳道疖肿、化脓性中耳炎、急性黄疸型肝炎、急性胆囊炎，以及泌尿生殖系统炎症、急性肾盂肾炎、急性膀胱炎、尿道炎、盆腔炎、带状疱疹等中医辨证属于肝胆实火上炎或湿热下注者。

2. 使用注意 本方药多苦寒，易伤脾胃，中病即止，不宜久服。

●药理研究 本方主要有抑菌抗炎[1]、镇痛[2]、保肝[3]、利胆[4]、提高免疫力[5]等作用。

●参考文献

［1］潘经媛，邱银生，朱式欧，等．龙胆泻肝胶囊的抗炎、免疫调节作用［J］．时珍国医国药，2006，17（8）：1471-1473.

［2］蒲维娅．龙胆泻肝汤对小鼠的镇痛作用［J］．时珍国医国药，2004，15（7）：389-340.

［3］石红，周琰，何士彦．龙胆泻肝汤对四氯化碳肝损伤大鼠肝脏转运功能的影响［J］．辽宁中医杂志，2006，33（8）：1041-1042.

［4］董伟，梁爱华，薛宝云．龙胆泻肝丸（含白木通）对胆汁淤积大鼠利胆保肝作用的实验研究［J］．中国实验方剂学杂志，2007，13（10）：37-38.

［5］章健，赵黎，南淑玲，等．龙胆泻肝汤对正常动物免疫功能的影响［J］．中国中医基础医学杂志，2007，13（9）：673-674.

●典型医案 焦秀才病口苦，罗谦甫制龙胆泻肝汤，治之得效。经云：有病口苦，名曰胆瘅。乃肝主谋虑，胆主决断，为清净之府，肝取决于胆，胆或不决，为之恚怒，怒则气逆，胆汁上溢，故口苦，或热盛使然也。（《续名医类案》）

当归龙荟用四黄，栀子木香与麝香，
合蜜为丸加青黛，肝胆实火悉能攘。

当归龙荟丸《丹溪心法》

【组成】当归　龙胆草　栀子　黄连　黄柏　黄芩各一两（30g）　芦荟　青黛　大黄各半两（各 15g）　木香一分（4.5g）　麝香半钱（1.5g）

【用法】上为末，炼蜜为龙，如小豆大，小儿如麻子大，生姜汤下，每服 20 丸（现代用法：为末，用水泛为丸，每次口服 6g，1 日 2 次，温开水送下）。

【功效】清泻肝胆实火。

【主治】肝胆实火证。头晕目眩，神志不宁，谵语发狂，大便秘结，小便赤涩，舌红苔黄，脉弦数有力。

●方义发挥

1. 病证辨析　当归龙荟丸为治疗肝胆实火证的代表方。

肝开窍于目，肝在志为怒，肝胆实火循肝胆经上犯，则头晕目眩；火热内郁，扰乱心神，则神志不宁、谵语发狂；热结伤津，故大便秘结、小便赤涩；舌红苔黄、脉弦数有力为火盛之象。

2. 治法　肝胆实火内扰，当苦寒清热泻火，给热以下行出路。

3. 配伍解析

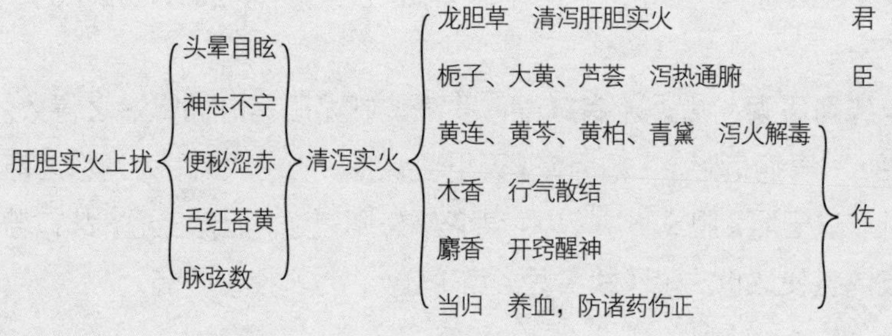

●临床应用

1. 适用范围　本方常用于高血压、急性结膜炎、外耳道疖肿、化脓性中耳炎、急性黄疸型肝炎、带状疱疹等中医辨证属于肝胆实火上炎者。

2. 使用注意　本方药多苦寒，易伤脾胃，脾胃虚寒者慎用。

左金丸 《丹溪心法》

左金连萸六比一，清肝泻火降呕逆，
肝火犯胃痛吐酸，再加芍药名戊己。

【组成】黄连六两（180g）　吴茱萸一两（30g）

【用法】上药为末，水丸或蒸饼为丸，白汤下五十丸（6g）（现代用法：为末，水泛为丸，每服2～3g，温开水送服。亦可作汤剂，用量参考原方比例酌定）。

【功效】清泻肝火，降逆止呕。

【主治】肝火犯胃证。胁肋疼痛，嘈杂吞酸，呕吐口苦，舌红苔黄，脉弦数。

●方义发挥

1. 病证辨析　左金丸为治疗肝火犯胃证的代表方。

肝之经脉布于胁肋，肝经自病则胁肋胀痛；肝火犯胃则胃失和降，故嘈杂吞酸、呕吐口苦；舌红苔黄、脉象弦数乃肝经火郁之候。

2. 治法　火热当清，气逆当降，故治宜清泻肝火为主，兼以降逆止呕。

3. 配伍解析

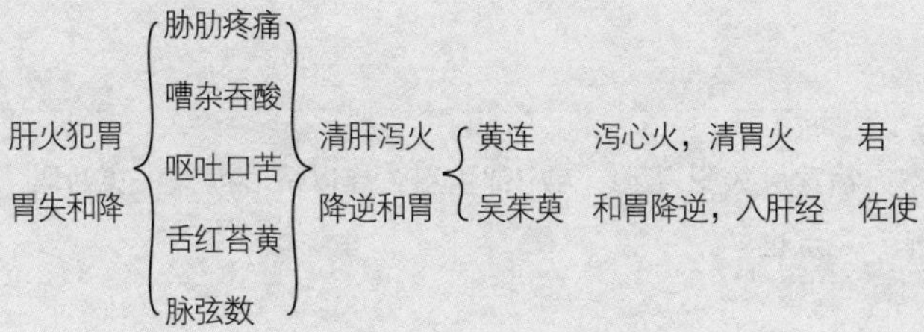

二味配伍，辛开苦降，肝胃同治，泻火而不至凉遏，降逆而不碍火郁，相反相成。

●临床应用

1. 适用范围 本方常用于胃炎、食道炎、胃溃疡等中医辨证属肝火犯胃者。

2. 使用注意 吞酸属于阴虚气滞者不可使用。

●药理研究 本方主要有抗溃疡[1]、制酸[2]、抗肿瘤[3]、保护胃黏膜[4]等作用。

●参考文献

[1] 张红梅，刘晓伟，曲宏达，等．左金丸对应激性溃疡大鼠下丘脑室旁核 c-fos 及 HPA 轴的调节作用［J］．中国中西医结合急救杂志，2004，11（5）：276-280.

[2] 徐继红，雍定国，耿宝琴，等．左金胶囊与左金丸对抗大鼠实验性胃溃疡及胃酸分泌的比较研究［J］．中药药理与临床，1999，15（2）：8-9.

[3] 文彬，黄秋凌，龚艳青．左金丸及其主要单体成分对大肠癌的干预作用［J］．世界华人消化杂志，2009，17（19）：1936-1941.

[4] 陈艳芬，陈蔚文，李茹柳，等．左金丸和反左金对大鼠胃黏膜保护机制的比较研究［J］．广州中医药大学学报，2003，20（2）：133-135.

按语

本方治疗肝火犯胃证，方中却重用黄连以清心泻火，实乃取“实则泻其子”之意也。

戊己丸中吴茱萸，黄连白芍糊为丸，
肝脾不和腹痛泄，疏肝理脾又和胃。

《幼幼新书》戊己丸

【组成】黄连　吴茱萸　白芍药同炒赤，各五两（10g）

【用法】上为细末，面糊为丸，如梧桐子大。每服 20 丸，浓煎米饮下，空心日三服（现代用法：为末，水泛为丸，每服 5 ~ 10g，温开水送服；亦可作汤剂，用量参考原方比例酌定）。

【功效】疏肝理脾，清热和胃。

【主治】肝脾不和，胃失和降证。胃痛吞酸，腹痛泄泻，舌红苔黄，脉弦数。

●方义发挥

1. 病证辨析　戊己丸是治疗肝脾不和，胃失和降证的代表方剂。

肝在五行属木，脾胃在五行属土，正常情况下，木克土；肝郁气滞，横逆犯脾胃中焦，出现胃失和降，故胃痛吞酸；脾失运化，而现腹痛泄泻；舌红苔黄、脉象弦数乃肝经火郁之候。

2. 治法　肝郁化热当疏肝清热；横逆犯中当理脾和胃。

3. 配伍解析

肝郁化热、脾胃失和 → 胃痛吞酸、腹痛泄泻、舌红苔黄、脉弦数 → 疏肝清热、理脾和胃

药物	作用	配伍
黄连	清胃火、泻心火	君
吴茱萸	和胃降逆，入肝经	臣
白芍	柔肝缓急	佐

●临床应用　本方常用于神经性结肠炎、溃疡性结肠炎、过敏性结肠炎、胃炎、食道炎、胃溃疡等中医辨证属肝火犯胃者。

●药理研究　本方主要有抑制肠蠕动[1]、利胆[2]、抗幽门螺杆菌[3]、抗胃溃疡[4]等作用。

●参考文献

[1] 工娅杰，董宇，朱晓新．戊己丸提取物不同配伍方对豚鼠离体结肠运动影响的实验研究[J]．中国中药杂志，2007，32(20)：2161-2165.

[2] 王怡薇，张英丰，李玉洁，等．戊己丸不同配伍对代表成分胆汁排泄的影响[J]．中国中药杂志，2011，36(23)：3319-3324.

[3] 伍参荣，彭程，郭春秀．戊己丸水煎液对幽门螺杆菌感染小鼠体内 NO 含量的影响[J]．中医药导报，2006，12(1)：65-67.

[4] 谭琥，刘柏炎，蔡莹，等．戊己丸对胃溃疡模型大鼠 IL-6、IL-8 的影响[J]．中国中医急症，2011，20(4)：590-592.

泻白散《小儿药证直诀》

泻白桑皮地骨皮，粳米甘草扶肺气，
清泻肺热平和剂，热伏肺中喘咳医。

【组成】地骨皮　桑白皮炒，各一两（各 30g）　甘草炙，一钱（3g）

【用法】上药锉散，入粳米一撮，水二小盏，煎七分，食前服（现代用法：水煎服）。

【功效】清泻肺热，平喘止咳。

【主治】肺热喘咳证。气喘咳嗽，皮肤蒸热，日晡尤甚，舌红苔黄，脉细数。

●方义发挥

1. 病证辨析　泻白散是主治小儿肺中伏火郁热证的代表方。

小儿为稚阴纯阳之体，肺主气，宜清肃下降，火热郁结于肺，则气逆不降而为喘咳；肺合皮毛，肺热则外蒸于皮毛，故皮肤蒸热；里有伏热，易伤阴液，再加小儿稚阴之体，更易热伤阴分，故热以午后为甚；舌红苔黄、脉象细数是热邪渐伤阴分之候。

2. 治法 治宜清泻肺中郁热，平喘止咳。

3. 配伍解析

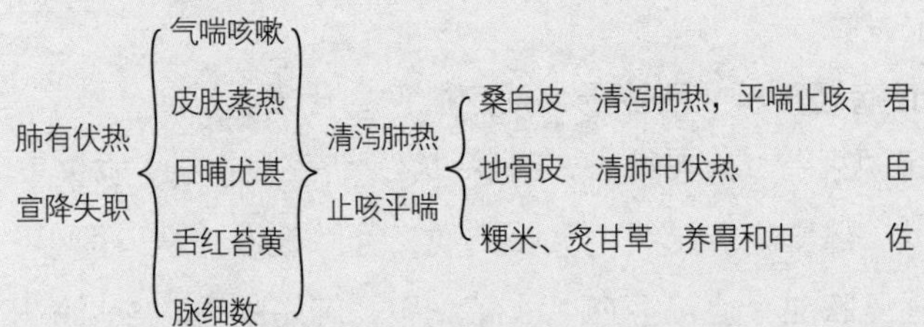

全方清中有润，泻中有补，培土生金，祛邪不伤正，清泻肺中伏热。

●临床应用

1. 适用范围 本方可用于小儿麻疹初期、肺炎或支气管炎等中医辨证属肺中伏火郁热者。

2. 使用注意 本方药性平和，尤宜于正气未伤，伏火不甚者；风寒咳嗽或肺虚喘咳者不宜使用。

●药理研究

本方主要有平喘[1]等作用。

●参考文献

[1] 张天柱，张景龙，樊湘泽，等．泻白散对小鼠过敏性哮喘气道炎症的作用及机制［J］．中国实验方剂学杂志，2014，20（20）：173-177.

苇茎汤 《外台秘要》

千金名方苇茎汤，
吐咳肺痈痰秽浊，
薏仁桃仁冬瓜瓣，
清肺化痰又排脓。

【组成】苇茎锉一升（60g） 薏苡仁半升（30g） 桃仁去皮尖，两仁者，50个（9g） 瓜瓣半升（24g）

【用法】以水二升，先煮苇令得五升，去滓悉纳诸药，煮取二升，分二次服（现代用法：水煎服）。

【功效】清肺化痰，逐瘀排脓。

【主治】肺痈。身有微热，咳嗽痰多，甚则咳吐腥臭脓血，胸中隐隐作痛，舌红苔黄腻，脉滑数。

●方义发挥

1. 病证辨析 苇茎汤为治疗肺痈之代表方。

风热邪气，外袭肌表，则身有微热；邪热壅肺，肺失宣降，故咳嗽；热毒伤及肺络，瘀阻肉腐，痈脓破溃，从口而出，故咳吐腥臭脓血；痰热瘀血，互结胸中，肺络不通，故见胸中隐隐作痛；舌红苔黄腻、脉滑数，乃痰热内盛之象。

2. 治法 当清肺化痰，逐瘀排脓。

3. 配伍解析

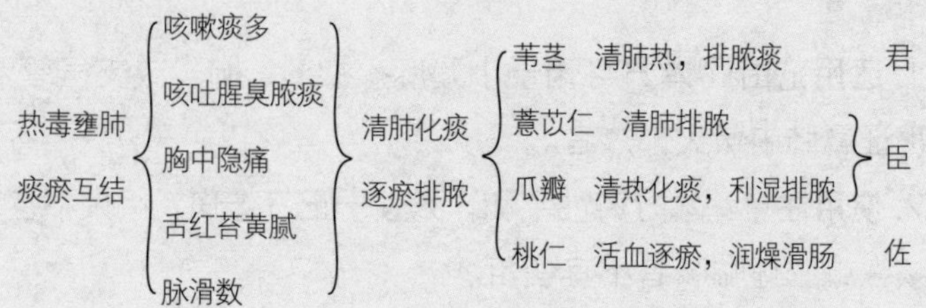

全方配伍，清热化痰、排脓逐瘀，对于肺痈脓未成者，服之可使消散；脓已成者，可使痰瘀两化，而痈得痊愈。

●临床应用

1. 适用范围 本方可用于治疗肺脓肿、大叶性肺炎、支气管炎、百日咳等中医辨证属肺热痰瘀互结者。

2. 使用注意 本方药性平和，尤宜于正气未伤，伏火不甚者；风寒咳嗽或肺虚喘咳者不宜使用。

●药理研究 本方主要有抗癌[1]、减轻慢性阻塞性肺疾病[2]等作用。

参考文献

[1] 蒋凤荣，蒋日磊，张旭．千金苇茎汤调控人肺小细胞癌H446中caspase-3、cox-2抗凋亡的研究[J]．南京中医药大学学报，2010，26（4）：278-279.

[2] 张海英，杨爱东，闫玲玲，等．加味千金苇茎汤对慢性阻塞性肺疾病大鼠肺组织SIGIRR蛋白及其mRNA表达的影响[J]．辽宁中医药大学学报，2015，17（2）：19-22.

按语

方中配伍瓜瓣，今多指冬瓜子，其清肺热，化痰排脓尤优。

清胃散 《脾胃论》

清胃散中当归连，生地丹皮升麻全，
或加石膏泻胃火，能消牙痛与牙宣。

【组成】生地黄　当归身各三分（各6g）　牡丹皮半钱（9g）　黄连六分（6g），夏月倍之　升麻一钱（9g）

【用法】上药为细末，都作一服，水一盏半，煎至七分，去滓，放冷服之（现代用法：作汤剂，水煎服）。

【功效】清胃凉血。

【主治】胃火牙痛。牙痛牵引头疼，面颊发热，其齿喜冷恶热；或牙宣出血；或牙龈红肿溃烂；或唇舌腮颊肿痛；口气热臭，口干舌燥，舌红苔黄，脉滑数。

方义发挥

1. 病证辨析　清胃散为治疗胃火牙痛之代表方。

足阳明胃经循鼻入上齿，手阳明大肠经上项贯颊入下齿，胃中热盛，循经上冲则口气热臭；胃为多气多血之腑，胃热每致血分亦热，血络受伤，故牙宣出血，甚则牙龈溃烂；口干舌燥、舌红苔黄、脉滑数俱为胃热津伤之候。

2. 治法　胃火上攻，治当清胃火，凉血消肿。

3. 配伍解析

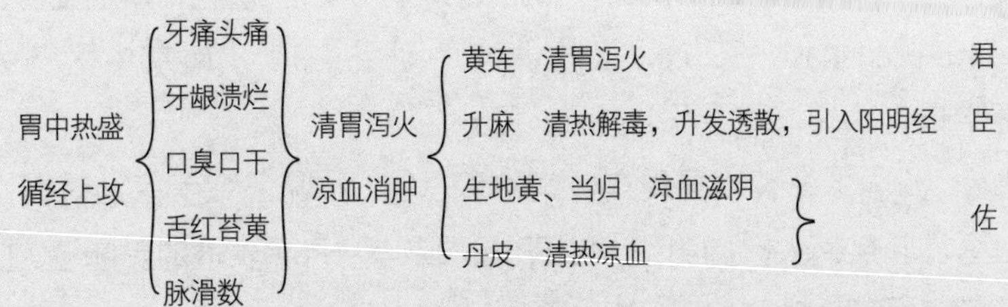

方中黄连得升麻，降中寓升，则泻火而无凉遏之弊；升麻得黄连，则散火而无升焰之虞。《医方集解》载本方有石膏，其清胃之力更强。

●临床应用

1. 适用范围　本方常用于口腔炎、牙周炎、三叉神经痛等中医辨证属胃火上攻者。

2. 使用注意　牙痛属风寒及肾虚火炎者不宜使用。

●药理研究　本方主要有清胃热[1]等作用。

●参考文献

［1］孙克，张晓丹，杨铭，等．清胃散清胃热作用的实验研究［J］．中成药，2008，30（6）：812-815.

●典型医案　一男子齿痛，胃脉数而有力，以清胃散加石膏、荆、防，二剂而痊。（《续名医类案》）

泻黄甘草与防风，石膏栀子藿香充，炒香蜜酒调和服，脾胃伏火口疮证。

泻黄散《小儿药证直诀》

【组成】藿香叶七钱（21g）　山栀仁一钱（6g）　石膏五钱（15g）　甘草三两（5g）　防风四两，去芦，切，焙（120g）

【用法】上药锉，同蜜、酒微炒香，为细末。每服一至二钱（3~6克），水一盏，煎至五分，温服清汁，无时（现代用法：作汤剂，水煎服）。

【功效】清胃凉血。

【主治】脾胃伏火证。症见口疮口臭，烦渴易饥，口燥唇干，舌红脉数，以及脾热弄舌等。

●方义发挥

1. 病证辨析 泻黄散为治疗脾胃伏火证的代表方。

脾属中土，其色为黄，开窍于口，其华在唇。脾胃伏火内扰，津液损伤，故出现口疮口臭、烦渴易饥、口燥唇干、弄舌等；舌红脉数为脾胃伏火之候。

2. 治法 治当泻脾胃伏火。

3. 配伍解析

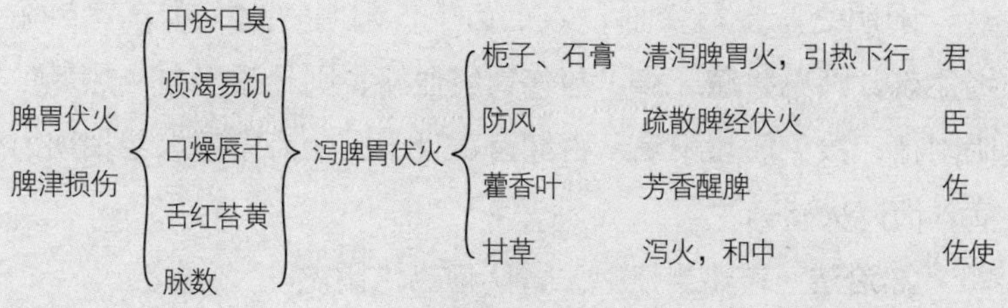

●临床应用

1. 适用范围 本方常用于口腔炎、唇炎、小儿腹泻等中医辨证属脾胃伏火者。

2. 使用注意 胃阴虚有热者禁用。

●药理研究 本方主要有镇痛、抗炎、抑酸、促进胃蠕动[1]等作用。

●参考文献

［1］于苏平，郭蓉晓，李娟，等．泻黄散加减方对小鼠镇痛、抗炎、胃功能方面的药效学研究［J］．成都中医药大学学报，2008，31（4）：65-66.

玉女煎《景岳全书》

玉女石膏熟地黄，知母麦冬牛膝襄，
清泻胃热兼滋阴，胃热阴虚牙痛尝。

【组成】石膏三至五钱（9~15g）　熟地三至五钱或一两（9~30g）　麦冬二钱（6g）　知母　牛膝各一钱半（各5g）

【用法】上药用水一盅半，煎七分，温服或冷服（现代用法：水煎服）。

【功效】清胃热，滋肾阴。

【主治】胃热阴虚证。头痛，牙痛，齿松牙衄，烦热干渴，舌红苔黄而干。亦治消渴，消谷善饥等。

●方义发挥

1. 病证辨析　玉女煎为治疗胃热肾阴虚证的代表方。

阳明之脉上行头面，入上齿中，阳明气火有余，胃热循经上攻，则见头痛牙痛；热伤胃经血络，则牙龈出血；热耗少阴阴精，故见烦热干渴、舌红苔黄且干。此为火盛水亏相因为病，而以火盛为主。

2. 治法　胃热当清热，肾阴虚当滋阴。

3. 配伍解析

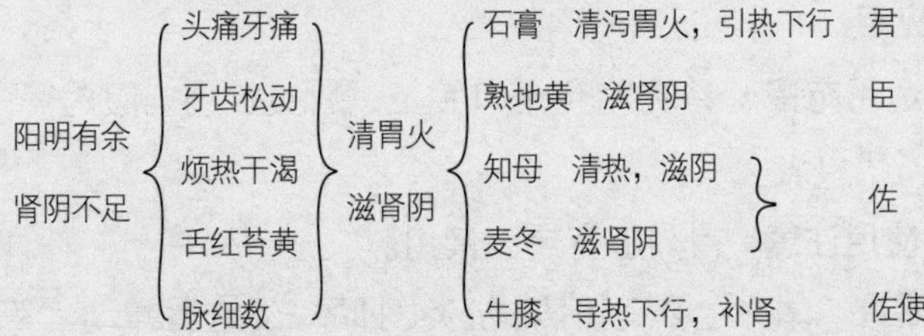

本方清热与滋阴共进，虚实兼治，以治实为主，使胃热得清，肾水得补，则诸症可愈。

●临床应用

1. 适用范围　本方常用于牙龈炎、糖尿病、急性口腔炎、舌炎等中医辨证属胃热阴虚者。

2. 使用注意 胃阴虚有热者禁用。

类方鉴别

方名		清胃散	玉女煎
相同点		均可清胃热，治疗胃热牙痛证	
不同点	组成	黄连、升麻、当归、生地黄、丹皮	石膏、知母、麦冬、熟地黄、牛膝
	功效	凉血泻火之功著	滋肾阴之力强
	病证	胃热炽盛证	胃热阴虚证
	症状	牙痛，牙龈出血，牙龈红肿溃烂，口气热臭，口干舌燥，舌红苔黄，脉滑数	头痛，牙痛，齿松牙衄，烦热干渴，舌红苔黄而干

●**药理研究** 本方主要有降糖[1-2]、抗炎[3]、改善心室重构[4]等作用。

●**参考文献**

[1] 张鸣，孙必强．玉女煎加减方对高血糖大鼠的实验研究[J]．中国实验方剂学杂志，2008，14（7）：54-56.

[2] 何才姑，钱长晖，黄玉梅，等．玉女煎对GK大鼠胰岛自噬基因Beclin表达的影响[J]．福建中医药大学学报，2012，22（2）：32-35.

[3] 李轶，刘艳辉，王改玲，等．玉女煎对实验性兔牙周炎模型的治疗作用[J]．广州中医药大学学报，2009，26（4）：367-370.

[4] 杜军，陈长勋，王樱，等．加减玉女煎抗心室重构的实验研究[J]．中成药，2008，30（1）：24-27.

按语

“玉女”一称有两个来源，一是古代道家称肾为“玉女”，本方可滋补肾水，故名之。二是观音菩萨左有金童，手持净瓶，右有玉女，手持柳枝，观音用柳枝蘸净瓶之水，洒于大地则清凉滋润。本方既补肾水之不足，又泻胃火之有余，宛若观音菩萨用柳枝蘸净瓶之水洒于大地，而使阴虚火亢之证迅速得以平息，所以此方名为“玉女煎”。

芍药汤内用槟黄，芩连归桂草木香，重在调气兼行血，里急便脓自然康。

芍药汤 《素问病机气宜保命集》

【组成】芍药一两（30g）　当归半两（15g）　黄连半两（15g）　槟榔　木香　甘草炒，各二钱（各6g）　大黄三钱（9g）　黄芩半两（15g）　官桂二钱半（5g）

【用法】上药㕮咀，每服半两（15g），水二盏，煎至一盏，食后温服（现代用法：水煎服）。

【功效】清热燥湿，调气和血。

【主治】湿热痢疾。腹痛，便脓血，赤白相兼，里急后重，肛门灼热，小便短赤，舌苔黄腻，脉弦数。

●方义发挥

1. 病证辨析　芍药汤为治疗湿热痢疾的代表方。

湿热下注大肠，搏结气血，酿为脓血，而为下痢赤白；肠道气机阻滞则腹痛、里急后重；肛门灼热、小便短赤、舌苔黄腻、脉象弦数等俱为湿热内蕴之象。

2. 治法　宜清热燥湿，调和气血。

3. 配伍解析

湿热壅滞肠中，气血失调：
- 腹痛
- 便脓血
- 里急后重
- 舌红苔黄
- 脉弦数

→ 清热燥湿，调气和血：
- 黄芩、黄连　清热燥湿，解毒治痢　君
- 芍药、当归　养血和营，缓急止痛；木香、槟榔　行气导滞　臣
- 大黄　凉血解毒，导湿热下行　佐
- 肉桂　助归、芍行血和营，兼反佐之用　佐使
- 甘草　和中调药　使

本方立意不在止痢，而重在治其致痢之本。此方与一般纯用苦寒以治湿热下痢之方不同，全方气血并治，兼以通因通用；寒热共投，侧重于热者寒之。

●临床应用

1. 适用范围　本方常用于细菌性痢疾、阿米巴痢疾、过敏性结肠炎、急性肠炎等中医辨证属湿热为患者。

2. 使用注意　痢疾属于脾肾虚寒证者不可使用。

●药理研究　本方主要有抑菌抗炎[1]、抗溃疡[2]等作用。

●参考文献

［1］王敏玉，尉中民，张永佩．芍药汤抗炎抗菌效果的实验研究［J］．辽宁中医杂志，1992，（9）：43-44.

［2］赵晓霞，郭胜，李宝鹤，等．芍药汤对溃疡性结肠炎大鼠 ICAM － 1、TNF-α、IL- 10 影响的实验研究［J］．中国中医药科技杂志，2008，15（3）：174-175.

●典型医案　薛立斋治崔司空，年逾六旬，患痢赤白，里急后重。此湿热壅滞，用芍药汤，内加大黄二钱，一剂减半，又剂痊愈。惟急重未止，此脾气下陷，用补中益气送香连丸而愈。（《续名医类案》）

黄芩汤 《伤寒论》

黄芩汤治太少利，腹痛急迫脉弦细，
黄芩白芍甘草枣，清热和阴平肝逆。

【组成】黄连三两（9g）　芍药二两（9g）　甘草炙，二两（3g）　大枣十二枚（4枚）

【用法】上四味，以水一斗，煮取三升，去滓。温服一升，日再夜一服（现代用法：水煎服）。

【功效】清热止利，和中止痛。

【主治】热痢，热泻。身热口苦，腹痛下利，舌红苔黄，脉数。

●方义发挥

1. 病证辨析 黄芩汤为治疗热泻热痢的代表方。

太阳与少阳同时发病，少阳枢机不利，邪郁化热，循经上扰，故出现身热口苦之少阳证；内迫阳明，下趋大肠，故可见肛门灼热、腹痛下利等阳明证；舌红苔黄、脉弦数等俱为火郁内迫下行之象。

2. 治法 宜清热止利，和中止痛。

3. 配伍解析

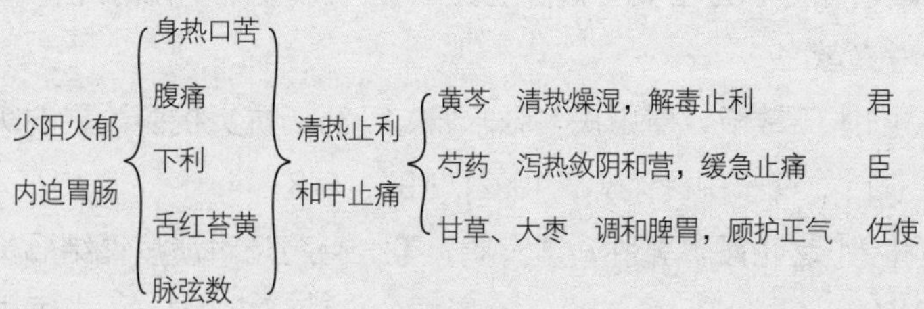

方中重用苦寒之黄芩，一清少阳邪热，二解阳明里热，清热燥湿，解毒止利，一药而二用；本方配伍芍药微寒，土中泻木，缓急止痛。

●临床应用

1. 适用范围 本方常用于细菌性痢疾、阿米巴痢疾、过敏性结肠炎、急性肠炎等中医辨证属热泻热痢者。

2. 使用注意 下利初起有表证及虚寒性下利者，不宜使用本方。

●药理研究 本方主要有抑菌抗炎[1]、抗溃疡[2]、抗肿瘤[3]等作用。

参考文献

[1] 严梅桢，左风，宋红月．黄芩汤及其代谢产物抗菌作用的比较研究[J]．中国中药杂志，2003，28（3）：243-245.

[2] 陈丽，颜春鲁，朱俊燚，等．黄芩汤对溃疡性结肠炎大鼠的治疗作用及机制研究[J]．中药材，2016，39（3）：652-655.

[3] 迟宏罡，赵兵，郑学宝，等．黄芩汤体外诱导人结肠癌SW620细胞凋亡及其对凋亡相关因子表达的影响[J]．中医药现代化，2015，17（1）：56-60.

《伤寒论》白头翁汤

白头翁治热毒痢，黄连黄柏佐秦皮，清热解毒并凉血，赤多白少脓血医。

【组成】白头翁二两（15g）　黄柏三两（12g）　黄连二两（6g）　秦皮三两（12g）

【用法】上药四味，以水七升，煮取二升，去滓，温服一升，不愈再服一升（现代用法：水煎服）。

【功效】清热解毒，凉血止痢。

【主治】热毒痢疾。腹痛，里急后重，肛门灼热，下痢脓血，赤多白少，渴欲饮水，舌红苔黄，脉弦数。

方义发挥

1. 病证辨析　白头翁汤为治疗热毒痢疾的代表方。

《素问·至真要大论》云："暴注下迫，皆属于热。"热毒之邪，深陷血分，里结于大肠，血为热毒所蒸腐，故痢下脓血，赤多白少、或赤白相兼；热毒积滞肠中，气滞不通，则腹中疼痛、里急后重、有肛门重坠感；热毒下迫，故肛门灼热；热伤津液，故渴欲饮水；里热炽盛，故舌红苔黄腻、脉象弦数。

2. 治法　宜清热解毒，凉血止痢，热退毒解，则痢止而后重自除。

3. 配伍解析

热毒积滞肠腑：腹痛、里急后重、下痢脓血、赤多白少、舌红苔黄、脉弦数 → 清热解毒，凉血止痢

- 白头翁　清热解毒，凉血止痢　君
- 黄芩、黄柏　清热燥湿，泻火解毒　臣
- 秦皮　清热燥湿，涩肠止痢　佐

四药合用，共奏清热解毒，凉血止痢之功。

●临床应用

1. 适用范围　本方常用于细菌性痢疾、阿米巴痢疾等中医辨证属热毒偏盛者。

2. 使用注意　痢疾属于脾肾虚寒证者不可使用。

类方鉴别

方名		芍药汤	白头翁汤
相同点		均可清热燥湿，治疗热性痢疾	
不同点	组成	芍药、黄芩、黄连、木香、槟榔、当归、肉桂、大黄、甘草	白头翁、黄连、黄柏、秦皮
	功效	清热燥湿、调气行血之力强著	凉血止痢之功甚
	病证	湿热痢疾	热毒痢疾
	症状	腹痛，便脓血，肛门灼热，里急后重，赤白相兼，舌红苔黄腻，脉弦数	腹痛，便脓血，里急后重，赤多白少，舌红苔黄，脉弦数

●药理研究　本方主要有抑菌[1]、抗病毒[2]、抗溃疡[3]等作用。

●参考文献

[1] 徐倩倩，郭时金，王艳萍，等. 白头翁汤方及其单味药水提取液对猪鸡大肠杆菌体外抑菌活性的测定［J］. 黑龙江畜牧兽医，2016，(6)：185-187.

[2] 颜贵明，张梦翔，夏丹，等. 白头翁汤正丁醇提取物

对热带念珠菌毒力因子的影响［J］. 中国中药杂志，2015，40（12）：2396-2342.

［3］周鹏志，刘凤斌，罗琦，等. 白头翁汤对溃疡性结肠炎小鼠肠道 miR-19a 表达的影响［J］. 南方医科大学学报，2012，32（11）：1597-1599.

香连丸 《太平惠民和剂局方》

香连丸中萸制连，广木香同米醋研，
湿热传为红白痢，腹痛后重可能痊。

【组成】**黄连**去芦须，二十两，用吴茱萸十两（300g）同炒令赤，去茱萸不用（600g）　**木香**不见火，四两八钱八分（150g）

【用法】上药为细末，醋糊为丸，如梧桐子大。每服二十丸，饭饮吞下（现代用法：水煎服）。

【功效】清热化湿，行气止痛。

【主治】湿热痢疾。腹痛，脓血，里急后重，小便不利。

●方义发挥

1. 病证辨析　香连丸为治疗湿热痢疾的常用方。

湿热下注大肠，酿为脓血，而为下痢赤白；肠道气机阻滞则腹痛、里急后重。

2. 治法　宜清热化湿，行气止痛。

3. 配伍解析

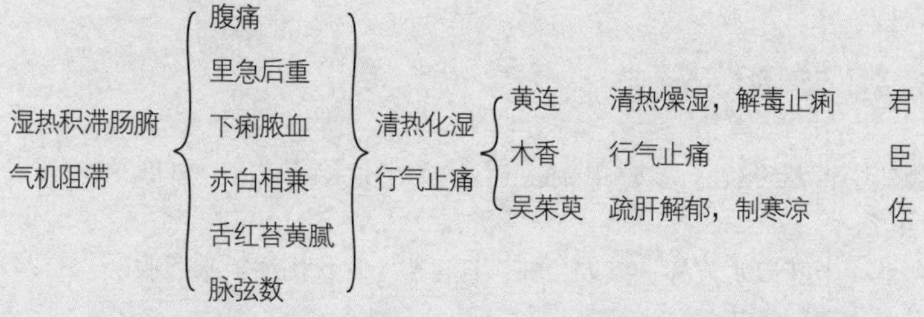

方用吴茱萸与黄连同炒，取其性辛热，反佐君药黄连之过于寒凉，非但不助热，且有助于肝气调达，郁结得开；又能制约黄连之苦寒，使全方泻火而无凉遏之弊。

●临床应用

1. 适用范围 本方常用于细菌性痢疾、急性肠炎等中医辨证属湿热痢疾者。

2. 使用注意 痢疾属于脾肾虚寒证者不可使用。

●药理研究 本方主要有抗炎镇痛[1]、抗胃溃疡[2]、抗溃疡性结肠炎[3]等作用。

●参考文献

[1] 谭晓梅，龙群. 香连丸有效部位镇痛、止泻、抗炎及小肠推进的药效学研究［J］. 南方医科大学学报，2008，28（3）：499-500.

[2] 刘环清，李丽萍，肖洪彬，等. 香连丸对消化性溃疡大鼠胃液量、胃酸度及胃蛋白酶活性的影响［J］. 中医药信息杂志，2012，29（2）：48-50.

[3] 张文新，谭晓梅，胡元利，等. 香连丸有效部位对小鼠急性溃疡性结肠炎的治疗作用［J］. 中国实验方剂学杂志，2011，17（12）：170-173.

第五节 清虚热

青蒿鳖甲汤《温病条辨》

青蒿鳖甲知地丹，热自阴来仔细看，
夜热早凉无汗出，养阴透热服之安。

【组成】青蒿二钱（6g） 鳖甲五钱（15g） 细生地四钱（12g） 知母二钱（6g） 丹皮三钱（9g）

【用法】上药以水五杯，煮取二杯，日再服（现代用法：水煎服）。

【功效】养阴透热。

【主治】温病后期，邪伏阴分证。夜热早凉，热退无汗，舌红苔少，脉细数。

●方义发挥

1. 病证辨析 青蒿鳖甲汤为治疗邪伏阴分的代表方。

阴分本有伏热，入夜则阳气入阴而与阴分邪热斗争，阴不制阳，故入夜身热；阴液已伤，加之邪热深伏阴分，则阴津益耗，无以作汗，故见热退无汗；舌红少苔、脉象细数皆为阴虚有热之候。

2. 治法 温病后期，邪热仍留阴分，故不能纯用滋阴，滋阴则留邪；又非壮火，更不能纯用苦寒，苦寒能化燥。惟宜养阴与透邪并进，始为上策，阴复则足以制火，邪去则其热自退。

3. 配伍解析

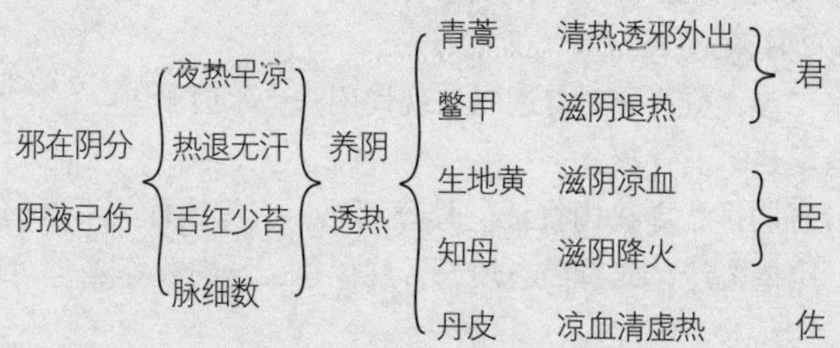

吴瑭云：“此方有先入后出之妙，青蒿不能直入阴分，有鳖甲领之入也；鳖甲不能独出阳分，有青蒿领之出也。”本方清中有滋，清中有透，邪正兼顾，养阴而不恋邪气，清热而不伤阴液，为清中有透，先入后出之剂。

●临床应用

1. 适用范围 本方常用于原因不明的发热、各种传染病恢复期低热、慢性肾盂肾炎、肾结核等中医辨证属阴虚内热，低热不退者。

2. 使用注意 阴虚欲动风者不宜使用。

●**药理研究**　本方主要有抗炎抑菌[1-2]等作用。

●**参考文献**

[1] 肖洋，黄礼明．青蒿鳖甲汤对急性白血病缓解期患者CD_{34}^{+}源DC诱导过程中IL-12的影响[J]．北方药学，2014，11(2)：77-77.

[2] 陈竹，黄礼明．青蒿鳖甲汤对MRD-L患者CD_{34}^{+}细胞源DC诱导过程中sTNFαR的影响[J]．北方药学，2014，11(2)：74-75.

清骨散主银柴胡，胡连秦艽鳖甲辅，地骨青蒿知母草，骨蒸劳热一并除。

清骨散《证治准绳》

【组成】银柴胡一钱五分（5g）　胡黄连　秦艽　鳖甲醋炙　地骨皮　青蒿　知母各一钱（各3g）　甘草五分（2g）

【用法】水二盅，煎八分，食远服（现代用法：水煎服）。

【功效】清虚热，退骨蒸。

【主治】肝肾阴虚，虚火内扰证。骨蒸潮热，或低热日久不退，形体消瘦，唇红颧赤，困倦盗汗，或口渴心烦，舌红少苔，脉细数等。

●**方义发挥**

1. 病证辨析　清骨散为治疗骨蒸劳热的常用方。

肾藏精而主骨，精乃阴之属，阴虚则精亦不足，阴虚则生内热，故骨蒸潮热、体倦心烦；阴虚不能制阳，虚火上炎，故唇红颧赤；阴虚火动，心神被扰，故心烦不眠；阴虚则津液不能上承，故口渴咽干；阴虚阳扰，逼津外出，故盗汗；阴精耗损，则形瘦骨立，困倦无力；阴虚内热，则舌质红、脉细数。

2. 治法　骨蒸劳热乃肝肾阴虚，虚火内扰所致，故不能纯用滋阴，滋阴则留邪；又不用苦寒之药，则更伤其阴。惟宜养阴与清热并进之大法，始为上策。

3. 配伍解析

肝肾阴虚 虚火内扰 → 骨蒸潮热、形体消瘦、盗汗心烦、舌红少苔、脉细数 → 清虚热 退骨蒸

- 银柴胡　退虚热，清骨蒸　君
- 知母、胡黄连、地骨皮　清退虚热　臣
- 秦艽、青蒿、鳖甲　清热滋阴　佐
- 甘草　调和诸药，防苦寒败胃　使

方中集退热除蒸之品于一方，重在清退虚热为主，兼顾滋阴治本为辅。

●临床应用

1. 适用范围　本方可用于原因不明的低热、结核病、或其他慢性消耗性疾病的发热骨蒸等中医辨证属阴虚内热者。

2. 使用注意　气虚自汗者不宜使用。

类方鉴别

方名		青蒿鳖甲汤	清骨散
相同点		均有青蒿、鳖甲、知母，均善于清虚热，滋阴液，主治阴虚火扰而致之虚热证	
不同点	组成	丹皮、生地黄	银柴胡、胡黄连、秦艽、地骨皮、甘草
	功效	滋阴之力强	退蒸之功优
	病证	邪伏阴分证	骨蒸劳热证
	症状	夜热早凉，热退无汗，舌红少苔，脉细数	骨蒸潮热，长期低热，形体消瘦，口渴心烦，舌红少苔，脉细数

火炎汗出六黄汤，归柏芩连二地黄，
倍用黄芪为固表，滋阴清热敛汗强。

当归六黄汤《兰室秘藏》

【组成】当归　生地黄　黄芩　黄柏　黄连　熟地黄各等分（各6g）　黄芪加一倍（12g）

【用法】上药为粗末，每服五钱（15g），水二盏，煎至一盏，食前服，小儿减半服之（现代用法：水煎服）。

【功效】滋阴泻火，固表止汗。

【主治】阴虚火旺之盗汗。症见发热盗汗，面赤心烦，口干唇燥，大便干结，小便黄赤，舌红苔黄，脉数。

●方义发挥

1. 病证辨析　当归六黄汤为治疗阴虚火旺之盗汗的代表方。

汗有自汗、盗汗之分。而本方证之盗汗，系因阴血不足，虚火内蒸使然。正常情况下，心肾相交，水火相济，今肾水不足，不能上济于心，以致心火偏亢。心火既亢，可以扰阴，阴液被火邪蒸迫外越，营阴不能内守；加之肺气外虚，卫外也不能固护，故表虚火扰、其汗自出。此汗在睡时而出，故曰盗汗。本方肾阴亏虚不能上济心火，则心火独亢，致虚火伏藏于阴分，寐则卫气行阴，助长阴分伏火，两阳相加，迫使阴液失守而盗汗；虚火上炎，故见面赤心烦；火耗阴津，乃见口干唇燥；舌红苔黄、脉数皆内热之象。

2. 治法　阴虚火旺之盗汗，治疗当宜滋阴泻火，固表止汗。

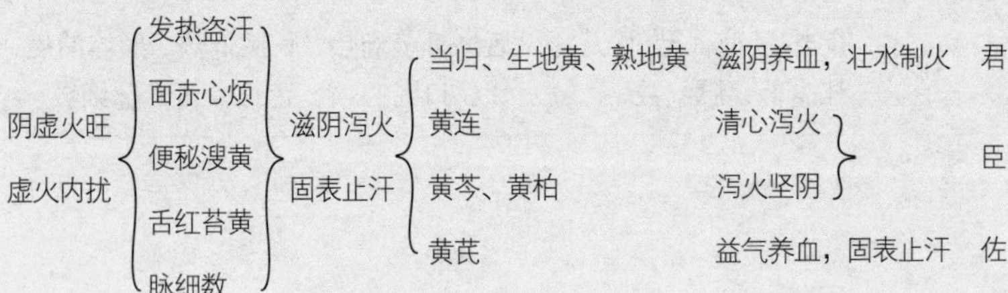

全方配伍，一是养血育阴与泻火彻热并进，标本兼顾，使阴固而水能制火，热清则耗阴无由；二是益气固表与育阴泻火相配，育阴泻火为本，益气固表为标，以使营阴内守，卫外固密，发热盗汗诸症相应而愈。

●临床应用

1. 适用范围 本方常用于甲状腺功能亢进、结核病、糖尿病、围绝经期综合征等中医辨证属阴虚火旺者。

2. 使用注意 本方养阴泻火之力颇强，对于阴虚火旺，中气未伤者适用；脾胃虚弱，纳减便溏者不宜使用。

●药理研究 本方主要有抗炎抑菌[1]、干预瘀热模型[2]等作用。

●参考文献

[1] 钟正灵，谢海棠，张丽艳，等．当归六黄汤合煎、分煎样品的体外抗菌、抗炎作用比较［J］．中国临床药理学与治疗学杂志，2009，14（8）：810-888.

[2] 王静，崔霞，王坤，等．瘀热内结证小鼠模型的建立及当归六黄汤对其干预的研究［J］．湖北中医药大学学报，2016，18（3）：12-15.

●典型医案 一产妇盗汗不止，遂至废寐，神思疲甚，口干引饮。薛谓血虚有热，用当归补血汤以代茶。又以当归六黄汤，内黄芩、连、柏炒黑，倍加人参、五味子，二剂而愈。（《续名医类案》）

《卫生宝鉴》秦艽鳖甲汤

秦艽鳖甲治风劳，地骨柴胡及青蒿，当归知母乌梅合，止嗽除蒸敛汗超。

【组成】地骨皮　柴胡　鳖甲去裙，酥炙，用九肋者，各一两（各30g）　秦艽　知母　当归各半两（15g）

【用法】上药为粗末，每服五钱（15克），水一盏，青蒿五叶，乌梅一个，煎至七分，去滓温服，空心临卧各一服（现代用法：水煎服）。

【功效】滋阴养血，清热除蒸。
【主治】风劳病。症见骨蒸盗汗，肌肉消瘦，唇红颊赤，午后潮热，咳嗽困倦，舌红苔少，脉细数。

●方义发挥

1. 病证辨析　秦艽鳖甲汤为治疗肺肾阴虚，虚火内扰所致风劳病的代表方。

阴虚则生内热，故骨蒸潮热、体倦心烦；阴虚不能制阳，虚火上炎，故唇红颊赤；阴虚火动，肺失宣降，故咳嗽；津液不能上承，故口渴咽干；阴虚阳扰，逼津外出，故盗汗；骨蒸日久而血枯，则肌肉消瘦、困倦乏力；阴虚内热，则舌质红、脉细数。

2. 治法　风劳病，治疗当据其病机而给以滋阴养血，清热除蒸之大法。

3. 配伍解析

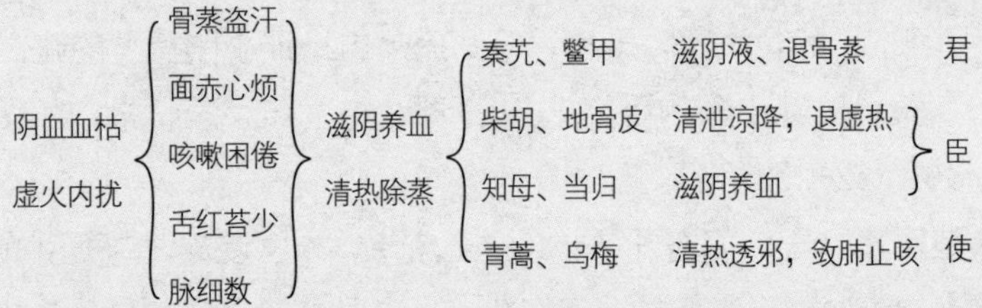

方中配伍青蒿、乌梅，一散一收，祛邪而不伤阴，敛阴而不碍邪气，相反相成。诸药合用，共奏滋阴养血，清热除蒸之功效。

●临床应用

1. 适用范围　本方常用于结核病、长期不明原因的低热、小儿反复呼吸道感染、甲状腺功能亢进、糖尿病、围绝经期综合征等中医辨证属阴虚火旺者。

2. 使用注意　本方养阴泻火之力颇强，对于阴虚火旺，中气未伤者适用。若脾胃虚弱，纳减便溏者不宜使用。

第五章 祛暑剂

凡以祛暑清热药或祛暑化湿药为主组成，具有祛除暑邪的作用，用以治疗暑病的方剂，统称祛暑剂。

暑邪致病有明显的季节性。《素问·热论》曰："先夏至日者为病温，后夏至日者为病暑"。暑为阳邪，其性炎热，暑气通心，暑热伤人常直入气分，导致人体里热亢盛，心神被扰，故见身热，面赤，心烦，小便短赤，舌红脉数等症；又因暑性升散，易伤津耗气，常兼口渴汗多，体倦少气等症；夏季天暑下迫，地湿上蒸，故暑病多夹湿邪，兼见胸闷，或身体困重，小便不利，或泄泻，苔白腻；夏月贪凉露卧，不避风寒，加之腠理疏松，寒邪侵袭肌表，而伴见恶寒发热，头痛无汗，脉浮等症。故祛暑剂分为祛暑解表剂、祛暑利湿剂、祛暑益气剂三类。

祛暑解表剂，适用于夏季乘凉饮冷，感受寒湿，外则表气不宣，内则脾胃不和，而见头痛发热，恶寒无汗，腹痛吐泻，舌苔白腻等症。常以香薷、藿香等解表祛暑药为主组成方剂，常用配伍：①配苦温燥湿或健脾化湿之品，如厚朴、扁豆、扁豆花等化湿和中；②配辛凉解散之品，如银花、连翘等清透上焦暑热。代表方如香薷散、新加香薷饮。

祛暑利湿剂，适用于感暑夹湿，见有身热烦渴，胸脘痞闷，呕恶泄泻，小便不利等症，治以清暑热利小便为主，常以滑石、石膏等清热药和茯苓、泽泻等利湿药为主组成方剂。常用配伍：①配生甘草以清热泻火，甘缓和中；②配桂枝以温阳化气行水。代表方如六一散、桂苓甘露散。

清暑益气剂，适用于暑热伤气，津液受灼，见有身热烦渴，倦怠少气，汗多脉虚等症。常以西洋参、西瓜翠衣、麦冬、人参、五味子等清暑药与益气养阴药为主组成方剂。常用配伍：①配白术、甘草等甘温之品以益气健脾；②配黄连、知母等苦寒或甘寒之品以清热祛暑；③配竹叶、泽泻等清利之品以清利湿热。代表方如王氏清暑益气汤和李氏清暑益气汤。

在运用祛暑剂时，应注意暑病本证、兼证和主次轻重。单纯中暑受热，治宜清热祛暑，选用苦寒合甘寒的清热之品。暑病夹湿，应酌情在祛暑剂中配伍祛湿之品，若暑重湿轻，则湿易从热化，祛湿之品不宜过于温燥，以免损伤津液；若湿重暑轻，则暑易被湿遏，清热之品不宜过于甘寒，以免阴柔留湿。暑热耗气伤津，治宜祛暑清热，益气养阴，主选甘寒清热养阴或益气、甘酸敛津之品。临床可用于治疗胃肠型感冒、急性胃肠炎、小儿腹泻等，以身热，面赤，心烦，小便短赤，舌红脉数或洪大为临证要点。

注意事项：①暑多夹湿，祛暑剂中多配伍祛湿之品，但不能过于温燥，以免耗伤气津；②忌生冷、油腻饮食。

清络饮 *《温病条辨》*

清络祛暑六药鲜，银扁翠衣瓜络添，
佐以竹叶荷叶边，暑热伤肺轻证安。

【组成】鲜荷叶边二钱（6g）　鲜银花二钱（6g）　丝瓜皮二钱（6g）　西瓜翠衣二钱（6g）　鲜扁豆花一枝（6g）　鲜竹叶心二钱（6g）

【用法】以水二杯，煮取一杯，日二服（现代用法：水煎服）。

【功效】祛暑清热。

【主治】暑伤肺经气分轻证。身热，口渴不甚，头目不清，舌淡红，苔薄白。

●方义发挥

1. 病证辨析　本方为治暑热伤肺轻证之常用方。

本方证多为暑温经发汗后，大热已去，而余邪未解，其邪已轻浅者。因邪在气分，正邪相争，阳热亢盛，故身热；热伤津液，故口渴；虽暑热已伤肺经气分，但伤之轻浅，故身热口渴而不甚；暑多夹湿，湿为阴邪，其性重浊黏滞，易阻遏气机，损伤阳气，湿热熏蒸，浊气上蔽清窍，故见头目不清、昏眩微胀；舌淡红、苔薄白亦为邪浅病轻之象。

2. 治法 暑热较轻，故不可用重剂，只宜用辛凉芳香轻药祛暑清热，以免药过病所；本证又夹湿邪，治又当兼利湿邪。故本方所用皆为辛凉轻清之品。

3. 配伍解析

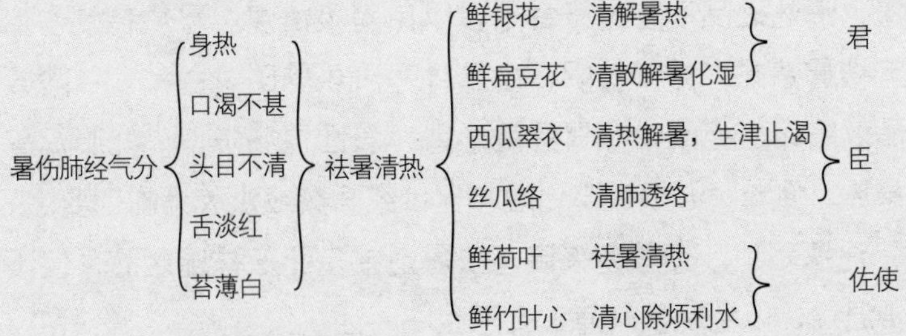

方中所用集诸植物药花、叶、皮之鲜嫩者，皆为辛凉轻清之品，取其辛凉轻清，芳香祛暑，以清肺络余邪，即所谓“不散之散，不清之清，不泄之泄”之剂也。诸药合用，清凉芳香，轻清上行，有清透肺中暑热之效。

●临床应用

1. 适用范围 常用于防治中暑先兆、中暑、小儿夏季热、风湿热等中医辨证属暑热轻浅者。

2. 使用注意 本方适用于暑热伤肺经气分之轻证，重证不宜。

●药理研究 本方具有抗类风湿关节炎[1]、抗慢性乙肝纤维化[2]等作用。

●参考文献

［1］魏托，李艳．清络饮治疗类风湿关节炎的实验研究［J］．

河南医学研究，2016，25（4）：599-601.

［2］王萍，段美蓉．清络饮加味治疗慢性乙型肝炎后肝纤维化20例观察［J］．甘肃中医，2009，22（1）：27-28.

按语

本方轻清走上，专“清肺络中余邪”而设，可代茶饮，故名“清络饮”。

六一散 《黄帝素问宣明论方》

六一散用滑石草，清暑利湿有功效，
益元碧玉与鸡苏，砂黛薄荷加之好。

【组成】滑石六两（18g）　甘草一两（3g）

【用法】为细末，每服三钱（9g），加蜜少许，温水调下，或无蜜亦可，每日三服。或欲冷饮者，新汲水调下。解利伤寒，发汗，煎葱豆汤调下（现代用法：为细末，每服9g，温开水调下，日2~3服；亦可水煎服）。

【功效】清暑利湿。

【主治】暑湿证。身热烦渴，小便不利，或泄泻。

●方义发挥

1. 病证辨析　本方为治疗暑湿的常用方，亦为治疗暑湿及湿热所致小便不利之基础方。

暑热内侵，则身热烦渴；湿邪阻滞三焦，水道不利，则小便不利；湿邪内滞肠胃，湿邪下注，则为泄泻。

2. 治法　盖暑病每夹湿，当清热利小便，使内蕴之暑湿，从下而泄，热可退，渴可解，利可止。暑病若不兼湿者，则不宜用，以免渗利而耗伤津液。治以清暑利湿。

3. 配伍解析

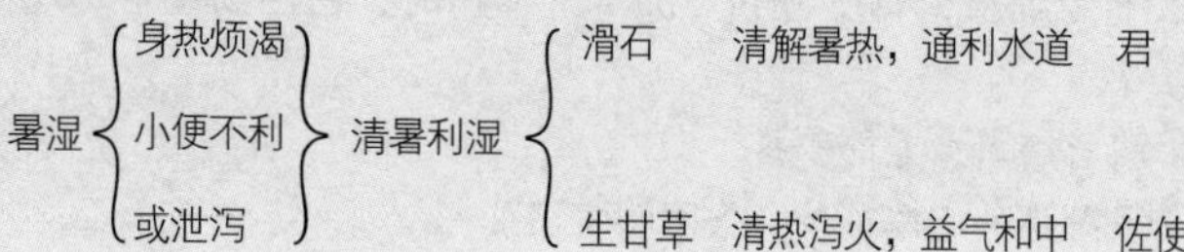

本方药性平和，仅含两味药，组成简单，却极具巧思，清热而不留湿，利水而不伤阴。二药合用，清暑利湿，能使三焦暑湿之邪从下焦渗泄，则热、渴、淋、泻诸症可愈。

●临床应用

1. 适用范围 常用于中暑、流行性乙型脑炎、糜烂性胃炎、前列腺炎、尿路感染、尿路结石、破伤风中毒等中医辨证属湿热者。

2. 使用注意 阴亏液伤，内无湿热，或小便清长者，忌用本方；孕妇不宜服；重症者可加倍服用。

●药理研究 本方具有利尿[1]作用。

●参考文献

[1] 杨明．外敷、针灸、辨证饮食联合护理肾病综合征80例临床观察［J］．实用中医内科杂志，2015，29（6）：165-167.

按语

本方六份质重寒滑的滑石，与一份甘缓和中的甘草相配，清热利水，甘寒生津，使清热而不留湿，利水而不伤正。

本方原名益元散，一名天水散，一名太白散，后人通称为六一散，既取“天一生水，地六成之”之义，又说明方药用量比例，亦可区别本方加辰砂之益元散。

六一散用滑石草，清暑利湿有功效，加入辰砂名益元，兼能镇心亦有效。

益元散《奇效良方》

【组成】滑石六两（18g） 甘草一两（3g） 辰砂三钱（0.1g）

【用法】上为细末，每服三钱（9g），不拘时，白沸汤调下（现代用法：水煎服）。

【功效】清心解暑，兼能安神。

【主治】暑湿证兼心悸怔忡，失眠多梦者。

●方义发挥

1. 病症辨析 益元散为治疗暑湿证兼有心神被扰者的常用方。

感受暑湿，则身热烦渴、小便不利；暑气内通于心，心神被扰，则心悸怔忡、失眠多梦。

2. 治法 治以清心解暑，兼能安神。

3. 配伍解析

病症	治法	药物	作用	配伍
感受暑湿 心悸怔忡 失眠多梦	清心解暑，兼能安神	滑石	性寒质重，清心解暑热，渗湿利小便	君
		甘草	益气和中泻火	臣
		朱砂	甘寒清心，安神定惊	佐使

●临床应用

1. 适用范围 本方可用于小儿神经性遗尿、小儿秋季腹泻、中暑昏厥等中医辨证属暑湿者。

2. 使用注意 阴亏液伤，内无湿热，或小便清长者，忌用本方；孕妇不宜服。

按语

本方原载于《奇效良方》五，称辰砂益元散，《医方集解·清暑之剂》将其更名为益元散。

柯琴赞曰："是方也，益气而不助邪，逐邪而不伤气，不负益元之名"（《古今名医方论》），故后世习称益元散。

六一散用滑石草，清暑利湿有功效，
加入青黛名碧玉，兼清肝胆亦有效。

碧玉散《伤寒直格》

【组成】滑石六两（18g）　甘草一两（3g）　青黛（原书未著用量，可用3g）

【用法】研为散，每服三钱（9g），开水调下；或水煎服（现代用法：水煎服）。

【功效】清解暑热。

【主治】暑湿证兼有肝胆郁热者。

●方义发挥

1. 病证辨析　碧玉散为治暑湿证兼有肝胆郁热的方剂。

2. 治法　治宜清解暑热，兼以清利肝胆。

3. 配伍解析

病证	治法	药物	作用	配伍
感受暑湿 胁肋疼痛 目赤等	清解暑热，兼清肝胆热	滑石	性寒质重，清心解暑热，渗湿利小便	君
		甘草	益气和中泻火	臣
		青黛	清肝凉血解毒	佐使

●临床应用

1. 适用范围　本方可用于流行性腮腺炎、淋证等中医辨证属暑湿兼有肝胆郁热者。

2. 使用注意　阴亏液伤，内无湿热，或小便清长者，忌用本方；孕妇不宜服。

按语

方中用六一散清暑利湿，青黛清肝凉血解毒。因其色浅碧，故名之“碧玉散”。

《伤寒直格》鸡苏散

【组成】滑石六两（18g）　甘草一两（3g）　薄荷叶末一分（1g）

【用法】上为末，每服三至五钱（9~15g）。

【功效】疏风解暑。

【主治】暑湿证。症见微恶风寒，头痛头胀，咳嗽不爽者。

●方义发挥

1. 病证辨析　本方为治疗暑湿证的常用方。

暑湿侵袭，则微恶风寒、头痛头胀；肺失宣降，则咳嗽不爽。

2. 治法　治宜疏风解暑。

3. 配伍解析

暑湿兼有外感 → 清心解暑，兼能散邪：

- 滑石　性寒质重，清心解暑热，渗湿利小便　君
- 甘草　益气和中泻火　臣
- 薄荷　疏散风热　佐使

本方即六一散加薄荷，用六一散清暑利湿，薄荷辛凉解表，合为解暑疏风之剂。

●临床应用

1. 适用范围　本方可用于低血钾病等中医辨证属暑湿证者。

2. 使用注意　阴亏液伤，内无湿热，或小便清长者，忌用本方；孕妇不宜服。

类方鉴别

方名	益元散	碧玉散	鸡苏散
相同点	均以六一散为基础，可用于感受暑湿证，症见身热烦渴，小便不利		

续表

方名		益元散	碧玉散	鸡苏散
不同点	组成	辰砂	青黛	薄荷
	功效	兼能镇惊安神	兼能清泄肝胆	兼能疏风解表
	病证	暑热内扰，心神不安	暑湿兼有肝胆郁热	暑湿兼外感风邪
	症状	心悸怔忡，失眠多梦	均有身热烦渴，小便不利，或泄泻胁肋疼痛，皮肤黄染，目赤	微恶风寒，头痛头胀，咳嗽不爽

三物香薷豆朴先，散寒化湿功效兼，
若益银翘豆易花，新加香薷祛暑煎。

香薷散 《太平惠民和剂局方》

【组成】香薷去土一斤（500g）　白扁豆微炒　厚朴去粗皮姜制，各半斤（各250g）

【用法】上为粗末，每服三钱（9g），水一盏，入酒一分，煎七分，去滓，水中沉冷。连吃二服，不拘时候（现代用法：水煎服，或加酒少量同煎，用量按原方比例酌减）。

【功效】祛暑解表，化湿和中。

【主治】阴暑。恶寒发热，头重身痛，无汗，腹痛吐泻，胸脘痞闷，舌苔白腻，脉浮。

●方义发挥

1. 病证辨析　香薷散是治疗阴暑证的代表方。

夏月人多喜于阴凉处憩息，或夜间归寝较晚，每易感受寒湿邪气，寒湿外束，腠理闭塞，卫阳被郁，故恶寒发热无汗；寒湿困束肌表，气血受阻，则头重身痛；夏日易食生冷，湿伤脾胃，气机失畅，故胸闷不舒、腹痛；湿困脾胃，升降失司，胃气上逆则呕吐，湿浊下注大肠则泄泻；舌苔白腻，乃寒湿之候。

2. 治法　本方为暑令乘凉饮冷，以致外感寒邪，内伤于湿而设。根据《素问·阴阳应象大论》“其在皮者，汗而发之”“因其轻而扬之”，以及《素问·至真要大论》“湿淫于内，治以苦热，佐以酸淡，以苦燥之，以淡泄之”的原则，治当辛温发表，苦温燥湿，芳香化湿，故治以祛暑解表，化湿和中。

3. 配伍解析

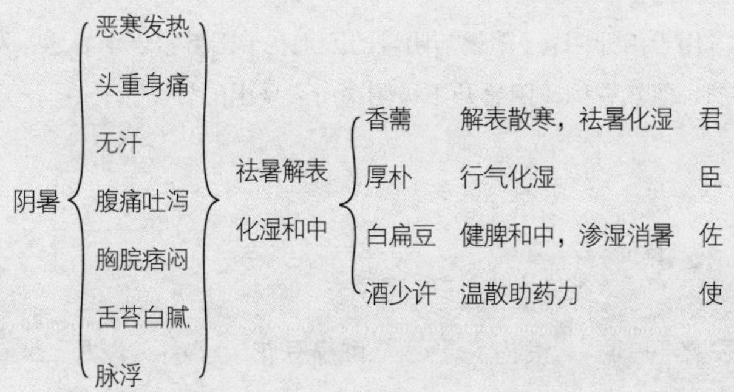

本方以辛温散表与苦温燥湿、甘缓和中之药配伍，既能散外邪以解表证，又可化湿滞而和肠胃。三药合用，共奏祛暑解表，化湿和中之效。

●临床应用

1. 适用范围 本方常用于夏季胃肠型感冒、急性胃肠炎、细菌性痢疾，以及流行性乙型脑炎、流行性脑脊髓膜炎、腹部手术愈合后、伤寒、急性扁桃体炎等病引起的高热等中医辨证属于外感于寒，内伤于湿者。

2. 使用注意 若属表虚有汗，或中暑发热汗出，心烦口渴者，不可使用。

●药理研究 本方具有抗病毒[1]作用。

●参考文献

[1] 吴巧凤，宓嘉琪，吴新新，等．黄连香薷饮抗流感病

毒作用的拆方研究[J]. 中华中医药学刊，2014，(9)：2057-2059.

按语

有湿时要注意理气，故方中厚朴行气除满，厚朴、枳实常相须为用消除痞满；“有汗者禁用香薷散”；胖人多湿，故本方对于夏季胖人的普通感冒多用。

本方用于治疗阴暑。阳暑与阴暑的区别在于阳暑常表现为恶寒发热，大汗淋漓，忽然昏倒；阴暑乃阳被阴遏所表现出的暑证。

新加香薷朴银翘，扁豆鲜花一起熬，暑温口渴汗不出，清热化湿又解表。

新加香薷饮《温病条辨》

【组成】香薷二钱（6g）　银花三钱（9g）　鲜扁豆花三钱（9g）　厚朴二钱（6g）　连翘二钱（6g）

【用法】水五杯，煮取二杯，先服一杯，得汗，止后服，不汗再服，服尽不汗，更作服（现代用法：水煎服）。

【功效】祛暑解表，清热化湿。

【主治】暑温夹湿，复感于寒证。发热头痛，恶寒无汗，口渴面赤，胸闷不舒，舌苔白腻，脉浮而数者。

●方义发挥

1. 病证辨析　新加香薷饮为辛温与辛凉合剂，是治疗暑湿内蕴而兼寒邪外束者的代表方剂。

夏月先受暑湿，复因起居不慎，乘凉饮冷而感受寒邪，酿成暑湿为寒所遏之证。寒邪犯表，则恶寒、头痛、无汗；暑热内郁，则发热、面赤、口渴；暑湿内蕴，气滞不畅，则胸闷不舒；舌红、苔白腻、脉浮而数，皆为暑湿为寒所遏之象。

2. 治法　本方为暑、湿、寒三气交感，表里同病而设。根据《素问·至真要大论》“抑者散之”“温者清之”，《素问·阴阳应象大论》“其在皮者，汗而发之”“因其轻而扬之”，以及《素问·至真要大论》“湿淫于内，治以苦热”的原则，辛凉清暑，辛温发表，苦温燥湿，治以祛暑解表，清热化湿。

3. 配伍解析

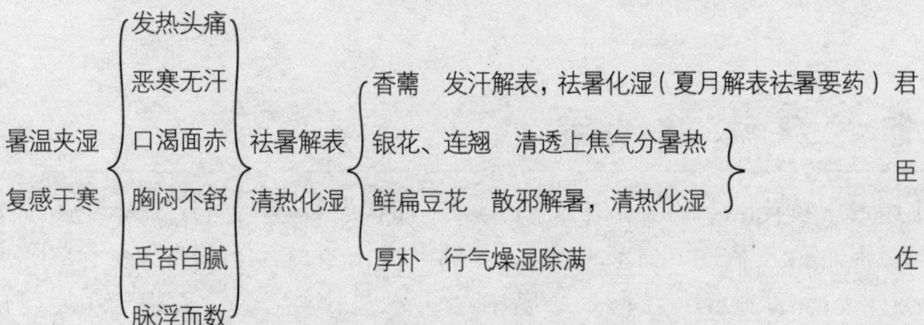

诸药相合，共奏祛暑解表，清热化湿之功。本方以“汗不出者”为使用要点。

●临床应用

1. 适用范围　常用于夏季普通感冒、流行性感冒、急性胃肠炎、细菌性痢疾等中医辨证属暑湿兼寒者。

2. 使用注意　汗自出者不可用之；用后汗出，勿再服，以免过汗伤阴；使用本方，一般不宜热饮；本方药含有较多挥发性成分，故不宜久煎。

●药理研究　本方具有抗流感病毒[1]、调节免疫功能[2]等作用。

●参考文献

［1］邓力，聂娇，逄蓬，等．新加香薷饮对湿热环境下流感病毒性肺炎小鼠治疗作用的比较研究［J］．新中医，2016，48（2）：235-238.

［2］冯劲立，马霄行，周崇俊，等．三种解表方法对小鼠免疫功能影响的实验研究［J］．世界中西医结合杂志，2007，2

（5）：268-270.

按语

本方即《太平惠民和剂局方》之香薷散加银花、连翘，以扁豆花易扁豆而成，故名“新加香薷饮”。

清暑益气参草芪，当归麦味青陈皮，
曲柏葛根苍白术，升麻泽泻枣姜随。

清暑益气汤（李氏）《脾胃论》

【组成】黄芪汗少，减五分　苍术泔浸，去皮　升麻以上各一钱（各10g）　人参去芦　泽泻　神曲炒黄　橘皮　白术以上各五分（各5g）　麦门冬去心　当归身　炙甘草以上各三分（各3g）　青皮去白，二分半（2g）　黄柏酒洗，去皮，二分或三分（2g）　葛根二分（2g）　五味子九枚（2g）

【用法】上件同㕮咀，都作一服，水二大盏，煎至一盏，去滓，大温服，食远（现代用法：水煎服）。

【功效】益气，除湿，健脾。

【主治】脾胃素虚，又感暑湿证。症见低热头痛，口渴，自汗，小便少而黄，四肢困倦，食欲不振，胸闷身重，大便稀烂，舌苔腻，脉虚。

●方义发挥

1. 病证辨析　李氏清暑益气汤在李东垣原著中治“长夏湿热胃困尤甚”，是暑月湿热伤气或中气本虚，又感湿热病邪之常用方。

夏月感受暑湿，则见低热；津液受损，则口渴、小便黄少；脾胃素虚，湿浊困阻脾胃，则见肢倦身重、纳差、便溏；苔腻亦为湿浊阻滞之表现。

2. 治法　该方以李氏升清阳、泻阴火为理论根本，以补中益气汤为基础，治拟益气，除湿，健脾。

3. 配伍解析

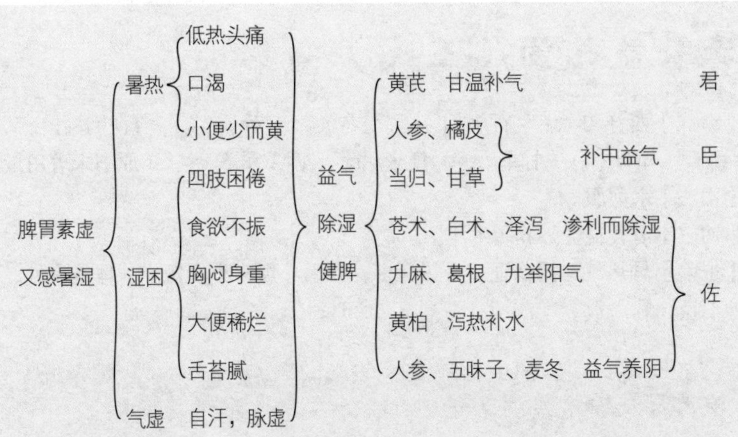

全方补中益气，养阴生津，兼以泻热除湿，针对暑月湿热伤气或中气本虚，又感湿热病邪者进行治疗。

●**临床应用**

1. 适用范围　本方用于治疗普通感冒低热、小儿夏季热、非特异性结肠炎、慢性疲劳综合征等中医辨证属脾胃素虚，又感暑湿证。

2. 使用注意　未见脾胃亏虚证者不适用。

●**药理研究**　本方可消除神经根炎症、修复节段性髓鞘脱失[1]。

●**参考文献**

[1] 梁镇宏．李氏清暑益气汤加减治疗多发性神经根炎 32 例疗效观察及肌电图分析 [J]．新中医，2003，35（8）：29-30.

按语

《脾胃论》中曰："暑邪干卫，故身热自汗，以黄芪甘温补之为君；人参、橘皮、当归、甘草，甘微温，补中益气为臣；苍术、白术、泽泻渗利而除湿；升麻、葛根，甘苦平，善解肌热，又以风胜湿也；湿胜则食不消而作痞满，故炒曲甘辛，青皮辛温，消食快气；肾恶燥，急食辛以润之，故以黄柏苦辛寒，借气味泻热补水；虚者滋其化源，有以人参、五味子、麦门冬，酸甘微寒，救天暑之伤于庚金为佐，名清暑益气汤。"

王氏清暑益气汤，善治中暑气阴伤，洋参麦斛荷瓜翠，连竹知母甘粳襄。

清暑益气汤（王氏）《温热经纬》

【组成】西洋参（5g） 石斛（15g） 麦冬（9g） 黄连（3g） 竹叶（6g） 荷梗（15g） 知母（6g） 甘草（3g） 粳米（15g） 西瓜翠衣（30g）（原书未著用量）

【用法】水煎服。

【功效】清暑益气，养阴生津。

【主治】暑热气津两伤证。身热汗多，口渴心烦，小便短赤，体倦少气，精神不振，脉虚数。

●方义发挥

1. 病证辨析 王氏清暑益气汤为治疗暑热内侵，耗伤气津证的常用方。

暑为阳邪，暑热伤人则身热；暑热扰心则心烦；暑性升散，致使腠理开泄，而见汗多；热伤津液，故口渴、尿少而黄；暑热耗气，故见体倦少气、精神不振、脉虚。

2. 治法 根据《素问·至真要大论》“热者寒之”，以及《素问·三部九候论》“虚则补之”的治疗原则，治以清热祛暑，益气生津。正如王士雄所言：“暑伤气阴，以清暑热而益元气，无不应手取效。”

3. 配伍解析

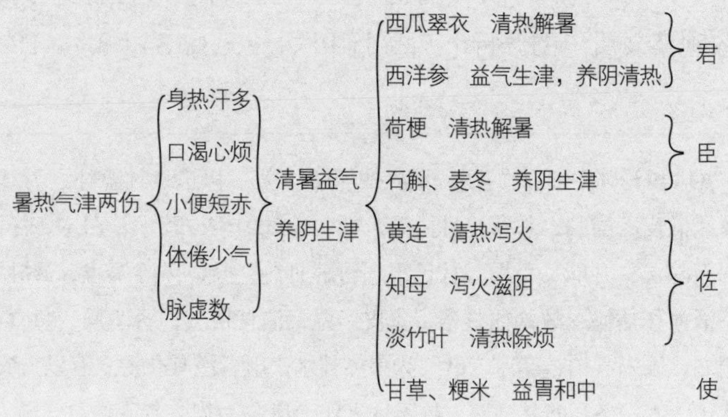

诸药合用，具有清暑益气，养阴生津之功，使暑热得清，气津得复，诸症自除。

●临床应用

1. 适用范围　本方常用于治疗中暑先兆、中暑、小儿及老人夏季热、功能性低热、肺炎及多种急性传染病之恢复期等中医辨证属气阴两伤者。

2. 使用注意　本方因有滋腻之品，故暑病夹湿，舌苔厚腻者，不宜使用；暑证，高热烦渴，而无气虚证者，亦不宜用。

类方鉴别

方名		清暑益气汤（王氏）	清暑益气汤（李氏）
相同点		名同实异	
不同点	组成	西洋参、石斛、麦冬、黄连、竹叶、荷梗、知母、甘草、粳米、西瓜翠衣	黄柏、黄芪、人参、炙甘草、麦冬、白术、橘皮、青皮、苍术、葛根、泽泻、升麻、当归身、炒神曲、五味子
	功效	清暑益气，养阴生津	益气，除湿，健脾
	病证	暑热气津两伤证	脾胃素虚，又感暑湿证
	症状	身热汗多，口渴心烦，小便短赤，体倦少气，精神不振，脉虚数	身热，自汗，胸闷，便溏

●药理研究

本方具有清除自由基、减轻骨骼肌损伤[1]的作用。

●参考文献

［1］杨昭凤．王氏清暑益气汤对高温环境下机体运动能力影响的机制研究［J］．中医临床研究，2015，（24）：31-33.

按语

本方出自王孟英的著作《温热经纬》，原书记载："湿热证，湿热伤气，四肢困倦，精神减少，身热气高，心烦溺黄，口渴自汗，脉虚者，东垣用清暑益气汤主治。同一热渴自汗，而脉虚神倦，便是中气受伤，而非阳明郁热。方中药味颇多，学者当于临证时斟酌去取可也……余每治此等证，辄用西洋参、石斛、麦冬、黄连、淡竹叶、荷秆、知母、甘草、粳米、西瓜翠衣等，以清暑热而益元气，无不应手取效也。"

王孟英认为李氏清暑益气汤"虽有清暑之名，而无清暑之实"，故自创王氏清暑益气汤。

桂苓甘露猪苓膏，术泽寒水滑石草，祛暑清热又利湿，发热烦渴吐泻消。

桂苓甘露散《黄帝素问宣明论方》

【组成】茯苓去皮，一两（15g） 甘草炙，二两（6g） 白术半两（9g） 泽泻一两（15g） 桂枝去皮，半两（3g） 石膏二两（30g） 滑石四两（30g） 寒水石二两（6g） 猪苓半两（9g）（一方不用猪苓）

【用法】上为末，每服三钱（9g），温汤调下，新汲水亦得，生姜汤尤良。小儿每服一钱，用如上法（现代用法：水煎服）。

【功效】清暑解热，化气利水。

【主治】暑湿证。发热头痛，吐泻烦渴，小便赤涩，及霍乱吐下。

●方义发挥

1. 病证辨析 桂苓甘露散为祛暑利湿之重剂，治疗暑热所伤，又有水湿内停之候。

暑热内侵，故发热头痛；热盛伤津，则烦渴引饮；湿邪内阻，膀胱气化不利，故见小便赤涩；暑湿俱盛，内伤脾胃，升降失司，则为霍乱吐下之证。

2. 治法 本方为暑热兼湿证而设，根据《素问·至真要大论》"热者寒之""结者散之"，以及"湿淫于内……以淡泄之"的原则，治以清解暑热，化气利水。

3. 配伍解析

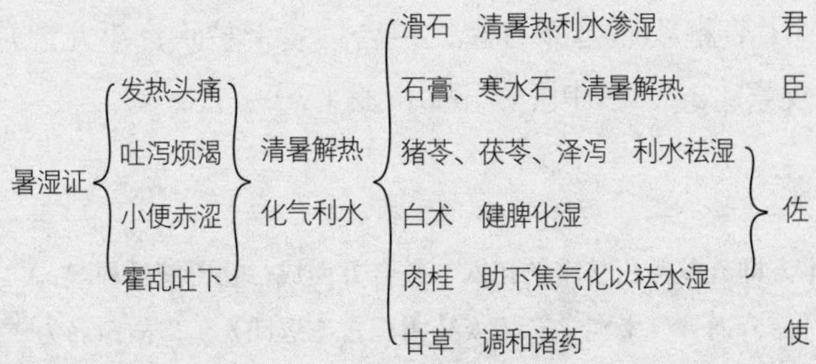

本方以性寒清热、质重而降的三石，配伍淡渗利湿之品，清热利水共用，使邪去正安。诸药配合，共奏清暑解热，化气利湿之功。

●临床应用

1. 适用范围　常用于治疗夏季急性胃肠炎、霍乱、中暑等中医辨证属暑湿为患者。

2. 使用注意　本方对暑热夹湿，暑湿俱盛，或热重湿轻，病情较重者尤宜。若湿重而暑热较轻，暑为湿遏者，当慎用本方。

类方鉴别

方名		桂苓甘露散	六一散
相同点		均有滑石、甘草，有清暑利湿之功，用于暑热夹湿之证	
不同点	组成	茯苓、白术、泽泻、桂枝、石膏、猪苓	——
	功效	清暑解热，化气利水	清暑利湿
	症状	发热头痛，吐泻烦渴，小便赤涩，及霍乱吐下	身热烦渴，小便不利，或泄泻

●药理研究 本方有止泻[1]作用。

●参考文献

[1] 姜鹏凌．桂苓甘露饮结合饮食调护治疗小儿湿热泻 80 例疗效观察［J］．新中医，1990，22（7）：23.

按语

本方即五苓散、甘露散和六一散合方而成，功善清暑利湿，“一若新秋甘露降而暑气潜消矣”（《绛雪园古方选注》），故命名为“桂苓甘露散”。

第六章 温里剂

凡以温热药为主组成，具有温里助阳、散寒通脉作用，治疗里寒证的方剂，统称温里剂。

里寒证是指寒邪在里所致的病证。因病位有脏腑经络之别，病势有轻重缓急之分，故本章方剂又分为温中祛寒、回阳救逆、温经散寒三类。

温中祛寒剂，适用于中焦脾胃虚寒证。脾胃虚寒证多因过食寒凉、损伤阳气；或因表寒证治疗不当，内传入里。临床症状常见脘腹疼痛，呕恶下利，不思饮食，肢体倦怠，手足不温，舌苔白滑，脉沉细或沉迟等症。温中祛寒的方剂常用温中散寒药与益气健脾药为主配伍组成，如干姜、吴茱萸、人参、白术等。代表方剂如理中丸、小建中汤等。

回阳救逆剂，适用于阳气衰微，阴寒内盛，甚或阴盛格阳、戴阳的危重病证。此证多因肾气衰微所致。临床症状常表现为四肢厥逆，精神萎靡，恶寒蜷卧，甚或冷汗淋漓，脉微欲绝等。回阳救逆的方剂常用温热药物为主组方，如附子、干姜等。代表方剂如四逆汤、回阳救急汤。

温经散寒剂，适用于寒邪凝滞经脉所致诸病证。此类病证多因阳气虚弱，营血不足，寒邪入侵经脉，血行不畅所致。临床多表现为手足厥寒，或肢体疼痛，或发阴疽等。温经散寒剂常用温经散寒药与补血养营药为主配伍组成，如桂枝、细辛、当归等。代表方剂如当归四逆汤、阳和汤。

本类方剂多由辛温燥热之品组成，临床使用时必须辨别寒热之真假，真热假寒证禁用；素体阴虚或失血之人亦应慎用，以免重伤阴血。若阴寒太盛或真寒假热，服药入口即吐者，可反佐少量寒凉药物，或热药冷服，避免格拒。

第一节 温中祛寒

理中干姜参术甘，温中健脾治虚寒，
中阳不足痛呕利，丸汤两用腹中暖。

理中丸《伤寒论》

【组成】人参　干姜　炙甘草　白术各三两（9g）

【用法】上四味，捣筛，蜜和为丸，如鸡子黄许大（9g）。以沸汤数合，和一丸，研碎，温服之，日三四服，夜二服。腹中未热，益至三四丸，然不及汤。汤法：以四物依两数切，用水八升，煮取三升，去滓，温服一升，日三服。服汤后，如食顷，饮热粥一升许，微自温，勿发揭衣被（现代用法：上药共研细末，炼蜜为丸，重 9g，每次 1 丸，小蜜丸则每次 9g，温开水送服，每日 2~3 次；亦可作汤剂，水煎服，药后饮热粥适量）。

【功效】温中祛寒，补气健脾。

【主治】

1. 脾胃虚寒证　脘腹疼痛，喜温喜按，呕吐便溏，脘痞食少，畏寒肢冷，口淡不渴，舌质淡苔白润，脉沉细或沉迟无力。

2. 阳虚失血证　便血、吐血、衄血或血崩等，血色暗淡，质清稀，面色㿠白，气短神疲，脉沉细或虚大无力。

3. 脾气虚寒　不能摄津之病后多涎唾；中阳虚损，土不荣木之小儿慢惊风等。

●方义发挥

1. 病证辨析　理中丸是治疗中焦脾胃虚寒证的基础方。

脾胃属土，脾具有运化、统血、升清三大功能；胃主受纳，腐熟水谷，喜通降，以通为用。中焦虚寒，则运化失职，升降失常，脾之清阳不升则利；胃之浊阴不降则呕吐；寒邪凝滞则腹痛（失其温煦），喜得温按，得热食则舒；寒为阴邪，未伤津液，故不渴；脾不健运则饮食内停而腹满不食。

脾气虚则无力统血，不能摄血，血不归经，故导致各种出血，上可见吐血、衄血，下可见尿血、便血、崩漏，外可见紫癜等；然因寒凝于内，故血色不鲜；脾主四肢，“清阳实四肢”，现脾阳虚，则阳气不能达四肢，故四肢不温，以手足明显；脾在液为涎，病后中焦阳虚，脾虚失运，气虚失摄，故善唾，或甚则流涎不止；舌质淡嫩、苔白滑、脉亦为之沉迟，皆虚寒之象。

小儿慢惊风，系因禀赋阳虚，或后天失调，或吐泻伤脾，或急惊风过服寒凉之药，以致脾胃虚寒，不能运化水谷、化生精微，不能荣木；肝虚则筋脉失养，虚风内动，故见手足抽搐，目睛上视；神疲食少，呕吐泄泻，苔白脉迟皆为中焦虚寒之象。

2. 治法　既病属虚寒，非补则虚证不去，非温则寒湿不除，《素问·至真要大论》云：“寒淫于内，治以甘热，佐以苦甘”，故立温中散寒，补益脾胃之法，以使寒邪散、中阳复，则升降复常。

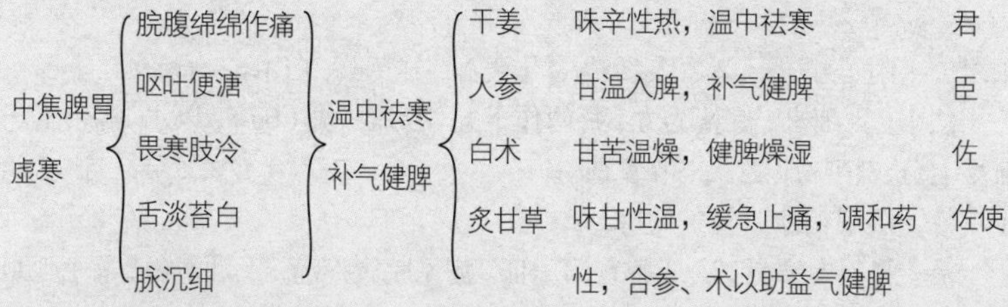

3. 配伍解析

本方在《金匮要略》中作汤剂，称“人参汤”。理中丸方后亦有“然不及汤”四字，盖汤剂较丸剂作用强而迅速，临床可视病情之缓急酌定剂型。

●临床应用

1. 适用范围　本方常用于急慢性胃肠炎、胃及十二指肠溃疡、胃痉挛、胃下垂、胃扩张、慢性结肠炎等中医辨证属脾胃虚寒者。

2. 使用注意 本方临证服后，当“饮热粥”，且温覆“勿揭衣被”；药后当觉腹中似有热感，若“腹中未热”，则适当加量，“益至三四丸”，或易为汤剂；湿热内蕴或脾胃阴虚者禁用。

●药理研究 本方主要有调节胃肠运动[1]、促进胃肠道消化吸收[2]等作用。

●参考文献

[1] 卞慧敏，周建英．理中汤对实验动物小肠运动功能的影响［J］．南京中医学院学报，1993，4：33-34，64.

[2] 羊燕群．理中汤改善脾阳虚大鼠吸收功能的PepT1调节机制研究［D］．广州：广州中医药大学，2009.

●典型医案 一儿暴吐泻，上下所出皆乳不化，用理中丸服之效。（《续名医类案》）

理中丸主温中阳，人参甘草术干姜，呕利腹痛阴寒盛，或加附子更扶阳。

附子理中丸《太平惠民和剂局方》

【组成】附子炮，去皮、脐　人参去芦　干姜炮　甘草炙　白术各三两（9g）

【用法】上为细末，炼蜜为丸，每两作十丸。每服一丸（6g），以水一盏，化开，煎至七分，稍热服之，空心食前。

【功效】温阳祛寒，补气健脾。

【主治】脾胃虚寒较甚，或脾肾阳虚证。症见脘腹疼痛，下利清谷，恶心呕吐，畏寒肢冷等。

●方义发挥

1. 病证辨析 附子理中丸为主治脾胃虚寒较甚，或脾肾阳虚证的常用方。

脾胃属土，脾主运化；胃主受纳，腐熟水谷。中焦虚寒较甚，或脾肾阳虚，则运化失职，升降失常，脾之清阳不升则利；胃之浊阴不降则呕吐；寒邪凝滞则腹痛（失其温煦）；脾主四肢肌肉，阳虚寒甚不能温煦四末，则畏寒肢冷。

2. 治法　宜温阳祛寒，补气健脾。

3. 配伍解析

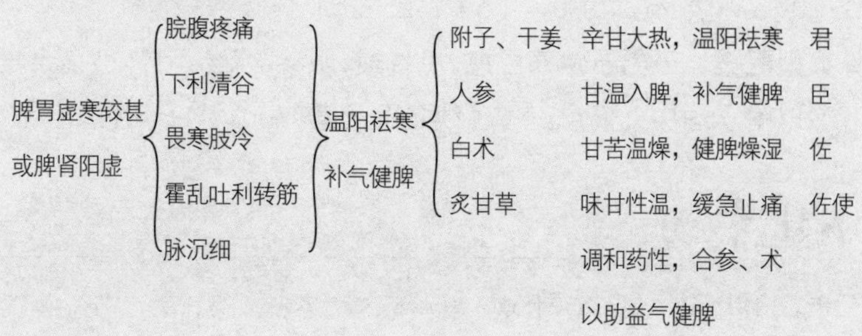

●临床应用

1. 适用范围　本方常用于妊娠呕吐、多形红斑、冻疮、荨麻疹等中医辨证属脾胃虚寒较甚者。

2. 使用注意　方中附子辛温燥烈，不宜久用。

类方鉴别

方名		理中丸	附子理中丸
相同点		均有干姜、人参、白术、炙甘草，均可温中祛寒，补气健脾	
不同点	组成	附子理中丸较理中丸多了炮附子	
	病证	脾胃虚寒证；阳虚失血证；中阳不足，阴寒上乘之胸痹；脾气虚寒，不能摄津之病后多涎唾；中阳虚损，土不荣木之小儿慢惊风等	脾胃虚寒较甚，或脾肾阳虚证
	症状	脘腹疼痛，喜温喜按，呕吐便溏，脘痞食少，畏寒肢冷，口淡不渴，舌质淡苔白润，脉沉细	脘腹疼痛，下利清谷，恶心呕吐，畏寒肢冷，霍乱吐利转筋

●**药理研究** 本方主要有抗寒、镇痛、调节肠道活动[1]等作用。

●**参考文献**

[1] 李东安，王普民，贾冬，等．附子理中丸的药理作用研究[J]．中成药，1990，(5)：25-26.

●**典型医案** 一男子瘰疬已愈，患吞酸，服参、术药不应。彼谓余毒，薛治以附子理中丸而愈。(《续名医类案》)

小建中汤君饴糖，方含桂枝加芍汤，温中补虚和缓急，虚劳里急腹痛康。

小建中汤《伤寒论》

【组成】桂枝去皮，三两（9g） 甘草炙，二两（6g） 大枣擘，十二枚（6枚） 芍药六两（18g） 生姜切，三两（9g） 胶饴一升（30g）

【用法】上六味，以水七升，煮取三升，去滓，内饴，更上微火消解。温服一升，日三服（现代用法：水煎取汁，兑入饴糖，文火加热熔化，分两次温服）。

【功效】温中补虚，和里缓急。

【主治】中焦虚寒，肝脾失调，阴阳不和证。脘腹拘急疼痛，时发时止，喜温喜按；或心中悸动，虚烦不宁，面色无华；或伴手足烦热，咽干口燥等。舌淡苔白，脉细弦。

●**方义发挥**

1. 病证辨析 小建中汤为治疗中焦虚寒，肝脾失调，阴阳不和证之常用方。

中焦虚寒，不得温煦，肝脾失调，木来乘土，而见腹中卒痛、喜得温按、按之则痛减；脾为气血生化之源，今脾虚则水谷不能化生营卫，心失所养，则心不能为用，故心中动急、虚烦不宁；心其华在面，故见面无华；气属阳，血属阴，今气血阴阳俱虚，因阴虚不能与阳和，则阳以其热而独行，故虚阳上泛而手足烦热、咽干口燥，“烦劳则张”，此发热与劳累有关，其特点是自感发热，体温不一定显示出来；阳病不能与阴和，则阴以其寒独行，故里急、腹中痛；舌质淡红、脉细弦也示气血阴阳亏虚。

2. 治法 治当建立中气，调和阴阳。

3. 配伍解析

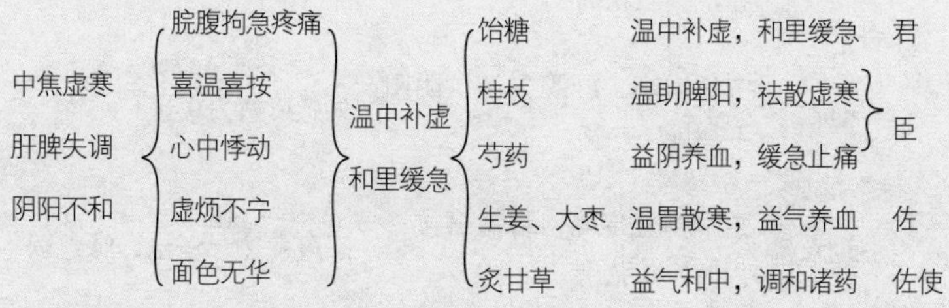

本方以饴糖配桂枝、生姜、炙甘草辛甘相合以化阳，饴糖配芍药、炙甘草、大枣酸甘相合以化阴，化阳则温中补血，化阴则调和肝脾，是故阴阳生化而中气自立。中气得立，脾阳得运，则能生化气血，而阴阳自调，其虚劳腹痛、心悸、发热诸症自除矣。

●临床应用

1. 适用范围 本方常用于胃及十二指肠溃疡、慢性肝炎、慢性胃炎、神经衰弱、再生障碍性贫血、功能性低热等中焦虚寒，肝脾不和者。

2. 使用注意 呕家或中满者不宜使用。

类方鉴别

方名	小建中汤	桂枝汤
相同点	均有桂枝、白芍、生姜、大枣、炙甘草，均可解表散寒，调和营卫	

续表

方名		小建中汤	桂枝汤
不同点	组成	小建中汤由桂枝汤倍芍药、重加饴糖所组成	
	功效	解表散寒力弱，重在温中补虚，缓急止痛	解表散寒，调和营卫
	病证	中焦虚寒，肝脾失调，阴阳不和证	外感风寒表虚证
	症状	腹中拘急疼痛，喜温喜按，舌淡，脉弦细	恶风发热，汗出，脉浮弱

●**药理研究** 本方主要有抗炎、提高机体免疫力[1]、保护胃黏膜[2]、改善脾胃虚寒症状[3]的作用。

●**参考文献**

［1］沈祥春，陶玲，柏帅．小建中汤抗炎免疫作用的实验研究［J］．时珍国医国药，2008，19（9）：2100.

［2］刘茜，周永学，王斌，等．小建中汤对脾胃虚寒大鼠IL-6、GAS水平的影响［J］．陕西中医，2011，32（3）：368.

［3］刘茜．小建中汤对脾胃虚寒大鼠MDA、SOD及环核苷酸水平的影响［D］．咸阳：陕西中医学院，2011.

●**典型医案** 吴仰元患胃脘痛则彻于背，以手重按之少止，痛时冷汗如雨，脉涩。孙曰：此气虚而痛也。以小建中汤加御米壳而愈。（《续名医类案》）

桂枝加芍为建中，表里并病腹满疼，
芍药加倍为缓急，虚劳里急常为宗。

《伤寒论》桂枝加芍药汤

【组成】桂枝去皮、三两（9g） 芍药六两（18g） 甘草炙，二两（6g） 大枣擘，十二枚（6枚） 生姜切，三两（9g）

【用法】上五味，以水七升，煮取三升，去滓，温服三分（现代用法：水煎服）。

【功效】温脾和中，缓急止痛。

【主治】太阳病误下伤中，土虚木乘之腹痛。腹满时痛，苔薄，脉弦细。

●方义发挥

1. 病证辨析 桂枝加芍药汤是主治太阳病误下伤中，土虚木乘之腹痛的常用方。

中焦阳气受损，脾土功能受限，不耐肝木所克，土虚木乘，运化失常，气机阻滞，“不通则痛”，故腹满时痛；苔薄，示尚无湿浊阻滞；肝木气盛及疼痛，可表现为脉弦，脉细乃中焦运化不利，阴血不足的表现。

2. 治法 宜温脾和中，缓急止痛。

3. 配伍解析

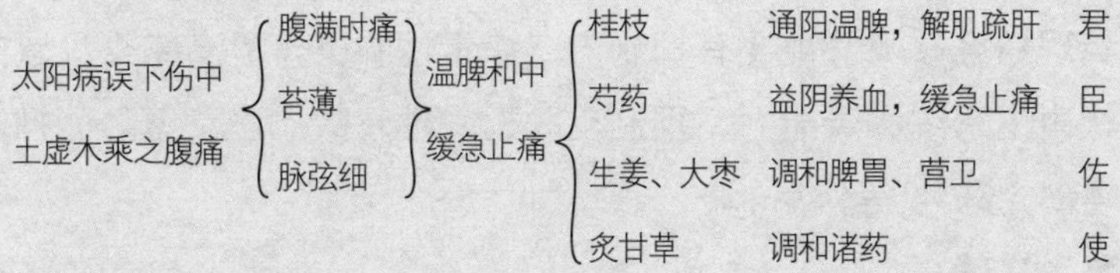

方中桂枝、甘草，辛甘化阳，合辛温散寒之生姜，共奏振奋脾阳、祛寒散滞之功；芍药、甘草，酸甘化阴，合益血和营之大枣，补中焦之虚，养血柔肝，和里缓急止痛。

●临床应用

1. 适用范围 本方常用于十二指肠球部溃疡、功能性消化不良、肠易激综合征、功能性便秘、慢性痢疾、不安腿综合征、腹痛、肢体震颤等中医辨证属中焦虚寒，肝脾不和者。

2. 使用注意 实热者不宜使用。

类方鉴别

方名		小建中汤	桂枝加芍药汤
相同点		均有桂枝、白芍、生姜、大枣、炙甘草，均可解表散寒，调和营卫	
不同点	组成	小建中汤为桂枝加芍药汤重加饴糖所组成	
	功效	温中补虚，缓急止痛	补虚力弱，重在缓急止痛
	病证	中焦虚寒，肝脾失调，阴阳不和证	太阳病误下伤中，土虚木乘之腹痛
	症状	腹中拘急疼痛，喜温喜按，舌淡，脉弦细	腹满时痛，苔薄，脉弦细

●药理研究 本方主要有抑制流感病毒性肺炎、提高感染小鼠的网状内皮系统廓清能力、抑制皮肤迟发性超敏反应、镇静、抑制肠蠕动亢进[1]等作用。

●参考文献

[1] 富抗育，周爱香，郭淑英，等．桂枝汤的药理学研究五、加味、减味桂枝汤和桂枝汤的药理作用比较[J]. 中药药理与临床，1989，(6)：1.

黄芪建中芍药多，桂姜甘草大枣和，
更加黄芪补中脏，中焦虚寒用之瘥。

《金匮要略》黄芪建中汤

【组成】桂枝去皮、三两（9g） 芍药六两（18g） 甘草炙，二两（6g） 大枣擘，十二枚（6枚） 生姜切，三两（9g） 胶饴一升（30g） 黄芪一两半（5g）

【用法】煎服法同小建中汤。

【功效】温中补气，和里缓急。

【主治】虚劳病，阴阳气血俱虚证。里急腹痛，喜温喜按，形体羸瘦，面色无华，心悸气短，自汗盗汗等。

●方义发挥

1. 病证辨析 黄芪建中汤是主治虚劳病，阴阳气血俱虚证的常用方。

脾胃为后天之本、营卫气血生化之源。中焦虚寒，不得温养，故里急腹痛、喜温喜按；气血生化不足，机体失于温养，故形体羸瘦、面色无华；气血虚无以养心，心失所养，则心悸气短；营卫不足，表虚不固，则自汗、盗汗。

2. 治法 宜温中补气，和里缓急。

3. 配伍解析

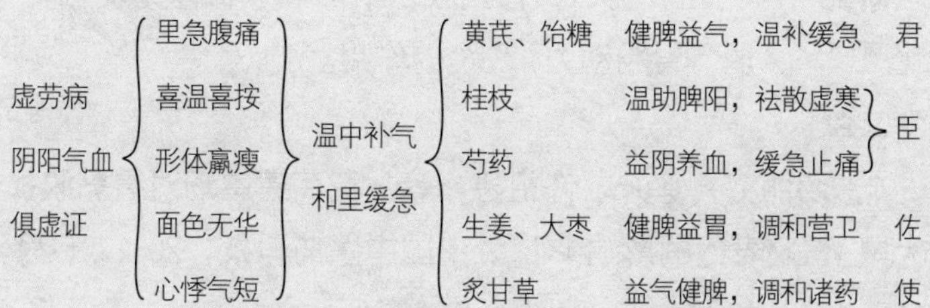

本方与小建中汤均有温中补虚，缓急止痛之功，用于中焦脾胃虚弱，阴阳气血不足之证。由于本方更增黄芪一两半，黄芪补脾肺之气，又能固表止汗，故更宜于中焦虚寒，气虚较著，兼神疲乏力，自汗脉弱者。

●临床应用

1. 适用范围 本方常用于胃及十二指肠溃疡、神经衰弱、慢性腹膜炎、慢性胃炎等中医辨证属于中气虚寒，阴阳气血俱虚者。

2. 使用注意 阴虚火旺者、呕家及中满者，均忌用本方。

类方鉴别

方名		小建中汤	黄芪建中汤
相同点		均有饴糖、桂枝、白芍、生姜、大枣、炙甘草，均可温中补虚，和里缓急	
不同点	组成	黄芪建中汤为小建中汤加黄芪所组成	
	功效	温中补虚，缓急止痛，擅补营阴不足	益气建中力强，兼具小建中汤之能，阴阳气血双补。
	病证	中焦虚寒，肝脾失调，阴阳不和证	虚劳病，阴阳气血俱虚证
	症状	腹中拘急疼痛，喜温喜按，舌淡，脉弦细	里急腹痛，喜温喜按，形体羸瘦，面色无华，心悸气短，自汗盗汗

●药理研究 本方主要有保护胃黏膜[1-7]、调节机体免疫力[8-9]、抗氧化[10-11]、调节胃肠动力[12-13]的作用。

●参考文献

[1] 汤丽芬，徐升，许祖建，等．黄芪建中汤对胃黏膜损伤模型大鼠 VEGF 表达的影响[J]．中国中医药科技，2011，(2)：88，100-101，128.

[2] 徐升，马佳铭，杨帆，等．黄芪建中汤对胃黏膜损伤模型大鼠 MMP-2 及 TIMP-1 表达的影响[J]．中华中医药杂志，2011，(9)：2116-2118.

[3] 徐升，汤丽芬，杨帆，等．黄芪建中汤对胃黏膜损伤

模型大鼠 MMP-9、TIMP-2 表达的影响［J］. 安徽中医学院学报，2010，(5)：50-52.

［4］孙宁，刘旺根，王雪萍，等．黄芪建中汤对脾虚型慢性萎缩性胃炎大鼠胃黏膜病理形态影响的研究［J］. 河南中医学院学报，2005，(5)：11-12，19.

［5］陈垣皲．黄芪建中汤加减对胃溃疡胃黏膜 bFGF 表达的影响［J］. 湖南中医杂志，2005，(6)：13-14，31.

［6］杨海卿．黄芪建中汤对脾阳虚大鼠回肠 SP、VIP 影响的实验研究［D］. 贵阳：贵阳中医学院，2006.

［7］刘旺根，蒋时红．黄芪建中汤干预脾虚型慢性萎缩性胃炎大鼠胃黏膜表皮生长因子含量、诱导型一氧化氮合成酶和表皮生长因子受体基因的表达［J］. 中国临床康复，2006，(43)：123-125.

［8］刘红春，王红霞，刘旺根，等．黄芪建中汤抗大鼠脾气虚证实验研究［J］. 郑州大学学报（医学版），2004，39(2)：316-317.

［9］杨海卿．黄芪建中汤对脾阳虚大鼠回肠 SP、VIP 影响的实验研究［D］. 贵阳：贵阳中医学院，2006.

［10］宋春燕，张慧，章晓晨，等．黄芪建中汤治疗胃溃疡大鼠的拆方研究［J］. 中医药信息，2009，26(6)：63-64.

［11］刘旺根，蒋时红，王雪萍．黄芪建中汤对脾虚型慢性萎缩性胃炎大鼠胃黏膜防护因子复健作用研究［J］. 中药药理与临床，2007，(4)：6-8.

［12］裘秀月，徐珊．黄芪建中汤对功能性消化不良大鼠胃肠动力影响的实验研究［J］. 中国中医药科技，2008，(3)：176-177.

［13］杨海卿．黄芪建中汤对脾阳虚大鼠回肠 SP、VIP 影响

的实验研究［D］. 贵阳：贵阳中医学院，2006.

补中方用建中汤，四两当归去瘀良，产后虚羸诸不足，调荣止痛补劳伤。

当归建中汤《千金翼方》

【组成】当归四两（12g）　桂心三两（9g）　芍药六两（18g）　甘草炙，二两（6g）　大枣擘，十二枚（6枚）　生姜三两（9g）

【用法】上六味㕮咀，以水一斗，煮取三升，分为三服，一日令尽。若大虚，加饴糖六两（30g）作汤成，内之于火上暖，令饴糖消（现代用法：水煎服）。

【功效】温补气血，缓急止痛。

【主治】产后虚羸不足，腹痛不已，呼吸少气，或少腹拘急挛痛引腰背，不能饮食者。

●方义发挥

1. 病证辨析　当归建中汤是主治产后虚羸不足，腹痛不已，呼吸少气，或少腹拘急挛痛引腰背，不能饮食的常用方。

妇人产后，气血阴阳亏虚，不能温养形体，则虚羸不足；中焦虚寒，不得温养，或肝脾失调，木来乘土，则腹痛不已，甚则少腹拘急挛痛引腰背。

2. 治法　宜温补气血，缓急止痛。

3. 配伍解析

本方与黄芪建中汤均有温中补虚，缓急止痛的功效，但黄芪建中汤健脾益气之功较胜，而本方养血疗虚尤佳。

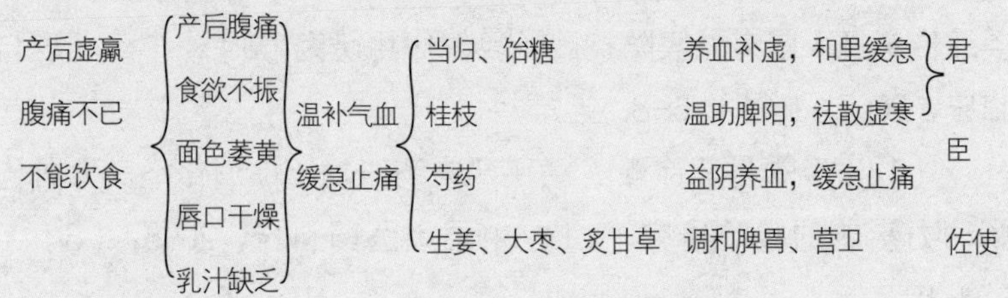

●临床应用

1. 适用范围 本方常用于产后腹痛、胃溃疡、慢性低血压等中医辨证属于中焦虚寒，气血不足者。

2. 使用注意 阴虚火旺者、呕家及中满者，均忌用本方。

类方鉴别

方名		小建中汤	当归建中汤
相同点		均有饴糖、桂枝、白芍、生姜、大枣、炙甘草，均可温中补虚，和里缓急	
不同点	组成	当归建中汤为小建中汤加当归所组成	
	功效	温中补虚，缓急止痛，擅补营阴不足	养血止痛力强，兼具小建中汤之能
	病证	中焦虚寒，肝脾失调，阴阳不和证	虚劳病，产后腹痛
	症状	腹中拘急疼痛，喜温喜按，舌淡，脉弦细	虚羸不足，腹痛不已，呼吸少气，或少腹拘急挛痛引腰背，不能饮食

●药理研究 本方主要有抗胃溃疡[1]等作用。

●参考文献

[1] 张仲一，高岚，胡觉民，等．当归建中汤抗胃溃疡的实验研究[C]．第四届国际中医药学术交流会论文集．2004：266-267.

《金匮要略》大建中汤

大建中汤建中阳，蜀椒干姜参饴糖，阴盛阳虚腹冷痛，温补中焦止痛强。

【组成】蜀椒炒去汗，二合（6g） 干姜四两（12g） 人参二两（6g）

【用法】上三味，以水四升，煮取二升，去滓，内饴糖一升（30g），微火煮取一升半，分温再服，如一炊顷，可饮粥二升，后更服，当一日食糜，温覆之（现代用法：水煎服，饴糖冲服）。

【功效】温中补虚，缓急止痛。

【主治】中阳虚衰，阴寒内盛之脘腹疼痛。心胸中大寒痛，呕不能食，腹中寒，上冲皮起出见有头足，上下痛而不可触近，舌苔白滑，脉细沉紧，甚则肢厥脉伏。

●方义发挥

1. 病证辨析 大建中汤为治疗虚寒腹痛重证之代表方。

《素问·痹论》曰："痛者，寒气多也，有寒故痛也。"《素问·举痛论》曰："寒气客于肠胃，厥逆上出，故痛而呕也。"中阳虚衰，阴寒内盛，经脉拘急，故心胸中大寒痛；阴寒犯胃，浊阴上逆，故呕不能食；腹中寒盛，收引太过，腹皮拘急，上冲皮起，故腹中痛、出见头足、上下痛而不可触近；舌苔白滑、脉细沉紧、甚则肢厥脉伏，皆为阳衰阴盛之象。

2. 治法 宜温中补虚，缓急止痛。

3. 配伍解析

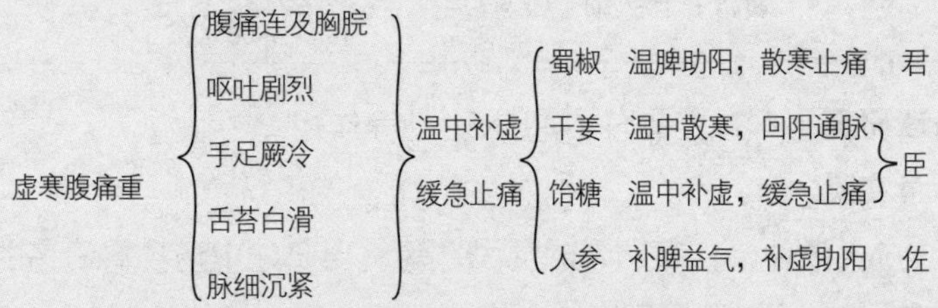

本方纯用辛甘，四药配伍，共奏补虚缓急、散寒止痛之效；温补兼施，温中以散阴寒，补虚以建中，但以温为主。

●临床应用

1. 适用范围 本方常用于胃肠痉挛、肠粘连、肠疝气、肠管狭窄、肠道蛔虫性梗阻、胃扩张、胃下垂、胰腺炎、阑尾炎、腹膜炎、肾结石等中医辨证属中阳衰弱，阴寒内盛者。

2. 使用注意 实热内结、湿热积滞、或阴虚血热而致腹痛忌用本方。

类方鉴别

方名		小建中汤	大建中汤
相同点		均有饴糖，均能温中补虚，缓急止痛	
不同点	组成	桂枝、白芍、生姜、大枣、炙甘草	蜀椒、干姜、人参
	功效	补虚力强，温中力弱，重在益营养血以缓急止痛	温中力强，补虚力弱，重在温建中阳以散寒止痛
	病证	中焦虚寒，肝脾失调，阴阳不和证	中阳虚衰，阴寒内盛之脘腹疼痛
	症状	腹中拘急疼痛，喜温喜按，舌淡，脉弦细	腹痛连及胸脘，痛势剧烈，呕吐剧烈，手足厥冷，舌质淡，苔白滑，脉沉紧

●**药理研究** 本方主要有止痛[1-2]、改善肠系膜微循环[3]、促进消化道收缩运动[4]、改善脾阳虚证[5-7]的作用。

●**参考文献**

［1］武静，黄顺．大建中汤对脾阳虚腹痛大鼠 CaMK Ⅱ mRNA 的影响［J］．江西中医药，2015，(8)：23-25.

［2］武静．大建中汤对脾阳虚疼痛大鼠 COX-2 mRNA 及蛋白和 CaMK Ⅱ mRNA 的影响［J］．广州中医药大学学报，2016，(1)：71-75.

［3］陈学习，陈继婷，翟信长，等．大建中汤对脾阳虚大鼠肠系膜微循环功能的影响［J］．辽宁中医杂志，2002，29(10)：632-633.

［4］金学林，张淼．十二指肠和空肠内注入大建中汤对活体动物消化道收缩运动的影响［J］．中国中西医结合消化杂志，2014，22（7）：374-376.

［5］王慧，武静，陈继婷，等．脾阳虚大鼠下丘脑星形胶质细胞 GFAP 和小胶质细胞 OX42 的表达及大建中汤的干预作用［J］．时珍国医国药，2013，24（2）：304-305.

［6］蒋鹤飞，武静，陈继婷，等．Bcl-2 和 Bax 在脾阳虚大鼠下丘脑组织中的表达和大建中汤的干预作用［J］．时珍国医国药，2012，23（11）：2716-2717.

［7］陈学习．大建中汤对脾阳虚大鼠 TXB2 及 6-Keto-PGF1α 的影响［J］．江苏中医药，2003，24（2）：49-50.

吴茱萸汤《伤寒论》

吴茱萸汤重用姜，人参大枣共煎尝，
厥阴头痛胃寒呕，温中补虚降逆良。

【组成】吴茱萸洗，一升（9g）　人参三两（9g）　生姜切，六两（18g）　大枣擘，十二枚（4枚）

【用法】上四味，以水七升，煮取二升，去滓。温服七合，日三服（现代用法：水煎服）。

【功效】温中补虚，降逆止呕。

【主治】

1. 胃寒呕吐证　食谷欲呕，或兼胃脘疼痛，吞酸嘈杂，舌淡，脉沉弦而迟。
2. 肝寒上逆证　干呕吐涎沫，头痛，巅顶痛甚，舌淡，脉沉弦。
3. 肾寒上逆证　呕吐下利，手足厥冷，烦躁欲死，舌淡，脉沉细。

●方义发挥

1. 病证辨析　吴茱萸汤为治疗肝胃虚寒，浊阴上逆之常用方。

本证有三：一为阳明寒呕，二为厥阴头痛，三为少阴吐利。其证虽属三经，然病机皆为虚寒之邪上逆犯胃所致。胃以通降为顺，胃受寒邪，失于和降，故见呕吐、不食、食则欲呕、或胃脘冷痛。《素问·举痛论》云："寒气客于肠胃，厥逆上出，故痛而呕也。"厥阴肝经夹胃上行，上入巅顶，其气主升。若肝寒上犯于胃，则呕吐涎沫；上扰清阳则头痛，且以巅顶痛著；肾为水火之脏，肾经受寒则阳气微，阳气不能达于四末，则手足厥冷；寒邪上逆犯胃，则呕；阳失温煦，寒湿下侵，则利；阴寒内盛，阳气扰争，故烦躁欲死；阳虚寒盛，其舌色当淡、脉自沉弦而细迟。

2. 治法　当温中补虚，助阳散寒，降逆止呕。

3. 配伍解析

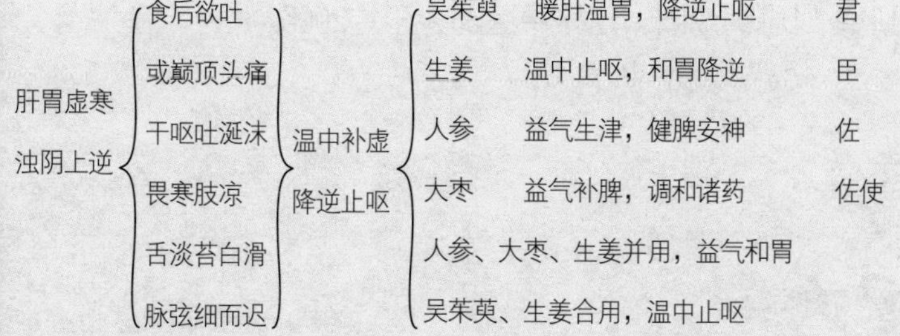

本方肝、肾、胃三经同治，温、降、补三法并施，但以温降为主。

●临床应用

1. 适用范围　本方常用于神经性呕吐、神经性头痛、偏头痛、梅尼埃病、急性胃炎、消化性溃疡、高血压、眼疾、妊娠呕吐等中医辨证属肝胃虚寒者。

2. 使用注意　胃热呕吐、阴虚呕吐、或肝阳上亢之头痛者均禁用本方。

●药理研究　本方主要有止呕、止泄、改善心脏功能、改善外周循环、镇痛、镇静、舒张血管[1]、抗消化性溃疡[2-3]、抑制肿瘤生长[4]的作用。

●参考文献

[1] 李冀，蒋蕾，毕君辉．吴茱萸汤的临床应用及实验研究进展[J]．中医药信息，2008，(5)：62-64.

[2] 李冀，柴剑波，赵伟国．吴茱萸汤抗大鼠幽门结扎型胃溃疡作用机理的实验研究[J]．中医药信息，2007，(6)：53-54，83.

[3] 李冀，柴剑波，赵伟国．吴茱萸汤对醋酸涂抹型胃溃疡大鼠溃疡指数及血浆 6-Keto-PGF1α 含量的影响[J]．辽宁中医杂志，2008，35(2)：179.

[4] 王莉．吴茱萸汤对鼠 S180 生长的抑制作用及其机制的实验研究[D]．沈阳：辽宁中医药大学，2006.

第二节　回阳救逆

四逆汤中附草姜，阳衰寒厥急煎尝，腹痛吐泻脉沉细，急投此方可回阳。

四逆汤《伤寒论》

【组成】甘草炙，二两（6g）　干姜一两半（6g）　附子生用，去皮，破八片，一枚（15g）

【用法】上三味，以水三升，煮取一升二合，去滓。分温再服。强人可大附子一枚，干姜三两（现代用法：水煎服）。

【功效】回阳救逆。

【主治】少阴病，心肾阳衰寒厥证。四肢厥逆，恶寒蜷卧，神衰欲寐，面色苍白，腹痛下利，呕吐不渴，舌苔白滑，脉微细。以及太阳病误汗亡阳者。

●方义发挥

1.病证辨析　四逆汤为治疗少阴心肾阳衰寒厥之基础方。

阳气不能温煦周身四末，则四肢厥逆、恶寒蜷卧；无力鼓动血行，则脉微细。《素问·生气通天大论》曰："阳气者，精则养神，柔则养筋。"若心阳衰微，神失所养，则神衰欲寐；

肾阳衰微，不能暖脾，升降失调，则腹痛吐利；面色苍白、口中不渴、舌苔白滑亦为阴寒内盛之象。

2. 治法 此阳衰寒盛之证，非纯阳大辛大热之品，不足以破阴寒，回阳气，救厥逆，法当回阳破阴救逆。

3. 配伍解析

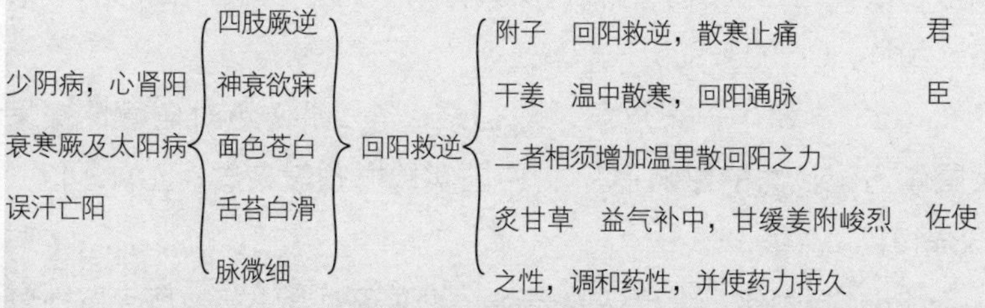

本方大辛大热，重在温阳气、散阴寒，力挽元阳，少佐甘缓，破阴回阳而无耗散之弊。

●临床应用

1. 适用范围 本方常用于心肌梗死、心力衰竭、急性胃肠炎吐泻过多、或某些急证大汗而见休克等中医辨证属阳衰阴盛者。

2. 使用注意 若服药后出现呕吐拒药者，可将药液置凉后服用；本方纯用辛热之品，中病手足温即止，不可久服；真热假寒者禁用。

●药理研究 本方主要有心肌保护[1-2]、抗脑损伤[3-5]、降血压[6]、心血管保护[7]、抗动脉粥样硬化[8]、提高免疫力[9-10]、抗休克[11-12]等作用。

●参考文献

［1］贺金，方艳伟，李永民．四逆汤对大鼠心肌缺血损伤的保护作用［J］．中华中医药杂志，2008，7：638-640.

［2］金明华，吴伟康，罗汉川，等．四逆汤对实验性小鼠心肌 I/R 时心肌组织 HO-1-CO 体系的影响［J］．中国中医急症，

2009，12：2017-2019.

[3] 姜之全，陈前芬，田鹤村．四逆汤对小鼠全脑缺血－再灌注损伤的保护作用[J]．中国脑血管病杂志，2004，12：556-557，563.

[4] 张鹏，费洪新，纪亮，等．四逆汤含药血清对早老性痴呆小鼠神经生长因子的影响及其作用机制[J]．中国老年学杂志，2011，6：993-995.

[5] 李建华，纪双泉，陈福泉，等．四逆汤对血管性痴呆大鼠学习记忆力的影响[J]．中国实验方剂学杂志，2011，12：188-191.

[6] 杨学伟，崇卓，郭云良．四逆汤对肾性高血压大鼠血管活性物质的调节作用[J]．中国医院药学杂志，2008，1：27-30.

[7] 刘勇，钱孝贤，吴伟康，等．四逆汤对兔髂动脉球囊损伤病变区 TGF-β_1 表达的影响[J]．中国病理生理杂志，2006，11：2151-2155.

[8] 杨舟，郁保生，吕瑶，等．四逆汤对实验性高脂血症合并动脉粥样硬化兔血中内皮素与一氧化氮含量的影响[J]．中国实验方剂学杂志，2013，3：241-244.

[9] 葛迎春，马天舒，刘平，等．四逆汤类方提取物对离体小鼠腹腔巨噬细胞免疫功能的影响[J]．中国实验方剂学杂志，2006，2：28-31.

[10] 曾萍，杨镒宇，吴伟康，等．四逆汤对 SIRS 大鼠的早期干预[J]．中国病理生理杂志，2009，6：1222-1224.

[11] 刘艳，杨成梯，吴伟康，等．探讨四逆汤抗急性失血性休克的氧自由基、一氧化氮机制[J]．中成药，2003，5：42-45.

[12] 邵春红，王晓良．四逆汤对失血性休克大鼠心功能和血压调节的肾上腺素受体机制研究[J]．中国药学杂志，2003，

11：31-34.

●典型医案 张氏仆病经五日，发热，脉沉微，口燥，烦躁不眠。曰：发热为阳，脉沉微为阴，少阴症似太阳也。口燥烦躁，乃邪气内扰，当用麻黄附子细辛汤，以温少阴之经，而驱内陷之邪。或以子身安得阴症？别商栝蒌滋解之法，症益甚。再脉之，沉微转为虚散，已犯条款，不得已，惟四逆汤一法，或亦可挽回。遂连进二服，是夜得睡，明日热退脉起而安。（《续名医类案》）

参附汤是救急方，补气回阳效力彰，
正气大亏阳暴脱，喘汗肢冷可煎尝。

参附汤 《正体类要》

【组成】人参四钱（12g） 附子炮，去皮，三钱（9g）

【用法】用水煎服，阳气脱陷者，倍用之（现代用法：水煎服）。

【功效】益气回阳固脱。

【主治】阳气暴脱证。四肢厥冷，冷汗淋漓，呼吸微弱，脉微欲绝。

●方义发挥

1. 病证辨析 参附汤为治疗阳气暴脱之代表方。

阳气在人体具有温煦和推动脏腑生理活动的作用，若阳气暴脱，四肢无阳气的温煦而见厥冷；阳气外脱，肺气不足，则呼吸微弱；肺卫阳气不足，腠理不固，阴液外溢，则冷汗淋漓；气脱无以鼓动血行，故见脉微欲绝。

2. 治法 宜益气回阳固脱。

3. 配伍解析

阳气暴脱
- 四肢厥冷
- 冷汗淋漓
- 呼吸微弱
- 脉微欲绝

益气回阳固脱
- 人参　大补元气，益气固脱 ｝君
- 附子　回阳救逆，补火助阳 ｝君
- 人参甘温大补元气，重用固后天
- 附子为大辛大热之品，温壮元阳，以补先天，又可助人参补气之力人参、附子相伍，上温心阳，下补命火，中助脾土，力专效宏，作用迅捷。正如《医宗金鉴·删补名医方论》卷一曰："补后天之气无如人参，补先天之气无如附子，此参附汤之所由立也……两药相须，用之得当，则能瞬息化气于乌有之乡，顷刻生阳于命门之内，方中最神捷者也。"

●临床应用

1. 适用范围　本方常用于休克、心力衰竭等中医辨证属阳气暴脱者，对于妇女暴崩、外疡溃后、大手术等血脱亡阳者，亦有良效。

2. 使用注意　本方大温大补，乃急救之方，不可久服，一俟阳气来复后则另行调理；方中人参，不可用党参代替，患者休克无法服药时，可用鼻饲法。

●药理研究　本方主要调节免疫力[1]、抗休克[2]、调节心率失常、延长耐缺氧时间[3]等作用。

●参考文献

[1] 陈玉春．人参、附子与参附汤的免疫调节作用机理初探[J]．中成药，1994，8：30-31，59.

[2] 凌昌全，李敏，卢军华，等．参附汤对失血性休克大鼠糖皮质激素及其受体的影响[J]．第二军医大学学报，1996，3：284-286.

[3] 吴树勋，王志成，张建新，等．参附汤的药理研究[J]．中成药研究，1982，6：34-36.

回阳救急用六君，桂附干姜五味群，加麝三厘或胆汁，三阴寒厥建奇勋。

《伤寒六书》回阳救急汤

【组成】熟附子（9g） 干姜（9g） 人参（6g） 甘草炙（6g） 白术炒（9g） 肉桂（3g） 陈皮（6g） 五味子（3g） 茯苓（9g） 半夏制（9g）（原书未著用量）

【用法】水二盅，姜三片，煎之，临服入麝香三厘（0.1g）调服。中病以手足温和即止，不得多服（现代用法：水煎服，麝香冲服）。

【功效】回阳固脱，益气生脉。

【主治】寒邪直中三阴，真阳衰微证。四肢厥冷，神衰欲寐，恶寒蜷卧，吐泻腹痛，口不渴，甚则身寒战栗，或指甲口唇青紫，或吐涎沫，舌淡苔白，脉沉微，甚或无脉。

●方义发挥

1. 病证辨析 回阳救急汤为治疗寒邪直中三阴，真阳衰微证之常用方。

素体阳虚，寒邪直中三阴，太阴受寒则腹痛、吐泻、或吐涎沫；少阴受寒则脉微肢厥，神衰欲寐、恶寒蜷卧；厥阴受寒则身寒战栗；唇指青紫、甚或无脉等，皆阴寒内盛，阳微欲脱之象。

2. 治法 当回阳固脱，益气生脉。

3. 配伍解析

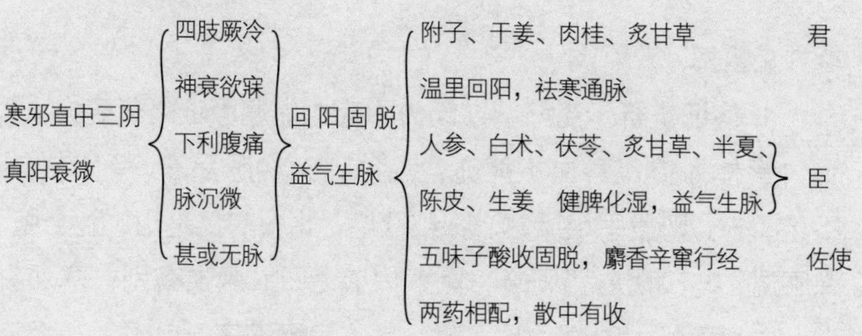

本方温补并行，回阳救逆与补益脾胃相合；散中有收，辛香走窜与酸涩敛气相伍，既有回阳救急之力，又无阳气散越之弊。

●临床应用

1. 适用范围　本方常用于急性胃肠炎吐泻过多、休克、心力衰竭等属亡阳欲脱者。

2. 使用注意　方中麝香用量不宜过大；服药后手足温即止。

第三节　温经散寒

当归四逆芍桂枝，细辛甘枣通草施，
温经散寒通血脉，血虚寒厥此方宜。

当归四逆汤《伤寒论》

【组成】当归三两（9g）　桂枝去皮，三两（9g）　芍药三两（9g）　细辛三两（3g）　甘草炙，二两（6g）　通草二两（6g）　大枣擘，二十五枚（8枚）

【用法】上七味，以水八升，煮取三升，去滓。温服一升，日三服（现代用法：水煎服）。

【功效】温经散寒，养血通脉。

【主治】血虚寒厥证。手足厥寒，或腰、股、腿、足、肩臂疼痛，口不渴，舌淡苔白，脉沉细或细而欲绝。

●方义发挥

1. 病证辨析　当归四逆汤为治疗血虚寒厥证之代表方。

素体血虚，营血不能充盈血脉，又经脉受寒，阳气被遏不达四末，则呈手足厥寒、脉细欲绝，此厥寒仅是指、趾至腕、踝不温，与少阴心肾阳衰，阴寒内盛之四肢厥逆有别；寒邪凝滞，血行不畅，则腰、股、腿、足、肩臂疼痛；口不渴、舌淡苔白亦为血虚有寒之象。

2. 治法 当温经散寒，养血通脉。

3. 配伍解析

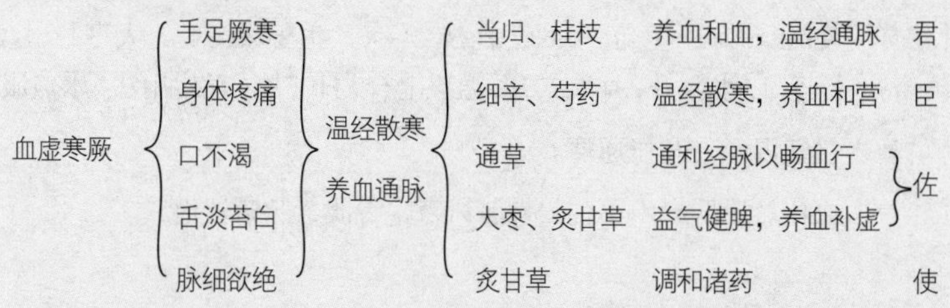

本方由桂枝汤去生姜，倍大枣，加当归、通草、细辛组成，温阳与散寒并用，养血与通脉共施，温而不燥，补而不滞。

●**临床应用** 本方常用于血栓闭塞性脉管炎、无脉症、雷诺病、小儿麻痹、冻疮、妇女痛经、肩周炎、风湿性关节炎等中医辨证属血虚寒凝者。

●**药理研究** 本方主要有抗凝、抗血栓[1]、镇痛抗炎[2]、解痉[3-4]等作用。

●**参考文献**

［1］黄芳，黄罗生，成俊，等．当归四逆汤活血化瘀作用的实验研究［J］．中国实验方剂学杂志，1999，5：33-35.

［2］窦昌贵，成俊，黄芳，等．当归四逆汤镇痛抗炎作用的实验研究［J］．中国实验方剂学杂志，1999，5：40-41.

［3］阮叶萍，金铭．当归四逆汤镇痛作用实验研究［J］．浙江中医药大学学报，2012，10：1108-1111.

［4］齐峰，赵舒，崔健美，等．当归四逆汤对原发性痛经模型大鼠的影响［J］．江西中医药，2012，7：63-65.

●**典型医案** 罗谦甫治赵运使夫人，年五十八岁，于至元甲戌三月中，病脐腹冷疼，相引胁下痛不可忍，反复闷乱，不得安卧，以当归四逆汤主之，灸中庭穴。（《续名医类案气》）

黄芪桂枝五物汤，芍药大枣与生姜，益气温经和营卫，血痹风痹功效良。

黄芪桂枝五物汤《金匮要略》

【组成】黄芪三两（9g） 芍药三两（9g） 桂枝三两（9g） 生姜六两（18g） 大枣十二枚（4枚）

【用法】上药，以水六升，煮取二升，温服七合，日三服（现代用法：水煎服）。

【功效】益气温经，和血通痹。

【主治】血痹。肌肤麻木不仁，微恶风寒，舌淡，脉微涩而紧。

●方义发挥

1. 病证辨析 黄芪桂枝五物汤为治疗血痹之常用方。

营卫气血不足，风寒之邪乘虚客于血脉，使血行涩滞，运行不畅，致肌肤失于濡养而现麻木不仁、微恶风寒等症。

2. 治法 《素问·痹论》云："营气虚，则不仁。"法当益气温经，和血通痹。

3. 配伍解析

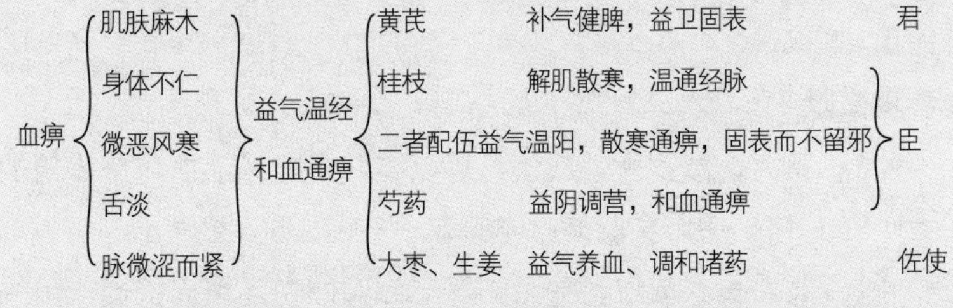

本方温补、散邪、通经三者并用，固表不留邪，散邪不伤正。

●临床应用 本方常用于皮炎、末梢神经炎、中风后遗症、肩周炎、血栓闭塞性脉管炎、雷诺病、腓神经麻痹、颈椎病、肱骨外上髁炎、肘管综合征、腕管综合征、腰椎间盘突出症、梨状肌损伤综合征等见有肢体麻木疼痛等中医辨证属气虚血滞，微感风邪者。

●药理研究 本方主要有改善血液循环、治疗冻伤[1-2]、抗炎、镇痛、抗氧化[3-4]、心肌保护[5]、增强免疫力[6]、治疗周围神经病变[7-9]

等作用。

●参考文献

［1］李艳彦，白赟，郭海龙，等．大鼠气虚冻伤模型的建立及黄芪桂枝五物汤和桂枝汤作用比较及机制研究［J］．微循环学杂志，2010，2：76.

［2］白赟，李艳彦，高丽，等．黄芪桂枝五物汤对气虚冻伤模型大鼠的作用及其机理研究［J］．山西中医学院学报，2010，3：22-24.

［3］黄兆胜，施旭光，朱伟，等．黄芪桂枝五物汤及其配伍抗炎镇痛的比较研究［J］．中药新药与临床药理，2005，2：93-96.

［4］施旭光，朱伟，黄兆胜．黄芪桂枝五物汤及其配伍对佐剂性关节炎大鼠的抗炎、抗氧化作用研究［J］．中药药理与临床，2006，Z1：3-5.

［5］张恒．黄芪桂枝五物汤抗大鼠实验性心肌缺血的实验研究［J］．世界中西医结合杂志，2008，10：573-575.

［6］赵桂华，唐其风．黄芪桂枝五物汤对小鼠的免疫调节作用［J］．中国冶金工业医学杂志，2006，6：708-709.

［7］马伊磊，叶伟成，周荣耀，等．黄芪桂枝五物汤对奥沙利铂周围神经毒性大鼠病理形态的影响［J］．中医杂志，2011，S1：173-174.

［8］齐峰，邱昌龙，朱亮，等．黄芪桂枝五物汤对STZ诱发糖尿病大鼠周围神经保护作用［J］．中国中医基础医学杂志，2013，6：631-633.

［9］霍介格，胡莹，杨杰，等．黄芪桂枝五物汤对化疗致大鼠周围神经损伤的作用［J］．中医杂志，2012，23：2031-2034.

阳和熟地鹿角胶，姜炭肉桂麻芥草，
温阳补血散寒滞，阳虚寒厥阴疽疗。

阳和汤《外科证治全生集》

【组成】熟地黄一两（30g） 麻黄五分（2g） 鹿角胶三钱（9g） 白芥子炒研，二钱（6g） 肉桂去皮，研粉，一钱（3g） 生甘草一钱（3g） 炮姜炭五分（2g）

【用法】水煎服。

【功效】温阳补血，散寒通滞。

【主治】阴疽。如贴骨疽、脱疽、流注、痰核、鹤膝风等，患处漫肿无头，皮色不变，酸痛无热，口中不渴，舌淡苔白，脉沉细或迟细。

●方义发挥

1. 病证辨析 阳和汤为治疗阴疽之代表方。

素体阳虚，营血不足，寒凝痰滞，痹阻于肌肉、筋骨、血脉，故局部肿势弥漫、皮色不变、酸痛无热，并可伴有全身虚寒症状；舌淡苔白、脉沉细亦为虚寒之象。

2. 治法 当温阳补血，散寒通滞。

3. 配伍解析

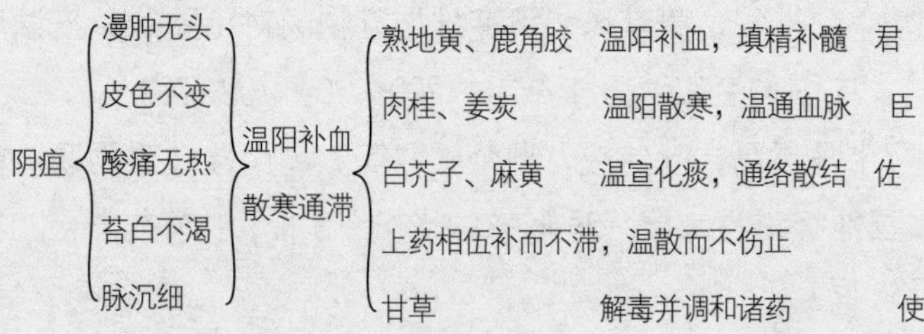

本方温阳与补血并用，辛散与温通同施，使补中寓散，补而不滞，温散寒凝而不伤正，滋补精血而不恋邪。

●临床应用

1. 适用范围 本方常用于治疗骨结核、腹膜结核、慢性骨髓炎、骨膜炎、慢性淋巴结炎、类风湿关节炎、血栓闭塞性脉管炎、肌肉深部脓疡等中医辨证属阴寒凝滞者。

2. 使用注意 阳证疮疡红肿热痛，或阴虚有热，或疽已溃破者，不宜使用本方。马培之云："此方治阴证，无出其右，用之得当，应手而愈。乳岩万不可用，阴虚有热及溃破日久者，不可沾唇。"（《重校外科证治全生集》）

●药理研究 本方主要有镇痛抗炎[1]、抗肿瘤[2-3]等作用。

●参考文献

[1] 黄立中，徐琳本，张晓明，等. 阳和汤镇痛及抗炎作用的实验研究[J]. 湖南中医杂志，2002，5：49-50.

[2] 肖雅. 阳和汤抗肿瘤作用及其局部免疫学机制的实验研究[D]. 长沙：湖南中医学院，2004.

[3] 杜钢军，林海红，谢松强. 阳和汤血清对MCF-7细胞增殖、分化及凋亡的影响(英文)[J]. 河南大学学报(医学版)，2007，1：6-10.

●典型医案 王洪绪治姚氏女，年二十九，小产月余，左肩手搭处，先发一毒，周尺有五。半月，背添一毒，上下长三寸，上阔下尖，皆白陷。十日后始延治，势甚笃，连服阳和汤三剂，能起坐，五剂自能便溺，十二剂其续发者全消，先发之搭手亦消。剩疮顶如棋子大，不痛而溃，四日收功。后云背上如负一版，转舒不快，以小金丹十丸，每日三进痊愈。（《续名医类案》）

按语

本方治疗阴疽犹如仲春温暖和煦之气，普照大地，驱散阴霾，而布阳和，故以"阳和汤"名之。

第七章 补益剂

凡是用补益药物为主组成，具有补益人体气血阴阳不足，以治各种虚证的方剂，统称补益剂。

人体虚损不足诸证，成因甚多，但总属于先天不足，或后天失调所致的脏腑虚损，而脏腑虚损又不外乎气、血、阴、阳，因此虚证有气虚、血虚、气血两虚、阴虚、阳虚、阴阳两虚等区别。所以补益剂相应分为补气、补血、气血双补、补阴、补阳、阴阳并补六类。

补气类方剂适用于脾肺气虚证。临床表现常见肢体倦怠乏力，少气懒言，语音低微，动则气促，面色萎白，食少便溏，舌淡苔白，脉虚弱，甚或虚热自汗，或脱肛，或子宫脱垂等。补气类方剂常用补气药为主组成，如人参、党参、黄芪、白术、甘草等。代表方如四君子汤、参苓白术散、补中益气汤等。

补血类方剂适用于血虚证。临床表现常见面色无华，头晕眼花，心悸失眠，唇甲色淡，舌淡，脉细等。补血类方剂常用补血药为主组成，如熟地黄、当归、白芍、阿胶等。代表方如四物汤、归脾汤。

气血双补类方剂适用于气血两虚证。临床表现常见面色无华，头晕目眩，心悸怔忡，食少体倦，气短懒言，舌淡，脉虚细无力等。气血双补类方剂常用补气药与补血药配伍组成，如人参、党参、熟地黄、阿胶等。代表方如八珍汤、十全大补汤等。

补阴类方剂适用于阴虚证，主要包括肝肾阴虚和肺胃阴虚，尤以肾阴虚证多见。临床表现常见形体消瘦，头晕耳鸣，潮热颧红，五心烦热，盗汗失眠，腰酸遗精，咳嗽咯血，口燥咽干，舌红少苔，脉细数等。补阴类方剂常用补阴药为主组成，如生地黄、熟地黄、麦冬、玉竹等。代表方如六味地黄丸、大补阴丸。

补阳类方剂适用于阳虚证。阳虚以心、脾、肾为主，有关心、脾阳虚的方剂，已在温里剂一章中介绍，本节主要论述治疗肾阳虚的方剂。肾阳虚证见面色苍白，形寒肢冷，腰膝酸痛，下肢软弱无力，小便不利，或小便频数，尿后余沥，少腹拘急，男子阳痿早泄，女子宫寒不孕，舌淡苔白，脉沉细，尺部尤甚等。补阳类方剂常用补阳药为主组成，如附子、肉桂、巴戟天、肉苁蓉等。代表方如肾气丸、右归丸。

阴阳双补类方剂适用于阴阳两虚证。临床表现常见头晕目眩，腰膝酸软，阳痿遗精，畏寒肢冷，午后潮热等。阴阳双补类方剂常用补阴药和补阳药共同组成，如熟地黄、山茱萸、附子、肉桂、鹿角胶等。代表方如地黄饮子、龟鹿二仙胶等。

由于五脏相关，气血同源，阴阳互根，在病理上往往相互影响，彼此传变。如脾病可以影响肺，肺病又可影响肾；气虚不能生血，血虚又致气弱；阴虚可以导致阳虚，阳虚又可导致阴虚等等。对于虚证的治疗必须根据发病过程中的具体变化，从整体出发，既要有所侧重，又要统筹兼顾。

气虚则补气，血虚则补血，二者虽有侧重，但气血相依，气为血帅，血为气母。补气与补血常配合使用，不能截然划分。《脾胃论》曰：“血不自生，须得生阳气之药，血自旺矣。”又说：“血虚以人参补之，阳旺则能生阴血。” 血虚补血，宜加入补气之药，以助生化，或者着重补气以生血。如大失血而致虚极欲脱者，更应峻补其气，扶元固脱，使气返血生。气虚多用补气药，一般较少加入补血药，因补血药性多滋腻，易于滞气。如一般慢性疾病，出现气血俱虚，则可气血双补。

补阴、补阳亦和补气、补血关系一样。明确阴阳的关系，即阳生于阴，阴生于阳，阴阳互根。阴是阳的物质基础，阳是阴的动力的表现，阴阳是互相作用、互相促进和互相维系的。《类经》曰："善补阳者，必于阴中求阳，则阳得阴助而生化无穷；善补阴者，必于阳中求阴，则阴得阳升，而源泉不竭。"因此，在补阴或补阳的时候，不能只强调一面，应该看到阴阳是一个整体，必须互相兼顾。阴虚则补阴，宜辅以补阳的药物，以阴根于阳，使阴有所化，并可借阳药的温运，以制阴药的凝滞，使之滋而不滞。阳虚补阳，宜辅以补阴之品，以阳根于阴，使阳有所依，并可借阴药的滋润以制阳药的温燥，使之温煦生化，温而不燥。若阴阳两虚，又当阴阳两补。

对于脏腑虚损的培补之法，又分直接补益和间接补益两种方法。《难经·十四难》曰："损其肺者，益其气；损其心者，调其营卫；损其脾者，调其饮食，适其寒温；损其肝者，缓其中；损其肾者，益其精。"即五脏的直接补益法。但临床又必须结合阴阳气血进行调补。如肺有气虚、阴虚，心有气虚、血虚、阴虚、阳虚等，要针对不同病情进行补益。

间接补益法主要是根据脏腑相互资生关系进行补益。《难经·六十九难》曰："虚则补其母。"如肺虚补脾，因肺气的强弱有赖于水谷之气的供给，水谷之气与脾的运化密切相关，故肺气虚弱可以补益脾胃，即肺虚者补脾之法，亦培土生金法。再如肝虚补肾，由于肝阴必须依靠肾精的滋养才能发挥正常的功能，故肝阴不足者，可以滋养肾阴，即肝虚者补肾之法，亦称滋水涵木法。

本类方剂临床应用需注意以下事项：

一是辨清虚证之实质，即首先明确气血阴阳究竟哪方面虚损，再结合脏腑相互资生关系，予以补益。二是审明虚实之真假，所谓"大实有羸状"的假虚证候，如误用补益，则必助邪伤正；若"至虚有盛候”的假实证候，当补反攻，则造成虚者更虚，甚至危亡立至，在临床运用时，务必辨清。三是甄别邪正之盛衰，如正气已伤而余邪未尽，若单祛邪则易于伤正，若仅扶正又不利于除邪，往往采用扶正祛邪的方法，则祛邪不致伤正，而扶正更有利于除邪。四是重视脾胃的调补，即在运用补益剂时，应注意脾胃的功能。运化水谷之精微，皆来源于脾胃。若脾胃运化力弱，则不能消化吸收，故曰："有胃气则生，无胃气则死"。补益药易于壅中滞气，在脾胃功能不足时，应配以理气醒脾和胃助运之药，以资运化，使补益药补而不滞。五是注意煎服方法，即煎煮补益药时间不妨稍长，宜慢火久煎，务使药味尽出；服药以空腹或餐前为佳。若急证则不拘时服。

第一节　补气

四君子汤《太平惠民和剂局方》

【组成】人参去芦　白术　茯苓去皮（各9g）　甘草炙（6g）各等分

【用法】上为细末。每服二钱（15g），水一盏，煎至七分，通口服，不拘时候；入盐少许，白汤点亦得（现代用法：水煎服）。

【功效】补气健脾。

【主治】脾胃气虚证。症见面色萎白，语声低微，气短乏力，食少便溏，舌淡苔白，脉虚弱。

●**方义发挥**

1. 病证辨析　四君子汤为治疗脾胃气虚证的常用方，亦是补气剂的基础方，后世众多补脾益气方剂多从此方衍化而来。

脾胃为后天之本、气血生化之源。脾胃气虚，受纳与健运乏力，则饮食减少；湿浊内生，故大便溏薄；脾主肌肉，脾胃气虚，四肢肌肉无所禀受，故四肢乏力；气血生化不足，血不足不荣于面，而见面色萎白；脾为肺之母，脾胃一虚，肺气先绝，故见气短、语声低微；舌淡苔白、脉虚弱，皆为气虚之象。治宜补益脾胃之气，以复其运化受纳之功。《医方考》曰："夫面色萎白，则望之而知其气虚矣；言语轻微，则闻之而知其气虚矣；四肢无力，则问之而知其气虚矣；脉来虚弱，则切之而知其气虚矣。"

2. 治法 根据"虚则补之"和"形不足者，温之以气"的原则，而立益气健脾之法，以复健运为当务之急。

3. 配伍解析

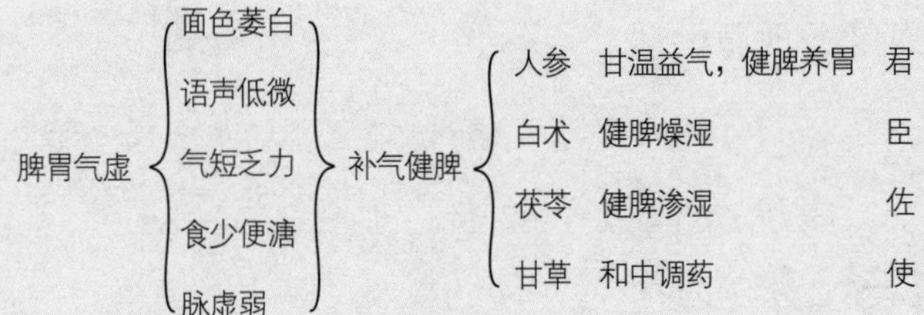

本方药性平和，功专补中益气，重在补益后天之本，为平补之剂。

●临床应用 本方常用于慢性胃炎、胃及十二指肠溃疡等中医辨证属脾胃气虚者。

类方鉴别

方名		四君子汤	理中丸
相同点		均有人参、白术、甘草，均可补益脾胃之气	
不同点	组成	茯苓	干姜
	功效	重在补气健脾	重在温中祛寒
	病证	脾胃气虚证	脾胃虚寒证
	症状	面白食少，气短乏力，脉虚弱	脘腹冷痛，呕吐便溏，脉沉细

●**药理研究** 本方主要有调节肠道菌群[1]、改善胃黏膜糜烂破溃形态[2]、增强机体免疫[3]等作用。

●**参考文献**

［1］任光友，张贵林，卢素琳，等．四君子汤对动物肠菌失调及正常胃肠功能的药理研究［J］．中成药，2000，22（7）：504-506.

［2］姚永莉，宋于刚，赵彤，等．大鼠脾虚证模型的胃肠黏膜形态学研究［J］．中国中西医结合脾胃杂志，2000，8（1）：8-10.

［3］周华，刘良，王培训，等．四君子汤复方总多糖口服和注射给药对免疫功能影响的对比研究［J］．中药新药与临床药理，2001，12（3）：206-209.

●**典型医案** 一痘正起发而便血，怠惰减食，作渴肢冷，此皆脾虚也，四君子汤加升、橘、炮姜而愈。（《续名医类案》）

按语

脾胃为后天之本，是气血生化之源。脾胃健旺，消化力强，则五脏六腑均以营养，机体自然强壮，故补气多从脾胃着手。若是胃气乃伤，则诸病丛生，故凡病久不愈，诸药不效者，惟有补脾益肾两途，无论寒热补泻，用本方随证加减，先培中土，使药力四达，则周身之气机流通，水谷精微敷布，病可渐愈，以上亦说明补中气的重要性。

异功散 《小儿药证直诀》

异功散内四君全，益以陈皮姜枣煎，益气健脾兼化滞，脘闷吐利服之安。

【组成】人参切，去顶　茯苓去皮　白术　陈皮锉　甘草炒，各等分（各6g）

【用法】上为细末。每服二钱（6g），水一盏，生姜五片，枣二个，同煎至七分，食前温服，量多少与之（现代用法：水煎服）。

【功效】益气健脾，行气化滞。

【主治】脾胃气虚兼气滞证。症见胃脘闷滞，不思饮食，大便溏薄，或呕吐、泄泻等。

●方义发挥

1. 病证辨析 异功散是治疗脾胃气虚兼有气滞证的常用方剂。

脾胃气虚，健运乏力，湿浊内生，阻遏中焦，气机壅滞，故胃脘闷滞、不思饮食、大便溏薄；中焦气滞，胃失和降，胃气上逆，则见呕吐；清阳下陷，湿浊下行于肠腑，故见泄泻。

2. 治法 根据“虚则补之”和“结者散之”的原则，立益气健脾，行气化滞之法，使脾运复健，湿浊得化，中焦气机通达流畅。

3. 配伍解析

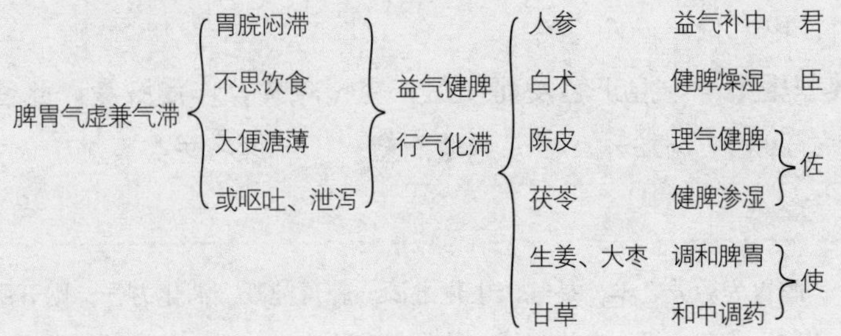

●临床应用

本方常用于慢性胃炎、胃溃疡、功能性消化不良等中医辨证属脾胃气虚兼气滞者。

●药理研究

本方可改善脂多糖介导的急性炎症条件下的铁代谢紊乱[1]、改善脾虚证患者免疫功能、具有较好的双向免疫调节作用[2]。

●参考文献

[1] 郑秦，管宇，王志成，等. 异功散对脂多糖介导的小鼠铁代谢紊乱的影响[J]. 中医杂志，2015，56(20)：1767-1770.

[2] 曾庆祥，衷诚伟. 异功散及其加味方对小儿脾虚证患者临床疗效及免疫功能的影响[J]. 中医杂志，2003，44(3)：197-198.

六君参术苓草先，再加夏陈姜枣煎，
脾虚夹痰脘痞闷，健脾祛痰效堪验。

《医学正传》六君子汤

【组成】茯苓一钱（3g） 甘草一钱（3g） 人参一钱（3g） 白术一钱五分（4.5g） 陈皮一钱（3g） 半夏一钱五分（4.5g）

【用法】上细切，作一服，加大枣二枚，生姜三片，新汲水煎服（现代用法：水煎服）。

【功效】益气健脾，燥湿化痰。

【主治】脾胃气虚兼痰湿证。症见食少便溏，胸脘痞闷，呕逆等。

●方义发挥

1. 病证辨析 六君子汤是治疗脾胃气虚，痰湿内生证的常用方剂。

脾虚失健，湿浊内生，湿聚为饮，饮停为痰。湿浊痰饮下行于肠腑，肠失传导，故食少便溏；痰浊中阻，上中二焦气机痞塞，故见胸脘痞闷；胃失和降，胃腑浊气上逆，则见呕逆。

2. 治法 治宜益气健脾，燥湿化痰。

3. 配伍解析

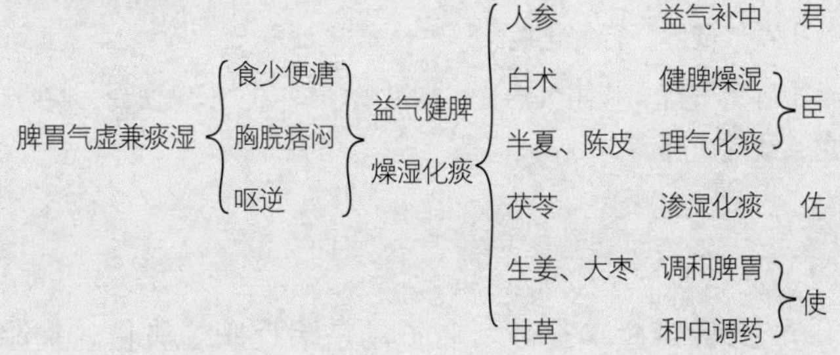

●临床应用 本方常用于慢性胃炎、反流性食管炎、功能性消化不良等中医辨证属脾胃气虚兼痰湿者。

●药理研究 本方可提高慢性阻塞性肺疾病（chronic obstructive pulmonary disease，COPD）大鼠组蛋白脱乙酰酶（histone deacetylase，HDACs）活性，降低肿瘤坏死因子－α（tumor necrosis factor-α，

TNF-α、白细胞介素-1β（interferon-1β，1L-1β）、IL-8含量，恢复COPD内源性抗炎系统功能，改善COPD自身抗炎能力[1]；明显抑制肿瘤条件培养基引起的人脐静脉内皮细胞的增殖、迁移和小管形成[2]。

●参考文献

［1］卢峰，王世聪，陆顺意，等．六君子汤对慢性阻塞性肺疾病大鼠内源性抗炎系统功能的影响及其机理研究［J］．光明中医，2015，30（10）：2101-2103.

［2］崔姗姗，尹素改，吴耀松，等．食管癌EC9706细胞启膈散与六君子汤条件培养基对脐静脉内皮细胞的影响［J］．中华中医药杂志，2016，31（4）：1230-1233.

香砂六君有人参，术苓姜草夏陈添，再加木香与砂仁，行气祛痰此方珍。

香砂六君子汤《古今名医方论》

【组成】人参一钱（3g）　白术二钱（6g）　甘草七分（2g）　茯苓二钱（6g）　陈皮八分（2.5g）　半夏一钱（3g）　砂仁八分（2.5g）　木香七分（2g）

【用法】上加生姜二钱（6g），水煎服（现代用法：水煎服）。

【功效】益气健脾，行气化痰。

【主治】脾胃气虚，痰阻气滞证。症见呕吐痞闷，不思饮食，脘腹胀痛，消瘦倦怠，或气虚肿满。

●方义发挥

1.病证辨析　香砂六君子汤是治疗脾虚失健，痰阻气滞证的常用方剂。

脾虚失健，痰浊内生，中焦气滞，故脘腹痞闷，甚至胀痛；脾失健运，胃失和降，胃气上逆，则见呕吐、不思饮食；脾虚日久，气血生化无源，故消瘦倦怠；若水湿泛溢，则见肢肿腹满。

2.治法　宜益气健脾，行气化痰。

3. 配伍解析。

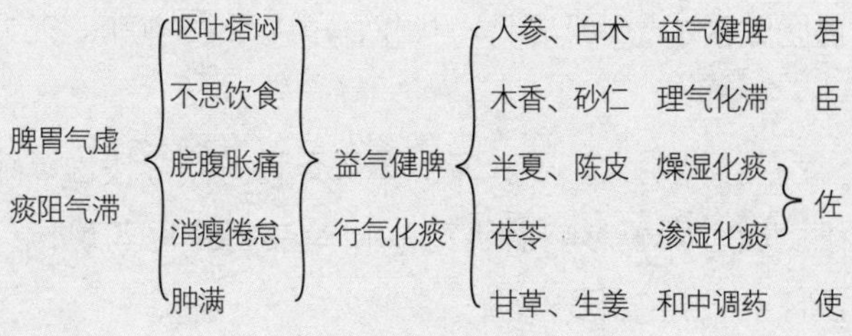

●**临床应用**　本方常用于慢性胃炎、消化性溃疡、功能性消化不良、溃疡性结肠炎等中医辨证属脾胃气虚，痰阻气滞者。

类方鉴别

方名		四君子汤	异功散	六君子汤	香砂六君子汤
相同点		均有人参、白术、茯苓、甘草，均有益气健脾之功，用于脾胃气虚证			
不同点	组成	—	陈皮、生姜、大枣	半夏、陈皮、生姜、大枣	半夏、陈皮、木香、砂仁、生姜
	功效	益气补中	行气化滞	燥湿化痰	行气化痰
	病证	脾胃气虚证	脾胃气虚兼气滞证	脾胃气虚兼痰湿证	脾胃气虚，痰阻气滞证
	症状	面白食少，气短乏力，脉虚弱	胃脘闷滞，不思饮食，大便溏薄，或呕吐、泄泻	食少便溏，胸脘痞闷，呕逆	呕吐痞闷，不思饮食，脘腹胀痛，消瘦倦怠，或气虚肿满

●**药理研究**　本方可保护胃黏膜[1]、调节胃肠道内分泌功能[2]、促进胃黏膜异型增生上皮细胞凋亡[3]。

●**参考文献**

［1］文译辉，梁石，梁哲昭，等．香砂六君子汤水煎液对急性胃黏膜损伤的治疗作用［J］．广东医学，2007，28（1）：30-32.

［2］李志，徐州，段国勋，等．香砂六君颗粒对脾虚大鼠胃肠动力和胃肠激素的影响［J］．泸州医学院学报，2006，29（2）：100-102.

［3］赵鹏，谭明义，王新芳．谭氏萎胃方治疗慢性萎缩性胃炎及其对细胞凋亡因子影响的研究［J］．中国中医药现代远程教育，2013，11（13）：158-159.

参苓白术扁豆陈，山药甘莲砂薏仁，桔梗上浮兼保肺，枣汤调服益脾神。

参苓白术散《太平惠民和剂局方》

【组成】莲子肉去皮，一斤（9g）　薏苡仁一斤（9g）　缩砂仁一斤（9g）　桔梗炒令深黄色，一斤（6g）　白扁豆姜汁浸，去皮，微炒，一斤半（12g）　白茯苓二斤（15g）　人参去芦，二斤（15g）　甘草炒，二斤（10g）　白术二斤（15g）　山药二斤（15g）

【用法】上为细末。每服二钱（6g），枣汤调下，小儿量岁数加减服（现代用法：散剂，每服6~10g，大枣煎汤送服；亦可作汤剂，加大枣3枚，水煎服）。

【功效】益气健脾，渗湿止泻。

【主治】脾虚夹湿证。症见气短乏力，形体消瘦，胸脘痞闷，饮食不化，肠鸣泄泻，面色萎黄，舌质淡苔白腻，脉虚缓。

●方义发挥

1. 病证辨析　参苓白术散是治疗脾虚湿盛之泄泻的代表方剂。

脾胃虚弱，受纳运化乏力，故饮食不化；水谷不化，清浊不分，故见肠鸣泄泻；湿滞中焦，气机被阻，而见胸脘痞闷；脾失健运，则气血生化不足，肢体肌肤失于濡养，故四肢无力、形体消瘦、面色萎黄。

2. 治法　“虚则补之”“湿则燥之”，本方针对脾胃气虚、湿滞为犯，故补其虚、化其湿、行其滞，使脾复健运，正合“脾喜燥恶湿”之意。治宜益气健脾，渗湿止泻。

3. 配伍解析

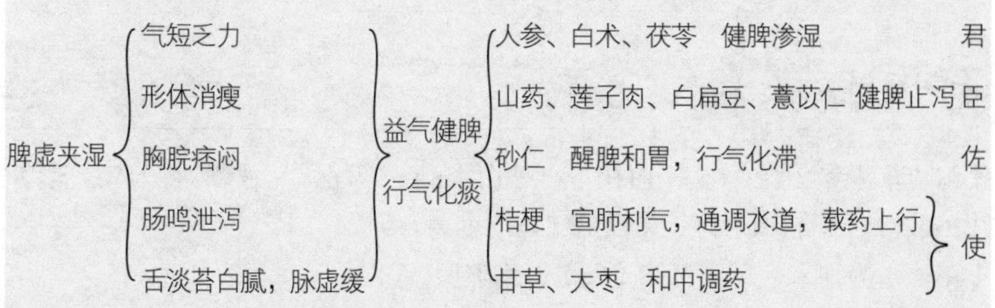

本方补脾与渗湿并用，重在补脾；补脾与补肺兼顾，仍以补脾为主，培土生金。

●**临床应用**　本方常用于慢性胃肠炎、贫血、慢性支气管炎、慢性肾炎及妇女带下病等中医辨证属脾虚夹湿者。

●**药理研究**　本方可改善肠道菌群紊乱，抑制脾虚小鼠肠推进功能亢进[1]；改善高脂饮食诱导的非酒精性脂肪性肝病大鼠脂肪代谢紊乱，减轻肝脏脂质蓄积[2]；能提高荷瘤小鼠血清 IL-2、干扰素-γ（interferon-γ,IFN-γ）、TNF-α 等细胞因子水平，通过调节机体免疫功能达到抗肿瘤作用[3]。

●**参考文献**

［1］姜华，杨景明．参苓白术散对脾虚小鼠肠道功能的影响及其机制研究［J］．亚太传统医药，2016，12（7）：16-17.

［2］张玉佩，杨钦河，金玲，等．参苓白术散对 NAFLD 大鼠肝脏脂质代谢及 SIRT1/UCP2 通路的影响［J］．中药新药与临床药理，2016，27（1）：38-44.

［3］黄争荣，王泳，王榕平，等．参苓白术散对荷瘤小鼠血清 IL-2、IFN-γ、TNF-α 的影响［J］．光明中医，2010，25（9）：1584-1586.

●**典型医案**　一人病痢，日久不止，四肢俱肿，而脉细小，尚可救。与参苓白术散加肉豆蔻少许，作汤服愈。（《续名医类案》）

七味白术散《小儿药证直诀》

七味白术苓草参，木香藿香葛根煎，
健脾和胃升清阳，吐泻烦渴服之康。

【组成】人参二钱五分（6g）　白茯苓　炒白术各五钱（各12g）　甘草一钱（3g）　藿香叶五钱（12g）　木香二钱（6g）　葛根五钱，渴者加至一两（15g）

【用法】为细末，每服三钱（6g），水煎服。

【功效】健脾益气，和胃生津。

【主治】脾胃虚弱，清阳不升证。症见呕吐泄泻，频作不止，烦渴欲饮。

●**方义发挥**

1. 病证辨析　七味白术散是治疗脾虚失健，清阳不升证的常用方剂。

脾胃虚弱，脾不升清，胃不降浊，水谷不化，清浊不分，故见呕吐泄泻，频作不止；脾失健运，清阳不升，津液无以上承于口，故烦渴欲饮。

2. 治法　宜健脾益气，和胃生津。

3. 配伍解析

症状	表现	治法	药物	功用	配伍
脾胃虚弱 清阳不升	呕吐泄泻	健脾益气 和胃生津	白术、茯苓	健脾渗湿	君
	频作不止		人参、葛根	益气健脾，升发清阳	臣
	烦渴欲饮		藿香、木香	醒脾和胃，行气化湿	佐
			甘草	和中调药	使

●**临床应用**　本方常用于溃疡性结肠炎、肠易激综合征、轮状病毒肠炎、妊娠期糖尿病等中医辨证属脾胃虚弱，清阳不升者。

类方鉴别

方名		参苓白术散	七味白术散
相同点		均有人参、白术、茯苓、甘草，均可益气健脾	
不同点	组成	山药、莲子肉、白扁豆、薏苡仁、砂仁、桔梗	藿香、木香、葛根
	功效	渗湿止泻	升发清阳
	病证	脾虚夹湿证	脾胃虚弱，清阳不升证
	症状	气短乏力，肠鸣泄泻，脉虚缓	呕吐泄泻，频作不止，烦渴欲饮

●**药理研究**　本方可有效降低感染人类轮状病毒乳鼠的死亡率，促使轮状病毒抗原消失，减轻乳鼠小肠黏膜的损伤[1]；增加腹泻小鼠肠道中肠球菌、肠杆菌、乳杆菌和双歧杆菌四种菌群菌量，调节肠道菌群失调[2]；提高腹泻小鼠小肠肠道分泌型免疫球蛋白A（secretory immunoglobulin A，sIgA）含量，修复损伤小肠黏膜免疫组织[3]。

●**参考文献**

［1］姜晓，伍参荣，田雪飞，等．七味白术散对人类轮状病毒感染乳鼠小肠黏膜上皮细胞的保护作用［J］．中国中医药信息杂志，2010，17（5）：29-30.

［2］孙必强，周英，刘卫东，等．不同剂型七味白术散对腹泻小鼠肠道菌群失调和肠黏膜紧密连接蛋白的影响［J］．时珍国医国药，2015，26（12）：2835-2837.

［3］孙必强，伍参荣，周英，等．不同剂型七味白术散对肠道菌群失调小鼠小肠黏膜超微结构和sIgA的影响［J］．中国微生态学杂志，2016，28（2）：125-128.

补中益气芪术陈，升柴参草当归身，虚劳内伤功独擅，亦治阳虚外感因。

补中益气汤《脾胃论》

【组成】黄芪五分，病甚、劳役热甚者一钱（18g） 甘草炙，五分（9g） 人参去芦，三分（9g） 当归身酒焙干或晒干，二分（3g） 橘皮不去白，二分或三分（6g） 升麻二分或三分（6g） 柴胡二分或三分（6g） 白术三分（9g）

【用法】上㕮咀，都作一服，水二盏，煎至一盏，去滓，食远，稍热服（现代用法：水煎服）。

【功效】补中益气，升阳举陷。

【主治】

1.脾胃气虚证 症见饮食减少，体倦肢软，少气懒言，面色㿠白，大便稀溏，舌淡苔白，脉虚软。

2.气虚下陷证 症见脱肛，子宫脱垂，胃下垂，久泻久痢，崩漏，气短乏力，舌淡，脉虚。

3.气虚发热证 症见身热自汗，渴喜热饮，气短乏力，舌淡，脉虚大无力。

●方义发挥

1.病证辨析 补中益气汤是治疗中气下陷证的代表方剂。

脾胃为营卫气血生化之源，脾胃气虚，受纳与运化不及，故饮食减少、少气懒言、大便稀溏；脾主升清，脾虚则清阳不升，中气下陷，故见脱肛、子宫下垂等；气虚不能固表，阳浮于外，故身热自汗，但内伤发热时发时止，手心热甚于手背，与外感发热热甚不休，手背热甚于手心者不同。

2.治法 《内经》曰："形不足者，温之以气""劳者温之""陷者举之"。本方证由于饮食劳倦伤及脾胃，气虚下陷，故治以健脾益气，升阳举陷，使脾气充而清阳复位，清阳复位则阳气不郁而劳热自解。

3. 配伍解析

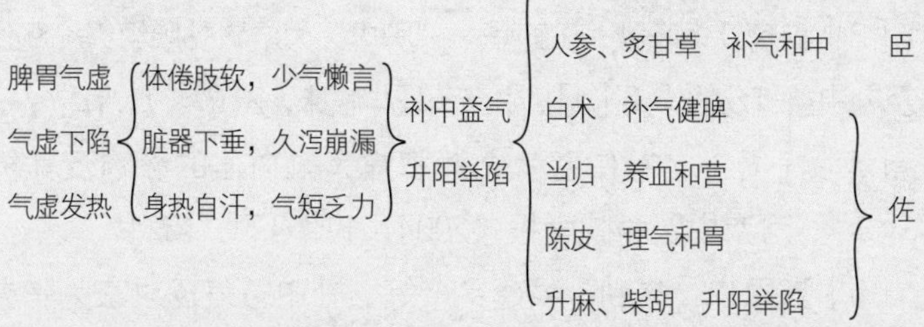

本方补气与升提并用，使气虚者补之，气陷者升之，气虚发热者，得此甘温益气而除之，元气内充，清阳得升，则诸症自愈。

●临床应用

1. 适用范围 本方常用于内脏下垂、久泻、久痢、脱肛、重症肌无力、乳糜尿、慢性肝炎等；妇科之子宫脱垂、妊娠及产后癃闭、胎动不安、月经过多；眼科之眼睑下垂、麻痹性斜视等中医辨证属脾胃气虚或中气下陷者。

2. 使用注意 阴虚发热及内热炽盛者忌用。

●药理研究 本方可调节脾虚小鼠免疫功能[1]；明显抑制荷瘤小鼠瘤体的生长，延长荷瘤小鼠的生存时间[2]；降低胃泌素受体过高的亲和力，从而降低对刺激物的胃酸反应性[3]；升高脾虚大鼠血压[4]；抑制伤寒、副伤寒三联疫苗致脾虚家兔体温升高，缓解热势，缩短热程，其作用机制可能与降低脑脊液前列腺素 E_2 (prostaglandin E_2,PGE_2)和丘脑下部－视前区组织环腺苷酸(cyclic adenosine monophosphate，cAMP)含量有关[5]。

●参考文献

［1］罗晶，顾红缨，徐国宪．补中益气汤对脾虚小鼠 CTL 杀伤活性的调节［J］．长春中医药大学学报，2006，22(2)：63-64.

[2] 李滨，齐凤琴，李燕敏，等．补中益气汤抗肿瘤作用的实验研究［J］．中医药学报，2006，34（1）：22-23.

[3] 许琦，刘晓秋，王建华．“脾虚”大鼠胃黏膜组织一氧化氮含量及补中益气汤的作用［J］．中药药理与临床，2003，19（1）：7-9.

[4] 任周新．补中益气丸对脾虚大鼠血压的影响及其机理初探［J］．河南中医学院学报，2004，19（3）：16-17.

[5] 张恩户，赵勤，侯建平，等．补中益气汤对家兔脾虚发热模型体温、脑脊液 PGE_2 和 PO/AH 区组织 cAMP 含量的影响［J］．中医药学刊，2003，21（9）：1529-1530.

●**典型医案** 林观子治一人，头痛、身热、体痛，伤寒证也。然舌干燥，好沉睡。诊之，脉豁大无伦次，知其劳于房欲，复感邪也。与补中益气汤入人参一钱五分服之，得汗热减。三日内进八剂，渐起食粥而安。初服彼甚疑之，见药入口，必小汗，周身和畅，始信而服之。（《续名医类案》）

按语

本方是李东垣治疗气虚发热的代表方，李东垣说：“是热也，非表伤寒邪皮毛间发热也，乃肾间脾胃下流之湿气闷塞其下，致阴火上冲，作蒸蒸燥热”，又说：“既脾胃气衰，元气不足，而心火独盛。心火者，阴火也，起于下焦，其系于心，心不主令，相火代之；相火，下焦包络之火，元气之贼也。火与元气不两立，一胜则一负”（《内外伤辨惑论》）。可见这种发热在李东垣看来，就是“阴火”，其实质主要是脾胃元气虚馁，升降失常，清阳下陷，脾湿下流，下焦阳气郁而生热上冲，加之化源不足，“中焦取汁”不足以化赤生血，则心血不足以养心而致心火独亢而出现的热象。治疗这种发热，“惟当以甘温之剂，补其中，升其阳，甘寒以泻其火则愈”。“盖温能除大热，大忌苦寒之药泻胃土耳！今立补中益气汤”（《内外伤辨惑论》）。综上李氏创立“甘温能除大热”的理论，对区别外感与内伤发热的辨证、病机、治则、治法以及使用的宜忌等均有阐发，对深入理解本方意义和指导临床运用均有裨益。

《医学衷中参西录》升陷汤

【组成】生黄芪六钱（18g） 知母三钱（9g） 柴胡一钱五分（4.5g） 桔梗一钱五分（4.5g） 升麻一钱（3g）

【用法】水煎服。

【功效】益气升陷。

【主治】大气下陷证。症见气短不足以息，或努力呼吸，有似乎喘，或气息将停，危在顷刻，脉沉迟微弱，或三五不调。

●方义发挥

1. 病证辨析 升陷汤是治疗胸中气陷证的常用方。

所谓“大气”即胸中宗气，主要由脾胃运化之水谷精微和肺吸入自然界清气化生。《内经》曰：“宗气积于胸中，出于喉咙，以贯心脉而行呼吸焉”。《读医随笔》曰：“宗气者，动气也。凡呼吸、言语、声音，以及肢体运动，筋力强弱者，宗气之功用也。”故宗气虚损，甚至大气下陷，则见气短不足以息、或努力呼吸、或气息将停、脉沉迟微弱等。

2. 治法 宜益气升陷，使下陷之宗气复归胸中，走息道而司呼吸，贯心脉以行气血。

3. 配伍解析

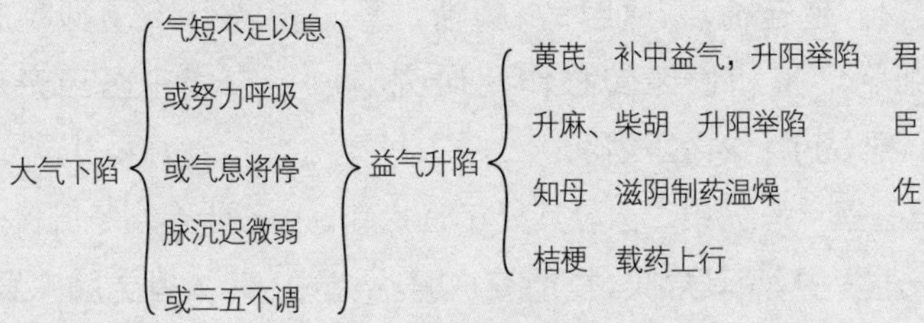

●临床应用 本方常用于冠心病（冠状动脉粥样硬化性心脏病）心绞痛、慢性充血性心力衰竭、病毒性心肌炎、慢性阻塞性肺病

等中医辨证属大气下陷者。

类方鉴别

方名		补中益气汤	升陷汤
相同点		均有黄芪、升麻、柴胡，均可益气补中，升阳举陷	
不同点	组成	人参、白术、陈皮、甘草、当归	知母、桔梗
	功效	重在大补中气	重在举陷升提
	病证	脾胃气虚、中气下陷及气虚发热证	胸中大气下陷证
	症状	体倦肢软，脱肛，子宫脱垂，久泻久痢，崩漏，身热自汗	气短不足以息，或努力呼吸，或气息将停，脉沉迟微弱

●药理研究 本方可抗心肌缺血，显著上调心肌缺血大鼠血清一氧化氮（nitric oxide，NO）水平及降低血浆内皮素（endothelin，ET）水平，抑制心肌细胞发生脂质过氧化，并减轻心肌损伤的程度[1]；抑制肺癌 A549 细胞的增殖和侵袭转移[2]。

●参考文献

[1] 康红钰，张福华，刘喜民，等．升陷汤对大鼠急性心肌缺血作用机制的探讨[J]．中国医院药学杂志，2007，27（5）：617-619.

[2] 赵连梅，孙佳玮，颜晰，等．中药升陷汤抑制肺癌 A549 细胞增殖和侵袭转移作用研究[J]．中华中医药杂志，2011，26（9）：2147-2150.

●典型医案 有兄弟二人，其兄年近六旬，弟五十余。冬日畏寒，共处一小室中，炽其煤火，复严其户牖。至春初，二人皆觉胸中满闷，呼吸短气。盖因户牖不通外气，屋中氧气全被煤火着尽，胸中大气既乏氧气之助，又兼受炭气之伤，日久必然虚陷，所以呼吸短气也。因自觉满闷，医者不知病因，竟投以开破之药。迨开破益觉满闷，转以为药力未到，而益开破之。数剂之后，其兄因误治，竟至不起。其弟服药亦增剧，而犹可支持，遂延愚诊视。其脉微弱而迟，右部尤甚，自言心中发凉，少腹下坠作疼，呼吸甚觉努力。知其胸中大气下陷已剧，遂投以升陷汤，升麻改用二钱，去知母，加干姜三钱。两剂，少腹即不下坠，呼吸亦顺。将方中升麻、柴胡、桔梗皆改用一钱，连服数剂而愈。（《医学衷中参西录》）

玉屏风散

《究原方》，录自《医方类聚》

玉屏风散最有灵，芪术防风鼎足形，
表虚汗多易感冒，药虽相畏效相成。

【组成】防风一两（15g）　黄芪蜜炙　白术各二两（各30g）

【用法】上㕮咀，每服三钱（9g），水一盏半，加大枣一枚，煎至七分，去滓，食后热服（现代用法：散剂，每服6~10g；亦可作汤剂，水煎服）。

【功效】益气固表止汗。

【主治】表虚自汗证。症见汗出恶风，面色㿠白、舌淡苔薄白、脉浮虚，亦治虚人腠理不固，易感于普通感冒。

●方义发挥

1. 病证辨析　玉屏风散是治疗气虚自汗证的代表方和常用方。

卫虚腠理不密，则易为风邪所袭，故时自恶风而易于感冒；表虚失固，营阴不能内守，津液外泄，则常自汗；面色㿠白、舌淡苔薄白、脉浮虚，皆为气虚之象。

2. 治法　宜益气扶正，固表止汗。

3. 配伍解析

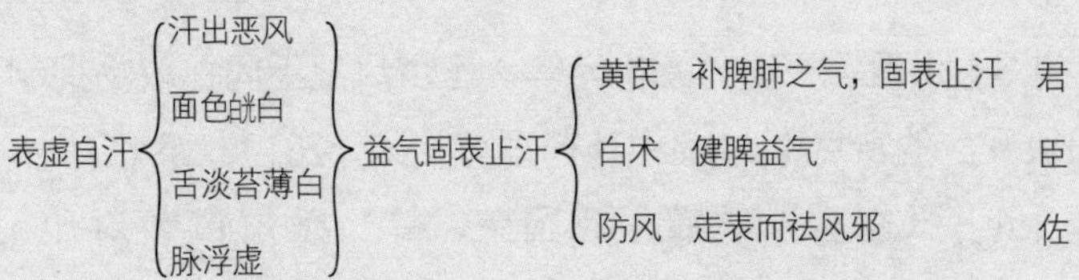

本方以益气固表为主，配伍祛风散邪之品，使补中寓疏，散中寓收，相反相成。其中黄芪得防风，则固表而不留邪；防风得黄芪，则祛风而不伤正。

●临床应用

1. 适用范围 本方常用于慢性鼻炎、过敏性鼻炎、支气管炎、哮喘、支气管肺炎、慢性阻塞性肺病等中医辨证属表虚不固而外感风邪者。

2. 使用注意 外感自汗或阴虚盗汗者不宜使用。

●药理研究 本方可显著促进小鼠脾淋巴细胞增殖和刀豆蛋白A诱导的脾淋巴细胞转化，促进小鼠腹腔巨噬细胞活化吞噬能力及增殖，增强体液免疫[1-2]；抑制迟发型超敏反应[3]；抑制Hepa1-6肝癌荷瘤小鼠的肿瘤细胞生长[4]；提高老龄小鼠脾淋巴细胞总超氧化物歧化酶（total superoxide dismutase，T-SOD）活性，降低丙二醛（malondialdehyde，MDA）活性和细胞内活性氧（reactive oxygen，ROS）水平，发挥抗氧化作用，延缓细胞衰老[5]。

●参考文献

[1] 王璐，邱培勇，王宝英，等．玉屏风散提取液对小鼠脾淋巴细胞增殖及转化的影响[J]．新乡医学院学报，2009，26(2)：122-125.

[2] 王璐，邱培勇，王亚菊，等．玉屏风散提取液对小鼠腹腔巨噬细胞活化及增殖的影响[J]．新乡医学院学报，2010，27(3)：244-247.

[3] 洪敏，王亮，郑劼，等．玉屏风散不同提取物抑制迟发型超敏反应的特点[J]．中药药理与临床，2010，26(2)：4-6.

[4] 张露蓉，姚霏，江国荣，等．玉屏风散对Hepa1-6肝癌荷瘤小鼠免疫调节的影响[J]．东南大学学报：医学版，

2014，33（1）：34-39.

［5］鲍英存，张李峰，程卫东，等．含红芪与含黄芪玉屏风散含药血清对老龄小鼠脾淋巴细胞增殖和抗衰老作用的比较研究［J］．中药药理与临床，2012，28（4）：3-7.

《医学启源》生脉散

生脉麦味与人参，保肺清心治暑淫，
气少汗多兼口渴，病危脉绝急煎斟。

【组成】人参五分（9g）　麦冬五分（9g）　五味子五粒（6g）

【用法】长流水煎，不拘时服（现代用法：水煎服）。

【功效】益气生津，敛阴止汗。

【主治】

1.温热、暑热耗气伤阴证　症见汗多神疲，体倦乏力，气短懒言，咽干口渴，舌干红少苔，脉虚数。

2.久咳伤肺，气阴两伤证　症见干咳少痰，短气自汗，口干舌燥，脉虚细。

●方义发挥

1.病证辨析　生脉散是治疗温热、暑热之邪耗气伤阴，或久咳伤肺，气阴两虚证的代表方。

温暑之邪袭人，热蒸汗泄，最易耗气伤津，导致气阴两伤之证。肺主皮毛，暑伤肺气，卫外失固，津液外泄，故汗多；肺主气，肺气受损，故气短懒言；阴伤而津液不足以上承，则咽干口渴，气阴两伤，机体失于濡养，而见神疲乏力；舌干红少苔、脉虚数或虚细，乃气阴两伤之象。咳嗽日久伤肺，气阴不足者，亦可见上述征象。

2.治法　夏日炎暑，火旺克金，故治以保肺为主。暑为阳邪，最易耗气伤津，故以益气生津为法。心主血脉，肺朝百脉，肺气足，则气能生血，而五脏六腑皆旺。这是根据暑邪刑金，耗气伤津的特点。结合“虚则补之”“损者益之”“燥者濡之”的治则，而立益气生津，敛阴止汗之法。

3. 配伍解析

温热、暑热耗气伤阴；久咳伤肺，气阴两伤 → 汗多神疲，体倦乏力；气短懒言，咽干口渴；干咳少痰，短气自汗；舌干红少苔，脉虚细数 → 益气生津，敛阴止汗 → 人参　益气生津　君；麦冬　养阴清热　臣；五味子　敛阴止汗　佐

本方三药合用，一补一润一敛，气阴同治，使气复津生，汗止阴存，脉来复生，故名"生脉"。

●临床应用

1. 适用范围　本方常用于肺结核、慢性支气管炎、神经衰弱、心脏病心律不齐等中医辨证属气阴两伤者。

2. 使用注意　若属外邪未解，或暑病热盛，气阴未伤者，均不宜用。

●药理研究　本方可抗心肌缺血，降低异丙肾上腺素致心肌缺血模型小鼠血清MDA水平，提高SOD活性，减轻氧自由基对心肌的损伤[1]；明显减轻柯萨奇B组病毒致病毒性心肌炎小鼠模型心肌组织坏死、炎性细胞浸润和水肿程度，保护心肌[2]；降低糖尿病大鼠模型血糖、糖化血清蛋白的含量，此作用与生脉散促进胰岛β细胞增殖、调节内分泌激素的分泌有关[3]；降低高脂血症大鼠模型血浆中三酰甘油（triglyceride，TG）、总胆固醇（total cholesterol，TC）含量，升高高密度脂蛋白（high-density lipoprotein，HDL）水平，明显降低血液黏度、红细胞和血小板聚集能力，从而调节高脂血症大鼠的血脂代谢，改善其血流状态[4]；使感染性休克大鼠血压维持在一定水平或减缓血压下降速度，对感染性休克动物有一定的保护作用[5]；能清除氧自由基，减少氧自由基对肝脏的损伤，从而保护肝脏[6]。

●**参考文献**

[1] 王宇卿，朱丹妮，余伯阳，等．生脉冻干粉口服对异丙肾上腺素致小鼠心肌缺血损伤的保护作用［J］．中药药理与临床，2013，29（3）：15-17.

[2] 王秋娟，雷智刚，严永清，等．生脉散提取物对实验性病毒性心肌炎的作用［J］．中国天然药物，2004，2（5）：313-318.

[3] 王晓宁，施红．复方丹参、玉液汤、生脉散对糖尿病大鼠糖化血清蛋白、游离脂肪酸的作用［J］．福建中医学学报，2006，16（6）：36-39.

[4] 廖泽云，姜锦，林刘红．生脉散对实验性高脂血症大鼠血液流变学及抗氧化作用的实验研究［J］．辽宁中医杂志，2007，34（10）：1478-1479.

[5] 丁永芳，沈明勤，王志刚．生脉注射液对感染性休克大鼠血压的影响［J］．时珍国医国药，2008，19（11）：2764-2766.

[6] 杨胜波，赵谦知，丁宪群，等．生脉散对大鼠离体肝脏保护作用的实验研究［J］．贵阳中医学院学报，2008，30（1）：73-76.

第二节 补血

四物汤 《仙授理伤续断秘方》

四物地芍与归芎，补血调血此方宗，
营血虚滞诸多证，加减运用贵变通。

【组成】当归去芦，酒浸炒（9g） 川芎（6g） 白芍（9g） 熟地黄酒蒸（15g）各等分

【用法】上为粗末。每服三钱（15g），水一盏半，煎至七分，空心热服（现代用法：水煎服）。

【功效】补血调血。

【主治】营血虚滞证。症见头晕目眩，心悸失眠，面色无华；妇女月经不调，量少或经闭不行，脐腹疼痛，甚或瘕块硬结，舌淡，口唇、爪甲色淡，脉细弦或细涩。

●方义发挥

1. 病证辨析　四物汤是治疗血虚证的代表方，亦是治疗血分疾病的基础方。

血虚与心、肝两脏关系最为密切。肝藏血，血虚则肝失所养，无以上荣，故头晕目眩；心主血，藏神，血虚则心神失养，故心悸失眠；营血亏虚，则面部、唇舌、爪甲等失于濡养，故色淡无华；冲为血海，任主胞胎，冲任虚损，肝血不足，加之血行不畅，则月经不调，可见月经量少、色淡、或前或后，甚或经闭不行等症；血虚则血脉无以充盈，血行不畅易致血瘀，可见脐腹疼痛，甚或瘕块硬结；脉细涩或细弦为营血亏虚，血行不畅之象。

2. 治法　治宜补血调血。

3. 配伍解析

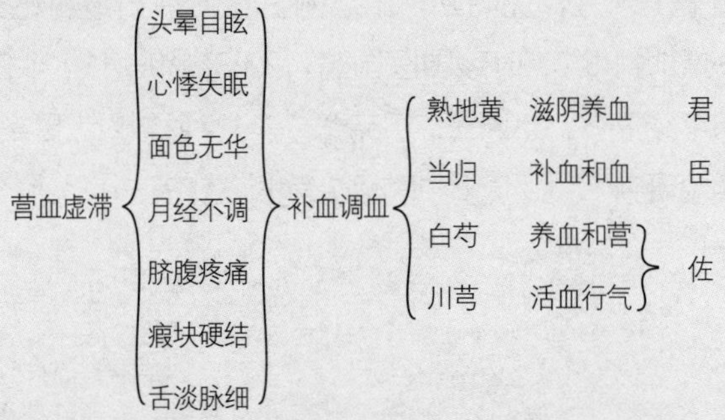

本方熟地黄、白芍为阴柔补血之品（血中血药），与辛温之当归、川芎（血中气药）相配，动静相宜，补血而不滞血，行血而不伤血，补中寓行，散中有收，温而不燥，滋而不腻，重在滋补营血。

●临床应用

1. 适用范围　本方常用于妇女月经不调、荨麻疹、过敏性紫癜、神经性头痛等中医辨证属营血虚滞者。

2. 使用注意 属于阴虚发热及血崩气脱之证者，非本方所宜。

●药理研究 本方对γ射线照射致血虚证小鼠骨髓造血干祖细胞、外周血细胞的恢复有明显的促进作用，并促进骨髓造血干祖细胞的增殖[1]；升高化学损伤性血虚证小鼠胸腺指数、脾脏指数，保护免疫器官损伤[2]；调节血虚证模型大鼠肝线粒体内一些酶和伴侣分子，清除自由基和过氧化物，稳定线粒体结构，保护线粒体功能[3]；升高血虚大鼠肠系膜微动静脉管径比值，提高肠系膜和足底血流速度，减少肠系膜渗出，改善血虚大鼠微循环[4]；升高骨髓，抑制小鼠睾酮水平，降低雌二醇水平，使雄激素受体阳性表达水平上升[5]；抑制化疗所致卵巢储备功能下降的大鼠卵巢颗粒细胞凋亡，能促进卵巢功能恢复[6]。

●参考文献

[1] 马增春，高月，刘永学，等．四物汤对γ射线照射致血虚证小鼠造血细胞作用的研究[J]．中国实验方剂学杂志，2001，7(3)：41-44.

[2] 李媛，肖海英，李艳辉，等．四物汤配方颗粒对化学损伤性血虚小鼠免疫器官的影响[J]．中国中医药现代远程教育，2011，9(2)：215-216.

[3] 龚文君，沃兴德，卢德赵，等．四物汤对血虚证模型大鼠肝线粒体蛋白质组的影响[J]．中医杂志，2010，(2)：160-163.

[4] 李伟，彭欣，王冰，等．四物汤调节血虚大鼠微循环机制的实验研究[J]．陕西中医，2009，30(12)：1662-1663.

[5] 贾明昭，夏青，陈志伟．四物汤配方颗粒对骨髓抑制小鼠性激素及其受体影响的实验研究[J]．天津医药，2009，37(7)：578-580.

[6] 孙海芸，陈云芝，薛晓鸥．四物合剂对化疗后大鼠卵巢形态及颗粒细胞凋亡的影响［J］．中国实验方剂学杂志，2012，18（10）：256-259.

●典型医案 甘氏子发热，疹三日不出，身凉神倦，坐卧不宁。此毒不外出，毒火内伏也，故烦而坐卧不安。用升麻葛根汤加麻黄、石膏以发之。一服，疹尽出，色白不红，此血虚也。用四物汤加防风，一服色红而愈。（《续名医类案》）

圣愈汤《医宗金鉴》

圣愈熟地与川芎，参芪归芍酒拌炒，月经量多先期至，补气养血服之消。

【组成】熟地七钱五分（20g） 白芍酒拌，七钱五分（15g） 川芎七钱五分（8g） 人参七钱五分（15g） 当归酒洗，五钱（15g） 黄芪炙，五钱（15g）

【用法】水煎服。

【功效】补气养血。

【主治】气血虚弱。症见月经先期而至，量多色淡，四肢乏力，体倦神衰。

●方义发挥

1. 病证辨析 圣愈汤是治疗冲任虚损，统血无权之月经先期的基础方。

冲为血海，任主胞胎，气血虚损，冲任不固，统摄无权，则见月经先期而至、量多色淡；气虚血亏，形体失充，神失所养，故四肢乏力、体倦神衰。

2. 治法 宜补气养血。

3. 配伍解析

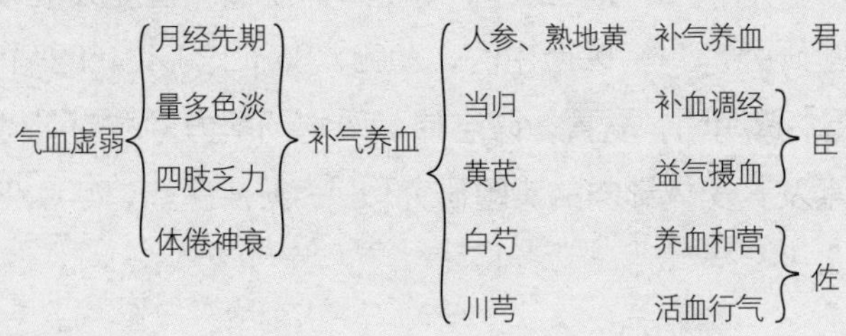

●**临床应用**　本方常用于妇女月经过多、痛经、不孕症、黄褐斑等中医辨证属气血虚弱者。

●**药理研究**　本方可提高血虚小鼠血液中红细胞生成素水平，改善血虚小鼠贫血状况[1]；提高血虚小鼠骨髓造血细胞的粒细胞巨噬细胞集落刺激因子（granulocyte macrophage colony-stimulating factor，GM-CSF）蛋白表达及血中 IL-6 水平，刺激造血祖细胞的增殖、分化与巨核细胞的成熟，加速贫血小鼠骨髓造血功能恢复[2]；提高骨髓抑制小鼠脾指数，改善受损的脾脏组织病理学结构，恢复脾脏造血功能[3]；纠正环磷酰胺所致的免疫低下小鼠 T 细胞亚群的异常，升高血液中 IL-2 及 IL-4 的含量，提高机体的免疫应答水平[4]。

●**参考文献**

[1] 王均宁，刘粉叶．圣愈汤及其拆方对血虚小鼠红细胞生成素影响的实验研究[J]．浙江中医药大学学报，2010，34(1)：39-41.

[2] 王均宁．圣愈汤及其拆方对血虚模型小鼠造血生长因子 IL-6 和 GM-CSF 的影响[J]．山东中医杂志，2006，25(7)：478-480.

[3] 赵菊花，魏剑林，张太君．圣愈汤对骨髓抑制小鼠脾指数和组织病理学的影响[J]．中国中医急症，2013，22(6)：928-930.

[4] 周立峰，邱玉华，程钢，等．圣愈汤对环磷酰胺诱导的免疫低下小鼠 T 细胞亚群和细胞因子的影响[J]．现代实用医学，2009，21(8)：808-810.

金匮胶艾调经方，血虚有寒冲任伤，
芎归地芍与甘草，胎漏下血服之安。

胶艾汤《金匮要略》

【组成】川芎二两（6g） 阿胶二两（6g） 甘草二两（6g） 艾叶三两（9g） 当归三两（9g） 芍药四两（12g） 干地黄六两（15g）

【用法】以水五升，清酒三升，合煮，取三升，去滓，内胶令消尽，温服一升，日三服。不瘥更作（现代用法：水煎服）。

【功效】养血止血，调经安胎。

【主治】妇人冲任虚损，血虚有寒证。症见崩漏下血，月经过多，淋漓不止，产后或流产损伤冲任，下血不绝，或妊娠胞阻，胎漏下血，腹中疼痛。

●方义发挥

1. 病证辨析 胶艾汤是治疗冲任虚损，寒凝胞宫证的代表方剂。

冲任虚损，血虚失摄，则见崩漏下血、月经过多、淋漓不止，或产后损伤、下血不绝；血虚寒凝，瘀阻胞宫，故胎漏下血，腹中疼痛。

2. 治法 宜养血止血，调经安胎。

3. 配伍解析

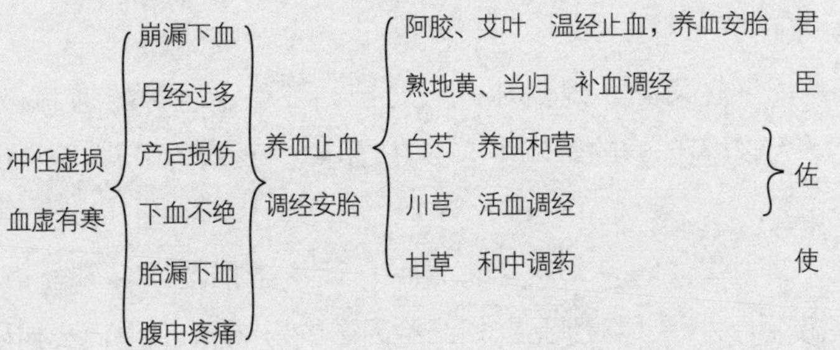

●临床应用 本方常用于妇女月经过多、习惯性流产、先兆流产、功能性子宫出血等中医辨证属冲任虚损，血虚有寒者。

类方鉴别

方名		四物汤	圣愈汤	胶艾汤
相同点		均有熟地黄、白芍、当归、川芎，均有补血养血之功，用于血虚证		
不同点	组成	—	人参、黄芪	阿胶、艾叶、甘草
	功效	补血调血	补气养血	养血止血，调经安胎
	病证	营血虚滞证	气血虚弱证	冲任虚损，血虚有寒证
	症状	头晕心悸，面色无华，唇甲色淡，舌淡脉细	月经先期而至，量多色淡，四肢乏力，体倦神衰	崩漏下血，月经过多，或产后损伤，下血不绝，或妊娠胞阻，胎漏下血，腹中疼痛

●**药理研究**　本方可使虚寒失血证模型小鼠血浆组织纤溶酶原激活剂含量降低而纤溶酶原激活剂抑制物含量增加，从而抑制激活纤溶；并可使血浆血管性假血友病因子含量下降，保护血管内皮细胞[1]；使失血性贫血小鼠的血红蛋白含量升高，红细胞数增加[2]；增加小鼠脾脏及胸腺指数，增强小鼠腹腔巨噬细胞的吞噬功能，提高小鼠淋巴细胞转化率，具有提高机体免疫功能的作用[3]；兴奋小鼠离体子宫肌，提高去卵巢大鼠血清雌二醇和孕酮含量，具有缩宫止血和调节内分泌作用[4]。

●**参考文献**

[1] 任利，张红瑞，翟亚平，等．胶艾汤止血作用的机制研究[J]．山东中医杂志，2002，21（3）：170-172.

[2]李祥华，王文英，张家均．胶艾汤补血健脾作用研究[J]．中药药理与临床，2005，21（1）：4-5.

[3] 李祥华，张家均，王文英，等．胶艾汤对小鼠免疫功能的影响[J]．时珍国医国药，2005，16（5）：378-379.

[4] 任利，翟亚平，商保军．胶艾汤缩宫止血作用及对性激素水平的影响[J]．陕西中医，2001，22（6）：380-381.

归脾汤用术参芪，归草茯神远志齐，酸枣木香龙眼肉，煎加姜枣益心脾。

归脾汤《重订严氏济生方》

【组成】白术　茯神去木　黄芪去芦　龙眼肉　酸枣仁炒，去壳，各一两（各18g）　人参　木香不见火，各半两（各9g）　甘草炙，二钱半（6g）　当归一钱（3g）　远志一钱（3g）（当归、远志从《内科摘要》补入）

【用法】上㕮咀，每服四钱（12g），水一盏半，加生姜五片，枣子一枚，煎至七分，去滓温服，不拘时候（现代用法：加生姜5片，大枣1枚，水煎服）。

【功效】益气补血，健脾养心。

【主治】

1. **心脾气血两虚证**　心悸怔忡，健忘失眠，气短乏力，食少，面色萎黄，舌淡，苔薄白，脉细弱。

2. **脾不统血证**　妇女崩漏，月经超前，量多色淡，或淋漓不止，便血，皮下紫癜，舌淡，脉细。

●方义发挥

1. 病证辨析　归脾汤是治疗心脾气血两虚证的代表方，亦是治疗脾不统血证的常用方。

心藏神而主血，脾主思而统血。思虑过度，心脾气血暗耗，脾气亏虚，则气短乏力、体倦食少；心血不足，则见心悸、怔忡、健忘、不寐；面色萎黄、舌质淡、苔薄白、脉细弱，均属气血不足之象；脾虚失于统摄，故见崩漏、月经超前、量多色淡、或淋漓不止、便血、皮下紫癜等诸出血症。上述诸证虽属心脾两虚，却是以脾虚为核心，气血两亏，是以气虚为基础。

2. 治法　脾为营卫气血生化之源，故治宜健脾养心，益气补血。

3. 配伍解析

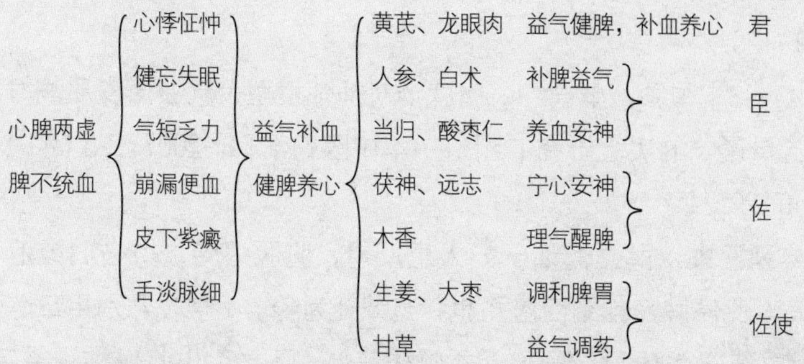

本方配伍一是心脾同治，重点在脾，使脾旺则气血生化有源，方名归脾，意在于此。二是气血并补，但重在补气，意为气为血之帅，气旺血自生，血足则心有所养。三是补气养血药中佐以木香理气醒脾，补而不滞。

●**临床应用**　本方常用于胃及十二指肠溃疡出血、功能失调性子宫出血、再生障碍性贫血、血小板减少性紫癜、神经衰弱、心脏病等中医辨证属心脾气血两虚及脾不统血者。

●**药理研究**　本方可增加脾虚模型大鼠下丘脑腹侧核、海马CA1区、前额叶皮质神经肽Y免疫阳性反应物和信使核糖核酸（messenger ribonucleicacid，mRNA）表达，改善脾虚对学习记忆的影响[1]；提高抑郁模型大鼠雌二醇水平，提示运用归脾汤治疗抑郁症的机制可能与维持雌二醇含量相关[2]；降低抑郁模型大鼠血清皮质酮水平，维持血清雌激素的含量，有效修护海马神经元的损伤[3]。

●**参考文献**

［1］钱会南，胡雪琴，沈丽波．脾虚模型脑内神经肽Y水平和基因表达变化及归脾汤的影响［J］．北京中医药大学学报，2006，29（11）：743-745.

[2] 于千，季颖，单德红．归脾汤对抑郁模型大鼠行为学和雌二醇水平的影响[J]．辽宁中医学院学报，2006，8(2)：119-120.

[3] 季颖，单德红．归脾汤对抑郁模型大鼠血清皮质酮雌激素含量影响的实验研究[J]．中华中医药学刊，2007，25(11)：2349-2351.

●典型医案 薛立斋治一妇人患反胃，胸膈痞闷，得去后或泄气稍宽。此属脾气郁结而虚弱也，当调补为善。不信，乃别用二陈、枳实、黄连之类，不应。又用香燥破气(时师类多出此)。前证益甚，形气愈虚。用归脾汤治半载而痊。(《续名医类案》)

养心汤用草参芪，茯神远志姜枣宜，芎归夏苓柏子桂，枣仁五味宁心意。

养心汤《仁斋直指方论》

【组成】黄芪炙　白茯苓　茯神　半夏　当归　川芎各半两(各15g)　远志取肉，姜汁淹，焙　辣桂(即肉桂)　柏子　酸枣仁浸，去皮，隔纸炒香　北五味子　人参各一分(各8g)　甘草炙，四钱(12g)。

【用法】上粗末，每服三钱(12g)，姜五片，大枣二枚，煎，食前服(现代用法：为丸，每服9g；亦可作汤剂，加生姜5片，大枣2枚，水煎服)。

【功效】补益气血，养心安神。

【主治】气血不足，心神不宁证。神思恍惚，心悸易惊，失眠健忘，舌淡，脉细。

●方义发挥

1.病证辨析 养心汤是治疗气血不足之心神不宁证的常用方。心藏神，赖心血濡养。思虑过度，心脾气血暗耗，则心神失养，故神思恍惚、心悸易惊、失眠健忘；舌淡、脉细，均属气血不足之象。

2.治法 宜补益气血，养心安神。

3. 配伍解析

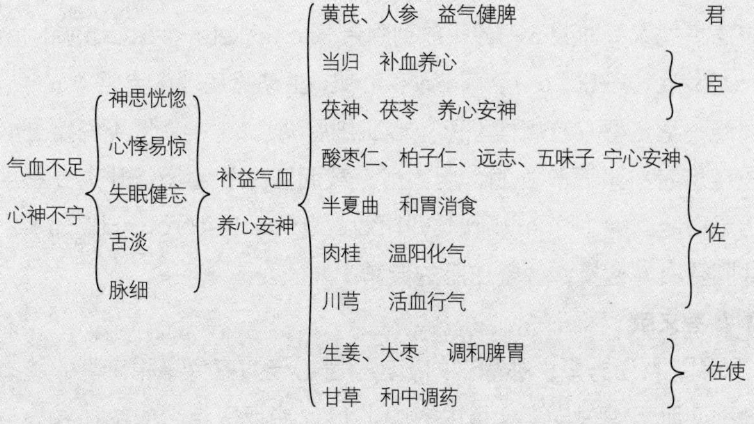

本方气血并补，重在补气；心脾同治，重在养心安神。

●临床应用　本方常用于冠心病心绞痛、心律失常、病毒性心肌炎、老年睡眠障碍等中医辨证属气血不足者。

类方鉴别

方名		归脾汤	养心汤
相同点		均有黄芪、人参、甘草、当归、远志、茯神、酸枣仁、生姜、大枣，均可益气补血安神，用于气血不足之心悸、失眠	
不同点	组成	白术、龙眼肉、木香	茯苓、柏子仁、五味子、半夏曲、肉桂、川芎
	功效	补气健脾	养心安神
	病证	心脾气血两虚及脾不统血证	气血不足，心神不宁证
	症状	崩漏，月经超前，便血，皮下紫癜	神思恍惚

●药理研究 本方可降低不稳定型心绞痛模型家兔心肌组织内皮素含量，对血管内皮细胞功能具有保护作用[1]；升高不稳定型心绞痛模型家兔血浆6-酮-前列腺素F1α(6-keto-prostagland in 1α，6-keto-PGF1α)含量，改善心肌、主动脉病理学异常改变[2]；抑制不稳定型心绞痛模型家兔心肌细胞凋亡[3]；降低不稳定型心绞痛患者血浆三酰甘油、胆固醇、载脂蛋白B含量，升高高密度脂蛋白胆固醇(high-density lipoprote cholesterol，HDL-C)、载脂蛋白A含量，调整血脂的异常[4]。

●参考文献

[1] 汪秀娟，孙静，刘影哲．养心汤对家兔不稳定型心绞痛模型心肌组织内皮素含量的影响[J]．中西医结合心脑血管病杂志，2008，6(12)：1424-1425.

[2] 刘影哲，周亚滨，韩佳瑞．养心汤对不稳定型心绞痛家兔血浆前列腺素及主动脉、心肌超微结构的影响[J]．中国中医药科技，2006，13(1)：24-25.

[3] 姚凤祯，孙静．养心汤对家兔不稳定型心绞痛模型心肌细胞凋亡的影响[J]．中医药信息，2008，25(3)：62-63.

[4] 于晓红，周亚滨，孙静，等．养心汤对不稳定型心绞痛患者血浆代谢组学的影响[J]．中国中西医结合杂志，2013，33(2)：191-198.

当归补血汤 《内外伤辨惑论》

当归补血东垣笺，黄芪一两归二钱，血虚发热口烦渴，脉大而虚此方煎。

【组成】黄芪一两（30g） 当归酒洗，二钱（6g）

【用法】上㕮咀，以水二盏，煎至一盏，去滓，温服，空心食前（现代用法：水煎服）。

【功效】补气生血。

【主治】血虚发热证。症见肌热面赤，烦渴欲饮，脉洪大而虚、重按无力；亦治妇人经期、产后血虚发热头痛；或疮疡溃后，久不愈合者。

●方义发挥

1. 病证辨析 当归补血汤是治疗血虚阳浮发热证的代表方剂。

血虚气弱，阴不维阳，故肌热面赤、烦渴引饮，此种烦渴，常时烦时止，渴喜热饮；脉洪大而虚、重按无力，是血虚气弱，阳气浮越之象。

2. 治法 一般血虚，只需补血为是，但本方证已不是单纯的血虚，而是劳倦过度，或因失血，导致虚阳浮越。此时依据“有形之血不能速生，无形之气所当急固”的理论，以补气为先，挽其浮越阳气。故治宜补气生血。

3. 配伍解析

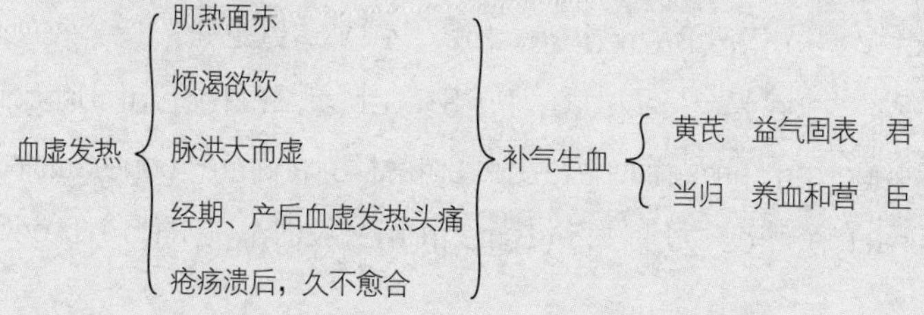

本方重用补气，少伍养血，意在补气以生血。

●临床应用

1. 适用范围 本方常用于贫血、过敏性紫癜等中医辨证属血虚气弱者。

2. 使用注意 阴虚潮热者忌用。

●药理研究 本方可促进成骨细胞的增殖、分化，抑制破骨细胞的增生，并激发下游信号通路中细胞外信号调节激酶（the phosphorylated form of the extracellular signal-regulated kinase，p-ERK）和磷酸化 c-Jun 氨基端激酶（phospho-c-Jun

N-terminal kinase，p-JNK），能明显促进中晚期骨折的愈合[1]；抑制免疫介导的再生障碍性贫血小鼠血液细胞减少，刺激骨髓移植细胞的生长，增加骨髓造血祖细胞的比例[2]；促进免疫被抑制的小鸡细胞和体液免疫[3]；通过调节基质金属蛋白酶和转化因子-β_1的基因表达，减少阿霉素诱导的肾病大鼠肾纤维化[4]；通过增加超氧化物歧化酶的活性，上调HSP70表达和下调胱天蛋白酶-3活性，保护过氧化氢诱导的心脏细胞氧化损伤[5]；促进缺氧状态下的血管内皮细胞增殖，有调节血管生成的作用[6]。

●参考文献

[1] Wang WL, Sheu SY, Chen YS, et al. Evaluating the bone tissue regeneration capability of the Chinese herbal decoction danggui buxue tang from a molecular biology perspective[J]. Biomed Res Int, 2014: 853234.

[2] Yang X, Huang CG, Du SY, et al. Effect of Danggui Buxue Tang on immunemediated aplastic anemia bone marrow proliferation mice[J]. Phytomedicine, 2014, 21(5): 640-646.

[3] Li XT, Wang B, Li JL, et al. Effects of Dangguibuxue Tang, a Chinese herbal medicine, on growth performance and immune responses in broiler chicks[J]. Biol Res, 2013, 46(2): 183-188.

[4] Wei MG, Sun W, Xiong PH, et al. Antifibrotic effect of the Chinese herbs Modified Danggui Buxue Decoction on adriamycin-induced nephropathy in rats[J]. Chin J Integr Med, 2012, 18(8): 591-598.

[5] Li YD, Ma YH, Zhao JX, et al. Protection of ultra-filtration extract from Danggui Buxue Decoction on oxidative

damage in cardiomyocytes of neonatal rats and its mechanism [J]. Chin J Integr Med, 2011, 17(11): 854-859.

[6] 张三印，冯蓓，杨苗. 当归补血汤对不同状态下血管内皮细胞增殖及超微结构的实验研究[J]. 成都中医药大学学报，2013，36(1)：21-23.

第三节　气血双补

八珍汤 《正体类要》

气血双补八珍汤，四君四物合成方，
煎加姜枣调营卫，气血亏虚服之康。

【组成】人参　白术　白茯苓　当归　川芎　白芍药　熟地黄各一钱（各10g）　甘草炙，五分（5g）

【用法】加生姜三片，大枣五枚，水煎服（现代用法：加生姜3片，大枣3枚，水煎服）。

【功效】益气补血。

【主治】气血两虚证。症见面色萎白或无华，头晕目眩，四肢倦怠，气短懒言，心悸怔忡，饮食减少，舌淡苔薄白，脉细弱或虚大无力。

●方义发挥

1. 病证辨析　八珍汤是治疗气血两虚证的代表方和常用方。

气能生血，血能载气，气虚日久常致阴血化生不足，血虚或失血过多致气无所依附。气血两亏，不能上荣于头面，故面色萎白或无华、头晕目眩；肺脾气虚则气短懒言、倦怠乏力、饮食减少；血不养心，则心悸怔忡；舌淡、脉细弱或虚大无力，皆为气血虚弱之象。

2. 治法　根据“虚者补之”“形不足者，温之以气，精不足者，补之以味”的原则，治宜益气与养血并重。

3. 配伍解析

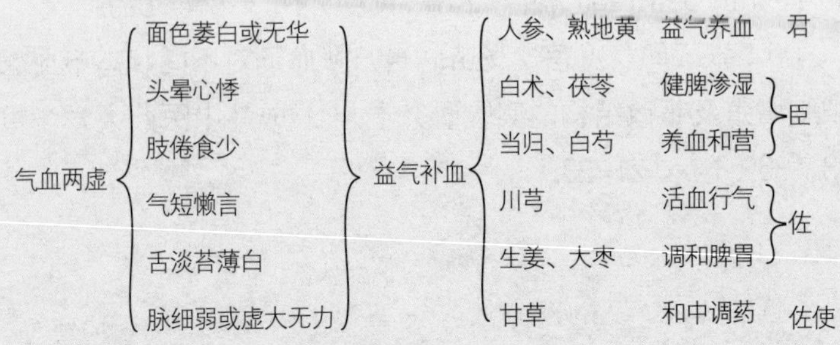

本方以益气之四君子汤与补血之四物汤合方，气血同补。

●**临床应用**　本方常用于病后虚弱、各种慢性病以及妇女月经不调等中医辨证属气血两虚者。

●**药理研究**　本方可提高环磷酰胺致骨髓抑制小鼠骨髓细胞增殖能力，还能刺激脾细胞条件培养液、肺条件培养液、腹腔巨噬细胞培养液、肌条件培养液中集落刺激因子的分泌，能有效修复骨髓损伤[1]；抑制小鼠外周血象恢复及骨髓有核细胞数，增加造血祖细胞集落生成[2]；抑制小鼠骨髓细胞中 Bax 的表达，通过抑制促凋亡基因的表达，拮抗骨髓细胞凋亡，从而促进骨髓造血功能的恢复[3]；提升受损小鼠造血组织含量、骨髓巨核细胞数及血窦容量，从而改善骨髓造血微环境[4]；恢复转化生长因子 $-\beta_1$ 抑制的人 T 淋巴细胞功能，降低 $CD^{+}_{4}CD^{+}_{25}$ 调节性 T 淋巴细胞比例，增强 CD_{69}、CD_{71} 表达，促进 T 淋巴细胞分泌干扰素 $-\gamma$、IL-2 及 TNF-β_1[5-6]。

●**参考文献**

［1］郭泽，罗霞，陈东辉，等．八珍汤对血虚模型小鼠造血调控因子影响的实验研究［J］．生物医学工程学杂志，2004，21（5）：727-731.

[2] 何维福，许勇，刘曾敏．八珍汤对骨髓抑制小鼠血发生的影响[J]．中华实用中西医杂志，2009，18（22）：1434-1437.

[3] 刘曾敏，毕京峰，许勇．八珍汤对骨髓抑制小鼠骨髓细胞 Bax mRNA 的影响[J]．江西中医学院学报，2007，19（6）：67.

[4] 聂金娜，蔡万德，王迪．八珍汤及其所含方剂对血虚小鼠造血功能的影响[J]．长春中医药大学学报，2007，23（2）：17-18.

[5] 刘晓霞，陈剑华，陈育民，等．八珍汤对 TGF-β_1 抑制的 T 淋巴细胞增殖及其活化影响[J]．细胞与分子免疫学杂志，2009，25（11）：1053-1055.

[6] 刘晓霞，刘红珍，霍忠超，等．中药八珍汤对 TGF-β_1 抑制下人 T 淋巴细胞功能恢复的研究[J]．现代中西医结合杂志，2010，19（9）：1046-1048.

●**典型医案** 薛立斋治一妊妇，胎六月，体倦懒食，面黄晡热，而胎不长，因劳欲坠，此脾气不足也。用八珍汤倍参、术、茯苓，三十余剂，胃渐健，胎安而长矣。（《续名医类案》）

十全大补汤 《太平惠民和剂局方》

十全大补桂生姜，黄芪大枣共煮汤，
四君四物益气血，久病体虚保安康。

【组成】人参（6g） 肉桂去粗皮，不见火（3g） 川芎（6g） 地黄洗，酒蒸，焙（12g） 茯苓焙（9g） 白术焙（9g） 甘草炙（3g） 黄芪去芦（12g） 川当归洗，去芦（9g） 白芍各等分

【用法】上一十味，锉为粗末，每服二大钱（9g），水一盏，生姜三片、枣子二个，同煎至七分，不拘时候温服（现代用法：加生姜 3 片，大枣 2 枚，水煎服）。

【功效】温补气血。

【主治】气血不足证。症见饮食减少，久病体虚，脚膝无力，面色萎黄，精

神倦怠，以及疮疡不敛，妇女崩漏。

●方义发挥

1. 病证辨析　十全大补汤是治疗气血两虚证的常用方。

脾气亏虚，失于健运，化源不足，故饮食减少、面色萎黄；气血两亏，神失所养，故精神倦怠；精血亏虚，筋骨失养，故脚膝无力；元气不足，不能固摄，故见疮疡不敛、妇女崩漏等，皆为气血虚弱之象。

2. 治法　根据“虚者补之”“损者益之”“形不足者，温之以气，精不足者，补之以味”的原则，治宜温补气血。

3. 配伍解析

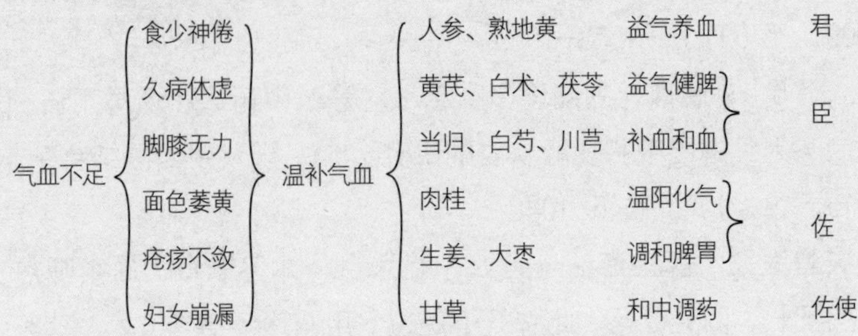

本方以气血双补之八珍汤为基础方，加入黄芪、肉桂补气温阳。

●临床应用　本方常用于病后或手术后虚弱、各种慢性病，肿瘤以及功能性子宫出血等中医辨证属气血不足者。

●药理研究　本方可提高免疫抑制小鼠绵羊红细胞所致迟发型变态反应及红细胞协同肿瘤花环水平，使脾重及指教明显下降，水肿减轻[1]；促进小鼠脾淋巴细胞 ^{3}H 胸腺嘧啶核苷（^{3}H-thymidine，^{3}H-TdR）的掺入，促进小鼠和大鼠脾淋巴细胞分泌 IL-2，增强机体细胞免疫功能[2]；提高荷瘤鼠脾内巨噬细胞的 IL-6 和 TNF-α

的自发分泌和刺激分泌，通过促进细胞因子分泌而发挥抗肿瘤作用[3]。

●参考文献

［1］曹志然，周文英，陈淑兰，等．十全大补汤对小鼠免疫功能影响的实验研究［J］．中国中医基础医学杂志，2000，6（10）：34-35.

［2］陈玉春，高依卿，王碧英．十全大补汤免疫调节作用的实验研究［J］．中国中医药科技，2005，12（3）：158-159.

［3］曹志然，杨宏莉，邢志勇．十全大补汤对荷瘤鼠脾脏细胞 IL-6、TNF-α 分泌的影响［J］．河北职工医学院学报，2002，19（1）：3-4.

●典型医案　薛立斋治一男子，盛暑发热，胸背作痛，饮汤自汗。用发表之药，神愦谵语，大便不实，吐痰甚多。用十全大补一剂，顿退。又用补中益气加炮姜，二剂而愈。（《续名医类案》）

人参养荣汤 《太平惠民和剂局方》

人参养荣姜枣桂，苓草陈芪白术煨，熟地白芍当归入，安神远志与五味。

【组成】白芍药三两（18g）　当归　陈皮　黄芪　桂心去粗皮　人参　白术煨　甘草炙，各一两（各 6g）　熟地黄制　五味子　茯苓各七钱半（各 4g）　远志炒，去心，半两（6g）

【用法】上锉散，每服四钱（12g），水一盏半，生姜三片，枣子二枚，煎至七分，去滓温服（现代用法：加生姜 3 片，大枣 2 枚，水煎服）。

【功效】益气补血，养心安神。

【主治】积劳虚损，气血不足证。症见四肢沉滞、骨肉酸疼、小腹拘急、腰背强痛、心虚惊悸、咽干唇燥、饮食无味、悲忧惨戚、多卧少起、渐至瘦削。又治肺与大肠俱虚，咳嗽下痢、喘乏少气、呕吐痰涎。

●方义发挥

1. 病证辨析　人参养荣汤是治疗气血不足之心神不宁证的常用方。

久病积劳，五脏虚损，化源不足，精血匮乏。神志失养，故心虚惊悸，悲忧惨戚；肌肉失荣，筋骨痿软，故四肢沉滞，骨肉酸疼，小腹拘急，腰背强痛，多卧少起；后天气血生化乏源，形体官窍失濡，故咽干唇燥，饮食无味，渐至瘦削；肺与大肠相表里，肺失宣肃，肠腑传导失司，故见咳喘、下痢等。

2. 治法　宜益气补血，养心安神。

3. 配伍解析

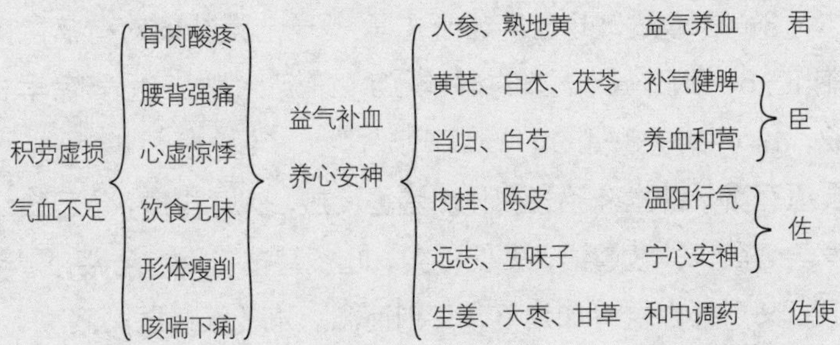

本方以气血双补之八珍汤为基础方，减去川芎，加入黄芪、肉桂补气温阳，远志、五味子宁心安神，陈皮理气健脾，使补而不滞。

●**临床应用**　本方常用于缺铁性贫血、男性不育、雷诺氏综合征以及肿瘤放化疗不良反应等中医辨证属气血不足者。

●**药理研究**　本方可明显增强小鼠淋巴细胞转化率[1]；提高免疫功能低下小鼠细胞毒性T淋巴细胞（CTL）毒活性，上调 CD_4^+ 和 CD_8^+ T细胞数量，对免疫功能低下小鼠的免疫球蛋白G(immunoglobullin G，IgG）产生具有一定正向调节作用[2]；升高人胃癌裸小鼠化疗后红细胞、白细胞、血红蛋白、血小板及骨髓有核细胞计数[3]。

●参考文献

［1］罗晶，郭焱，孙世杰，等．人参养荣汤对小鼠淋巴细胞转化功能影响的研究［J］．长春中医学院学报，2001，7（1）：38.

［2］罗晶，郭焱，勾敏慧，等．人参养荣汤对小鼠免疫功能的调节［J］．中国现代医学杂志，2002，12（5）：27-28.

［3］曾姣飞，李敏，李美珍．人参养荣汤对人胃癌裸小鼠化疗后血常规的影响［J］．湖南中医杂志，2013，29（12）：126-128.

泰山磐石八珍全，去芩加芪芩断联，再益砂仁及糯米，妇人胎动可安全。

《古今医统大全》泰山磐石散

【组成】人参一钱（3g）　黄芪一钱（6g）　白术五分（2g）　炙甘草五分（2g）　当归一钱（3g）　川芎八分（2g）　白芍药八分（2g）　熟地黄八分（3g）　川续断一钱（3g）　糯米一撮（2g）　黄芩一钱（3g）　砂仁五分（2g）

【用法】上用水一盅半，煎七分，食远服。但觉有孕，三五日常用一服，四月之后方无虑也（现代用法：水煎服）。

【功效】益气健脾，养血安胎。

【主治】堕胎、滑胎。胎动不安，或屡有堕胎宿疾，面色萎白，倦怠乏力，不思饮食，舌淡苔薄白，脉滑无力。

●方义发挥

1. 病证辨析　泰山磐石散是治疗气血虚弱，肝肾不足之堕胎、滑胎的常用方剂。

气虚则胎元不固，血虚则胎元失养，肝肾亏虚，则胎失固护，故屡有堕胎、滑胎。面色萎白、倦怠乏力、不思饮食，俱为气虚之象；脉滑本为妊娠脉象，然滑而无力，则为气血两虚之征象。

2. 治法　宜益气健脾，养血安胎。

3. 配伍解析

气血两虚：
- 胎动不安
- 或屡有堕胎宿疾
- 面色萎白
- 倦怠乏力
- 不思饮食
- 舌淡苔白脉滑弱

益气健脾，养血安胎：
- 人参、熟地黄　益气养血　君
- 黄芪、白术　补气健脾 ┐
- 当归、白芍、川芎　养血和营 ┘ 臣
- 续断、糯米　补肾健脾安胎 ┐
- 黄芩、砂仁　清热理气安胎 ┘ 佐
- 甘草　和中调药　佐使

本方以气血双补之八珍汤为基础方，减去渗利之茯苓，加入黄芪、续断、黄芩、砂仁及糯米等诸多安胎之品，而成养胎之专方。

●**临床应用**　本方常用于习惯性流产、先兆流产等中医辨证属气血不足者。

类方鉴别

方名		十全大补汤	人参养荣汤	泰山磐石散
相同点		均有人参、黄芪、白术、甘草、熟地黄、白芍、当归，均有益气补血之功，用于气血两虚证		
不同点	组成	茯苓、川芎、肉桂、生姜、大枣	茯苓、肉桂、生姜、大枣、陈皮、五味子、远志	川芎、黄芩、续断、砂仁、糯米
	功效	温补气血	养心安神	养血安胎
	病证	气血不足证	积劳虚损	堕胎、滑胎
	症状	食少神倦，脚膝无力，面色萎黄	骨肉酸疼，腰背强痛，心虚惊悸，形体瘦削	倦怠乏力，腰酸腹坠，胎动不安，脉滑无力

●**药理研究**　本方可降低多囊卵巢综合征妊娠大鼠血清肿瘤坏死因子α（TNF-α）的水平，并能提高胚胎着床率[1]；改善复发性流产小鼠胎盘丢失情况，降低母胎界面细胞上清液中辅助T淋巴细胞Ⅰ型（T helper1，Th1）型细胞因子IFN-γ，升高辅助Th2型细胞因子IL-4、IL-10，明显改善Th1/Th2免疫调节失衡[2]；通过上调多囊卵巢综合征促排卵大妊娠鼠种植窗期子宫内膜同源框蛋白HOXA10、整合素αvβ3、白血病抑制因子LIF，下调同源结构域基因EMX2的表达，提高子宫内膜容受性，减少早期妊娠丢失[3]。

●**参考文献**

［1］刘伟伟，夏亲华，刘音吟，等．泰山磐石散对多囊卵巢综合征大鼠血清肿瘤坏死因子α表达及妊娠结局的影响［J］．河北中医，2014，36（11）：1707-1709，1752.

［2］许春艳，孙晶．泰山磐石散对复发性流产小鼠母胎界面Th1/Th2细胞因子及妊娠预后的影响［J］．国际妇产科学杂志，2016，43（2）：214-216.

［3］刘音吟，谈勇．泰山磐石散对PCOS促排卵大鼠早期妊娠丢失的干预作用［J］．南京中医药大学学报，2016，32（3）：269-273.

《寿世保元》乌鸡白凤丸（原名白凤丹）

白凤地芍归芎辅，二冬二参山药助，
山萸茴膝鹿木知，艽甲连草银柴胡，
补气养血益虚损，妇科调经此方服。

【组成】当归身酒洗，三两（90g）　川芎二两（60g）　白芍酒炒，三两（90g）　怀生地黄酒洗，五两（150g）　天门冬去心，一两（30g）　人参一两（30g）　丹参水洗净，二两（60g）　山药三两（90g）　山茱萸酒蒸，去核，三两（90g）　小茴香酒炒，一两（30g）　怀牛膝去芦，酒洗，二两（60g）　木瓜一两半（45g）　鹿角霜四两（120g）　知母去毛，酒炒，三两（90g）　秦艽去芦，二两（60g）　银柴胡二两（60g）　胡黄连一两（30g）　鳖甲醋炙，一两（30g）　生甘草一两（30g）　麦门冬去心，二两（60g）

真正白丝毛乌骨雄鸡一只，先以黄芪末一两（30g）、当归末一两（30g）、甘草末五钱（15g），三味和米粉七合（70g）。匀作七分，调成小块。鸡食之，约有六、七日，吊死，不出血。去毛、肠不用。

【用法】上俱制如法，锉匀，将鸡切作小块，俱盛于瓷坛内。用水二分、好酒二分、米醋一分。坛口用柿漆纸封固。置大锅内，桑柴火煮三昼夜。取出日晒夜烘，一干又入汁拌，又烘晒，以汁尽为度。为极细末，炼蜜和，杵千余下。丸如梧桐子大，每服百丸，空心淡盐汤送下（现代用法：上药碎成粗粉，乌鸡碎断，置罐中，另加黄酒 1500g，加盖封闭，隔水炖至酒尽，取出，与上述粗粉掺匀，低温干燥，再粉碎成细粉，过筛，混匀。每 100g 粉末加炼蜜 30~40g 与适量的水，泛丸，干燥，制成水蜜丸；或加炼蜜 90~120g 制成小蜜丸或大蜜丸。口服，水蜜丸一次 6g，小蜜丸一次 9g，大蜜丸一次 1 丸，每日 2 次）。

【功效】补气养血，调经止带。

【主治】气血两虚，阴精不足证。症见骨蒸，五心烦热，心虚怕惊。经水或前或后，或淡白，或紫色，时常带下。夜卧身体疼痛，午后神疲，腰腿酸倦。

●方义发挥

1. 病证辨析 乌鸡白凤丸是治疗气血两虚，阴精不足之月经不调的常用方。

五劳七伤，阴精不足，阴虚火旺，故骨蒸、五心烦热；虚火上扰，故心虚怕惊；冲任虚损，胞宫疏泄失常，故月经先后不定期；带脉失约，故时常带下清稀量多；气血两虚，心神失养，筋骨痿软，故夜卧身体疼痛、午后神疲、腰腿酸倦等。

2. 治法 宜补气养血，调经止带。

3. 配伍解析

气血两虚
阴精不足
- 骨蒸
- 五心烦热
- 心虚怕惊
- 经水或前或后
- 时常带下
- 腰腿酸倦

补气养血
调经止带
- 乌鸡、人参、熟地黄 补益精血 益气补中 —— 君
- 当归、白芍、川芎、丹参 养血和营；天冬、麦冬、山茱萸、山药 益阴填精 —— 臣
- 小茴香、鹿角霜、怀牛膝 温肾益精；知母、秦艽、鳖甲、银柴胡、胡黄连 滋阴清热 —— 佐
- 木瓜 和胃舒筋
- 甘草 和中调药 —— 佐使

本方以乌鸡、鹿角、鳖甲等血肉有情之品，填精益髓，补血滋阴，配伍人参、熟地黄、当归、白芍等益气补血，养胞宫，调冲任，可谓妇科调经止带之专方。

●临床应用 本方常用于月经先后不定期、围绝经期综合征、功能性子宫出血、不孕症、痛经、细菌性阴道炎及男子性功能减退等中医辨证属气血两虚，阴精不足者。

●药理研究 本方可显著升高去势大鼠雌二醇含量，有效预防去势大鼠子宫及肾上腺萎缩，具有一定的雌激素样作用，或通过兴奋肾上腺皮质而发挥作用[1]；降低高血脂大鼠模型三酰甘油、氧化低密度脂蛋白（low density lipoprotein，LDL）、丙二醛和肝脏系数，升高高密度脂蛋白、载脂蛋白A和超氧化物歧化酶活力，显示其有明显的调脂作用[2]；明显降低动脉硬化家兔主动脉平滑肌细胞凋亡率，增高凋亡相关基因蛋白脂肪酸合成酶（fatty acid synthetase，FAS)、Bcl相关X蛋白（Bcl-associated X protein）、Bax、B淋巴细胞瘤-2（B-cell lymphoma-2，Bcl-2）基因表达，表明本方拮抗动脉粥样硬化形成的机制与其调节主动脉平滑肌细胞凋亡相关基因蛋白的平衡、抑制平滑肌细胞凋亡有关[3]。

●参考文献

[1] 王鑫国，郭秋红，白霞，等.乌鸡白凤丸对去卵巢大鼠雌激素分泌的影响[J].中成药，2003，25（1）：67-68.

[2] 严玉平，王鑫国，牛丽颖，等.乌鸡白凤丸调脂作用研究[J].中药药理与临床，2003，19（6）：6-8.

[3] 白霞，牛丽颖，王鑫国，等.乌鸡白凤丸对动脉硬化家兔主动脉平滑肌细胞凋亡及调节基因表达的影响[J].中药药理与临床，2004，20（1）：1-2.

六味地黄益肾肝，茱薯丹泽地苓专，
三阴并补重滋肾，补肾填精效无双。

第四节　补阴

六味地黄丸《小儿药证直诀》

【组成】熟地黄炒，八钱（24g）　山萸肉　干山药各四钱（各 12g）　泽泻　牡丹皮　茯苓去皮，各三钱（各 9g）

【用法】上为末，炼蜜为丸，如梧桐子大，空心温水化下三丸（现代用法：蜜丸，每服 9g，日 2~3 次；亦可作汤剂，水煎服）。

【功效】滋阴补肾。

【主治】肾阴精不足证。腰膝酸软，头晕目眩，视物昏花，耳鸣耳聋，盗汗，遗精，消渴，骨蒸潮热，手足心热，口燥咽干，牙齿动摇，足跟作痛，以及小儿囟门不合，舌红少苔，脉沉细数。

●方义发挥

1. 病证辨析　六味地黄丸是治疗肾阴精不足证的代表方。

肾藏精，为先天之本，肝为藏血之脏，精血可互转化，肝肾阴血不足又常可相互影响。腰为肾之府，膝为筋之府，肾主骨生髓，齿为骨之余，肾阴不足则骨髓不充，故腰膝酸软无力、牙齿动摇、足跟作痛；脑为髓海，肾阴不足，不能生髓充脑，肝血不足，不能上荣头目，故头晕目眩、视物昏花；肾开窍于耳，肾阴不足，精不上承，或虚热上扰清窍，故耳鸣耳聋；肾藏精，为封藏之本，肾阴虚则相火内扰精室，故遗精；阴虚生内热，甚者虚火上炎，故骨蒸潮热、消渴、盗汗、手足心热、口燥咽干、舌红少苔、脉沉细数；小儿囟门不合，是肾虚生骨迟缓所致。

2. 治法　根据《素问》云：“虚则补之”“精不足者，补之以味”的原则。结合本方证系真阴亏损，以致阴不制阳，虚火亢盛，故治疗的关键在于补阴以配阳，使肾水得充，虚火自降，诸症悉解，即所谓“壮水之主，以制阳光”之法，故治宜滋阴补肾。

3. 配伍解析

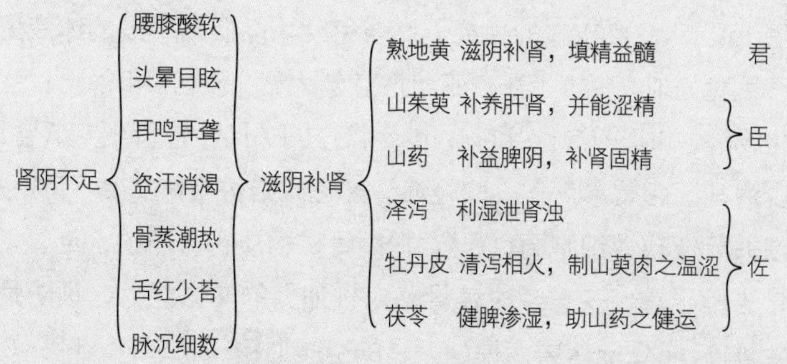

本方“三补”配伍“三泻”，其中“补药”用量重于“泻药”，是以补为主；肝脾肾三阴并补，以补肾阴为主。

●临床应用

1. 适用范围 本方常用于视神经炎、中心性浆液性脉络膜视网膜病变、肺结核、甲状腺功能亢进、糖尿病、阿狄森氏病、慢性肾炎、高血压、神经衰弱等慢性消耗性疾病，及无排卵性功能性子宫出血等中医辨证属肾阴虚者。

2. 使用注意 脾虚泄泻者慎用。

●药理研究 本方可显著升高2型糖尿病患者红细胞C3b受体花环率（red blood cell C36 receptor rosettes，RBC-C3bRR）、红细胞免疫复合物花环率（red blood cell immune complex rosettes，RBC-ICR）及红细胞免疫黏附促进率（red cell immune adherence promoting ratio，RIAER），降低循环免疫复合物（circulating immune complex，CIC）和红细胞免疫黏附抑制率（red cell immune adherence inhibition ratio，RIAIR），能明显改善糖尿病患者红细胞免疫功能[1]；减小小鼠皮下移植性肝细胞癌肿

瘤体积，降低肿瘤细胞密度，对小鼠移植性肝癌自杀基因治疗具有一定的增效作用[2]；显著改善快速老化小鼠低下的T、B淋巴细胞功能，纠正脾脏CD_4^+/CD_8^+ T细胞亚群比例失衡[3]；提高环磷酰胺所致免疫抑制模型小鼠外周血CD_3^+和CD_4^+T细胞百分率，促进血清IgM、IgG和IgA的生成，增强免疫功能低下小鼠的体液免疫和细胞免疫功能[4]；升高亚急性衰老大鼠（SOD）和谷胱甘肽过氧化物酶(glutathione peroxidase，GSH-PX)活力，降低MDA含量，减少海马区脂褐素沉积，减轻海马区超微结构损伤[5]；可减缓兔骨性关节炎软骨细胞凋亡[6]，提高骨矿物质钙、磷的含量，增加股骨去脂干重、灰重，改善骨骼对抗外力的冲击能力，预防骨折发生[7]；能降低糖尿病模型大鼠的空腹血糖、TC、TG、HDL-C和低密度脂蛋白-胆固醇（low density lipoprotein cholesterol，LDL-C）含量，改善其糖、脂代谢[8]。

●参考文献

[1] 曹建恒. 六味地黄丸对2型糖尿病患者红细胞免疫功能调节作用的影响[J]. 新中医，2005，37（3）：45-46.

[2] 杜标炎，王慧峰，谭宇蕙，等. 六味地黄丸对小鼠移植性肝癌自杀基因治疗的增效作用[J]. 广州中医药大学学报，2007，24（2）：132-137.

[3] 李思迪，蒋宁，张小锐，等. 六味地黄汤及其拆方对快速老化小鼠免疫功能的调节作用[J]. 国际药学研究杂志，2010，37（3）：222-226.

[4] 李家伦，雷世庸. 六味地黄汤对免疫功能低下小鼠的药理作用[J]. 中国医药指南，2008，6（16）：13-14.

[5] 孙琳林，王书惠，卢林，等. 左归丸与六味地黄丸对衰老大鼠抗氧化能力及海马区超微结构影响的比较研究[J]. 中医药学报，2012，40（3）：140-143.

[6] 肖经难，谢丹，祁开泽．六味地黄丸对兔骨关节炎软骨细胞凋亡的影响［J］．湖南中医学院学报，2003，23（5）：11-13.

[7] 韩旭华，王世民，张乃钲．六味地黄汤对骨质疏松大鼠骨生物力学特性及钙磷含量的影响［J］．中药药理与临床，2002，18（3）：1-3.

[8] 谭俊珍，李庆雯，范英昌，等．六味地黄丸对糖尿病大鼠血糖和血脂的影响［J］．天津中医药大学学报，2007，26（4）：196-198.

●**典型医案** 嘉兴周上舍，每至夏患咳嗽，服降火化痰之剂，咳嗽益甚。脾肺肾脉皆浮而洪，按之微细。此脾土虚不能生肺金，肺金不能生肾水，而虚火上炎也。朝用补中益气汤，夕用六味地黄丸而痊，后至夏遂不再发。（《续名医类案》）

都气丸 《症因脉治》

都气丸中用五味，茱薯丹泽地苓会，滋肾纳气疗咳喘，肺肾两虚此方备。

【组成】熟地黄炒，八钱（24g） 山萸肉 山药各四钱（各12g） 泽泻 牡丹皮 茯苓去皮，各三钱（各9g） 五味子二钱（6g）

【用法】上为细末，炼蜜为丸，如梧桐子大，每服三钱（9g），空腹服（现代用法：蜜丸，每服9g，日2~3次；亦可作汤剂，水煎服）。

【功效】滋肾纳气。

【主治】肺肾两虚证。症见咳嗽气喘，呃逆滑精，腰痛。

●**方义发挥**

1. 病证辨析 都气丸是治疗肺肾阴虚，肾不纳气证的代表方剂。

肺肾两虚，虚火灼金，肾不纳气，故见咳嗽气喘、呃逆；肾藏精，为封藏之本，肾阴虚则相火内扰精室，故遗精；腰为肾之府，肾主骨生髓，肾阴不足则骨髓不充，故腰痛。

2. 治法 宜滋肾纳气。

3. 配伍解析

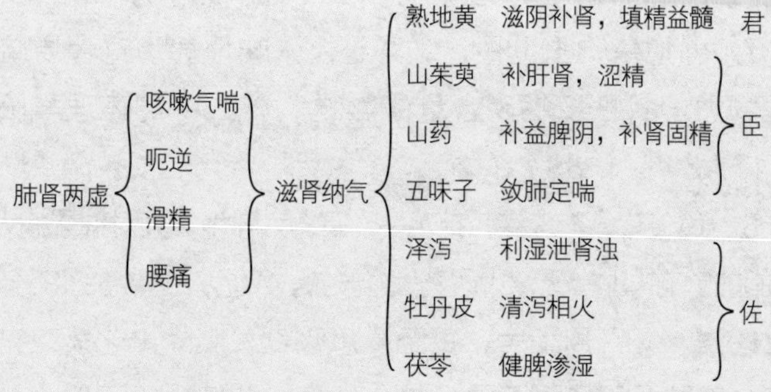

本方以六味地黄丸加入五味子，滋肾润肺，金水相生，于补肾阴中兼有纳气敛肺平喘之功。

●临床应用 本方常用于慢性支气管炎、慢性阻塞性肺病、支气管哮喘、胃肠神经症等中医辨证属肺肾两虚者。

●药理研究 本方可提高D-半乳糖致衰老小鼠血清、皮肤、肝组织SOD活性，降低脑组织乙酰胆碱酯酶（acetylcholinesterase，AchE）活性，降低血清、皮肤、脑组织MDA含量，延长果蝇平均寿命和最高寿命[1-2]；提高衰老小鼠T淋巴细胞增殖能力和IL-2水平，改善衰老小鼠免疫功能[3]。

●参考文献

［1］张丹丹，柴恕，柴昕．七味都气丸对D-半乳糖衰老模型小鼠血清和皮肤SOD、MDA的影响［J］．中国中医药科技，2009，16（4）：338.

［2］张春蕾，张丹丹．七味都气丸对果蝇寿命及小鼠抗衰老作用影响的实验研究［J］．河北中医药学报，2011，26（3）：9-10.

［3］张丹丹，陈景华，张春蕾．七味都气丸对衰老小鼠免疫功能影响的实验研究［J］．中医药信息，2010，27（3）：48-49.

六味地黄益肾肝，茱薯丹泽地苓专，
更加知柏成八味，阴虚火旺自可煎。

《医方考》知柏地黄丸

【组成】熟地黄炒，八两（24g） 山萸肉去核，炙 山药各四两（各12g） 泽泻 牡丹皮去木 白茯苓各三两（各9g） 知母盐炒 黄柏盐炒，各二两（各6g）

【用法】上为细末，炼蜜为丸，如梧桐子大，每服二钱（6g）（现代用法：蜜丸，每服6g，温开水送下，日2~3次；亦可作汤剂，水煎服）。

【功效】滋阴降火。

【主治】肝肾阴虚，虚火上炎证。症见头目昏眩，耳鸣耳聋，虚火牙痛，五心烦热，腰膝酸痛，血淋尿痛，遗精梦泄，骨蒸潮热，盗汗颧红，咽干口燥，舌质红，脉细数。

●方义发挥

1. 病证辨析 知柏地黄丸是治疗肝肾阴虚，虚火上炎证的常用方。

肝肾阴虚，精血不足，不能上荣头目，故头目昏眩；肾阴不足，精不上承，虚火上扰清窍，故耳鸣耳聋、虚火牙痛；腰为肾之府，肾主骨生髓，膝为筋之府，肝主筋，肝肾阴虚则筋骨痿软，故腰膝酸痛；肾藏精，为封藏之本，相火内扰精室，故遗精梦泄；肾与膀胱相表里，肾阴亏虚，膀胱开合失司，虚火灼津，伤及血络，迫血妄行，故血淋尿痛；阴虚内热，虚火上炎，故五心烦热、骨蒸潮热、盗汗颧红、咽干口燥；舌质红、脉细数为阴虚内热之征。

2. 治法 宜滋阴降火。

3. 配伍解析

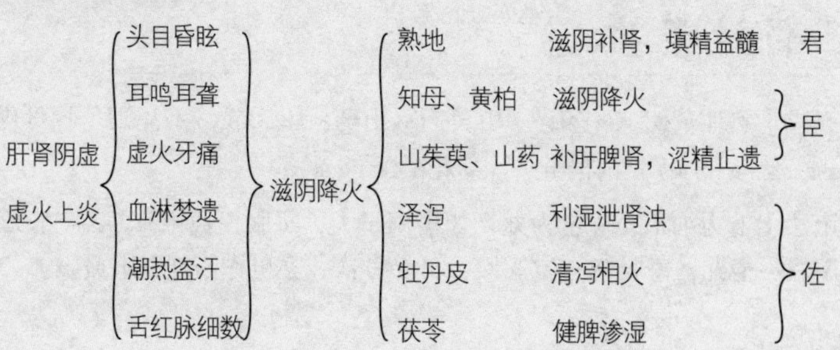

本方以六味地黄丸加入知母、黄柏，所谓“壮水之主，以制阳光”，滋阴降火以治疗阴虚火旺之证。

●**临床应用** 本方常用于甲状腺功能亢进、男性不育、肾病综合征、尿路感染、前列腺炎、老年性阴道炎、复发性口腔溃疡、围绝经期综合征等中医辨证属肝肾阴虚，虚火上炎者。

●**药理研究** 本方可减少 S180 荷瘤小鼠瘤重，提高抑瘤率，有效地抑制 S180 肿瘤生长[1]；提高运动力竭大鼠骨骼肌中总抗氧化能力，降低骨骼肌 MDA 含量，明显延长力竭游泳时间，可延缓大鼠运动性疲劳的发生[2]；提高肾阴虚幼龄大鼠血清 IL-2、IL-6、IgG 及脾指数水平，增加脾脏淋巴小结、淋巴细胞和巨噬细胞的数量，增强其免疫功能[3]。

●**参考文献**

[1] 吕玉萍，张健，王冬梅，等. 知柏地黄丸对 s180 荷瘤小鼠抑瘤作用的实验研究［J］. 辽宁中医药大学学报，2009，11（11）：226-227.

[2] 张继红，周新华，肖卫华. 知柏地黄丸抗运动性疲劳实验研究［J］. 湘南学院学报，2009，30（5）：122-124.

[3] 史正刚，于霞，张士卿. 知柏地黄丸对肾上腺皮质激素致肾阴虚幼龄大鼠免疫功能的影响［J］. 中国实验方剂学杂志，2006，12（1）：62-64.

杞菊地黄疗目疾，苓泽地萸丹薯齐，
肝肾阴虚眼昏花，菊花枸杞明目宜。

杞菊地黄丸 《麻疹全书》

【组成】熟地黄炒，八钱（24g） 山萸肉 山药各四钱（各12g） 泽泻 牡丹皮 茯苓去皮，各三钱（各9g） 枸杞子 菊花各三钱（各9g）

【用法】上为细末，炼蜜为丸，如梧桐子大，每服三钱（9g），空腹服（现代用法：蜜丸，每服9g，空腹服，日2~3次；亦可作汤剂，水煎服）。

【功效】滋肾养肝明目。

【主治】肝肾阴虚证。症见两目昏花，视物模糊，或眼睛干涩，迎风流泪。

●方义发挥

1. 病证辨析　杞菊地黄丸是治疗肝肾阴虚证的常用方。

肝开窍于目，肝肾阴虚，精血不足，不能上荣头目，故两目昏花、视物模糊，或眼睛干涩、迎风流泪。

2. 治法　宜滋肾养肝明目。

3. 配伍解析

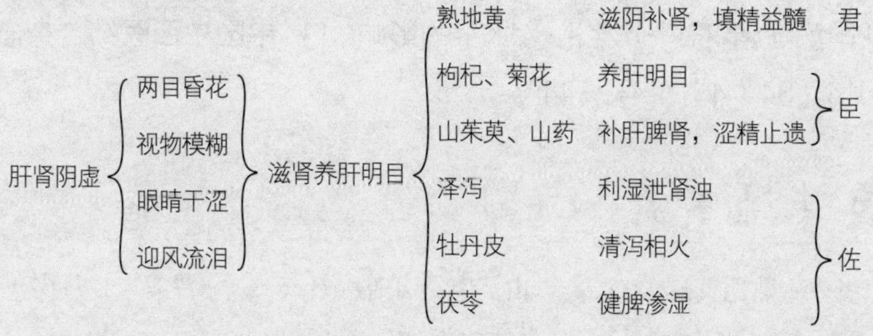

本方以六味地黄丸加入枸杞子、菊花，滋肾阴，养肝血以明目。

●临床应用　本方常用于白内障术后干眼症、视疲劳、慢性虹膜睫状体炎、老年黄斑变性、糖尿病视网膜病变、老年单纯收缩期高血压、慢性乙型肝炎、慢性肾盂肾炎、先兆子痫、复发性口腔溃疡等中医辨证属肝肾阴虚者。

●药理研究　本方可减少糖尿病大鼠24h尿蛋白，血清肌酐(serum creatinine，SCr)，血清尿素氮(blood urea nitrogen，BUN)，降低肾组织中MDA含量，增强肾组织中SOD活性；能缓解糖尿病大鼠肾组织氧化应激状态，减轻糖尿病所引起的肾脏损伤[1]；改善糖尿病大鼠视网膜毛细血管病变，提高抗氧化酶活性，并抑制醛糖还原酶激活[2]；降低肝肾阴虚证孕妇外周血细胞因子IFN-γ 和 IFN-γ/IL-4 比值水平，通过影响细胞因子 IFN-γ 水平发挥免疫调节作用[3]。

●参考文献

[1] 陈宇，李华. 杞菊地黄丸对糖尿病大鼠肾脏的保护作用[J]. 中国实验方剂学杂志，2011，17（19）：251-253.

[2] 刘国君. 杞菊地黄丸对糖尿病视网膜病变的保护作用[J]. 河北中医药学报，2012，27（1）：45-46.

[3] 李艳芳，朱玲，王淑平，等. 杞菊地黄丸对肝肾阴虚证孕妇血清 IFN-γ 及 IL-4 水平的影响[J]. 中国中西医结合杂志，2014，34（4）：442-445.

麦味地黄补肺肾，泽地薯萸金水生，
苓丹五味麦冬入，虚劳喘嗽此方珍。

麦味地黄丸 《医部全录》引《体仁汇编》

【组成】熟地黄炒，八钱（24g）　山萸肉　山药各四钱（各12g）　泽泻　牡丹皮　茯苓去皮，各三钱（各9g）　麦冬　五味子各五钱（各15g）

【用法】上为细末，炼蜜为丸，如梧桐子大，每服三钱（9g），空腹时用白汤送下（现代用法：蜜丸，每服9g，空腹温开水送服，日2~3次；亦可作汤剂，水煎服）。

【功效】滋补肺肾。

【主治】肺肾阴虚证。症见虚烦劳热，咳嗽吐血，潮热盗汗。

●方义发挥

1. 病证辨析　麦味地黄丸是治疗肺肾阴虚证的常用方。肺阴不足，肺失清肃，虚火上炎，灼伤肺络，故咳嗽吐血；阴虚内热，故虚烦劳热，潮热盗汗。

2. 治法　宜滋补肺肾。

3. 配伍解析

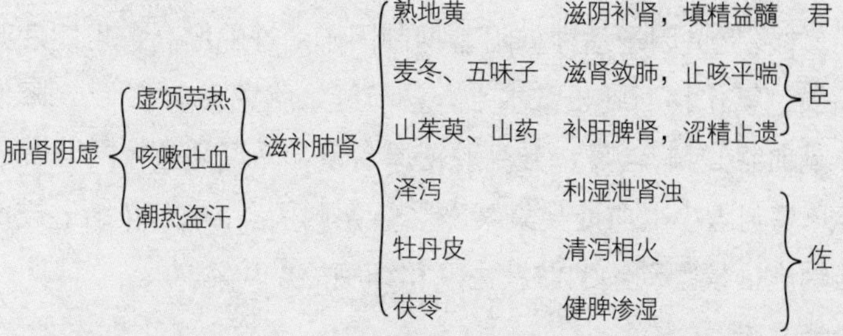

本方以六味地黄丸加入麦冬、五味子，滋肾阴，养肺阴，令金水相生。

●**临床应用** 本方常用于肺癌放疗致放射性肺炎、咳嗽变异性哮喘、肺结核、肺心病、慢性阻塞性肺病、甲状腺功能亢进等中医辨证属肺肾阴虚者。

类方鉴别

方名		都气丸	知柏地黄丸	杞菊地黄丸	麦味地黄丸
相同点		均含有六味地黄丸，均有滋阴补肾之功，用于肾阴不足证			
不同点	组成	五味子	知母、黄柏	枸杞子、菊花	麦冬、五味子
	功效	滋肾纳气	滋阴降火	养肝明目	滋补肺肾
	病证	肺肾两虚证	肝肾阴虚，虚火上炎证	肝肾阴虚证	肺肾阴虚证
	症状	咳嗽气喘，呃逆滑精，腰痛	头目昏眩，耳鸣耳聋，腰膝酸痛，潮热盗汗，咽干口燥，舌红，脉细数	两目昏花，视物模糊，或眼睛干涩，迎风流泪	虚烦劳热，咳嗽吐血，潮热盗汗

●**药理研究**　本方可显著延长家蚕龄期，身长，体重增加减缓，食桑量减少，具有延缓衰老的作用[1]；提高阴虚模型大鼠红细胞 CR_1 受体及促进因子活性，阻止抑制因子活性的增高，也能使升高的脂质过氧化物回到正常水平，调节红细胞免疫功能[2]；降低阴虚小鼠血浆 cAMP 含量，升高肝糖原含量，降低阴虚大鼠肝 MDA 含量，升高阴虚小鼠血清凝集素水平，增加阴虚小鼠 E 花结形成率，增强阴虚证模型动物的体液免疫和细胞免疫功能[3]。

●**参考文献**

[1] 李献平，刘敏．六味地黄丸及其类方对家蚕寿命的影响[J]．中国中医基础医学杂志，1998，4(9)：39-40.

[2] 刘衡川，林怡玲，沈云松，等．麦味地黄颗粒剂对阴虚模型动物红细胞免疫功能及脂质过氧化物的影响[J]．华西药学杂志，1995，10(2)：87-89.

[3] 熊永德，张尊仪，周霖，等．麦味地黄颗粒剂对阴虚证模型动物的影响[J]．中药药理与临床，1997，13(1)：6-8.

滋水清肝枣丹栀，疏肝清热柴芍使，苓泽地萸归薯入，阴虚肝郁此方施。

滋水清肝饮《西塘感症》

【组成】熟地黄　山药　萸肉　丹皮　茯苓　泽泻　柴胡　白芍　山栀　枣仁　归身（各6g）（原书未著用量）

【用法】水煎服。

【功效】滋阴养血，疏肝清热。

【主治】阴虚肝郁证。症见胁肋胀痛，胃脘疼痛，咽干口燥，舌红少苔，脉虚弱或细数。

●**方义发挥**

1. 病证辨析　滋水清肝饮是治疗阴虚肝郁证的常用方。足厥阴肝经夹胃布于胸胁，阴血亏虚，肝脉失濡，肝气郁滞，故胁肋胀痛、胃脘疼痛；阴虚内热，耗伤津液，故咽干口燥、舌红少苔、脉虚弱或细数。

2. 治法 宜滋阴养血，疏肝清热。

3. 配伍解析

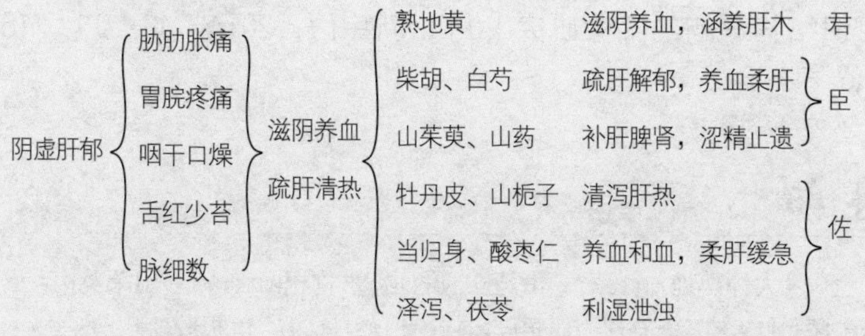

本方以六味地黄丸加入柴胡、白芍、山栀子、酸枣仁、当归身，滋肾水，涵肝木，又兼疏肝清热，令肝气条达。

●临床应用 本方常用于慢性乙型肝炎、肝硬化腹水、高血压、围绝经期综合征、抑郁症、黄褐斑等中医辨证属阴虚肝郁者。

●药理研究 本方可下调围绝经期抑郁模型大鼠下丘脑促肾上腺皮质激素释放激素信使核糖核酸（corticotropin releasing hormone messenger ribonucleic acid，CRH mRNA）转录水平，影响下丘脑中 5- 羟色胺（5-hydroxytryptamine，5-HT）能神经元的分泌和代谢，升高脑内 5-HT 含量，从而防止围绝经期抑郁症的发生[1]；降低围绝经期抑郁模型大鼠海马神经元凋亡细胞指数，增进抑凋亡基因 Bcl-2 的表达，降低促凋亡基因 Bax 的表达[2]；缩小金黄地鼠皮脂腺面积，可能具有抑制皮脂腺增生的作用[3]。

●参考文献

[1] 冯秋霞，韩献琴，李永乐，等. 滋水清肝饮对围绝经期抑郁模型大鼠下丘脑 CRH mRNA 及 5-HT 含量的影响 [J]. 实用中

医药杂志，2012，28（5）：358-360.

［2］赵珂，金季玲．滋水清肝饮对围绝经期抑郁症模型大鼠海马神经元细胞凋亡相关因子的影响［J］．环球中医药，2010，3（5）：336-338.

［3］崔鸿峥，金辉，徐笑梅．滋水清肝饮对金黄地鼠皮脂腺组织结构影响的实验研究［J］．新中医，2014，46（9）：158-159.

左归丸内山药地，萸肉枸杞与牛膝，菟丝龟鹿二胶合，壮水之主方第一。

左归丸《景岳全书》

【组成】大怀熟地八两（24g）　山药炒，四两（12g）　枸杞四两（12g）　山茱萸肉四两（12g）　川牛膝酒洗，蒸熟，三两（9g）　鹿角胶敲碎，炒珠，四两（12g）　龟板胶切碎，炒珠，四两（12g）　菟丝子制，四两（12g）

【用法】上先将熟地蒸烂，杵膏，炼蜜为丸，梧桐子大。每食前用滚汤或淡盐汤送下百余丸（9g）（现代用法：蜜丸，每服9g，日2~3次；亦可作汤剂，水煎服）。

【功效】滋阴补肾，填精益髓。

【主治】真阴不足证。症见头晕目眩，腰酸腿软，遗精滑泄，自汗盗汗，口燥咽干，舌红少苔，脉细。

●方义发挥

1. 病证辨析　左归丸是治疗真阴不足证的代表方。

肾藏精，主骨生髓，肾阴亏损，精髓不充，封藏失职，故头晕目眩、腰酸腿软、遗精滑泄；阴虚则阳亢，迫津外泄，故自汗盗汗；阴虚则津不上承，故口燥舌干；舌红少苔、脉细为真阴不足之象。

2. 治法　宜滋阴补肾，填精益髓。

3. 配伍解析

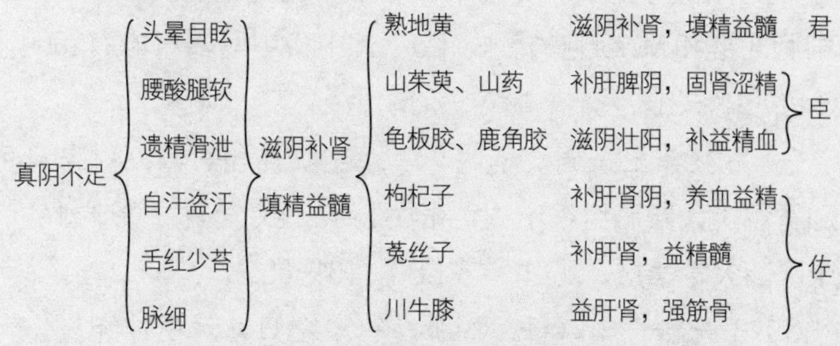

本方俱为滋补之品，纯补无泻。并且于大队补阴之品中配伍鹿角胶、菟丝子等温壮肾阳，阳中求阴，即张介宾所谓："善补阴者，必于阳中求阴，则阴得阳升而泉源不竭"。补阴以配阳，使肾水得充，虚火自降，诸症悉解。

●临床应用

1. 适用范围 本方常用于老年性痴呆、围绝经期综合征、老年骨质疏松症、闭经、月经量少中医辨证等属于真阴不足者。

2. 使用注意 方中组成药物以阴柔滋润为主，久服常服，每易滞脾碍胃，故脾虚泄泻者慎用。

●药理研究 本方可下调自身免疫性脑脊髓炎大鼠急性期 NK 细胞水平，上调缓解期 NK 细胞水平，明显减轻病灶区域的炎性细胞浸润，对大鼠脑组织 Fas、Bax 的表达均有一定的抑制作用[1-2]；通过促进大鼠视网膜 Muller 细胞巢蛋白和胶质细胞原纤维酸性蛋白（glial fibrillary acidic protein，GFAP）的表达，而维持损伤后视网膜结构的完整性，从而间接减少节细胞凋亡，有效保护受损视网膜节细胞[3]；促进 G0 期造血干细胞进入细胞周期，进行增殖，加速骨髓细胞修复受损的 DNA，促进损伤骨髓造血功能恢复[4]。

●参考文献

[1] 叶明，樊永平，王蕾，等．左归丸与右归丸对 EAE 大鼠淋巴细胞亚群和 NK 细胞的影响［J］．中华中医药杂志，2009，24（3）：310-313.

[2] 寇爽，王义周，李明，等．左归丸和右归丸对自身免疫性脑脊髓炎大鼠脑组织中凋亡蛋白 Fas、Bax 表达的影响［J］．辽宁中医药大学学报，2011，13（8）：61-65.

[3] 王永谦，李晓锋，周昕，等．左归丸对视神经夹伤大鼠视网膜神经节细胞的保护作用［J］．中西医结合学报，2011，9（9）：991-997.

[4] 郑轶峰，张力华，周毅．左归丸对骨髓抑制小鼠造血调控的影响［J］．河北中医，2009，31（5）：759-762.

左归饮中薯地杞，山萸茯苓甘草比，真阴不足脉细数，滋阴补肾此方宜。

左归饮 《景岳全书》

【组成】熟地二三钱，或加至一二两（9~30g）　山药　枸杞子各二钱（各6g）　炙甘草一钱（3g）　茯苓一钱半（4.5g）　山茱萸一二钱（3~6g），畏酸者少用之

【用法】水二盅，煎至七分，食远服（现代用法：水煎服）。

【功效】补益肾阴。

【主治】真阴不足证。症见腰酸遗泄，盗汗，口燥咽干，口渴欲饮，舌尖红，脉细数。

●方义发挥

1. 病证辨析　左归饮是治疗肾阴不足证的常用方。

肾藏精，主骨生髓，腰为肾之府，肾精亏损，故见腰酸；封藏失职，故遗精滑泄；阴虚则阳亢，迫津外泄，故盗汗；阴虚液耗，津不上承，故口燥咽干、口渴欲饮；舌尖红、脉细数为真阴不足之象。

2. 治法　宜补益肾阴。

3. 配伍解析

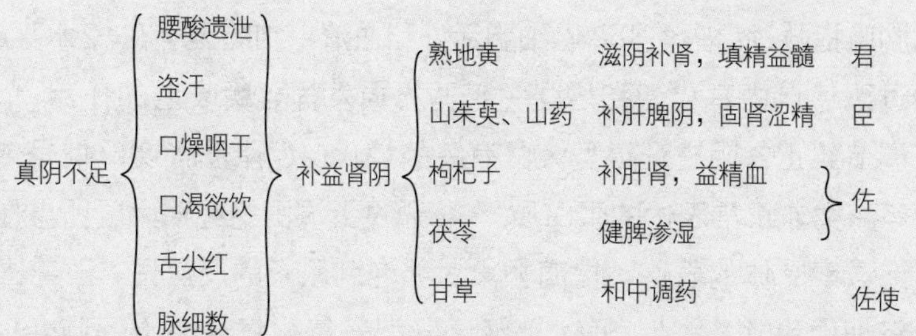

本方俱为纯甘壮水之品，补益肾阴，纯补无泻。

●临床应用

1. 适用范围 本方常用于脑萎缩、围绝经期综合征、继发性不孕、男性不育、黄褐斑等中医辨证属于真阴不足者。

2. 使用注意 方中药物阴柔滋腻，易阻碍脾胃运化，故脾虚便溏者慎用。

类方鉴别

方名		左归丸	左归饮
相同点		均有熟地黄、山药、山茱萸、枸杞子，均可滋阴补肾，用于真阴不足证之腰酸盗汗、遗精	
不同点	组成	川牛膝、鹿角胶、龟板胶、菟丝子	茯苓、炙甘草
	功效	补阳益阴	补益肾阴
	病证	肾阴亏损之重证	肾阴不足之轻证
	症状	头晕目眩，自汗，舌红少苔	口渴欲饮，舌尖红

●药理研究 本方可提高老年小鼠血清中 SOD 活性和总抗氧化能力（total antioxidant capacity，T-AOC），降低 MDA 含量，升高胸腺指数、脾指数、T 淋巴细胞活性和血清中细胞因子 IL-2 水平，通过改善自由基代谢和增强免疫两方面发挥延缓衰老的作用[1]；可调节纠正肾阴虚证模型大鼠有关的糖代谢、脂肪代谢、信号传导等酶类非正常表达的蛋白质[2]；通过上调围绝经期大鼠卵巢促卵泡激素受体的表达，提高卵巢对卵泡刺激素的反应性，改善围绝经期卵巢功能[3]；通过上调诱导型一氧化氮合酶（inducible nitric oxide synthase，iNOS）、内皮型一氧化氮合酶（endothelial nitric oxide synthase，eNOS）、神经型一氧化氮合酶（neuronal nitric oxide synthase，nNOS）表达，增加围绝经期大鼠卵巢一氧化氮合酶（NOS）活性、NO 生成，对衰老卵巢微循环发挥保护作用[4]。

●参考文献

[1] 赵毅. 滋补肾阴方左归饮对老年小鼠自由基代谢及免疫功能的影响［J］. 中国老年学杂志，2007，27（13）：1237-1238.

[2] 李俊丽，李浸，刘铭福，等. 左归饮与肾阴虚证方证相应机理的蛋白质组学研究［J］. 中国中医基础医学杂志，2010，16（3）：203-205，208.

[3] 赵薇，温海霞，郑慧丽，等. 左归饮对围绝经期大鼠卵巢促卵泡激素受体表达的影响及机制［J］. 中国中西医结合杂志，2010，30（3）：286-290.

[4] 赵薇，程丹玲，沈宁，等. 左归饮对围绝经期大鼠卵巢 NO 生成的影响及机制［J］. 中国中西医结合杂志，2012，32（11）：1549-1553.

大补阴丸知柏黄，龟板脊髓蜜成方，咳嗽咯血骨蒸热，阴虚火旺制亢阳。

《丹溪心法》大补阴丸（原名大补丸）

【组成】熟地酒蒸　龟板酥炙，各六两（各18g）　黄柏炒褐色　知母酒浸，炒，各四两（各12g）

【用法】上为细末，猪脊髓蒸熟，炼蜜为丸。服七十丸（9g），空心盐白汤送下（现代用法：蜜丸，每服9g，每日2次，淡盐汤送服；亦可作汤剂，水煎服）。

【功效】滋阴降火。

【主治】阴虚火旺证。症见骨蒸潮热，盗汗遗精，咳嗽咯血，心烦易怒，足膝疼热或痿软，舌红少苔，尺脉数而有力。

●方义发挥

1. 病证辨析　大补阴丸是治疗阴虚火旺证的代表方剂。

肾为水火之脏，真阴亏虚，则相火亢盛，故骨蒸潮热、盗汗遗精、足膝疼热，甚则虚火上炎灼伤肺金，损伤肺络，故咳嗽咯血；虚火上扰心神，则心烦易怒。

2. 治法　丹溪曰："阴常不足，阳常有余，宜常养其阴，阴与阳齐，则水能制火"，治宜滋阴降火。

3. 配伍解析

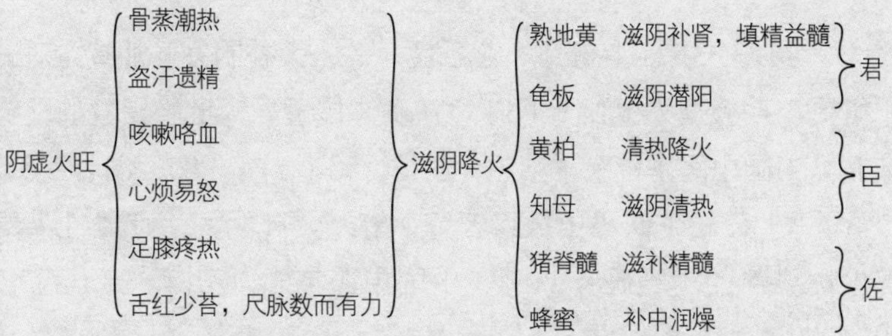

本方功专滋阴降火，大补真阴以治本为主，清热降火以治标为辅，培本清源，标本兼治。

●临床应用

1. 适用范围 本方常用于甲状腺功能亢进、糖尿病、肾结核、骨结核、肾病综合征、慢性再生障碍性贫血、围绝经期综合征等中医辨证属阴虚火旺者。

2. 使用注意 脾胃虚弱，食少便溏，以及火热实证者不宜使用。

●药理研究 本方可提高骨折不愈模型大鼠血清骨形态生发蛋白-7（bone morphogenetic protein-7，BMP-7）、血管内皮生长因子（vascular endothelial growth factor，VEGF）和 IL-6 含量，促进血管生长、诱导骨痂形成，促进骨折愈合[1]；降低去卵巢大鼠血清性激素 FSH、LH 及体质量水平，明显升高肾上腺指数，缓解肾上腺萎缩状况[2]；通过下调性早熟雌性大鼠下丘脑 Kiss-1/GPR54mRNA 的表达，抑制下丘脑促性腺激素释放激素（gonadotropin-releasing hormone，GnRH）的合成和释放，从而抑制下丘脑-垂体-性腺轴的启动，治疗真性性早熟[3]。

●参考文献

[1] 秦宇航，吴云川，范小涛，等. 大补阴丸结合推拿治疗骨折不愈合实验研究[J]. 新中医，2013，45（8）：199-201.

[2] 汪文来，赵红霞，金香兰，等. 大补阴丸及加减方对去卵巢更年期模型大鼠血清 FSH、LH 及体质量、肾上腺指数的影响[J]. 中国中医基础医学杂志，2013，19（3）：280-281，285.

[3] 程敏，叶小弟，缪云萍，等. 大补阴丸治疗雌性大鼠真性性早熟的实验研究[J]. 中国中药杂志，2013，38（3）：386-390.

一贯煎《续名医类案》

【组成】北沙参　麦冬　当归身（各9g）　生地黄（18g）　枸杞子（9g）　川楝子（6g）（原书未著用量）

【用法】水煎服。

【功效】滋阴疏肝。

【主治】肝肾阴虚，肝气郁滞证。症见胸脘胁痛，吞酸吐苦，咽干口燥，舌红少津，脉细弱或虚弦，及疝气瘕聚。

●方义发挥

1. 病证辨析　一贯煎是治疗阴虚肝郁证的代表方和常用方。

肝藏血，主疏泄，体阴而用阳，喜条达而恶抑郁。肝肾阴血亏虚，肝体失养，则疏泄失常，肝气郁滞，进而横逆犯胃，故胸脘胁痛，吞酸吐苦；肝气久郁，经气不利则生疝气、瘕聚；阴虚液耗，津液不能上承，故咽干口燥、舌红少津；阴血亏虚，血脉不充，故脉细弱或虚弦。

2. 治法　病本在肝，根据脏腑制化关系作为立法依据，肝为木，肾为水，水为木之母，虚则补其母，即滋肾水以涵肝木之法，少佐疏肝之物，以行滞止痛。治宜滋阴养血，疏肝解郁。

3. 配伍解析

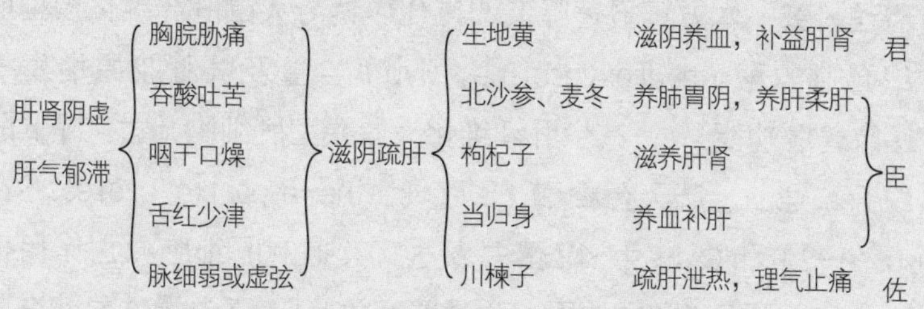

本方于大队甘寒滋阴养血药之中，少佐苦辛疏泄之品，遂肝木条达之性，使肝体得以濡养，肝气得以条畅，养肝体助肝用，滋阴而不滞腻，疏散而不伤阴。

●临床应用

1. 适用范围　本方常用于慢性肝炎、肝硬化、慢性胃炎、胃及十二指肠溃疡、肋间神经痛、神经症等中医辨证属肝肾阴虚，肝气郁滞者。

2. 使用注意　方中药多滋腻，故素体有痰饮而舌苔白腻，脉沉弦者不宜使用。

类方鉴别

方名		滋水清肝饮	一贯煎
相同点		均有当归，均可滋阴疏肝，用于阴虚肝郁证之脘胁疼痛，舌红少苔脉细	
不同点	组成	熟地黄、山药、萸肉、丹皮、茯苓、泽泻、柴胡、白芍、山栀、枣仁	生地黄、北沙参、麦冬、枸杞子、川楝子
	功效	补肝肾阴	疏肝清热
	病证	阴虚肝郁之阴虚较重者	阴虚肝郁之肝郁较重者
	症状	咽干口燥，脉虚弱	吞酸吐苦，疝气瘕聚，脉虚弦

●药理研究　本方可显著降低四氯化碳诱导大鼠肝纤维化模型肝组织羟脯氨酸（hydroxyproline，Hyp）含量及肝脏胶原增生程度，改善肝功能[1]；减少肝纤维化大鼠模型肝细胞凋亡，降低肝组织Fas、Bax、胱天蛋白酶-3（cysteine-aspartic proteases，Caspase-3）和Caspase-12蛋白表达，其抑制肝细胞凋亡作用机制可能与干预Fas和内质网凋亡通路有关[2]；下调慢性萎缩性胃

炎患者血清中IL-12和TNF-α的表达，从机体微环境中进行调节，可应用于临床治疗[3]。

●参考文献

［1］陶庆，孙明瑜，冯琴，等．基于以方测证的四氯化碳所致大鼠肝纤维化模型的证型探讨［J］．中国中西医结合杂志，2009，29（3）：246-250.

［2］曹健美，陶庆，慕永平，等．一贯煎对 CCl_4 诱导肝纤维化大鼠肝细胞凋亡及其调控基因表达的影响［J］．上海中医药大学学报，2012，26（5）：70-75.

［3］邱志洁，伊春锦，李新民，等．一贯煎加减对慢性萎缩性胃炎IL-12和TNF-α的影响［J］．中国实验方剂学杂志，2012，18（11）：248-250.

《慎斋遗书》 百合固金汤

百合固金二地黄，玄参贝母桔甘藏，
麦冬芍药当归配，喘咳痰血肺家伤。

【组成】熟地　生地　归身各三钱（各9g）　白芍　甘草各一钱（各3g）　桔梗　玄参各八分（各3g）　贝母　麦冬　百合各一钱半（各6g）

【用法】水煎服。

【功效】滋养肺肾，止咳化痰。

【主治】肺肾阴亏，虚火上炎证。症见咳嗽气喘，痰中带血，咽喉燥痛，头晕目眩，午后潮热，舌红少苔，脉细数。

●方义发挥

1. 病证辨析　百合固金汤是治疗肺肾阴亏，虚火上炎证的常用方。

肺肾为子母之脏，肺虚及肾，病久则肺肾阴虚，阴虚生内热，虚火上炎，肺失清肃，故咳嗽气喘，甚者灼伤肺络，以致痰中带血；虚火灼津，则咽喉燥痛；上炎清窍，故头晕目眩；

午后潮热、舌红少苔、脉细数均为阴虚内热之征象。

2. 治法 宜滋养肺肾，止咳化痰。

3. 配伍解析

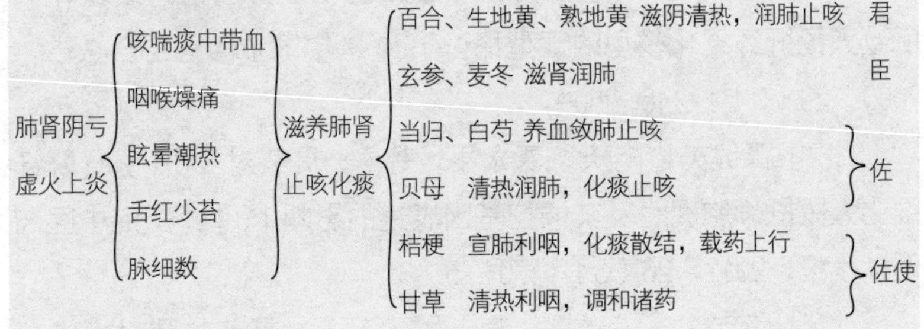

本方滋肾保肺，金水并调，重在补肾；养阴清热化痰并用，重在养阴。

●**临床应用** 本方常用于肺结核、慢性支气管炎、支气管扩张咯血、肺癌、咳嗽变异性哮喘、慢性咽喉炎、自发性气胸等中医辨证属肺肾阴虚，虚火上炎者。

●**药理研究** 本方可减轻辐射致鼻黏膜损伤豚鼠模型鼻黏膜病理改变，缩短炎症反应减退时间，加速清除氧自由基，增加超氧化物歧化酶活性，从而减轻辐射所致早期炎症反应，促进鼻黏膜向正常黏膜上皮方向修复[1]；可提高巨噬细胞自噬相关基因（autophagy protein 5，atg5）、atg7、atg8、atg12 以及自噬特异性蛋白 LC3-Ⅱ表达量，减少细胞内结核分枝杆菌 DNA 含量，通过激活细胞自噬现象发挥抗结核的作用[2]；提高巨噬细胞表面 Toll 样受体 2（toll-like receptor 2，TLR2）和 TLR4 蛋白表达百分率，下调 TLR2 和 TLR4 mRNA 表达比值，对 TLR4 表达增高的调节作用可能与其抗结核作用有着内在联系[3]。

●参考文献

［1］刘月辉，肖芒，李车英．辐射对豚鼠鼻黏膜结构的损伤及中药保护作用实验研究［J］．中国中西医结合耳鼻咽喉科杂志，2006，14（1）：7-10.

［2］王莉新，冯梅，吴文斌，等．百合固金汤对结核杆菌感染后巨噬细胞自噬功能的调节作用［J］．免疫学杂志，2013，29（9）：764-768.

［3］严妍，王莉新，王易．百合固金汤、四逆汤含药血清对 TLR2 和 TLR4 比值的影响［J］．现代免疫学，2016，36（2）：118-122.

月华丸 《医学心悟》

月华獭肝百部煎，二冬二地苓薯添，
三七参胶贝桑菊，肺痨咳喘效堪验。

【组成】天冬去心，蒸　麦冬去心，蒸　生地酒洗　熟地九蒸、晒　山药乳蒸　百部蒸　沙参蒸　川贝母去心，蒸　真阿胶各一两（各 30g）　茯苓乳蒸　獭肝　广三七各五钱（各 15g）

【用法】用白菊花二两（60g）去蒂、桑叶二两（60g）经霜者，熬膏，将阿胶化入膏内，和药，稍加炼蜜为丸，如弹子大。每服一丸（9g），噙化，日三服（现代用法：蜜丸，每服 9g，含服，每日 3 次；亦可作汤剂，水煎服）。

【功效】滋阴降火，止咳平喘。

【主治】肺痨之阴虚火旺证。症见咳嗽气喘，咯血，骨蒸潮热，盗汗遗精，体瘦颧红，舌红少苔，脉细数。

●方义发挥

1. 病证辨析　月华丸是治疗阴虚火旺之肺痨的代表方。

肺痨多由素体羸弱，感染痨虫，侵蚀肺腑所致，病久耗伤肺肾，致真阴不足，虚火上炎。肺失清肃，故咳嗽气喘；肺络灼伤，以致咯血；虚火燔灼，迫津外泄，故骨蒸潮热、颧红、盗汗；肾失封藏，阴精不固，则致遗精；精血虚损，形体失充，故羸羽消瘦，舌红少苔，脉细数均为阴虚内热之征象。

2. 治法 宜滋阴降火，止咳平喘。

3. 配伍解析

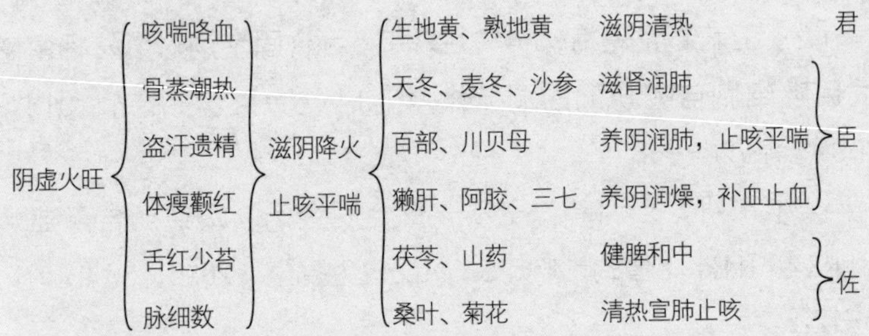

本方于大队滋养肺肾药中配伍止咳平喘、补血止血之品，令金水相生，真阴得补，虚火自降，合为治疗肺痨专方。《医学心悟》谓："此阴虚发咳之圣药也"。

●**临床应用** 本方常用于肺结核、支气管扩张咯血、肺癌等中医辨证属阴虚火旺者。

●**药理研究** 本方体外研究表明对耐多药结核杆菌有一定的抑制作用[1]；降低结核鼠体温，改善体质量下降[2]；升高结核鼠胸腺指数，降低肺、脾、肝脏指数[3]；减轻结核杆菌对小鼠肺脏的病理损害[4]；可降低耐多药结核鼠血 CD_4^+、CD_4^+/CD_8^+、INF-γ、IL-2，升高 IL-10、TNF-α，其抗结核作用机理是通过调控 T 淋巴细胞亚群 CD_4^+、CD_4^+/CD_8^+ 及其 TH1 型细胞因子 IFN-γ、IL-2，TH2 型细胞因子 IL-10 和 TNF-α 的水平而实现的[5]；可降低抗结核药物致肝损伤模型大鼠肝组织丙二醛含量，升高过氧化物歧化酶活性，升高谷胱甘肽含量。对抗结核药物致肝损伤具有保护作用，其作用机制可能与其抗脂质过氧化作用有关[6]。

●参考文献

[1] 欧阳建军，伍参荣，白于乾. 月华胶囊对耐多药结核分枝杆菌抑菌效力的体外研究［J］. 湖南中医学院学报，2003，23（5）：14-15，22.

[2]欧阳建军，伍参荣，曾姣飞，等. 月华胶囊对结核鼠体温、体质量的动态影响［J］. 湖南中医学院学报，2005，25（6）：7-9.

[3] 曾姣飞，欧阳建军. 月华胶囊对结核小鼠脏器指数的影响［J］. 中医药导报，2009，15（11）：60-62.

[4] 欧阳建军，雷久仕，曾姣飞. 月华胶囊对 H37Rv 结核小鼠肺脏病理形态学的影响［J］. 湖南中医药大学学报，2006，26（5）：24-26.

[5] 欧阳建军，伍参荣，陈北阳，等. 月华胶囊对耐多药结核鼠 T 淋巴细胞亚群及细胞因子的影响［J］. 中国实验方剂学杂志，2006，12（9）：28-31.

[6] 欧阳建军，星海霞. 月华胶囊对大鼠抗痨药物肝损害脂质过氧化的影响［J］. 湖南中医药大学学报，2008，28（4）：32-34.

第五节 补阳

肾气丸 《金匮要略》

金匮肾气治肾虚，熟地怀药及山萸，丹皮苓泽加桂附，引火归原热下趋。

【组成】干地黄八两（24g） 薯蓣（即山药） 山茱萸各四两（各 12g） 泽泻 茯苓 牡丹皮各三两（各 9g） 桂枝 附子炮，各一两（各 3g）

【用法】上为细末，炼蜜和丸，如梧桐子大，酒下十五丸（6g），日再服（现代用法：蜜丸，每服 6g，日 2 次，白酒或淡盐汤送下；亦可作汤剂，水煎服）。

【功效】补肾助阳。

【主治】肾阳不足证。症见腰痛脚软，下半身常有冷感，少腹拘急，小便不利，或小便反多，入夜尤甚，阳痿早泄，舌淡而胖，脉虚弱，尺部沉细，及痰饮、水肿、消渴、脚气、转胞等。

●方义发挥

1. 病证辨析 肾气丸是治疗肾阳不足，命门火衰证的代表方。

腰为肾府，肾为先天之本，内寓命门真火，为人体阳气之根，命门火衰，温化失常，百病丛生。肾阳不足，不能温养下焦，故腰痛脚软、下半身常有冷感、少腹拘急；肾阳虚弱，不能化气利水，水停于内，则小便不利、少腹拘急，甚或转胞；肾阳亏虚不能蒸化水液，水液直趋下焦，津不上承，故消渴、小便反多；肾主水，肾阳虚弱，气化失常，水液失调，留滞为患，可发为水肿、痰饮、脚气等。

2. 治法 病症虽多，病机均为肾阳不足，命门火衰，故异病同治，治宜补肾助阳。

3. 配伍解析

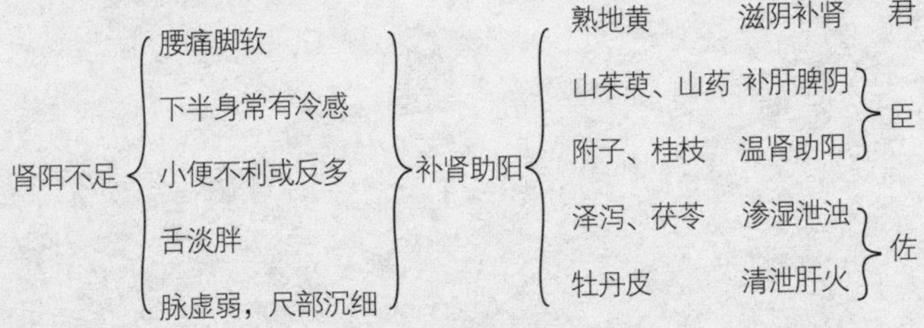

本方于大队滋阴药中配伍少量温阳之品，并非峻补元阳，乃在阴中求阳，微微生火，鼓舞肾气，即取“少火生气”之义。

●临床应用

1. 适用范围 本方常用于糖尿病、醛固酮增多症、甲状腺功能低下、神经衰弱、慢性肾炎、慢性支气管哮喘等中医辨证属肾阳不足者。

2. 使用注意 若咽干口燥、舌红少苔，属肾阴不足、虚火上炎者，不宜应用。

●药理研究 本方可减轻庆大霉素诱导肾损伤大鼠肾小管上皮细胞坏死，降低肾组织 Notch2/hesl 表达，能通过抑制 Notch2/hesl 信号通路减轻肾脏损伤并促进肾小管上皮细胞的修复[1]；增加老年性痴呆大鼠额叶皮质神经元 NT-3 阳性细胞数量，延缓神经元衰老死亡，防治老年性痴呆大鼠大脑额叶皮质神经元的退变[2]；可使肾阳虚证雄性大鼠生精细胞中 Bcl-2 蛋白表达升高，Bax 蛋白表达降低，从而抑制细胞凋亡，对肾阳虚证雄性大鼠生殖能力有较好的治疗作用[3]；升高链脲佐菌素诱导糖尿病模型大鼠血 CD_4^+、CD_8^+T 细胞的计数以及巨噬细胞吞噬率，降低血清 TNF-α、IL-6 水平，增强糖尿病大鼠免疫功能[4]；降低糖尿病模型大鼠空腹血糖、糖化血红蛋白、胰高血糖素、三酰甘油、总胆固醇、低密度脂蛋白及 C 反应蛋白含量，减轻炎症反应[5]；缩短 D-半乳糖致衰老大鼠水迷宫测试中的探索路径长度和搜台潜伏期，减少穿梭回避测试中平均潜伏期、进入错误区时间和遭受电击次数，并可提高衰老模型大鼠脑组织 SOD、谷胱甘肽过氧化物酶（glutathione peroxidase，GSH-Px）活性，降低脑组织 MDA 含量，延缓脑组织的脂质过氧化，改善小鼠的记忆能力，进而延缓脑衰老进程[6]。

●参考文献

[1] 黄飞，刘成福，王小琴. 金匮肾气丸对庆大霉素诱导肾损伤大鼠肾组织 Notch2/hesl 信号通路的影响 [J]. 中国中西医结合肾病杂志，2013，14（1）：29-34.

[2] 魏良浩，潘庆，张跃明 .《金匮》肾气丸对阿尔茨海默病模型大鼠额叶皮质神经元 NT-3表达的影响[J]. 中国中医急症，2013，22（2）：211-213.

[3] 刘贺亮，陈长生，秦军，等. 金匮肾气丸对凋亡相关蛋白Bcl-2、Bax在肾阳虚证雄性大鼠生精细胞中表达的影响[J]. 中国组织工程研究与临床康复，2011，15(11)：2038-2041.

[4] 陈社带，杨慧文. 金匮肾气丸对STZ糖尿病模型大鼠免疫功能的影响[J]. 辽宁医学院学报，2013，34(2)：20-22.

[5] 刘如玉，张捷平，余文珍，等. 金匮肾气丸对糖尿病模型大鼠糖脂代谢及CRP的影响[J]. 福建中医药大学学报，2013，23(4)：32-34.

[6] 郑敏，张黎，张洁，等. 肾气丸对衰老大鼠学习记忆能力和脑组织过氧化的影响[J]. 动物医学进展，2013，34(6)：32-35.

济生肾气蜜为丸，桂附熟地合成方，
苓泽丹膝车薯萸，阳虚水肿服之安。

济生肾气丸《济生方》

【组成】附子炮，二枚（15g）　白茯苓　泽泻　山茱萸取肉　山药炒　车前子酒蒸　牡丹皮去木，各一两（各30g）　官桂不见火　川牛膝去芦，酒浸　熟地黄各半两（各15g）

【用法】上为细末，炼蜜和丸，如梧桐子大，每服七十丸（9g），空心米饮送下（现代用法：蜜丸，每服9g，日2~3次，温开水送服；亦可作汤剂，水煎服）。

【功效】温肾化气，利水消肿。

【主治】肾（阳）虚水肿。症见腰重脚肿，小便不利，形寒畏冷，面色皖白，舌淡胖苔白，脉沉迟无力。

●方义发挥

1. 病证辨析　济生肾气丸是治疗阳虚水泛证的常用方。肾主水，肾阳不足，蒸腾气化不利，致水气泛滥，故见腰重脚肿；肾与膀胱相表里，膀胱气化不利，水道不通，故小便不利；肾阳虚弱，失于温煦，故形寒畏冷、面色皖白；舌淡胖苔白、脉沉迟无力均为肾阳不足，命门火衰之征象。

2. 治法 宜温肾化气，利水消肿。

3. 配伍解析

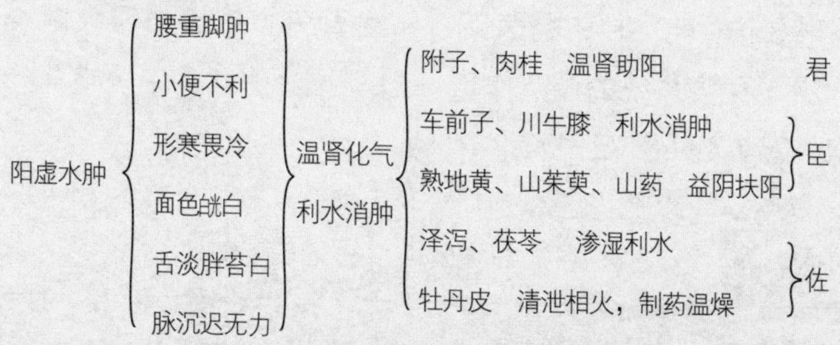

本方以金匮肾气丸加入牛膝、车前子，重用附子、肉桂，以温阳利水。

●**临床应用** 本方常用于慢性肾小球肾炎、慢性肾衰竭、糖尿病肾病、前列腺增生、舒张性心力衰竭等中医辨证属命门火衰，阳虚水泛者。

●**药理研究** 本方可降低阿霉素和小牛血清白蛋白致肾炎模型大鼠 24h 尿蛋白、血清尿素氮及肌酐含量，对大鼠实验性肾炎有明显的治疗作用[1]；和非那雄胺联合应用可降低前列腺增生模型大鼠前列腺指数，给药组腺体萎缩明显，腺体成分增多，对大鼠前列腺增生的进展有抑制作用[2]；日本学者研究发现，本方可抑制高血压大鼠收缩压升高，降低血浆肾上腺素、去甲肾上腺素、促肾上腺皮质激素、皮质醇值及中性粒细胞数，增加淋巴细胞数，通过抑制交感神经系统，间接抑制肾素－血管紧张素系统，调节血压[3]。

●**参考文献**

[1] 彭蕴茹，黄厚才，王焱．济生肾气丸治疗大鼠实验性肾炎的试验研究［J］．畜牧与兽医，2003，35（3）：4-5.

[2] 刘树民，刘永林，张晖．济生肾气丸和非那雄胺联合应用对大鼠前列腺增生模型的影响[J]．中国实用医药，2008，3(24)：83-84.

[3] 柽坤．补中益气汤、济生肾气丸对高血压大鼠神经－内分泌－免疫系统的调节作用[J]．国外医学：中医中药分册，2004，26(3)：172-173.

十补熟地附肉桂，山萸鹿茸和五味，苓泽丹皮怀药入，壮阳益精治肾亏。

十补丸《济生方》

【组成】附子炮，去皮、脐　五味子各二两（各9g）　山茱萸取肉　山药锉，炒　牡丹皮去木　鹿茸去毛，酒蒸　熟地黄酒蒸　肉桂去皮，不见火　白茯苓去皮　泽泻各一两（各4.5g）

【用法】上为细末，炼蜜和丸，如梧桐子大，每服七十丸（9g），空心盐酒、盐汤任下（现代用法：蜜丸，每服9g，日2~3次，盐汤送服；亦可作汤剂，水煎服）。

【功效】补肾阳，益精血。

【主治】肾阳虚损，精血不足证。症见面色黧黑，足冷足肿，耳鸣耳聋，肢体羸瘦，足膝软弱，小便不利，腰脊疼痛，或阳痿，遗精，舌淡苔白，脉沉迟尺弱。

●方义发挥

1. 病证辨析　十补丸是治疗肾阳虚损，精血不足证的常用方。

肾阳虚损，失于温煦，蒸腾气化不利，水气内停，故见面色黧黑、足冷足肿；肾藏精，主骨生髓，肾虚精亏，精血不足，形体、官窍失充，筋骨痿软，故耳鸣耳聋、肢体羸瘦、足膝软弱、腰脊疼痛；膀胱气化不利，水道不通，故小便不利；舌淡苔白、脉沉迟尺弱均为肾阳虚损之征象。

2. 治法　宜补肾阳，益精血。

3. 配伍解析

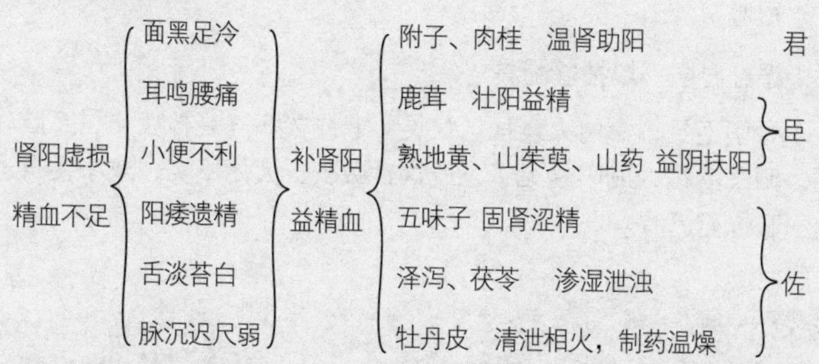

本方以金匮肾气丸加入鹿茸、五味子，温补命门之火，壮元阳，益精血。

●临床应用 本方常用于糖尿病、男性性功能减退、慢性肾炎等中医辨证属肾阳虚损，精血不足者。

类方鉴别

方名		济生肾气丸	十补丸
相同点		均以肾气丸加味，可补肾助阳，用于肾阳不足证之腰痛足肿，舌淡苔白，脉沉迟	
不同点	组成	车前子、川牛膝	鹿茸、五味子
	功效	温阳利水	壮阳益精
	病名	肾阳虚水肿证	肾阳虚损，精血不足证
	症状	腰重脚肿，小便不利	面黑足冷，耳鸣体瘦，阳痿遗精

右归丸 《景岳全书》

右归丸中地附桂，山药茱萸菟丝归，
杜仲鹿胶枸杞子，益火之源此方魁。

【组成】熟地黄八两（24g） 山药炒，四两（12g） 山茱萸微炒，三两（9g） 枸杞子微炒，四两（12g） 菟丝子制，四两（12g） 鹿角胶炒珠，四两（12g） 杜仲姜汁炒，四两（12g） 肉桂二两，渐可加至四两（6g） 当归三两（9g） 制附子二两，渐可加至五六两（6g）

【用法】将熟地蒸烂杵膏，余为细末，加炼蜜为丸，如弹子大。每嚼服二三丸（6~9g），以滚白汤送下（现代用法：蜜丸，每服 9g，日 2~3 次；亦可作汤剂，水煎服）。

【功效】温补肾阳，填精益髓。

【主治】肾阳不足，命门火衰证。症见年老或久病气衰神疲，畏寒肢冷，腰膝软弱，阳痿遗精，或阳衰无子，或饮食减少，大便不实，或小便自遗，舌淡苔白，脉沉而迟。

●方义发挥

1. 病证辨析　右归丸是治疗肾阳虚弱，命门火衰证的代表方。

肾为水火之脏，内寄命门之火，为元阳之根本。肾阳不足，命门火衰，失于温煦，甚则火不生土，影响脾胃纳运，故见气衰神疲、畏寒肢冷、腰膝软弱，或饮食减少、大便不实；肾主天癸而藏精，肾阳虚则天癸衰少，封藏失职，精关不固，宗筋失养，故见阳痿遗精、不育或小便自遗。

2. 治法　宜温补肾阳，填精益髓。

3. 配伍解析

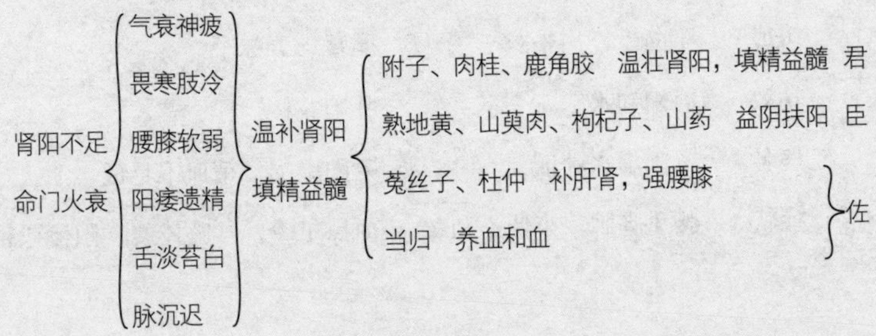

本方以温肾阳为主而阴阳兼顾，肝脾肾并补，妙在阴中求阳。集诸补药于一方，纯补无泻，“益火之源，以培右肾之元阳”（《景岳全书》），使元阳得以归原，故名“右归丸”。

● 临床应用

1. 适用范围 本方常用于肾病综合征、老年骨质疏松症、男子不育、贫血以及白细胞减少症等中医辨证属肾阳不足者。

2. 使用注意 由于本方纯补无泻，故对肾虚兼有湿浊者，不宜使用。

● **药理研究** 本方可提高氢化可的松致肾阳虚大鼠血清中降低的睾酮水平[1]；促进小鼠卵巢颗粒细胞雌激素和孕酮的分泌，同时显著增加颗粒细胞内 cAMP 的浓度[2]；促进实验性甲减大鼠甲状腺滤泡细胞 Bcl-2 因子的表达，抑制 Bax 因子的表达，恢复 Bcl-2/Bax 的平衡，维持细胞正常凋亡程序[3]；减少氢化可的松致小鼠胸腺细胞过度凋亡，使早期和晚期凋亡的细胞所占的比率恢复到接近正常水平，这可能与调节 Bcl-2/Bax 表达有关[4]；纠正老年大鼠海马和杏仁核区单胺类及氨基酸类神经递质紊乱状态，改善大脑边缘系统，延缓机体衰老[5]；降低慢性肾衰大鼠血中 BUN、Scr 以及肾组织中内皮素 -1（endothelin-1，ET-1）和 血管紧张素Ⅱ（angiotonin-Ⅱ，Ang-Ⅱ）含量，减轻肾脏病理损伤，其治疗机制可能是通过降低肾组织 ET-1、Ang Ⅱ水平， 抑制间质细胞增殖， 减轻肾小球硬化及间质纤维化， 改善肾功能，延缓慢性肾衰的病程进展[6]。

● 参考文献

[1] 刘天成. 右归丸对肾阳虚大鼠下丘脑 - 垂体性腺轴影响的实验研究［J］. 吉林中医药，2007，27（4）：56-57.

[2] 徐晓娟，金沈锐，秦旭华. 右归丸水提液对小鼠卵巢颗粒细胞雌激素、孕酮分泌的影响及机制［J］. 四川中医，2006，24（5）：22-23.

[3] 贾锡莲，曲竹秋，徐灿坤，等. 右归丸对实验性甲减大鼠甲状腺滤泡细胞凋亡相关因子 Bcl-2/Bax 表达的影响［J］. 山

东中医杂志，2007，26（10）：706-708.

［4］郭钰琪. 右归丸对糖皮质激素诱导的胸腺细胞凋亡的保护作用［J］. 中国免疫学杂志，2008，24（3）：228-230.

［5］戴薇薇，金国琴，张学礼，等. 左归丸、右归丸对老年大鼠海马、杏仁核氨基酸类和单胺类神经递质含量变化的影响［J］. 中国老年学杂志，2006，26（8）：1066-1069.

［6］于化新，王德山，单德红. 右归丸对阳虚型慢性肾衰大鼠肾功能的保护作用［J］. 辽宁中医药大学学报，2009，11（7）：203-204.

右归饮中山药地，桂附茱萸及枸杞，杜仲甘草共为伍，补肾填精此方宜。

右归饮《景岳全书》

【组成】熟地二三钱或加至一二两（9g）　山药炒，二钱（6g）　枸杞子二钱（6g）　山茱萸一钱（3g）　甘草炙，一二钱（3g）　肉桂一二钱（3g）　杜仲姜制，二钱（6g）　制附子一二三钱（6g）

【用法】上以水二盅，煎至七分，食远温服（现代用法：水煎服）。

【功效】温补肾阳，填精补血。

【主治】肾阳不足证。症见气怯神疲，腹痛腰酸，手足不温，阳痿遗精，大便溏薄，小便频多，舌淡苔薄，脉来虚细者，或阴盛格阳，真寒假热之证。

●方义发挥

1. 病证辨析　右归丸是治疗肾阳不足证的常用方剂。

肾阳不足，命门火衰，火不暖土，影响脾胃运化，故见气怯神疲、大便溏薄；肾阳虚损，失于温煦，精髓失充，故腹痛腰酸、手足不温；封藏失职，精关不固，宗筋弛纵，故见阳痿遗精、小便频多；若阳衰阴盛，虚阳浮越，可致阴盛格阳，真寒假热证；舌淡苔薄、脉来虚细，皆为肾阳不足之征。

2. 治法　宜温补肾阳，填精补血。

3. 配伍解析

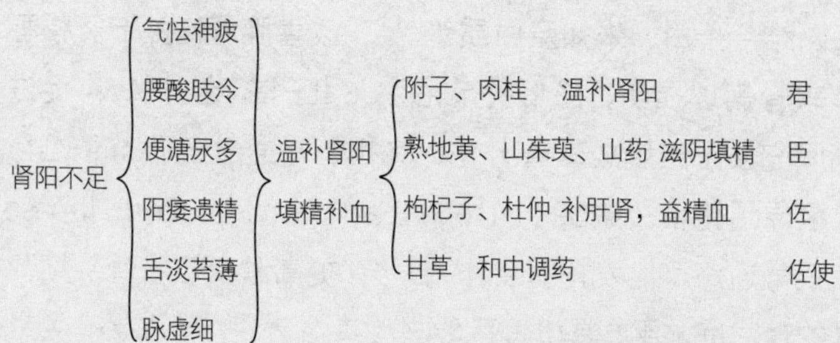

本方以附子、肉桂温阳之品配伍熟地黄、山茱萸、山药“三补”，阴中求阳，合为“纯甘补阳”之方。

类方鉴别

方名		右归丸	右归饮
相同点		均有熟地黄、山药、山茱萸、附子、肉桂、枸杞子、杜仲，均可温补肾阳，用于肾阳不足证	
不同点	组成	鹿角胶、菟丝子、当归	甘草
	功效	温阳之力宏	温阳之力弱
	病证	肾阳不足，命门火衰证	肾阳不足证
	症状	畏寒肢冷，腰膝软弱，阳衰无子	腹痛腰酸，手足不温，阳痿遗精

●临床应用

1. 适用范围　本方常用于肾病综合征、骨质疏松症、过敏性鼻炎、再生障碍性贫血、激素股骨头坏死、膝关节骨关节炎等中医辨证属肾阳不足者。

2. 使用注意　本方药多滋腻，肾虚兼有湿浊痰饮者不宜使用。

●药理研究　本方可将肾虚模型组与青年正常组表达差异的蛋白

质调节纠正为青年正常组所表达的蛋白质，结果表明，所调节纠正的蛋白质主要有参与物质代谢的蛋白质、抗氧化蛋白、分子伴侣蛋白、结合蛋白、未知蛋白质等[1]；改善膝骨性关节炎模型大鼠关节软骨病理损伤，降低关节液中 β IL-1β 含量[2]；促进大鼠骨髓间充质干细胞成软骨分化，其机制是通过上调 miR-24-3p 阻断丝裂原活化蛋白激酶（mitogen-activated protein kinase，MAPK）信号通路可能发挥重要作用[3]；提高激素性股骨头坏死模型大鼠的骨密度水平，其机理可能与改善血清钙、磷水平有关[4]；抑制大鼠去卵巢血管钙化的形成，可能与提高雌激素水平和 NR1 蛋白的表达有关[5]；改善中晚期男性广西肝癌主要临床症状，下调肝癌细胞 p53 基因表达水平[6]。

●参考文献

[1] 李俊丽，李涢，刘铭福，等. 右归饮对老年肾虚证小鼠影响的蛋白质组学研究[J]. 中国实验方剂学杂志，2011，17(24)：109-114.

[2] 王刚，陆超锋，单乐天，等. 右归饮及其拆方防治大鼠膝骨性关节炎的实验研究[J]. 广西中医药大学学报，2016，19（1）：1-4.

[3] 陈祁青，金红婷，应俊，等. 右归饮含药血清对骨髓间充质干细胞成软骨分化的促进作用及其 microRNA 表达谱分析[J]. 中华中医药杂志，2015，30（5）：1380-1386.

[4] 宋才渊，沈兴潮，吕帅杰，等. 右归饮对激素性股骨头坏死大鼠血液骨矿物质盐及骨密度的影响[J]. 中医杂志，2015，56（14）：1239-1242.

[5] 黎波，龚向京，何虹材，等. 右归饮对去卵巢血管钙化大鼠 NMDAR1 蛋白表达的影响[J]. 实用中西医结合临床，2015，15（12）：1-4.

［6］吕苑忠，宾业鸿，罗婕，等．右归饮对中晚期男性广西肝癌细胞 p53 基因表达影响［J］．辽宁中医药大学学报，2015，17（1）：83-85.

第六节　阴阳双补

《黄帝素问宣明论方》地黄饮子（原名地黄饮）

地黄饮萸山茱斛，麦味菖蒲远志茯，苁蓉桂附巴戟天，少入薄荷姜枣服。

【组成】熟干地黄（18~30g）　巴戟天去心　山茱萸　石斛　肉苁蓉酒浸，焙（各 9g）　附子炮　五味子　官桂　白茯苓　麦门冬去心　石菖蒲　远志去心，各等分（各 6g）

【用法】上为粗末，每服三钱（9g），水一盏半，生姜五片，大枣一枚，薄荷五、七叶，同煎至八分，不计时候（现代用法：加生姜 5 片，大枣 1 枚，薄荷 2g，水煎服）。

【功效】滋肾阴，补肾阳，开窍化痰。

【主治】喑痱。舌强不能言，足废不能用，口干不欲饮，足冷面赤，脉沉细弱。

●方义发挥

1. 病证辨析　地黄饮子是治疗下元虚衰，阴阳两亏，虚阳上浮，痰浊阻窍证的代表方。

“喑”是指舌强不能言语，“痱”是指足废不能行走。肾藏精主骨，下元虚衰，包括肾之阴阳两虚，致使筋骨失养，故见筋骨痿软无力，甚致足废不能用；足少阴肾脉挟舌本，肾虚则精气不能上承，痰浊随虚阳上泛堵塞窍道，故舌强而不能言；阴虚内热，故口干不欲饮；虚阳上浮，故面赤；肾阳亏虚，不能温煦于下，故足冷；脉沉细弱是阴阳两虚之象。

2. 治法　宜补养下元，滋阴壮阳，佐以开窍化痰。

3. 配伍解析

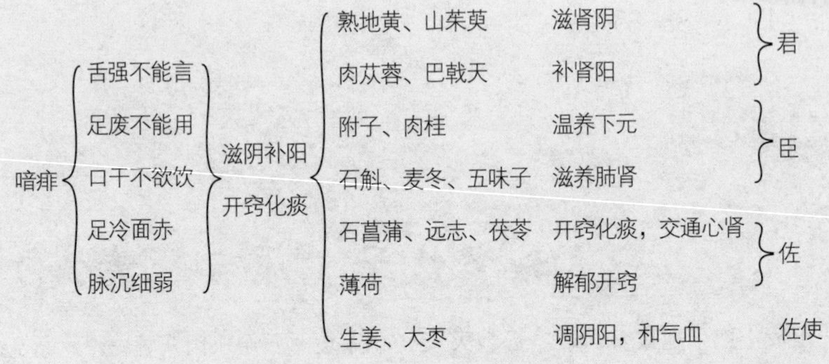

本方补阴与补阳并重，标本兼顾，上下同治，而以治本治下为主，使下元得以补养，浮阳得以摄纳。

●临床应用

1. 适用范围　本方常用于晚期高血压、脑动脉硬化、中风后遗症、脊髓炎、老年性痴呆等中医辨证属阴阳两虚者。

2. 使用注意　本方虽阴阳并补，但偏于温补，故对气火上升、肝阳偏亢而阳热之象明显者不宜应用。

●药理研究　本方可提高 $A\beta_{25-35}$ 诱导损伤 PC12 细胞胆碱乙酰转移酶的表达，能抑制细胞微管相关蛋白 tau 的表达，起到神经保护的作用，防治老年性痴呆[1]；降低脑缺血再灌注模型大鼠血清、脑组织中 SOD，过氧化氢酶（catalase，CAT）和 GSH-Px 活性，升高 MDA 含量，减少自由基的产生，减轻脂质过氧化反应，具有良好的抗氧化损伤作用[2]；降低 $A\beta_{25-35}$ 诱导的海马神经元细胞培养液中乳酸脱氢酶（lactic dehydrogenase，LDH）含量，提高细胞生存活力，其有效成分能穿透血脑屏障，对抗 $A\beta_{25-35}$ 诱导的海马神经元损伤，保护海马神经元[3]。

●参考文献

［1］周妍妍，谢宁，姚辛敏，等. 地黄饮子对老年性痴呆神经保护作用的实验研究［J］. 中医药学报，2011，39（2）：58－61.

［2］宫健伟，樊巧玲，叶蕾. 地黄饮子对脑缺血再灌注模型大鼠血清、脑组织 SOD、CAT 和 GSH-Px 及 MDA 的影响［J］. 中国实验方剂学杂志，2013，19（14）：247-250.

［3］邹纯朴，谢宁，宋琳，等. 地黄饮子含药脑脊液对海马神经元损伤的影响［J］. 哈尔滨商业大学学报（自然科学版），2004，20（1）：1-3.

还少丹 《医方集解》

还少温补脾肾方，地苓薯萸楮膝襄，苁蓉五味茴巴杞，远志菖蒲蜜枣丸。

【组成】熟地黄二两（60g）　山药　牛膝酒浸　枸杞酒浸，两半（45g）　山茱肉　茯苓乳拌　杜仲姜汁炒，断丝　远志去心　五味子炒　楮实酒蒸　小茴香炒　巴戟天酒浸　肉苁蓉酒浸，各一两（30g）　石菖蒲五钱（15g）

【用法】加枣肉蜜丸，盐汤或酒下（现代用法：蜜丸，每服 9g，日 2~3 次；亦可作汤剂，水煎服）。

【功效】温补脾肾。

【主治】脾肾虚寒证。症见血气羸乏，不思饮食，发热盗汗，遗精白浊，肌体瘦弱，牙齿浮痛等。

●方义发挥

1. 病证辨析　还少丹是治疗脾肾虚寒证的常用方。

脾肾阳虚，命门火衰，火不暖土，脾运失健，故见血气羸乏、不思饮食、肌体瘦弱；阳损及阴，阴虚内热，故见发热盗汗、牙齿浮痛；封藏失职，精关不固，故见遗精白浊。

2. 治法　宜温补脾肾。

3. 配伍解析

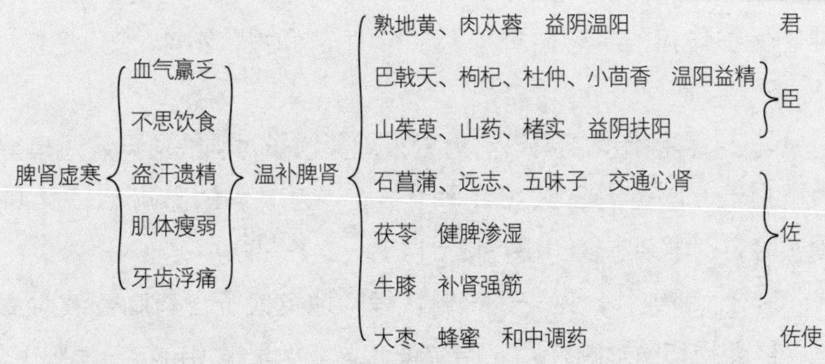

本方虽阴阳双补，脾肾同治，但以温肾助阳之品为主，温先天以养后天，补火暖土，使脾土复健，则后天生化有源，气血阴阳得以调和。

● **临床应用**　本方常用于脑动脉硬化、血管性痴呆、围绝经期综合征、男性不育等中医辨证属脾肾虚寒者。

● **药理研究**　本方可增加D-半乳糖致衰老模型小鼠胸腺指数和脾脏指数，提高脾脏组织 IL-2 水平和 T 淋巴细胞增殖活性，增加机体免疫功能[1]；降低老龄小鼠脑组织脂褐素含量，降低肝组织 DNA 碱变性增色效应，增高 DNA 双链解旋剩余率，保护 DNA 结构的稳定性，达到延缓衰老目的[2]；降低老年大鼠血清总胆固醇（total cholesterol，TC）、三酰甘油（triglyceribe，TG）及低密度脂蛋白胆固醇（low density lipoprotein cholesterol，LDL-C）的含量，升高高密度脂蛋白胆固醇（high-density lipoprotein cholesterol，HDL-C）含量，可调节血脂，抑制动脉硬化发生[3]。

● **参考文献**

[1] 胡梅，刘群良，张波，等. 还少丹对D-半乳糖致衰老模型小鼠免疫功能的影响［J］. 中国中医药信息杂志，2012，19（5）：36-37.

［2］胡梅，刘群良，舒畅，等．还少丹对老年小鼠脂褐素含量和DNA分子结构稳定性的影响［J］．湖南中医药大学学报，2011，31（3）：33-35.

［3］阳力争，刘群良，成细华，等．还少丹对老年大鼠高脂血症模型血脂及体质量的影响［J］.湖南中医学院学报，2006，26（3）：18-19.

●**典型医案** 徐生因痔，气血愈虚，饮食不甘，小便不禁，夜或遗精，此气虚兼湿热而然，非疮故也。以补中益气汤加茱萸、山药、五味，兼还少丹治之而愈。（《续名医类案》）

龟鹿二仙最守真，补人三宝精气神，人参枸杞和龟鹿，益寿延年实可珍。

《医便》龟鹿二仙胶

【组成】鹿角用新鲜麋鹿杀角，解的不用，马鹿角不用，去角脑梢，角二寸截断，劈开净用，十斤（5000g） 龟板去弦，洗净，捶碎，五斤（2500g） 人参十五两（450g） 枸杞子三十两（900g）

【用法】上前二味袋盛，放长流水内浸三日，用铅坛一只，如无铅坛，底下放铅一大片亦可。将角并板放入坛内，用水浸高三五寸，黄蜡三两封口，放入锅内，桑柴火煮七昼夜。煮时坛内一日添热水一次，勿令沸起，锅内一日夜添水五次，候角酥取出，洗，滤净去滓。其滓即鹿角霜、龟霜也。将清汁另放。另将人参、枸杞子用铜锅以水三十六碗，熬至药面无水，以新布绞取清汁，将滓置石臼水捶捣细，用水二十四碗又熬如前；又滤又捣又熬，如此三次，以滓无味为度。将前龟、鹿汁并参、杞汁和入锅内，文火熬至滴水成珠不散，乃成胶也。每服初起一钱五分（4.5g），十日加五分（1.5g），加至三钱（9g）止，空心酒化下，常服乃可（现代用法：熬胶，初服每日4.5g，渐加至9g，空腹以酒少许送服）。

【功效】滋阴填精，益气壮阳。

【主治】真元虚损，精血不足证。症见全身瘦削，阳痿遗精，两目昏花，腰膝酸软，久不孕育。

●**方义发挥**

1.病证辨析 龟鹿二仙胶是治疗真元虚损，阴阳精血俱不足证的常用方。

气血化生于脾胃，精血藏养于肾肝，故无论先天禀赋不足，抑或后天脾胃失养及病后失调，均可使肾精不足，真元虚损，以致阴阳精血俱亏。由于病本在肾，虚及阴阳精血，故见身体消瘦、腰膝酸软、两目昏花、阳痿遗精、久不孕育。

2. 治法 宜填精补髓，益气养血，阴阳并补。

3. 配伍解析

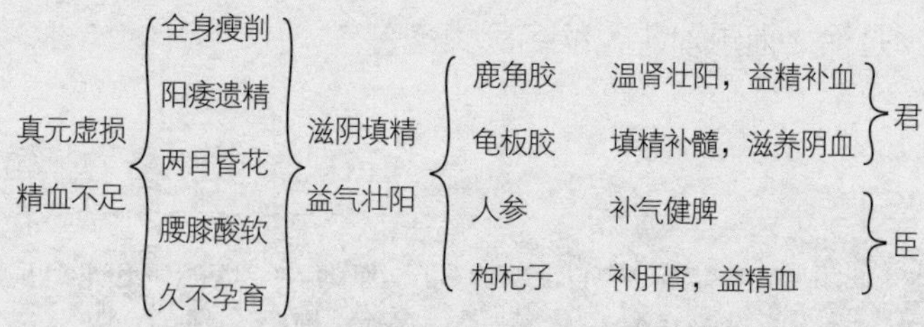

本方以龟板胶、鹿角胶等血肉有情之品填精补髓，配伍参、杞益气养血，阴阳气血并补，但以调补阴阳为主。

●临床应用

1. 适用范围 本方常用于内分泌障碍引起的发育不良、再生障碍性贫血、膝骨性关节炎、骨质疏松症、老年性痴呆神经衰弱以及性功能减退等中医辨证属阴阳两虚者。

2. 使用注意 方中龟板胶、鹿角胶等药性滋腻，故脾胃虚弱而食少便溏者不宜使用。

●药理研究 本方可抑制化疗小鼠脾T淋巴细胞凋亡，上调Bcl-2 mRNA表达、下调Caspase-3 mRNA表达可能是其作用机理之一[1]；抑制SD大鼠软骨细胞Bax、Caspase-3、p53的表达，促进Bcl-2的表达，从而抑制软骨细胞凋亡[2]；延长老龄小鼠跳台法及避暗法实验错误反应的潜伏期，缩短跳台法实验逃避反应的潜伏期，减少避暗法实验错误反应的次数，提高血清及脑组织 SOD、GSH-Px 活性，降低血清及脑组织 MDA 含量，具有增强自然衰老小鼠抗氧化功能，提高学习记忆能力的作用[3]。

●参考文献

[1] 林胜友，沈敏鹤，陈健，等. 龟鹿二仙胶抵抗化疗小鼠脾 T 淋巴细胞凋亡的实验研究 [J]. 中国中西医结合杂志，2008，28（4）：339-342.

[2] 李楠，雒焕生，赵诣，等. 龟鹿二仙胶汤及其拆方对大鼠软骨细胞凋亡基因表达的影响 [J]. 中国中医骨伤科杂志，2011，19（7）：1-3.

[3] 王树鹏，刘书宇. 龟鹿二仙胶颗粒对自然衰老小鼠学习记忆能力的影响 [J]. 中国实验方剂学杂志，2010，16（18）：142-145.

七宝美髯丹

《本草纲目》引《积善堂方》

七宝美髯何首乌，菟丝牛膝茯苓俱，骨脂枸杞当归合，专益肝肾精血虚。

【组成】赤、白何首乌米泔水浸三四日，瓷片刮去皮，用淘净黑豆二升，以砂锅木甑铺豆及首乌，重重铺盖，蒸之。豆熟取出，去豆晒干，换豆再蒸，如此九次，晒干，为末，各一斤（各 500g）　赤、白茯苓去皮，研末，以水淘去筋膜及浮者，取沉者捻块，以人乳十碗浸匀，晒干，研末，各一斤（各 500g）　牛膝去苗，酒浸一日，同何首乌第七次蒸之，至第九次止，晒干，八两（250g）　当归酒浸，晒，八两（250g）　枸杞子酒浸，晒，八两（250g）　菟丝子酒浸生芽，研烂，晒，八两（250g）　补骨脂以黑脂麻炒香，四两（120g）

【用法】上药石臼捣为末，炼蜜和丸，如弹子大，每次一丸，一日三次，清晨温酒下，午时姜汤下，卧时盐汤下（现代用法：蜜丸，每服 9g，日 2 次，淡盐水送服）。

【功效】补益肝肾，乌发壮骨。

【主治】肝肾不足证。症见须发早白，脱发，齿牙动摇，腰膝酸软，梦遗滑精，肾虚不育等。

●方义发挥

1. 病证辨析　七宝美髯丹是治疗肝肾不足证的常用方剂。

肝藏血，发为血之余，肾藏精，其华在发，故肝肾不足，精血亏虚，可见须发早白、脱发；肝主筋，肾主骨，骨生髓，齿为骨之余，故肝肾亏虚，精髓不荣于筋骨，可见齿牙动摇、腰膝酸软；肾失封藏，精关不固，则梦遗滑精、不育。

2. 治法 宜补益肝肾，乌发壮骨。

3. 配伍解析

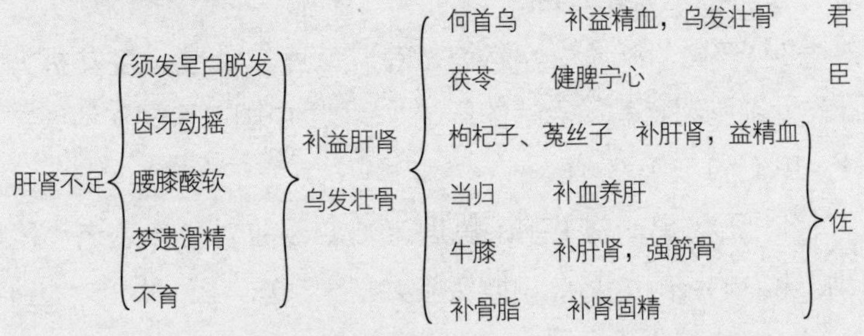

本方以滋阴养血与温阳固精之品相配伍，重在滋补精血；补中有行，补而不滞。

●临床应用 本方常用于斑秃、神经衰弱、贫血、牙周病、附睾炎、男子不育、女子排卵障碍性不孕等中医辨证属肝肾不足者。

●药理研究 本方可延长家蚕寿命，提高人胚肺二倍体细胞传代次数，提高老龄大鼠全血 SOD 活性，降低老龄大鼠血清过氧化脂质（lipid peroxidation，LPO）与大脑脂褐素含量，提高老龄大鼠 T 淋巴细胞转换率，升高老龄大鼠血清硒含量，降低老龄大鼠血清镉含量，升高老龄大鼠血清高密度脂蛋白，降低血清低密度脂蛋白及血浆胰岛素水平，增强小鼠耐缺氧，抗疲劳能力和记忆力[1]；提高局灶性脑缺血大鼠脑组织 SOD 活性，降低 MDA 含量，通过清除自由基对缺血的脑组织产生保护作用[2]；改善老龄大鼠前额皮质及老龄小鼠海马 CA1 区神经元超微结构和突触界面结构[3]。

●参考文献

[1] 瞿延晖，张六通，梅家俊，等. 七宝美髯丹对衰老生物学影响的综合实验研究[J]. 中国实验方剂学杂志，2002，8(3)：20-23.

[2] 支娜，王桂敏. 七宝美髯丹对局灶性脑缺血大鼠自由基损伤的保护作用[J]. 中国误诊学杂志，2009，9(13)：3064-3065.

[3] 瞿延晖，文昌湖，张六通，等. 七宝美髯丹对老龄鼠神经元超微结构和突触界面结构影响的研究[J]. 中国实验方剂学杂志，2002，8(4)：24-27.

《伤寒论》炙甘草汤（又名复脉汤）

炙甘草汤参姜桂，麦冬生地与麻仁，大枣阿胶加酒服，虚劳肺痿效如神。

【组成】甘草炙，四两（12g）　生姜切，三两（9g）　桂枝去皮，三两（9g）　人参二两（6g）　生地黄一斤（20g）　阿胶二两（6g）　麦门冬去心，半升（10g）　麻仁半升（10g）　大枣擘，三十枚（10枚）

【用法】上以清酒七升，水八升，先煮八味，取三升，去滓，内胶烊消尽，温服一升，日三服（现代用法：水酒各半煎服，阿胶烊化）。

【功效】滋阴养血，益气温阳，复脉定悸。

【主治】

1. **阴血不足**　阳气虚弱证。症见脉结代，心动悸，虚羸少气，舌光少苔，或舌干而瘦小者。

2. **虚劳肺痿**　症见咳嗽，涎唾多，形瘦短气，虚烦不眠，自汗盗汗，咽干舌燥，大便干结，脉虚数。

●方义发挥

1. 病证辨析　炙甘草汤是治疗阴血不足，阳气虚弱之心动悸的代表方；亦是治疗虚劳肺痿的常用方。

阴血不足，血脉无以充盈，加之阳气虚弱，无力鼓动血脉，脉气不相接续，故脉结代；阴血不足，心神失养，或心阳虚弱，不能温养心脉，故心动悸，虚羸少气。虚劳肺痿诸症，亦是气血阴阳皆亏所致。

2. 治法 宜滋阴养血，益气温阳，复脉定悸。

3. 配伍解析

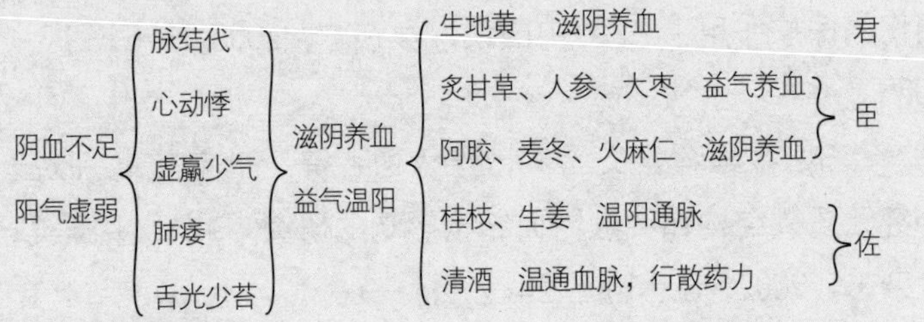

本方滋阴养血，益气温阳，滋而不腻，温而不燥，使气血充盈，阴阳调和。

●临床应用 本方常用于心律失常、冠心病、病毒性心肌炎、病态窦房结综合征及甲状腺功能低下等中医辨证属阴血不足，阳气虚弱者。

●药理研究 本方可延长气血两虚型心律失常模型大鼠心律失常的潜伏时间，缩短心律失常的维持时间和降低心律失常的死亡率，提高脾脏系数和胸腺系数，减轻脾脏和胸腺病理损伤，升高外周血红细胞、血红蛋白、血小板值[1]；缩短低镁诱发豚鼠心律失常动作电位时程、50%和90%复极化时间，降低自发放电频率，防治低镁诱发心律失常的发生[2]；提高大鼠在体心肌缺血－再灌注损伤后左心室内压力峰值和左心室内压最大变化速率，降低左心室舒张末期压，提高缺血再灌注损伤后的左心功能；提高血中SOD活性，降低MDA和活性氧（reactive oxygen，ROS）的含量，增强心肌的抗氧化能力，从而减少细胞膜脂质过氧化损伤，保护心肌[3]。

●参考文献

［1］ 陈兰英，罗雄，胡瑞刚，等. 炙甘草汤对大鼠气血两虚型心律失常及免疫系统的影响［J］. 中国中医基础医学杂志，2009，15（1）：49-51.

［2］ 刘艳明，王雪芳，张晓云. 炙甘草汤对低镁诱发豚鼠心律失常的电生理影响［J］. 陕西中医，2009，30（6）：734-735.

［3］ 袁杰. 炙甘草汤对大鼠在体心肌缺血－再灌注损伤后左心功能及抗氧化酶的影响［J］. 时珍国医国药，2008，19（2）：411-412.

补天大造丸 《医学心悟》

补天大造治虚劳，参芪归术枣白芍，熟地苓杞远山药，河车龟鹿二胶熬。

【组成】人参二两（100g） 黄芪蜜炙 白术陈土蒸，各三两（各150g） 当归酒蒸 枣仁去壳，炒 远志去心，甘草水泡，炒 白芍酒炒 山药乳蒸 茯苓乳蒸，各一两五钱（各75g） 枸杞子酒蒸 大熟地九蒸，晒，各四两（各200g） 河车甘草水洗，一具（1个） 鹿角熬膏，一斤（500g） 龟板与鹿角同熬膏，八两（400g）

【用法】以龟鹿胶和药，加炼蜜为丸，每早开水下四钱（12g），阴虚内热甚者，加丹皮二两（100g）；阳虚内寒者，加肉桂五钱（15g）（现代用法：蜜丸，每服9g，日1次）。

【功效】补五脏虚损。

【主治】虚劳。症见气短乏力，食少神疲，心悸失眠，腰膝酸软，头晕目眩。

●方义发挥

1. 病证辨析 补天大造丸亦是治疗虚劳证的常用方。

气虚则气短乏力；血虚则心神失养，故心悸失眠；气血不足，脾运失健，故食少神疲；精血不足，肝肾虚损，筋骨痿软，故腰膝酸软；气血不能上荣头面清窍，故头晕目眩。

2. 治法 《难经》曰：“损其肺者，益其气；损其心者，调其荣卫；损其脾者，调其饮食，适其寒温；损其肝者，缓其中；损其肾者，益其精”，故以气血阴阳并补立法，培补五脏虚损。

3. 配伍解析

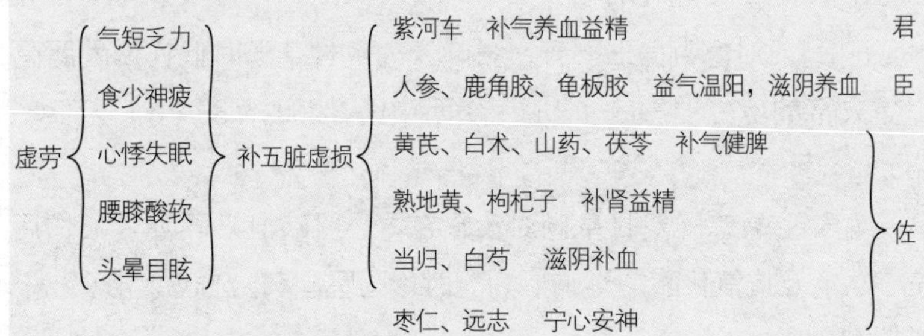

本方以紫河车、龟板、鹿角等血肉有情之品配伍大队补虚药，资助先后天之本，补而不峻，滋而不腻，固本培元，补五脏气血阴阳虚损。

●**临床应用**　本方常用于贫血、免疫功能低下、神经衰弱、围绝经期综合征、中风瘫痪、肺结核、老年性痴呆等中医辨证属阴阳气血俱虚者。

●**药理研究**　本方可降低博来霉素致肺纤维化模型大鼠肺部纤维化面积，抑制肺部纤维化增生，促进病灶愈合[1]。

●**参考文献**

[1] 石轶群，徐学文. 补天大造丸对大鼠肺纤维化病理改变的实验［J］. 中国医药导刊，2009，11（4）：610-611，614.

五子衍宗菟丝味，
覆盆枸杞车前汇，

五子衍宗丸 《证治准绳》

【组成】甘州枸杞子　菟丝子酒蒸，捣成饼，各八两（各400g）　辽五味子一两（50g）　覆盆子酒洗，去目，四两（200g）　车前子炒，二两（100g）

【用法】上五品，俱择道地精新者，焙晒干，共为细末，炼蜜丸如桐子大。每服空心九十丸，上床时五十丸，白沸汤或盐汤送下，冬月用温酒送下（现代用法：蜜丸，每服9g，日2次；亦可作汤剂，水煎服）。

【功效】补肾益精。

【主治】肾气不足证。症见遗精早泄，阳痿，不育，形体消瘦，头晕目眩，耳鸣，腰膝酸软，神疲，小便清长，或遗尿，或小便失禁，或尿后余沥，舌淡苔白，脉细弱，尺部尤甚。

肾虚劳损精不足，填精种子此方贵。

●方义发挥

1.病证辨析 五子衍宗丸是治疗肾气亏虚证的常用方剂，亦是临床调经种子的常用方剂。

肾藏精，主生殖，肾虚精关不固，故遗精早泄、阳痿、不育；肾精不足，形体失充，清窍失养，筋骨痿软，故体瘦神疲、眩晕耳鸣、腰膝酸软；肾气不足，膀胱失约，故小便清长、或遗尿、或小便失禁、或尿后余沥；舌淡苔白，脉细弱、尺部尤甚，均为肾气不足之征象。

2.治法 宜补肾益精。

3.配伍解析

肾气不足：
- 遗精早泄，阳痿不育
- 体瘦神疲，眩晕耳鸣
- 腰膝酸软，小便清长
- 遗尿失禁，尿后余沥
- 舌淡苔白，脉细弱尺部尤甚

→ 补肾益精：

药物	功用	君臣佐使
枸杞子、菟丝子	补肾益精	君
覆盆子、五味子	固肾涩精	臣
车前子	利湿泄浊	佐

本方以补肾益精为主，少佐淡渗利湿之品，补中寓泻，滋而不腻，资先天之本，助命门之火，合为填精种子之专方，《证治准绳》曰："旧称古今第一种子方"。

●临床应用 本方常用于男性弱精症、男性不育、尿失禁、原发性痛经、原发性血小板减少性紫癜等中医辨证属肾气不足者。

●药理研究 本方可缩短去势大鼠勃起潜伏期，升高血清睾酮

（testosterone，T）、NO 和 SOD 含量，降低 MDA 含量，增加前列腺 + 精囊指数、肛提肌指数及包皮腺指数[1]；增加无精子症模型小鼠睾丸重量，提高精子活动率、a+b 级精子比例和精子计数，睾丸组织形态学结果显示，主要作用于睾丸的生精上皮细胞[2]；升高 H_{22} 荷瘤小鼠环磷酰胺化疗后外周血红细胞、白细胞、血小板数量，降低瘤质量，升高抑瘤率，增加 H_{22} 荷瘤小鼠脾脏淋巴细胞 CD_4^+、CD_8^+、CD_{19}^+ 亚群绝对数量，升高 $CD_4^+CD_{69}^+$ 绝对数量和 CD_4^+/CD_8^+ 比例，改善机体免疫功能，减轻环磷酰胺对 H_{22} 荷瘤小鼠化疗的毒副作用[3]；降低慢性酒精中毒大鼠肝脏指数和血清 ALT、AST 水平，减轻肝脏组织病理损伤，升高肝脏组织 GSH 含量和 SOD 活性，减轻肝脏脂质过氧化，抑制炎性细胞因子 TNF-α 过度表达，对慢性酒精中毒大鼠肝脏具有显著的保护作用[4]。

●参考文献

［1］葛争艳，金龙，刘建勋．五子衍宗丸补肾壮阳作用的实验研究［J］．中国实验方剂学杂志，2010，16（7）：173 － 176.

［2］张树成，贺斌，王尚明，等．五子衍宗丸和金匮肾气丸对动物生精功能影响的比较研究［J］．中国计划生育学杂志，2009，17（7）：401 － 404.

［3］王洪武，李守超，王光勇，等．五子衍宗方对 H_{22} 荷瘤小鼠环磷酰胺化疗的减毒作用［J］．中成药，2012，34（11）：2211-2214.

［4］陈迁，陈孟莉，叶兆波．五子衍宗复方总多糖对慢性酒精中毒大鼠肝脏的保护作用［J］．药学实践杂志，2012，30（1）：25-28，31.

第八章 固涩剂

凡以收涩药为主组成，具有收敛固涩作用，治疗气、血、精、津、液耗散滑脱之证的方剂，称为固涩剂。

气、血、精、津、液属人体精微物质，营养机体及维持机体生命活动。既不断被利用消耗，同时又不断得到化生补充，盈亏消长，周而复始。一旦耗散过度，正气虚亏，则致滑脱不禁，散失不收，轻则影响健康，甚者危及生命。正如《灵枢·本藏篇》所谓："人之血气精神者，所以奉生而周于性命者也。"气、血、精、津、液之耗散滑脱，因有自汗、盗汗、久泻久痢、遗精滑泄、小便失禁、崩漏、带下等不同表现，因此本章方剂分为固表止汗、涩肠固脱、涩精止遗、固崩止带四类。

固表止汗剂，适用于自汗、盗汗。临床表现常见汗出不止，心悸气短等。固表止汗的方剂常以收敛止汗的药物为主组成，如麻黄根、浮小麦、牡蛎等。代表方如牡蛎散。

涩肠固脱剂，适用于泻痢日久，滑脱不禁的病证。临床表现常见泄泻、痢疾经久不愈，滑脱不禁，甚则脱肛坠下等。涩肠固脱的方剂常以涩肠止泻药物为主组成，如罂粟壳、肉豆蔻、赤石脂等。代表方如真人养脏汤、四神丸。

涩精止遗剂，适用于遗精滑泄，或尿频，遗尿的病证。临床表现常见遗精，阳痿，早泄，腰酸，腰痛等。涩精止遗的方剂常以补肾涩精药物配合固涩止遗之品为主组成，如沙苑蒺藜、桑螵蛸、龙骨、牡蛎、莲须等。代表方如金锁固精丸、桑螵蛸散。

固崩止带剂，适用于妇女崩漏及带下证。临床表现常见血崩或漏下不止，或带下量多，淋漓不断等。固崩止带的方剂常以益气健脾药与收涩药为主组成，如黄芪、白术、煅龙骨、煅牡蛎、棕榈炭等。代表方如固冲汤、易黄汤。

固涩剂为止虚不固之气、血、精、津、液耗散滑脱证且无邪者而设，凡属热病汗出、痰饮咳嗽、火扰精泄、伤食泄痢或血热崩漏等因实邪而致之证，均非本类方剂所宜。若病证由实转虚，但邪气未尽者，亦不宜早用固涩之剂，以免生“闭门留寇”之患。若元气大虚，亡阳欲脱而致的大汗淋漓、小便不禁或崩中不止等，又当急用大剂参附之类回阳固脱，非单用固涩所能治疗。

第一节　固表止汗

牡蛎散内用黄芪，小麦麻根合用宜，卫虚自汗或盗汗，固表收敛见效奇。

牡蛎散 《太平惠民和剂局方》

【组成】黄芪去苗土　麻黄根洗　牡蛎米泔浸，刷去土，火烧通赤，各一两（各15g）

【用法】上三味为粗散。每服三钱9g，水一盏半，小麦百余粒，同煎至八分，去滓，热服，日二服，不拘时候（现代用法：加小麦或浮小麦15g，水煎服）。

【功效】益气固表，敛阴止汗。

【主治】自汗、盗汗证。自汗，盗汗，夜卧尤甚，久而不止，心悸惊惕，短气烦倦，舌淡红，脉细弱。

●方义发挥

1. 病证辨析　牡蛎散为治疗卫阳不固、阴伤心阳不潜之自汗、盗汗证之常用方。

正常情况下阴阳是互根的，正如《素问·阴阳应象大论》所言：“阴在内，阳之守也；阳在外，阴之使也。”阳为阴之外卫，阳虚不能卫外固密，则肌表空虚，卫阳虚则阴液乘虚外泄，故见自汗；汗为心液，汗出过多，心阴受损，心阴虚不能敛阳自守，心阳不潜，虚热内生，阴液外泄，则加重自汗、久而不止；夜属阴，阳本虚故夜间阳虚更著，故夜卧汗出更甚；

汗出日久，心阴受损，耗伤心气，心神失养，故见心悸易惊、烦倦短气。

2. 治法 卫阳不固，阴伤心阳不潜，治宜益气固表实卫，敛阴潜阳，涩补合法；又自汗、盗汗久而不止，当标本兼顾，涩敛止汗以治标。

3. 配伍解析

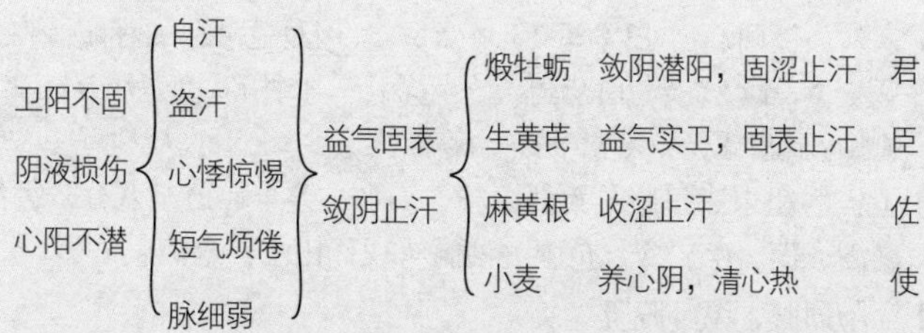

本方诸药合用，既能益气固表，又能敛阴止汗，使气阴得复则汗出可止。本方敛阴潜阳药与益气实卫药同用，涩补合法，标本兼顾，以涩敛止汗治标为主。

●临床应用

1. 适用范围 本方常用于病后、手术后及产后自汗、盗汗中医辨证属卫阳不固，又复心阳不潜者。

2. 使用注意 阴虚火旺之盗汗，不宜使用；亡阳汗出，大汗淋漓，如珠如油者，当速服独参汤或参附汤益气固阳救脱，而非固表敛汗之法所宜。

●药理研究 本方主要有补钙、调节自主神经、止汗[1]、拮抗排斥反应[2]的作用。

●参考文献

[1] 卞瑶，郭兆刚，赵勇，等. 基层实用中医理论与临床技能[M]. 北京：中国中医药出版社，2014：97.

[2] 刘学良，王忠裕，陈彦平，等．牡蛎散对小鼠免疫功能影响的研究[J]．辽宁中医药大学学报，2000，11（1）：170–171

第二节　涩肠止泻

真人养脏诃粟壳，肉蔻当归桂木香，术芍参甘为涩剂，脱肛久痢早煎尝。

真人养脏汤《太平惠民和剂局方》

【组成】人参　当归去芦　白术焙，各六钱（各6g）　肉豆蔻面裹，煨，半两（8g）　肉桂去粗皮　甘草炙，各八钱（各6g）　白芍药一两六钱（12g）　木香不见火，一两四钱（3g）　诃子去核，一两二钱（9g）　罂粟壳去蒂、盖，蜜炙，三两六钱（6g）

【用法】上锉为粗末。每服二大钱（6g），水一盏半，煎至八分，去滓，食前温服。忌酒、面、生、冷、鱼腥、油腻（现代用法：水煎服）。

【功效】涩肠固脱，温补脾肾。

【主治】久泻久痢，脾肾虚寒证。大便滑脱不禁，甚则脱肛坠下，腹痛喜温喜按，或下痢赤白，或便脓血，里急后重，日夜无度，不思饮食，舌淡苔白，脉沉迟细。

●方义发挥

1. 病证辨析　真人养脏汤是治疗脾肾阳虚之泄泻或痢疾的常用方剂。

脾主运化，需赖肾阳之温煦蒸化，始能健运。正如《张聿青医案》中所言："脾胃之腐化，尤赖肾中这一点真阳蒸变，炉薪不熄，釜爨方成。"若泻痢日久，则脾阳亏虚，又因"脾为后天，肾为先天，脾非先天之气不能化，肾非后天之气不能生"（《傅青主女科》），肾阳亦虚，脾肾阳虚，脾阳虚则中气下陷，肾阳虚则关门不固，故见大便滑脱不禁，甚或脱肛坠下；脾肾阳虚，虚寒内生，寒邪凝滞，故腹痛喜温喜按；脾虚失运，则不思饮食。

2. 治法　本症已至滑脱不禁，非固涩则泻痢不能止，法当涩肠固脱治标为主，温补脾肾治本为辅。

3. 配伍解析

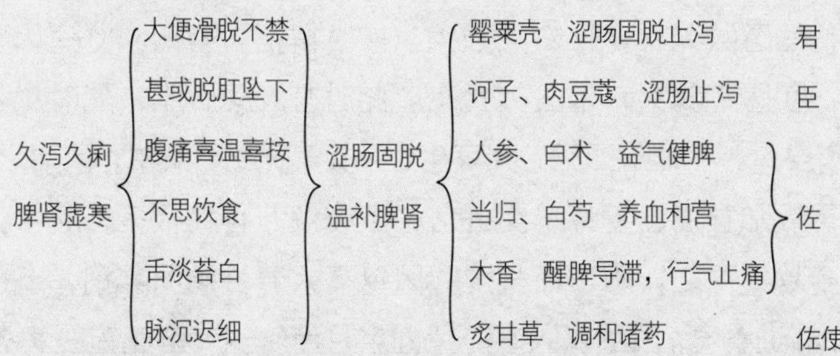

诸药合用，补涩结合，标本兼治，使滑脱得同，脏腑得养，故名“养脏”。本方配伍敛中有补，标本兼治，以治标通涩为主；脾肾兼顾，以补脾为主；涩中寓行，补而不滞，以收敛为主。

●临床应用

1. 适用范围　本方常用于慢性肠炎、慢性结肠炎、溃疡性结肠炎、慢性痢疾、痢疾综合征等泻痢日久不愈中医辨证属脾肾虚寒者。

2. 使用注意　方中罂粟壳用量较重，但其有毒，临证当慎酌用量；本方温涩之力较强，故泄泻、下痢初起，积滞热毒未去者，禁用本方。

●药理研究　本方主要有抗溃疡、抑制肠蠕动、抗炎、抗氧化、抗应激、抗衰老、抗病原微生物等的作用，且对神经、内分泌功能具有调节作用[1]。

●参考文献

［1］李炳照，陈海霞，李丽萍，等．实用中医方剂双解与临床［M］．北京：科学技术文献出版社，2008：311-316.

●典型医案　有银商，夏得痢疾，医家以为火，用承气汤下之，逐日下数十次。又一医以为虚，补之，痢下止而胸满腹胀，委顿不起，又十余日医药罔效。余随而往视，屋中臭不可近，急命弃置他处，见其合眼朦胧，转侧之，并不知矣。提腕而诊之，俱微弱沉细，然至数匀称，惟右关独大，按之搏指。乃曰：此病因食积致痢，初医下其火，未去其食也。此时必肚腹膨胀，醒时见食作呕，病虽危，不惟不即死，并可生也。其表兄曰：果尔，请治之。乃以平胃散加神曲、麦芽等类进之，至夜解下秽物极多，腹平而知人矣。越日视之，脉小而气虚。因以真人养脏汤同其痢，三剂而痢止，略进食矣。因继以人参养荣丸半月而健。(《醉花窗医案》)

四神故纸吴茱萸，肉蔻五味四般需，大枣百枚姜八两，五更肾泄火衰扶。

四神丸《证治准绳》

【组成】肉豆蔻二两（6g）　补骨脂四两（12g）　五味子二两（6g）　吴茱萸浸炒，一两（3g）

【用法】上为末，生姜八两，红枣一百枚，煮熟，取枣肉和为丸，如桐子大。每服五七十丸，空心或食前白汤送下（现代用法：丸剂，每服9g，每日2次，用淡盐汤或温开水送服；亦可作汤剂，加姜6g，枣10枚，水煎服）。

【功效】温肾暖脾，固肠止泻。

【主治】脾肾阳虚之五更泻。五更泄泻，不思饮食，食不消化，或久泻不愈，腹痛喜温，腰酸肢冷，神疲乏力，舌淡，苔薄白，脉沉迟无力。

●方义发挥

1. 病证辨析　四神丸是治疗五更泻的代表方剂。

五更泻又称肾泄、鸡鸣泄。“鸡鸣至平旦，天之阴，阴中之阳也，故人亦应之。”（《素问》），五更之时（即鸡鸣之时）乃阴气极盛，阳气萌发之际，天人相应，人体阳气初萌，此时，因命门火衰，阳气当至而不至，阴寒内盛，不能温暖脾土，脾阳不升而水谷下趋，故于五更之时出现泄泻，正如《医方集解》所言：“久泻皆由肾命火衰，不能专责脾胃”。肾阳虚衰，不能温暖脾阳，脾失健运，故不思饮食、食不消化、神疲乏力；又“脾主大腹”“脾主四肢”“腰为肾之府”，脾肾阳虚，虚寒内生，寒邪凝滞，故腹痛喜温、腰酸肢冷。

2. 治法　宜温肾暖脾，固肠止泻。

3. 配伍解析

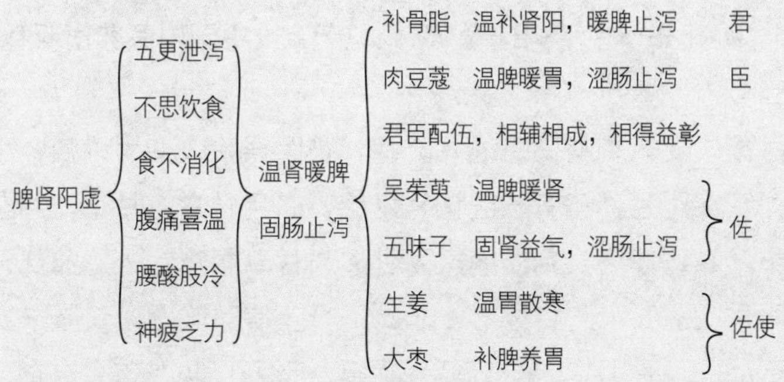

诸药合用，温肾暖脾，涩肠止泻。本方温补与收涩并用，是以温补治本为主，酸涩治标为辅。

●临床应用

1. 适用范围　本方常用于慢性结肠炎、肠结核、肠道易激综合征、痢疾等中医辨证属脾肾阳虚者。

2. 使用注意　泻痢初起，积滞未去者，禁用本方；服用本方期间，忌酒、面、生冷、鱼腥、油腻之物。

类方鉴别

方名	真人养脏汤	四神丸
相同点	均能温肾暖脾，涩肠止泻，用于脾肾虚寒之泄泻，伴有不思饮食，神疲乏力，腹冷痛	
不同点	重用罂粟壳为君，以固涩为主，兼以温补脾肾，主治脾肾虚寒的泻痢日久，滑脱不禁	以补骨脂为君，重在温补命门之火，以温肾为主，兼以暖脾涩肠，主治命门火衰，火不生土所致之五更泻

●药理研究 本方主要有抑制胃肠运动、止泻、调节肠道菌群、抗应激、显著增强机体免疫功能、促进胆汁分泌、调节糖代谢、抑制多种病原微生物及收敛和镇静的作用[1]。

●参考文献

[1] 孙建宁. 中药药理学[M]. 北京：中国中医药出版社，2004：344.

●典型医案 友人刘星圃患泄泻之症，被医误治，变为痢疾，小便不通，缠绵匝月，竟有一医认为水结，恣用甘遂、甘草，并杂以他药十余味，凑为一剂。病家闻甘遂与甘草相反，人虚如此，今可同服乎？医云：此名经方，非此不行。信而服之，仅服一次即直泻不止，几乎气脱，势甚危殆，始延余诊视。见其气息奄奄，六脉沉细无力，左尺浮芤，右尺沉伏。余曰：病由肾命火衰，水泛无归，今又被妄下，肾命之火愈衰，急宜温固，遂用四神丸以温之。一剂泻止溺通，次用真武汤以回阳镇水，随用健脾补火之剂大有转机，每餐能食饭一碗。（《温病浅说》）

按语

《普济本事方》载二神丸（肉豆蔻、补骨脂）主治“脾肾虚弱，全不进食”；五味子散（五味子、吴茱萸）专治肾泄。两方合之，温补同涩之功皆著，《绛雪园古方选注》谓：“四种之药，治肾泄有神功也”，故冠名“四神”。

第三节 涩精止遗

金锁固精芡莲须，
龙骨牡蛎沙蒺藜，

金锁固精丸《医方集解》

【组成】沙苑蒺藜炒 芡实蒸 莲须各二两（各12g） 龙骨酥炙 牡蛎盐水煮一日一夜，煅粉，各一两（各6g）

【用法】莲子粉糊为丸，盐汤下（现代用法：丸剂，每服9g，每日2~3次，淡盐汤或温开水送服；亦可加莲子肉 6g，水煎服）。

【功效】补肾涩精。

【主治】肾虚不固之遗精。遗精滑泄，腰痛耳鸣，神疲乏力，舌淡苔白，脉细弱。

莲粉糊丸盐汤下，补肾涩精止滑遗。

●方义发挥

1. 病证辨析　金锁固精丸是治疗肾虚精关不固证的代表方剂。

《素问·六节藏象论》曰："肾者主蛰，封藏之本，精之处也。"肾虚封藏失职，精关不固，故见遗精滑泄；腰为肾之府，肾开窍于耳，肾虚故腰痛耳鸣；肾亏气弱，故神疲乏力、舌淡苔白、脉细弱。

2. 治法　宜补肾涩精。

3. 配伍解析

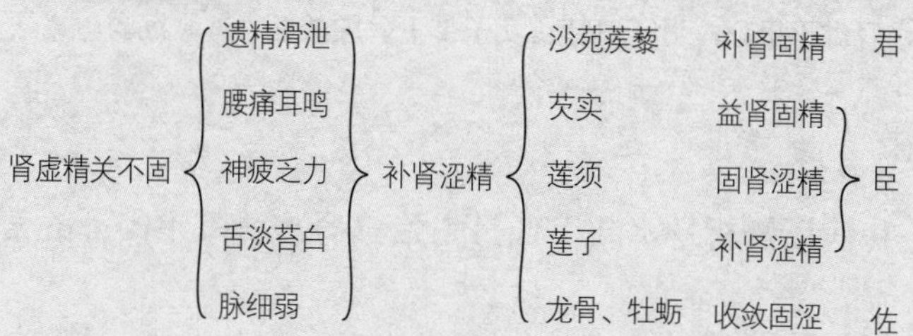

诸药合用，共奏涩精补肾之功。本方集固肾涩精药于一方，以涩精止遗为主，补肾益精为辅，标本兼顾，以治标为主。

●临床应用

1. 适用范围　本方常用于神经功能衰弱、慢性前列腺炎、精囊炎、乳糜尿、重症肌无力等中医辨证属肾虚不固者。

2. 使用注意　服药期间忌食辛辣刺激性食物，并节制房事；若下焦湿热之遗精，或相火偏旺而梦遗者，不宜使用。

●药理研究　本方主要有降脂、降酶、抗炎消肿、收敛止泻[1]等的作用，且有促进血液凝固、降低血管壁通透性、收缩子宫、抗利尿[2]的作用。

●**参考文献**

[1] 于维萍等．新编中成药手册（第2版）[M]．青岛：青岛出版社，2002：311.

[2] 张瑶华等．社区用药手册[M]．上海：上海交通大学出版社，2008：477.

水陆二仙用芡实，再加一味金樱子，药仅两味力专宏，重在固涩止遗殊。

水陆二仙丹《洪氏集验方》

【组成】芡实去壳　金樱子去皮刺及肉（各10克）（原书未著用量）

【用法】炼蜜为丸，如梧桐子大。临卧白汤下八十丸。又用晚蚕蛾焙干去翅足，净身为末，饭丸绿豆大，每服四十丸，淡盐汤送下（现代用法：丸剂，每服9g，每日2次）。

【功效】补肾涩精。

【主治】肾虚不摄证。男子遗精，女子带下，腰酸乏力，脉沉弱。

●**方义发挥**

1. 病证辨析　水陆二仙丹是治疗肾虚精关不固证的常用方。

肾虚精关不摄，故见男子遗精、女子带下；腰为肾之府，肾虚故腰酸；肾亏气弱，故乏力、脉沉弱。

2. 治法　宜补肾涩精。

3. 配伍解析

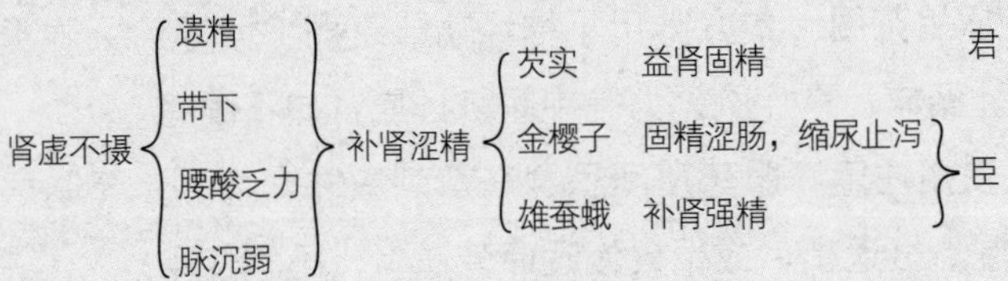

● 临床应用

1. 适用范围　本方常用于遗精、滑精、妇女宫颈炎、阴道炎等中医辨证属肾虚不摄者。

2. 使用注意　本方纯补无泻，用于纯虚不摄的尿频，实证或虚中夹实者不宜；本方补涩之力较逊，力量太薄，脾肾阳气亏虚较甚者尚须加味，单用难当大任。

● **药理研究**　本方主要有止泻、抗菌[1]等作用。

● 参考文献

[1] 樊蔚虹，杨新年，徐敏，等．最新方剂手册[M]．郑州：中原农民出版社，1998：421．

桑螵蛸散《本草衍义》

桑螵蛸散用龙龟，参茯菖远及当归，尿频遗尿精不固，滋肾宁心法勿违。

【组成】桑螵蛸　远志　菖蒲　龙骨　人参　茯神　当归　龟甲酥炙，以上各一两（各10g）

【用法】上为末，夜卧人参汤调下二钱（6g）（现代用法：共研细末，每服6g，睡前以人参汤调下；亦可作汤剂，水煎服）。

【功效】调补心肾，涩精止遗。

【主治】心肾两虚证。小便频数，或尿如米泔色，或遗尿，或滑精，心神恍惚，健忘，舌淡苔白，脉细弱。

● 方义发挥

1. 病证辨析　桑螵蛸散是治疗心肾不交之遗精、遗尿的代表方。

肾与膀胱相表里，肾阳虚则固摄无权，膀胱失约，故小便频数或尿如米泔色，甚或遗尿；肾藏精，主封藏，封藏失职，精关不固，故滑精；心气虚，神失所养，故心神恍惚、健忘。

2. 治法　宜调补心肾，涩精止遗。

3. 配伍解析

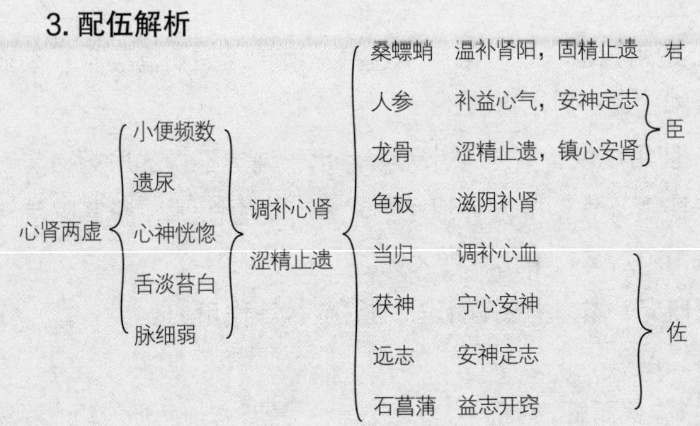

诸药合用，补肾固精，养心安神，涩精止遗。全方补肾固精与养心安神相伍，使水火既济，心肾相交。

●临床应用

1. 适用范围 本方常用于尿频、遗尿或遗精等中医辨证属心肾两虚者。

2. 使用注意 若由下焦湿热而致的小便频数，溺赤涩痛，或由脾肾阳虚所致的尿频失禁者，均不宜应用本方。

类方鉴别

方名	金锁固精丸	桑螵蛸散
相同点	均有涩精止遗，补肾固精之功，用治肾虚精关不固之遗精滑泄	
不同点	重在固肾涩精止遗，专治肾虚精关不固之遗精滑泄，伴腰酸耳鸣，神疲乏力，舌淡脉细弱等	重在调补心肾，补益气血，滋阴潜阳，用于治疗心肾两虚之尿频、遗尿、滑精等

●药理研究 本方主要有增强免疫功能、涩精敛汗、抗炎、催眠、抗贫血、抗利尿、镇静[1-2]等作用。

●参考文献

［1］李培，傅荣周，吴明礼，等．临床实用方剂手册［M］．成都：四川科学技术出版社，2003：576.

［2］冯泳．临床实用方剂手册［M］．贵阳：贵州科技出版社，2001：154.

缩泉丸治小便频，膀胱虚寒遗尿斟，乌药益智各等分，山药糊丸效更珍。

缩泉丸 《魏氏家藏方》

【组成】天台乌药细锉　益智仁大者，去皮，炒，各等分（各9g）

【用法】上为末，酒煎山药末为糊，丸桐子大，每服七十丸，盐、酒或米饮下（现代用法：山药为糊丸，每服6g，每日2次用淡盐；亦可作汤剂，加山药6g，水煎服）。

【功效】温肾祛寒，缩尿止遗。

【主治】膀胱虚寒证。小便频数，或遗尿不禁，舌淡，脉沉弱。

●方义发挥

1. 病证辨析　缩泉丸是治疗膀胱虚寒证的基础方。

肾与膀胱相表里，肾气不足则膀胱虚寒，气化失司，以致小便频数、遗尿不禁。

2. 治法　宜温肾祛寒，缩尿止遗。

3. 配伍解析

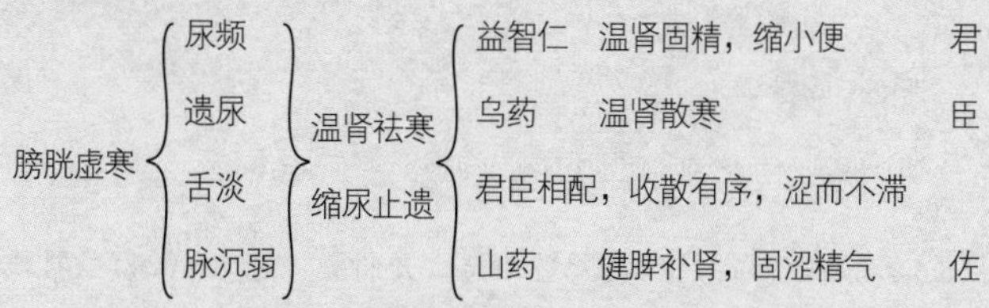

诸药合用，温中兼补，涩中寓行，使下焦得温而寒去，膀胱气化如常，约束有权。

●临床应用

1. 适用范围　本方常用于真性及压力性尿失禁、神经性尿频、小儿遗尿、老年尿失禁、尿崩症、尿道综合征等中医辨证属膀胱虚寒者。

2. 使用注意　服药期间忌辛辣、刺激性食物。

类方鉴别

方名	缩泉丸	桑螵蛸散
相同点	均能治疗小便频数或遗尿，有固涩止遗之功	
不同点	益智仁配伍乌药，重在温肾祛寒，用于下元虚冷而致者	桑螵蛸配伍龟板、龙骨、茯神、远志等，偏于调补心肾，适用于心肾两虚所致者

●药理研究　本方主要有抗利尿[1-2]、抑制平滑肌收缩[1]等的作用。

●参考文献

[1] 陈德兴．中成药[M]．上海：上海科学技术出版社，2009：173.

[2] 孙晓波，徐惠波．现代方剂药理与临床[M]．天津：天津科技翻译出版公司，2005：676.

第四节　固崩止带

固冲术芪山萸芍，
龙牡棕炭海螵蛸，

固冲汤《医学衷中参西录》

【组成】白术炒，一两（30g）　生黄芪六钱（18g）　龙骨煅，捣细，八钱（24g）　牡蛎煅，捣细，八钱（24g）　萸肉去净核，八钱（24g）　生杭芍四钱（12g）　海螵蛸捣细，四钱（12g）　茜草三钱（9g）　棕边炭二钱（6g）　五倍子轧细，药汁送服，五分（1.5g）

【用法】水煎服。

【功效】益气健脾，固冲摄血。

【主治】脾肾虚弱，冲脉不固证。血崩或月经过多，或漏下不止，色淡质稀，心悸气短，神疲乏力，腰膝酸软，舌淡，脉细弱。

茜草五倍水煎服，益气固冲功效高。

●方义发挥

1. 病证辨析　固冲汤为治疗脾肾虚弱，冲脉不固之崩漏或月经过多的代表方。

脾气充盛，肾气健固，则冲脉固，血海盈，经血自调。脾主统血摄血，若脾虚则不能统血，肾主封藏，肾虚失其封藏，可致冲脉不固，致使月经量多，甚至血崩；脾为气血生化之源，脾虚不能运化水谷则气血化生不足，加之出血过多，致气血两虚，故见经色淡质稀；气血虚，心失所养，故见心悸气短；脾主四肢，脾气亏虚，四肢不充，故见四肢乏力；腰为肾之府，肾主骨生髓，肾气亏虚，骨髓不充，故见腰膝酸软。

2. 治法　宜益气健脾，固冲摄血。

3. 配伍解析

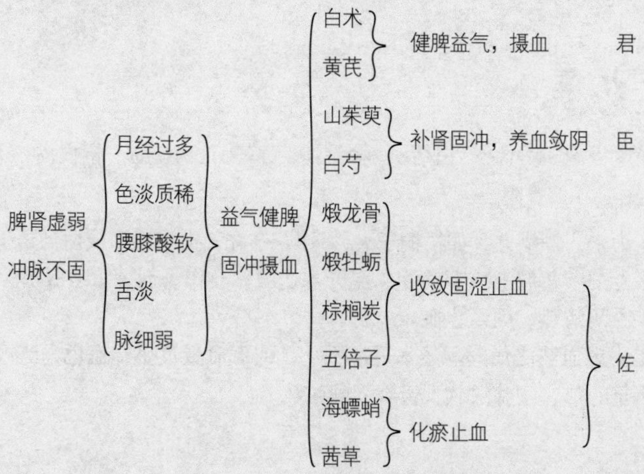

诸药合用，寓涩于补，固涩止血以治其标，补肾健脾以培其本；寄行于收，收敛固涩以救滑脱之急，行血化瘀以防止血留瘀。

●**临床应用**

1. 适用范围　本方常用于功能性子宫出血、产后出血过多等中医辨证属脾肾虚弱，冲脉不固者。

2. 使用注意　血热妄行之崩漏者忌用。

●**药理研究**　本方主要有增强子宫生理机能、镇静安神、促血液凝固等的作用[1]，且有增强免疫功能[2]的作用。

●**参考文献**

[1] 李培，傅荣周，吴明礼，等．临床实用方剂手册 [M]．成都：四川科学技术出版社，2003：642.

[2] 周海平，孔增科，王永梅，等．常用方剂药理与临床应用 [M]．赤峰：内蒙古科学技术出版社，2005：267.

●**典型医案**　族姊适徐姓，年三十余。有妊流产，已旬日矣。忽然下血甚多，头晕腹胀，脉小无力。知为冲脉滑脱之征，予以固冲汤，加柴胡钱半，归身二钱。服药三剂即止。俾继服坤顺至宝丹以善其后。(《医学衷中参西录》)

固经丸内龟板君，黄柏椿皮香附芩，
更加芍药糊丸服，漏下崩中色黑般。

固经丸 *《丹溪心法》*

【组成】龟板炙，一两(15g)　白芍炒，一两(15g)　黄芩炒，一两(15g)　椿根皮七钱半(12g)　黄柏炒，三钱(6g)　香附二钱半(6g)

【用法】为末，酒糊丸，如梧桐子大，每服50丸，空心温酒或白汤送下(现代用法：丸剂，每服6g，日3次，温开水送服；亦作汤剂，水煎服)。

【功效】滋阴清热，固经止血。

【主治】阴虚血热之崩漏。经水过期不止，或下血量过多，血色深红或紫黑稠黏，手足心热，腰膝酸软，舌红，脉弦数。

●**方义发挥**

1. 病证辨析　固经丸是治疗阴虚火旺，迫血妄行之崩漏或月经过多的常用方。

《素问·阴阳离别论》云:“阴虚阳搏谓之崩。”肝肾阴虚，相火妄动，火热扰动冲任二脉，血受热迫而妄行，则经水过期不止，或下血量过多，正如《丹溪手镜》所谓:“肾水真阴虚，不能镇守胞络相火，故血走而崩”。火热煎熬津液则血色深红或紫黑稠黏；阴虚火旺则手足心热；腰为肾之府，肾主骨生髓，肾气亏虚，骨髓不充，故见腰膝酸软。

2. 治法　宜滋阴清热，固经止血。

3. 配伍解析

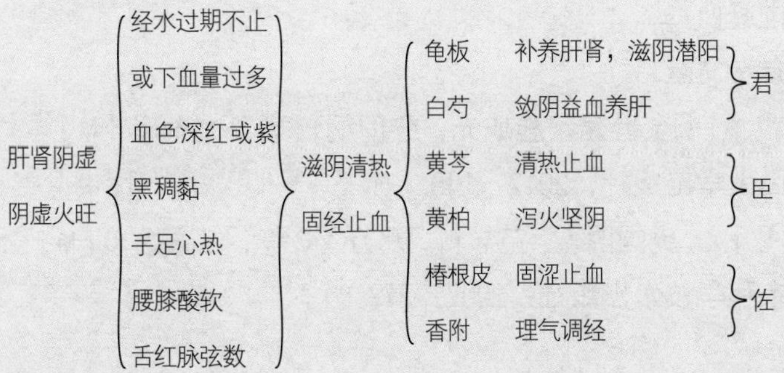

诸药合用，标本兼顾，重在滋阴清热以止血，使真阴得复，相火潜降，热清血宁，肝调气畅，血自循经，则经水自调，崩漏可止。

●临床应用

1. 适用范围　本方常用于功能性子宫出血或慢性附件炎而致经行量多，淋漓不止等中医辨证阴虚血热者。

2. 使用注意　脾胃虚寒、食欲不振、畏寒肢冷者不宜服用。

类方鉴别

方名	固冲汤	固经丸
相同点	均有固涩止血之功，可用于月经过多及崩漏之证	
不同点	重用补气之品，伍以大队收敛止血之药，寓涩于补，宜于脾虚冲任不固之崩漏	清补并用，功善滋阴清热，而收涩止血之力较弱，适用于阴虚火旺，迫血妄行之崩漏，亦可用于赤白带下之证属阴虚湿热者

●**药理研究** 本方主要有清热利尿、提高子宫张力、促进子宫内膜剥脱等的作用[1]，还具抗炎、抗菌、镇痛等作用，并能镇静、促进凝血[2]。

●**参考文献**

[1] 全世建，施旭光，黎同明，等．方剂学[M]．广州：中山大学出版社，2012：149.

[2] 庞国明，范思行，郑万善，等．名方妙用[M]．北京：北京科学技术出版社，2007：277.

固本止崩术归参，地芪姜炭止血崩，若决江河错不醒，养血益气固其真。

固本止崩汤《傅青主女科》

【组成】熟地九蒸，一两（30g） 白术土炒焦，一两（30g） 黄芪生用，三钱（10g） 当归酒洗，五钱（15g） 黑姜二钱（6g） 人参三钱（10g）

【用法】水煎服。

【功效】补气摄血，固冲止崩。

【主治】血崩。下血量多，血色淡红，面色苍白，肢冷自汗，气短懒言，身体倦怠，舌淡胖，苔薄白，脉细弱。

●**方义发挥**

1. 病证辨析 固本止崩汤是治疗脾虚冲任不固之血崩的代表方。

脾主统血，脾气亏虚，失于统摄，致冲任不固，经血失约，故见血崩、下血量多。正如《赤水玄珠·二十卷·调经门》中载："气不足以摄血，故行多也。"脾气虚弱，血失温煦，故见血色淡红；气虚及阳，阳虚失煦，故见肢冷；中气不足则气短懒言、身体倦怠。

2. 治法 宜补气摄血，固冲止崩。

3. 配伍解析

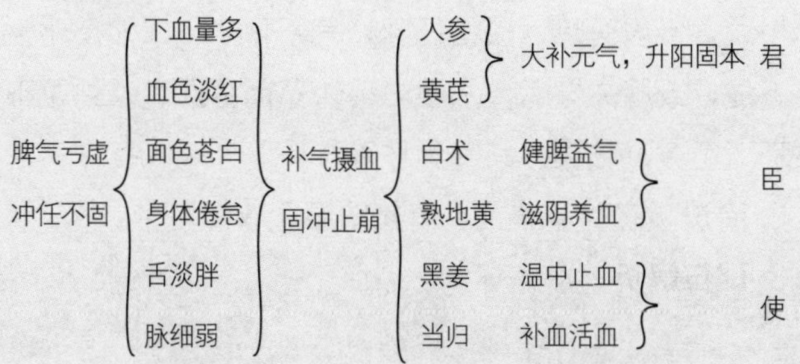

全方气血两补，使气壮固本以摄血，血生配气能涵阳。气充而血沛，阳生而阴长，冲脉得固，血崩自止。"方妙在全不去止血而唯补血，又不止补血而更补气，非唯补气而更补火。"

●临床应用

1. 适用范围 本方常用于月经不调、月经过多、胎漏、产后出血等中医辨证属脾气亏虚，冲任不固者。

2. 使用注意 阴虚火旺、心肝郁火、湿热偏盛者忌用。

易黄汤 《傅青主女科》

易黄山药与芡实，白果黄柏车前子，能消带下黏稠秽，补肾清热又祛湿。

【组成】山药炒，一两（30g） 芡实炒，一两（30g） 黄柏盐水炒，二钱（6g） 车前子酒炒，一钱（3g） 白果十枚，碎（12g）

【用法】水煎，连服四剂（现代用法：水煎服）。

【功效】补益脾肾，清热祛湿，收涩止带。

【主治】脾肾虚弱，湿热带下。带下黏稠量多，色黄如浓茶汁，其气腥秽，舌红，苔黄腻者。

●方义发挥

1. 病证辨析 易黄汤是治疗脾肾虚弱，湿热带下之基本方。

《傅青主女科》云："夫黄带乃任脉之湿热也"，肾与任脉相通，肾虚有热，损伤任脉，气不化津，津液反化为湿，循经下注，或脾失健运，水湿内停，蕴而生热，流注于下，均可致带下色黄、黏稠、其气臭秽等。

2. 治法 宜补益脾肾，清热祛湿，收涩止带。

3. 配伍解析

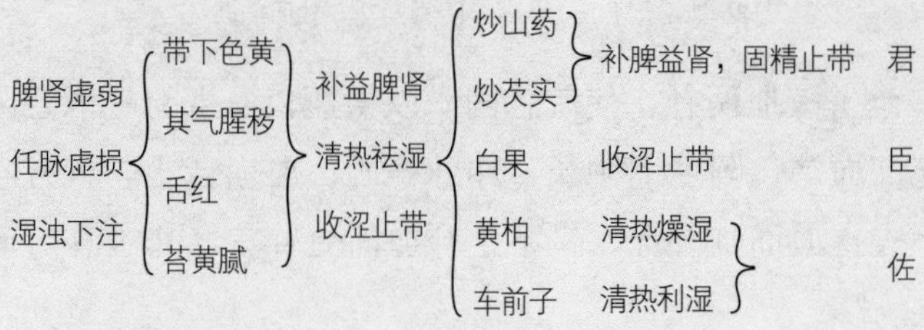

诸药合用，补中有涩，涩中寓清，重在补涩，辅以清利。使脾肾得补，湿热得去，则带下自愈。

●临床应用

1. 适宜范围 本方常用于宫颈炎、阴道炎等中医辨证属脾肾虚弱，湿热下注者。

2. 使用注意 本方收涩之性较强，妇女月经将至或适至时，应慎用。

●药理研究 本方主要有增强免疫功能、利尿、收敛[1]、抗菌[2]的作用。

●参考文献

[1] 李培，傅荣周，吴明礼，等．临床实用方剂手册[M]．成都：四川科学技术出版社，2003：645.

[2] 光辉，秦奇瑞．易黄汤加减治疗细菌性阴道病的理论探讨[J]．中医临床研究，2015，(7)：78-79.

清带重用生山药，龙骨牡蛎海螵蛸，茜草理血又化瘀，白带过多服之效。

清带汤 《医学衷中参西录》

【组成】生山药一两（30g）　生龙骨捣细，六钱（18g）　生牡蛎捣细，六钱（18g）　海螵蛸去净甲，捣，四钱（12g）　茜草三钱（9g）

【用法】水煎服。

【功效】滋阴收涩，化瘀止带。

【主治】冲任不固，气血瘀滞之带下证。带下赤白，绵绵不绝。

●方义发挥

1. 病证辨析　清带汤是治疗冲任滑脱，气血瘀滞之带下的常用方。

《医学衷中参西录》云："带下为冲任之证。而名谓带者，盖以奇经带脉，原主约束诸脉，冲任有滑脱之疾，责在带脉不能约束，故名为带也。然其病非仅滑脱也，若滞下然，滑脱之中，实兼有瘀滞。其所瘀滞者，不外气血，而实有因寒因热之不同。"

2. 治法　宜滋阴收涩，化瘀止带。

3. 配伍解析

冲任滑脱、气血瘀滞 → 带下赤白、绵绵不绝 → 滋阴收涩、化瘀止带：

- 山药　滋（肾）真阴固带脉　君
- 生龙骨、生牡蛎、海螵蛸　收敛止带　臣
- 茜草　理血通瘀　佐

诸药合用，具有补益收涩之功，且收涩而不留瘀。

● **临床应用**

1. 适用范围 本方常用于阴道炎、宫颈炎、盆腔炎等中医辨证属冲任滑脱，气血瘀滞者。

2. 使用注意 带下量多、质稠、色黄、有臭味属湿热或热毒蕴结者，非本方所宜。

类方鉴别

方名	易黄汤	清带汤
相同点	皆治带下，均重用补肾固涩之山药为君	
不同点	配伍清热祛湿之黄柏、车前子，主治脾肾虚弱，湿热下注之黄带	配伍龙骨、牡蛎与化瘀之海螵蛸、茜草，主治滑脱不禁而兼有瘀滞之带下赤白

● **药理研究** 本方主要有收敛、止血、止带[1]的作用。

● **参考文献**

[1] 宗全和．中医方剂通释［M］．石家庄：河北科学技术出版社，1995：137-138.

● **典型医案** 本邑一少妇，累年多病，身形羸弱，继又下白带甚剧，屡经医治不效。诊其脉迟弱无力，自觉下焦凉甚，治以清带汤，为加干姜六钱、鹿角胶三钱、炙甘草三钱，连服十剂痊愈。（《医学衷中参西录》）

完带汤中用白术，山药人参白芍辅，
苍术车前黑芥穗，陈皮甘草与柴胡。

完带汤 《傅青主女科》

【组成】白术土炒，一两（30g） 山药炒，一两（30g） 人参二钱（6g） 白芍酒炒，五钱（15g） 车前子酒炒，三钱（9g） 苍术制，三钱（9g） 甘草一钱（3g） 陈皮五分（2g） 黑芥穗五分（2g） 柴胡六分（2g）

【用法】水煎服。

【功效】补脾疏肝，化湿止带。

【主治】脾虚肝郁，湿浊下注之带下。带下色白，清稀无臭，倦怠便溏，舌淡苔白，脉缓或濡弱。

●方义发挥

1.病证辨析 完带汤是治疗脾虚肝郁之带下证的代表方。《傅青主女科》云："带下俱是湿证……脾气之虚，肝气之郁，湿气之侵，热气之逼，安得不成带下之病哉"。脾虚则水湿内停，肝郁则疏泄无权，带脉不固，湿浊下趋，故带下色白、清稀无臭；脾虚生化之源不足，气血不能上荣，故见倦怠；脾失健运，水湿内停，清气不升，故便溏。

2.治法 宜补脾疏肝，化湿止带。

3.配伍解析

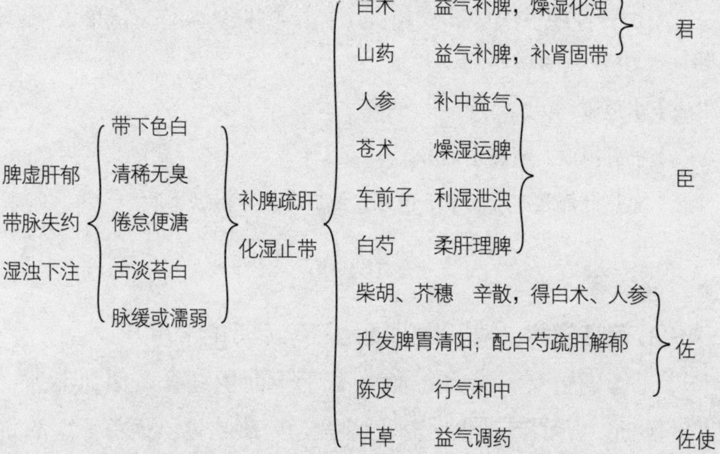

诸药相配，使脾气健运，肝气条达，清阳得升，湿浊得化，则带下自止。本方补脾与祛湿相配，扶土与抑木相合，肝脾同治，寓补于散，寄消于升，重在补脾，使脾旺则湿浊自化。

● **临床应用**

1. 适用范围　本方常用于阴道炎、宫颈糜烂等中医辨证属脾虚肝郁，湿浊下注者。

2. 使用注意　带下属湿热下注证者，不宜用本方。

● **药理研究**　本方主要有抗炎镇痛、安神镇静、提高机体抗病能力[1]等作用。

● **参考文献**

[1] 庞国明，范思行，郑万善，等. 名方妙用[M]. 北京：北京科学技术出版社，2007：268.

清肝止淋汤 《傅青主女科》

清肝止淋归芍地，香附黑豆牡丹皮，
阿胶黄柏牛膝枣，湿热经间期出血。

【组成】白芍醋炒，一两（30g）　当归酒洗，一两（30g）　生地酒炒，五钱（15g）　阿胶白面炒，三钱（9g）　粉丹皮三钱（9g）　黄柏二钱（6g）　牛膝二钱（6g）　香附酒炒，一钱（3g）　红枣10个　小黑豆一两（30g）

【用法】水煎服。

【功效】补肝凉血，清热止带。

【主治】血热肝郁之赤带。带下色红，似血非血，淋沥不断。

● **方义发挥**

1. 病证辨析　清肝止淋汤是治疗赤带的常用方。

《傅青主女科》云："妇人有带下而色红者，似血非血，淋沥不断，所谓赤带也……见赤者，火热故也。火色赤，故带下亦赤耳。惟是带脉系于腰脐之间，近乎至阴之地，不宜有火。而今见火症，岂其路通于命门，而命门之火出而烧之耶？不知带脉通于肾，而肾气通于肝。……郁怒伤肝，于是肝经之郁火内炽，下克脾土，脾土不能运化，致湿热之气蕴于带脉之间；而肝不藏血，亦渗于带脉之内，……所以似血非血之形象，现于其色也。”

2. 治法　宜补肝凉血，清热止带。

3. 配伍解析

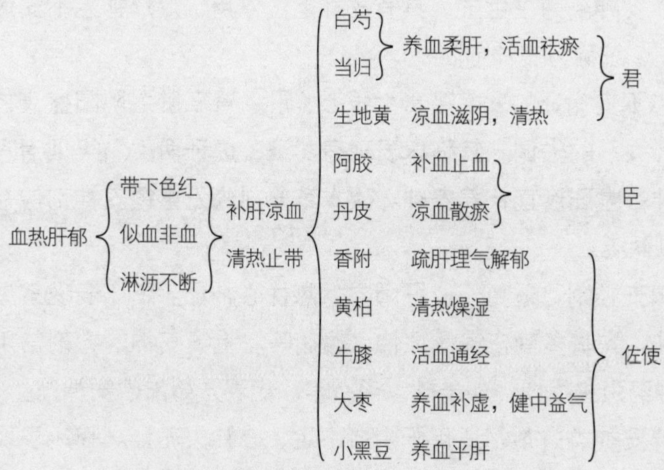

诸药合用，共奏补肝凉血，清热止带。

●临床应用

1. 适用范围　本方常用于阴道炎、宫颈糜烂、慢性盆腔炎等中医辨证属血热肝郁者。

2. 使用注意　脾肾阳虚或气虚失摄之带下者，不宜使用本方。

●药理研究　本方主要有抗贫血、改善免疫、抗菌消炎、改善机体血液循环、收缩子宫、解痉镇痛[1]的作用。

●参考文献

[1] 宗全和．中医方剂通释：卷四[M]．石家庄：河北科学技术出版社，1995：137-138.

第九章 安神剂

凡以安神药为主组成，具有安神定志作用，治疗神志不安病证的方剂，统称为安神剂。

神志不安病证的发生多责之于心、肝、肾三脏之阴阳盛衰，或其相互关系的失调。其临床表现有实证、虚证两类。实证治宜重镇安神；虚证治宜补养安神。故本章方剂分为重镇安神剂与补养安神剂两类。

重镇安神剂，适用于心肝阳亢，热扰心神证。临床表现常见心烦神乱，失眠多梦，惊悸怔忡，癫痫等。重镇安神的方剂常用重镇安神药为主组成，如朱砂、磁石等。代表方如朱砂安神丸。

滋养安神类方剂，适用于阴血不足，心神失养证。临床表现常见虚烦不眠，心悸怔忡，健忘多梦等。滋养安神的方剂常用滋养安神的药物为主组成，如酸枣仁、柏子仁等。代表方如天王补心丹、酸枣仁汤。

重镇安神剂多由金石、贝壳类药物组方，易伤胃气，不宜久服。脾胃虚弱者，宜配伍健脾和胃之品。此外，如朱砂等安神药有一定的毒性，不可久服。

第一节 重镇安神

朱砂安神东垣方，
归连甘草合地黄，

朱砂安神丸《内外伤辨惑论》

【组成】朱砂另研，水飞为衣，五钱（1g） 甘草五钱五分（15g） 黄连去须净，酒洗，六钱（15g） 当归去芦，二钱五分（8g） 生地黄一钱五分（6g）

【用法】上药除朱砂外，四味共为细末，汤浸蒸饼为丸，如黍米大，以朱砂为衣，每服十五丸或二十丸，津唾咽下，或温水、凉水少许送下亦得（现代用法：上药研末，炼蜜为丸，每次 6~9g，临睡前温开水送服；亦可作汤剂，水煎服，朱砂研细末冲服 1g）。

【功效】镇心安神，清热养血。

【主治】心火亢盛，阴血不足证。心烦神乱，失眠多梦，惊悸怔忡，或胸中懊侬，舌尖红，脉细数。

怔忡不寐心烦乱，
养阴清热可复康。

●方义发挥

1. 病证辨析 朱砂安神丸为治疗心火亢盛，阴血不足之神志失宁的代表方。

心火亢盛则心神被扰，见心烦神乱、失眠多梦、胸中懊侬；火热亢盛，灼伤阴血，心神失养，故惊悸怔忡；舌尖红、脉细数等均为心火亢盛，阴血不足之征。

2. 治法 此证实中夹虚，治当重镇安神，清心泻火为主，兼以滋阴养血。

3. 配伍解析

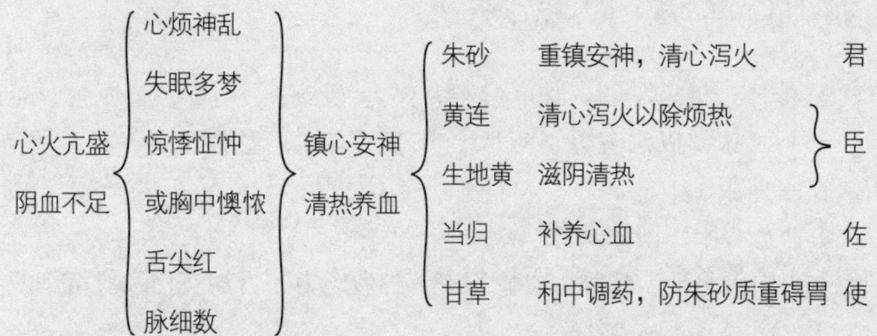

本方镇、清并举，泻中兼养，邪正兼顾，标本同治，使心火降，阴血充，则心烦失眠，惊悸怔忡自除，故以“安神”名之。

●临床应用

1. 适用范围 本方常用于神经衰弱所致的失眠、心悸、健忘，忧郁症引起的神志恍惚，以及心脏早搏所致的心悸、怔忡等中医辨证属心火亢盛，阴血不足者。

2. 使用注意 方中朱砂含硫化汞，不宜多服、久服，以防汞中毒；素体脾胃虚弱者慎用。

●药理研究 本方具有抗心律失常[1]、改善睡眠[2-3]等作用。

●参考文献

[1] 李钟文，熊少希，蒋传富，等．朱砂及朱砂安神丸镇心安神功效的研究[J]．中国中药杂志，1993，18（7）：436-437.

[2] 金阳，王广伟，李廷利．朱砂安神丸水煎剂对失眠大鼠睡眠时相的影响[J]．上海中医药杂志，2008，42（12）：74-76.

[3] 原铁，陈汉裕，陈凤丽．朱砂安神丸水煎剂对小鼠睡眠时相及大脑内 γ-氨基丁酸含量的影响[J]．广东医学，2016，37（3）：352-353.

桂枝甘草龙牡汤，四药相伍合成方，伤寒误治成烦躁，温养心阳可复康。

桂枝甘草龙骨牡蛎汤《伤寒论》

【组成】桂枝去皮，一两（9g）　甘草炙，二两（18g）　牡蛎熬，二两（18g）　龙骨二两（18g）

【用法】上四味，以水五升，煮取二升半，去滓，温服八合，日三服（现代用法：水煎服）。

【功效】补益心阳，镇惊安神。

【主治】心阳不足证。烦躁，心悸不安，神疲乏力，舌淡苔白，脉沉细。

●方义发挥

1. 病证辨析 桂枝甘草龙骨牡蛎汤为治疗心阳不足，神失温养所致心神不宁的常用方。

本方原治太阳病误用火疗、攻下及烧针等法，伤及心阳，神失温养，而致心悸不安、喜得温按、烦躁不宁；太阳伤寒，治当辛温解表之剂以发其汗，然误以火迫，致心神不守；又复攻下，其阳益惫；再以温针劫汗，阳随汗泄，心阳失于潜敛，故见斯症；至于神疲乏力、舌淡苔白、脉沉细等亦为阳气不足之表现。

2. 治法　宜温补阳气，潜敛心阳，镇惊安神。

3. 配伍解析

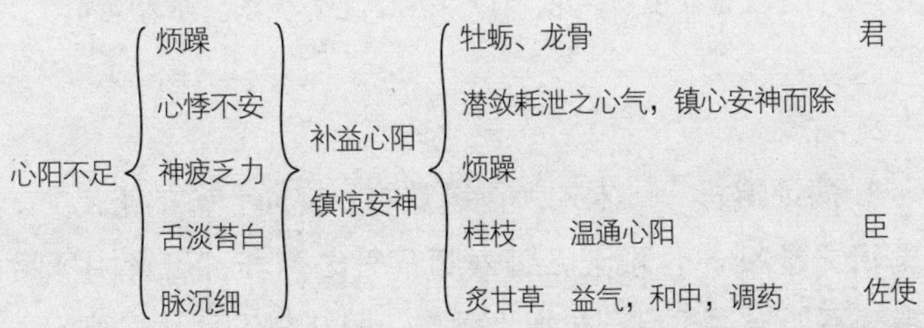

本方药简效专，温通中寓以补养，镇潜中寓以摄敛，使心阳得温，心气得收，心神宁谧，则心烦躁扰诸症可除。

●**临床应用**　本方常用于多种原因引起的心律失常，包括心动过速、心动过缓、过早搏动（期前收缩）、病态窦房结综合征等以及心功能不全、神经症之烦躁心悸等中医辨证属心阳不足，心神浮越者。

●**药理研究**　本方具有抗心律失常[1]、调节急性心理应激[2]等作用。

●**参考文献**

[1] 佟颖，杜武勋，李悦，等. 桂枝甘草龙骨牡蛎汤抗心律失常作用研究进展［J］. 吉林中医药，2015（5）：537-540.

[2] 童瑶，邹军，倪力强，等. 4 种中药复方对大鼠实验性急性应激行为及下丘脑 - 垂体 - 肾上腺轴的影响［J］. 中国中药杂志，2005，30（23）：1863-1866.

磁朱丸中有神曲，安神潜阳治目疾，心悸失眠皆可用，癫狂病证服之宜。

磁朱丸《备急千金要方》

【组成】磁石二两（60g）　光明砂一两（30g）　神曲四两（120g）

【用法】三味末之，炼蜜为丸，如梧桐子大，饮服三丸，日三服（现代用法：上药研末，炼蜜为丸，每次6g，日2次，温水送服）。

【功效】重镇安神，交通心肾。

【主治】心肾不交证。视物昏花，耳鸣耳聋，心悸失眠。亦治癫痫。

●方义发挥

1. 病证辨析　磁朱丸为重镇安神，交通心肾的常用方。

目之能视，有赖于五脏六腑精气之濡养，若肾阴不足，则精气不能上注于目，故视物昏花；肾开窍于耳，肾阴不能上贯于耳，则耳鸣耳聋；阴虚则阳浮，心阳不得下潜，以致心神不宁，故心悸失眠，甚则神乱而发癫痫。

2. 治法　宜益阴潜阳，交通心肾。

3. 配伍解析

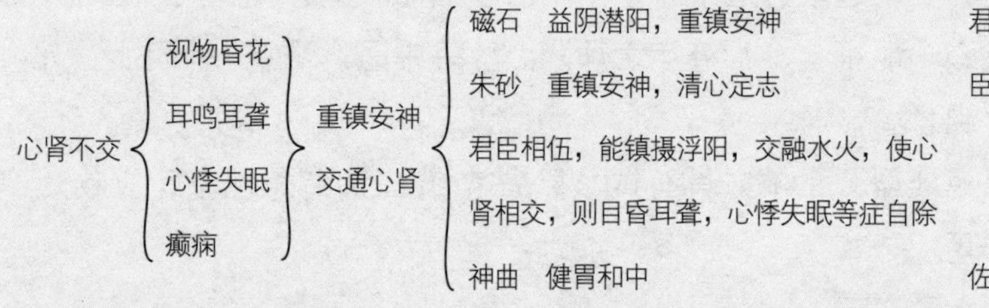

本方主以沉降之法，佐以健胃和中之品，且蜜制成丸，每服少量，药力得缓，无碍胃气。

●临床应用

1. 适应范围　本方常用于视网膜、视神经、玻璃体、晶状体病变和房水循环障碍以及神经衰弱、高血压、癫痫等中医辨证属肾阴不足，心阳偏亢，心肾不交者。

2. 使用注意 方中磁石、朱砂均为重坠之品，用量不宜过重，且不宜久服。

类方鉴别

方名		朱砂安神丸	磁朱丸
相同点		均有朱砂，均可治心悸失眠等症	
不同点	组成	黄连、生地黄、当归	磁石、神曲
	功效	长于镇心泻火，养血滋阴	长于重镇安神，交通心肾
	病证	心火亢盛，阴血不足证	心肾不交证
	症状	心神烦乱，惊悸怔忡	视物昏花，耳鸣耳聋

●**药理研究** 本方具有改善睡眠、提高睡眠质量[1]等作用。

●**参考文献**

[1] 李尔逊，孙春宇，李廷利，等．磁朱丸对失眠大鼠睡眠时相的影响［J］．中国医药导报，2008，5（2）：20-21.

按语

该方药味虽简，却具益阴潜阳，交通心肾，明目安神诸多功效。原方之后有“常服益眼力，众方不及，学者宜知，此方神验不可言”等语。柯琴曰：“此丸治癫痫之圣剂”。

第二节　滋养安神

《摄生秘剖》天王补心丹

补心丹用柏枣仁，二冬生地当归身，三参桔梗朱砂味，远志茯苓共养神。

【组成】酸枣仁　柏子仁炒　当归身酒洗　天门冬去心　麦门冬去心，各二两（各9g）　生地黄酒洗，四两（12g）　人参去芦　丹参微炒　玄参　白茯苓去皮　五味子烘　远志去心，炒　桔梗各五钱（各5g）

【用法】上药为末，炼蜜丸如梧子大，朱砂用三五钱为衣，空心白滚汤下三钱（9g），或圆眼汤俱佳。忌胡荽、大蒜、萝卜、鱼腥、烧酒（现代用法：上药共为细末，炼蜜为小丸，用朱砂水飞 9~15g 为衣，每服 6~9g，温开水送下，或用桂圆肉煎汤送服；亦可作汤剂，水煎服）。

【功效】滋阴养血，补心安神。

【主治】阴虚血少，神志不安证。心悸怔忡，虚烦失眠，神疲健忘，或梦遗，手足心热，口舌生疮，大便干结，舌红少苔，脉细数。

●方义发挥

1. 病证辨析 天王补心丹为治疗心肾阴血亏虚，虚火上炎证的常用方。

阴虚血少，心失所养，故心悸失眠、神疲健忘；阴虚生内热，虚火内扰，则手足心热、虚烦、遗精、口舌生疮；舌红少苔、脉细数是阴虚内热之征。

2. 治法 宜滋阴清热，养血安神。

3. 配伍解析

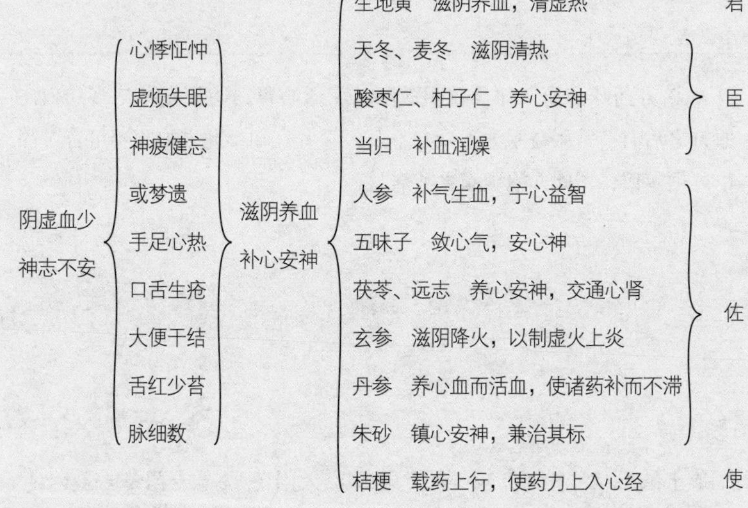

本方滋阴补血，养心安神，标本兼治，重在治本；心肾两顾，重在补心。

●临床应用

1. 适用范围 本方常用于神经衰弱、冠心病、精神分裂症、甲状腺功能亢进等所致失眠、心悸以及复发性口疮等中医辨证属心肾阴虚血少者。

2. 使用注意 方中滋阴药较多，脾胃虚弱、食少便溏者慎用。

类方鉴别

方名		天王补心丹	归脾汤
相同点		均有酸枣仁、远志、当归、人参等，均可治心悸、失眠等症	
不同点	组成	柏子仁、天冬、麦冬、生地黄、丹参、玄参、茯苓、五味子、桔梗	白术、茯神、黄芪、龙眼肉、木香
	功效	重在补心肾之阴	重在补养心脾气血
	病证	阴虚血少，神志不安证	心脾气血两虚证
	症状	虚烦失眠，手足心热，舌红少苔，脉细数	心悸失眠，气短乏力，面色萎黄，舌淡，苔薄白，脉细弱

●药理研究 本方具有改善记忆障碍[1-2]、延缓衰老[3]、抗心脑缺血[4]等作用。

●参考文献

[1] 李东腾，叶明远，孙晓明．天王补心丹对记忆能力影响的实验研究[J]．中成药，2001，23(4)：296.

[2] 张海燕，刘忠锦，冯化杰，等．天王补心丹对AD模型大鼠学习记忆及PKC、Aβ 的影响[J]．中国医学创新，2012，9(21)：12-13.

[3]兰玉艳，王迪．天王补心丹延缓衰老作用的实验研究[J]．长春中医药大学学报，2007，23(3)：12.

[4] 张景湖，王联发，张闻东，等．新加天王补心口服液

抗心脑缺血的实验研究［J］．中国中医药科技，1998，5（2）：78.

●**典型医案**　张石顽治澄和尚，患眼疾二年，服祛风清热药过多，致耳鸣嘈嘈不止，大便艰苦燥结，近左眼上有微翳，见灯火则大如斗，见月光则小如萤。张曰：此水亏而阴火用事也。月乃阴精，肾水内涸，不能泛滥其光，故视之甚小。灯本燃膏之焰，专扰乎阴，不能胜其灼烁，故见之甚大。合脉参证，知为平日劳伤心脾，火土二脏过燥，并伤肾水真阴也，遂疏天王补心丹与之。《续名医类案》

柏子养心杞玄冬，当地茯神菖草供，怔忡惊悸神恍惚，两调心肾此方崇。

柏子养心丸《体仁汇编》

【组成】柏子仁四两（12g）　枸杞子三两（9g）　麦门冬　当归　石菖蒲　茯神各一两（各5g）　玄参　熟地黄各二两（各6g）　甘草五钱（5g）

【用法】上药为末，炼蜜丸如梧桐子大，每服四五十丸（9g）（现代用法：水煎服）。

【功效】养心安神，滋阴补肾。

【主治】阴血亏虚，心神失调证。精神恍惚，心悸怔忡，夜寐多梦，健忘盗汗，舌红少苔，脉细而数。

●**方义发挥**

1. 病证辨析　柏子养心丸为治疗阴血亏虚，心神失调证的常用方。

阴血亏虚，心失所养，神不内守，故精神恍惚、心悸怔忡、夜寐多梦、健忘盗汗；舌红少苔、脉细数是阴虚内热之征。

2. 治法　宜养心安神，滋阴补肾。

3. 配伍解析

症状		治法	药物	作用	
阴血亏虚 心神失调	精神恍惚 心悸怔忡 夜寐多梦 健忘盗汗 舌红少苔 脉细而数	养心安神 滋阴补肾	柏子仁	滋阴养血，养心安神	君
			熟地黄、当归	补血滋阴	臣
			麦冬、玄参	滋阴清热，除烦安神	臣
			枸杞子	补肾益精	臣
			石菖蒲、茯神	开窍宁心，安神	佐
			甘草	调和诸药	使

本方以补肾滋阴药与养心安神药相伍，方中重用柏子仁和枸杞子，而清热之力不足，故主治心肾两虚，内热较轻者。

●临床应用

1. 适用范围 本方常用于神经衰弱、神经症、围绝经期综合征、贫血等中医辨证属阴血亏虚，心神失调者。

2. 使用注意 脾胃湿滞、肠滑便溏者忌用。

●药理研究 本方具有镇静催眠[1]作用。

●参考文献

[1] 齐凤琴，李滨，刘石磊，等. 柏子养心丸镇静催眠作用实验研究[J]. 黑龙江医药，2006，19(2)：95.

《仁斋直指方论》养心汤

【组成】黄芪炙 白茯苓 茯神 半夏 当归 川芎各半两（各15g） 远志取肉，姜汁淹，焙 辣桂（即肉桂） 柏子 酸枣仁浸，去皮，隔纸炒香 北五味子 人参各一分（各8g） 甘草炙，四钱（12g）

【用法】上粗末，每服三钱（12g），姜五片，大枣二枚，煎，食前服（现代用法：为丸，每服9g；亦可作汤剂，加生姜5片，大枣2枚，水煎服）。

【功效】补益气血，养心安神。

【主治】气血不足，心神不宁证。神思恍惚，心悸易惊，失眠健忘，舌淡脉细。

养心汤用草芪参，二茯芎归柏子寻，夏曲远志兼桂味，再加酸枣总宁心。

●方义发挥

1. 病证辨析 养心汤为治疗气血不足，心神不宁证的代表方。

心藏神，赖血以濡之；气生血，赖脾以化之。若忧思过度，劳伤心脾，气血暗耗，心神失养，则可见神思恍惚、心悸易惊、失眠健忘等神志不安之症；舌质淡白、脉来细弱，亦气血不足之象。诸症皆由气血两虚，心神失养而起。

2. 治法 宜养心安神，补益气血。

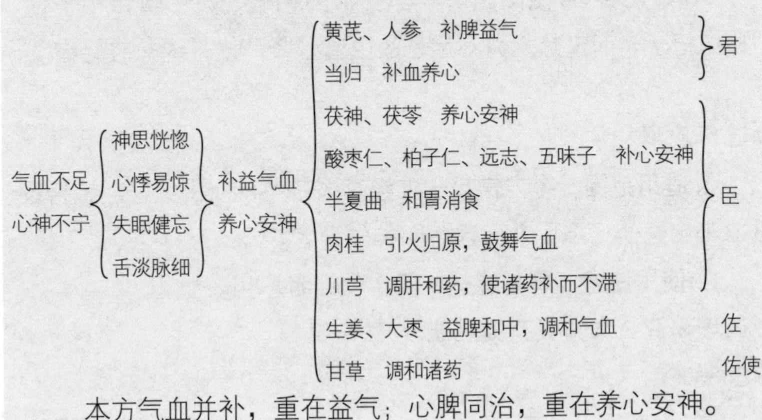

本方气血并补，重在益气；心脾同治，重在养心安神。

●临床应用 本方常用于冠心病心绞痛、病毒性心肌炎、各种心律失常所致心悸、怔忡、失眠等中医辨证属气血不足，心神失养者。

类方鉴别

方名		养心汤	归脾汤
相同点		均有黄芪、茯神、酸枣仁、远志、当归、人参等，均可治心悸、失眠等症	
不同点	组成	白茯苓、半夏、川芎、肉桂、柏子、五味子	白术、龙眼肉、木香
	功效	重在补心肾之阴	重在补养心脾气血
	病证	气血不足，心神不宁证	心脾气血两虚证
	症状	神思恍惚，心悸失眠	心悸怔忡，气短乏力，面色萎黄

●**药理研究** 本方具有改善心血管内皮细胞功能障碍[1-2]、调整血脂异常[3]等作用。

●**参考文献**

[1] 王岩，刘影哲，周亚滨．养心汤含药血清对 H_2O_2 诱导人脐静脉内皮细胞损伤模型细胞增殖的影响 [J]．江苏中医药，2011，43（4）：90-91.

[2] 姚凤祯，孙静．养心汤对家兔不稳定型心绞痛模型心肌细胞凋亡的影响 [J]．中医药信息，2008，25（3）：62-63.

[3] 于晓红，周亚滨，孙静，等．养心汤对不稳定型心绞痛患者血浆代谢组学的影响 [J]．中国中西医结合杂志，2013，33（2）：191-198.

酸枣仁汤 《金匮要略》

酸枣仁汤治失眠，川芎知草茯苓煎，养血除烦清虚热，安然入睡梦乡甜。

【组成】酸枣仁二升(15g) 甘草一两(3g) 知母二两(6g) 茯苓二两(6g) 川芎二两(6g)

【用法】上五味，以水八升，煮酸枣仁，得六升，内诸药，煮取三升，分温三服（现代用法：水煎服）。

【功效】养血安神，清热除烦。

【主治】肝血不足，虚热内扰之虚烦不眠证。虚烦失眠，心悸不安，头目眩晕，咽干口燥，舌红，脉弦细。

●**方义发挥**

1.病证辨析 酸枣仁汤为治疗肝血虚而致虚烦失眠的常用方。

肝藏血，血舍魂；心藏神，血养心。肝血不足，则魂不守舍；心失所养，加之阴虚生内热，虚热内扰，故虚烦失眠、心悸不安；血虚无以荣润于上，每多伴见头目眩晕、咽干口燥；舌红，脉弦细乃血虚肝旺之征。

2. 治法 宜养血以安神，清热以除烦。

3. 配伍解析

虚烦不眠：虚烦失眠，心悸不安，头目眩晕，咽干口燥，舌红，脉弦细 → 养血安神，清热除烦

酸枣仁　养血补肝，宁心安神　君

茯苓　宁心安神　｝臣

知母　滋阴润燥，清热除烦　｝臣

川芎　调肝血，疏肝气，与酸枣仁相伍，共奏养血调肝之功　佐

甘草　和中缓急，调和诸药　使

本方心肝同治，重在养肝之血；补中兼行，以畅肝之气，恰适肝性。

● **临床应用**

1. 适用范围　本方常用于神经衰弱、心脏神经症、围绝经期综合征等中医辨证属心肝血虚，虚热内扰者。

2. 使用注意　本方重用酸枣仁，且需先煎，方能取效。

类方鉴别

方名		天王补心丹	酸枣仁汤
相同点		均有酸枣仁、茯苓，均可治虚烦失眠证	
不同点	组成	柏子仁、当归、天冬、麦冬、生地黄、人参、丹参、玄参、远志、五味子、桔梗	知母、川芎
	功效	重在补心肾之阴	重在养肝血
	病证	阴虚血少，神志不安证	肝血不足，虚热内扰之虚烦失眠证
	症状	心悸失眠，神疲健忘，手足心热，舌红少苔，脉细数	虚烦失眠，头目眩晕，咽干口燥，舌红，脉弦细

● **药理研究**　本方具有镇静催眠[1]、抗惊厥[2]、抗焦虑[3]、抗抑郁[4]、降血脂[5]、改善记忆[6]、保护心脑血管[7-8]、护肝保肝[9-10]等作用。

●参考文献

[1] 金阳，李飞，李延利．酸枣仁汤对失眠大鼠睡眠时相的影响 [J]．时珍国医国药，2008，19 (6)：1355-1356.

[2] 马德孚．酸枣仁汤的药理研究 [C]．全国第二届仲景学术思想研讨会，1995：124.

[3] 王欣，谢鸣．酸枣仁汤对 EPM 大鼠脑组织 GABA-A 受体 mRNA 表达的影响 [J]．中医药学刊，2006，24 (1)：84-85.

[4] 夏寒星．酸枣仁汤抗抑郁实验研究 [J]．浙江中医药大学学报，2010，34 (1)：52-53.

[5] 张仲一，高岚，胡觉民，等．酸枣仁汤降脂作用的实验研究 [J]．江西中医药，2005，36 (2)：58-59.

[6] 段瑞，黄鹏，张宏，等．酸枣仁汤对记忆能力影响的实验研究 [J]．福建中医药，2003，34 (1)：37-38.

[7] 邓伟，唐其柱，李欣，等．酸枣仁皂苷 A 对大鼠心室肌细胞 L 型钙通道的影响 [J]．武汉大学学报：医学版，2009，30 (3)：299-302.

[8] 陆晖，陆艳玲，吴云虎，等．酸枣仁皂苷 A 对脑缺血再灌注损伤大鼠神经保护作用的研究 [J]．陕西中医，2009，30 (5)：621-623.

[9] 朱海鹏，高志良，谭德明，等．酸枣仁汤对小鼠试验性急性肝衰竭的影响 [J]．中国中药杂志，2007，32 (8)：718-721.

[10] 朱海鹏，高志良，谭德明，等．酸枣仁汤辅助治疗慢性重型肝炎的临床观察 [J]．中国中医结合杂志，2007，27 (4)：303-305.

金匮甘麦大枣汤，妇人脏躁喜悲伤，
精神恍惚常欲哭，养心安神效力彰。

甘麦大枣汤《金匮要略》

【组成】甘草三两（9g）　小麦一升（15g）　大枣十枚（10枚）

【用法】上三味，以水六升，煮取三升，温分三服（现代用法：水煎服）。

【功效】养心安神，和中缓急。

【主治】脏躁。精神恍惚，常悲伤欲哭，不能自主，心中烦乱，睡眠不安，甚则言行失常，呵欠频作，舌淡红苔少，脉细略数。

●方义发挥

1. 病证辨析　甘麦大枣汤为治疗脏躁的代表方。

多因思虑悲哀过度，耗伤阴血，心肝失养，神魂不安。神不守舍，则精神恍惚、睡眠不安，心中烦乱；肝失所养，疏泄失常，则悲伤欲哭、不能自主、言行失常；呵欠频作乃阴血不足，阴不配阳，上下相引所致；舌质淡红、脉来细数，亦心肝阴血不足之征。

2. 治法　宜养心安神，柔肝缓急，益阴除烦，和中补虚。

3. 配伍解析

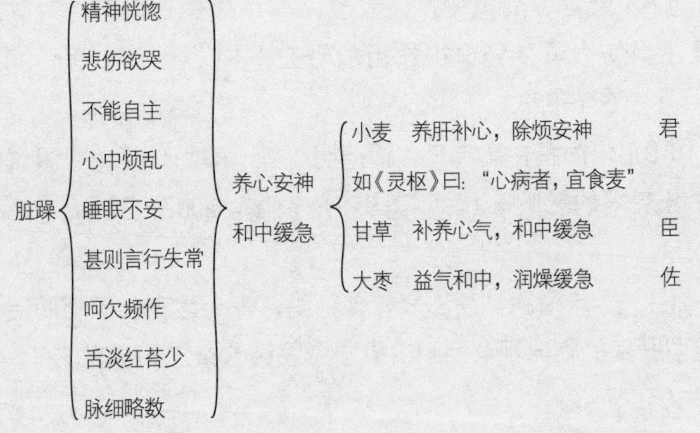

本方主以甘平质润之品，以现“肝苦急，急食甘以缓之”之法（《素问·藏气法时论》）。

●**临床应用**　本方常用于神经症、癔症、抑郁症、围绝经期综合征等中医辨证属心阴不足，肝气失和者。

●**药理研究**　本方具有镇静、催眠、抗惊厥[1-3]、升白细胞作用[4]，并有类雌激素样作用[5]、抗抑郁作用[6-7]、调节急性心理应激作用[8-9]等。

●**参考文献**

[1]谢强敏，唐法娣，洪巨伦，等. 甘麦大枣汤的药理研究[J]. 中药药理与临床，1992，8(6)：6.

[2]覃文才，洪庚辛，饶芳. 甘麦大枣汤的中枢抑制作用[J]. 中药药理与临床，1994，10(5)：9-11.

[3]吕圭源，宋霄宏，柴钦民. 复方甘麦大枣汤的药理研究[J]. 浙江中医学院学报，1992，16(6)：46-47.

[4]宋霄宏，吕圭源，昝日增. 甘麦大枣汤升白细胞作用的实验观察[J]. 浙江中医学院学报，1990，14(5)：27-28.

[5]林永华，姚芷芳，陈芬雅，等. 加味甘麦大枣汤治疗妇女更年期综合征133例分析[J]. 福建医药杂志，1985，(4)：34.

[6]张学礼，金国琴，邱宏，等. 加味甘麦大枣汤对抑郁症模型大鼠行为学及单氨类神经递质的影响[J]. 中药药理与临床，2003，19(3)：5-6.

[7]张学礼，金国琴，戴薇薇，等. 加味甘麦大枣汤对抑郁症大鼠海马cAMP-蛋白激酶A途径的影响[J]. 上海中医药大学学报，2006，20(4)：73-75.

[8]童瑶，邹军，倪力强，等. 4种中药复方对大鼠实验性急性应激行为及下丘脑－垂体－肾上腺轴的影响[J]. 中国中药杂志，2005，30(23)：1863-1866.

[9]童瑶，邹军，刘平，等. 四种中药复方对急性心理应激大鼠IL-1β和IL-2的影响[J]. 上海中医药大学学报，2005，19(2)：32-34.

第十章 开窍剂

凡以芳香开窍药为主组成，具有开窍醒神作用，治疗邪闭心窍证的方剂，统称开窍剂。

邪气壅盛，蒙蔽心窍，每致窍闭神昏。根据其寒热属性不同，有热闭与寒闭之别。热闭由温热毒邪内陷心包所致，治宜清热开窍，简称凉开；寒闭系寒湿痰浊蒙蔽心窍引起，治宜温通开窍，简称温开。故开窍剂分为凉开和温开两类。

凉开剂，适用于温热邪毒内陷心包的热闭证。临床表现常见高热，神昏，谵语，甚或痉厥等。凉开方剂多用芳香开窍药配伍清热药为主组成，如麝香、冰片、安息香、水牛角、黄连、黄芩等。代表方如安宫牛黄丸、紫雪、至宝丹。

温开剂，适用于中风、中寒、气郁、痰厥等属于寒邪痰浊内闭之证。临床表现常见突然昏倒，牙关紧闭，不省人事，苔白脉迟等。凉开方剂多用芳香开窍药配伍温里行气之品为主组成，如苏合香、安息香、细辛、沉香、丁香等。代表方如苏合香丸。

使用开窍剂须注意以下事项：首先应辨别闭证和脱证。凡见神志昏迷，口噤不开，两手握固，二便不通，脉实有力之闭证，方可应用；而对汗出肢冷，呼吸气微，手撒遗尿，口开目合，脉象虚弱无力或脉微欲绝之脱证，本类方剂当属禁用。其二，辨清闭证之寒热属性，正确地选用凉开或温开方剂。其三，开窍剂大多为芳香药物，善于辛散走窜，久服则易伤元气，故临床多用于急救，中病即止，不可久服。其四，本类方剂多制成丸、散剂，丸、散剂使用时宜温开水化服或鼻饲，不宜加热煎煮，以免药性挥发，影响疗效。

第一节　凉开

《温病条辨》安宫牛黄丸

安宫牛黄开窍方，芩连栀郁朱雄黄，犀角珍珠冰麝箔，热闭心包功效良。

【组成】牛黄一两(30g)　郁金一两(30g)　犀角(水牛角代)一两(30g)　黄连一两(30g)　朱砂一两(30g)　梅片二钱五分(7.5g)　珍珠五钱(15g)　山栀一两(30g)　雄黄一两(30g)　黄芩一两(30g)

【用法】上为极细末，炼老蜜为丸，每丸一钱(3g)，金箔为衣，蜡护。脉虚者人参汤下，脉实者银花、薄荷汤下，每服一丸。大人病重体实者，日再服，甚至日三服；小儿服半丸，不知，再服半丸(现代用法：口服，1次1丸。小儿3岁以内，1次1/4丸；4~6岁，一次1/2丸。一日1~3次。昏迷不能口服者，可鼻饲给药)。

【功效】清热解毒，豁痰开窍。

【主治】邪热内陷心包证。症见高热烦躁，神昏谵语，口干舌燥，或舌謇肢厥，舌红或绛，脉数。亦治中风昏迷，小儿惊厥属邪热内闭者。

●方义发挥

1. 病证辨析　安宫牛黄丸是治疗热闭心包之中风昏迷、小儿高热惊厥的代表方。

温热邪毒，逆传心包，扰乱神明，故高热烦躁、神昏谵语；里热炽盛，灼伤津液，则口干舌燥。舌为心窍，热闭窍机，则舌謇不语；热闭心包，邪热阻滞，阳气不通，故为热厥、手足厥冷。

2. 治法　温热邪毒内闭心包当治以清热解毒、开窍醒神；又如《成方便读》中所说："温邪内陷之证，必有黏腻秽浊之气留恋于膈间"，邪热多兼夹秽浊，故治疗上配以辟秽安神之品。

3. 配伍解析

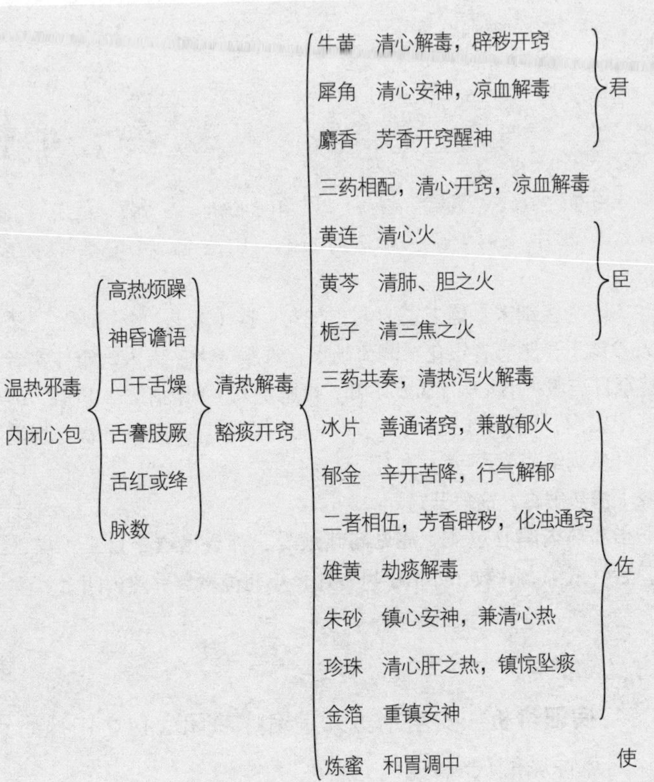

本方以牛黄等为君药，善清心包邪热，豁痰开窍，使心主安居于心之宫城，故名安宫牛黄丸。本方清热泻火、凉血解毒与芳香开窍并用，但以清热解毒为主，意在驱邪外出，就如《温病条辨》所言“使邪火随诸香一齐俱散也”。

●临床应用

1. 适用范围　本方常用于流行性乙型脑炎、流行性脑脊髓膜炎、中毒性痢疾、尿毒症、脑血管意外、中毒性肝炎、肝昏迷等中医辨证属邪热内陷心包证者。

2. 使用注意　寒闭证或脱证禁用；本方含香窜、寒凉及有毒之品，当中病即止，不宜过服、久服；孕妇慎用。

●**药理研究** 本方主要有镇静、抗惊厥、促清醒、抗炎、增强非特异性免疫、保肝[1]等作用，并有脑保护[1, 3, 4, 5, 6]、解热[2]、改善心功能[1, 7]等作用。

●**参考文献**

[1] 孙建宁．中药药理学[M]．北京：中国中医药出版社，2014：173-271.

[2] 庞国明，范思行，郑万善，等．药房里买得到的传世金方（典藏版）[M]．北京：北京科学技术出版社，2013：227.

[3] 殷妮娜．安宫牛黄丸对大鼠脑出血厚 TNF-α 表达的影响[J]．咸宁学院学报，2011，25（11）：12-15.

[4] 刘婷，刘远新，沙地克．安宫牛黄丸对自发性高血压脑出血大鼠血肿周围组织 NF-κβ 及 NO 表达的影响[J]．世界中西医结合杂志，2011，6（1）：19-21.

[5] 方芳，冯淑怡，孙建宁．安宫牛黄丸对实验性脑出血大鼠血肿周围组中 MMP-9 和 AQP-4 蛋白表达的影响[J]．北京中医药大学学报，2011，34（8）：535-537.

[6] 刘宗涛，沙地克沙吾提，李继彬，等．安宫牛黄丸对实验性大鼠脑缺血的保护作用[J]．中西医结合心脑血管病杂志，2011，9（6）：710-712.

[7] 欧阳海春，吴沃栋，钟冬梅，等．安宫牛黄丸及类方预处理对兔心肌缺血及再灌注损伤保护的作用研究[J]．现代医院，2008，8（7）：25-28.

●**典型医案** 甘某某，二十四岁，壬戌六月二十九日，暑温邪传心包，谵语神昏，右脉洪大数实而模糊，势甚危险。细生地（六钱）、知母（五钱）、银花（八钱）、元参（六钱）、连翘（六钱）、生甘草（三钱）、麦冬（六钱）、竹叶（三钱）、生石膏（一

两）煮三碗，分三次服。牛黄丸（二丸），紫雪丹（三钱）。（《吴鞠通医案》）

紫雪犀羚朱朴硝，硝磁寒水滑石膏，
丁沉木麝升玄草，不用赤金法亦超。

紫雪 《外台秘要》

【组成】黄金百两（3000g） 寒水石三斤（1500g） 石膏三斤（1500g） 磁石三斤（1500g） 滑石三斤（1500g） 玄参一斤（500g） 羚羊角屑，五两（150g） 犀角屑（水牛角浓缩粉代），五两（150g） 升麻一斤（250g） 沉香五两（150g） 青木香五两（150g） 丁子香一两（30g） 甘草炙，八两（240g）

【用法】上十三味，以水一斛，先煮五种金石药，得四斗，去滓后内八物，煮取一斗五升，去滓，取硝石四升（1000g），芒硝亦可，用朴硝精者十斤（5000g）投汁中，微火上煮，柳木篦搅，勿住手，有七升，投在木盆中，半日欲凝，内研朱砂三两（90g），细研麝香五分（1.5g），内中搅调，寒之二日成霜雪紫色。病人强壮者一服二分（0.6g），当利热毒；老弱人或热毒微者，一服一分，以意节之（现代用法：口服，一次1.5~3g，一日2次。周岁小儿一次0.3g，每增1岁，递增0.3g，每日1次。五岁以上小儿遵医嘱，酌情服用）。

【功效】清热开窍，熄风止痉。

【主治】热闭心包，热盛动风证。高热烦躁，神昏谵语，痉厥，口渴唇焦，尿赤便秘，舌质红绛，苔干黄，脉数有力或弦数；以及小儿热盛惊厥。

●方义发挥

1. 病证辨析 紫雪是治疗热盛动风证的代表方剂。

邪热炽盛，内陷心包，心神被扰，故高热烦躁、神昏谵语；热极动风，故痉厥；热盛伤津，故口渴唇焦、尿赤便秘；小儿热盛惊厥亦属邪热内闭，肝风内动之候。

2. 治法 治以清热开窍，熄风止痉。

3. 配伍解析

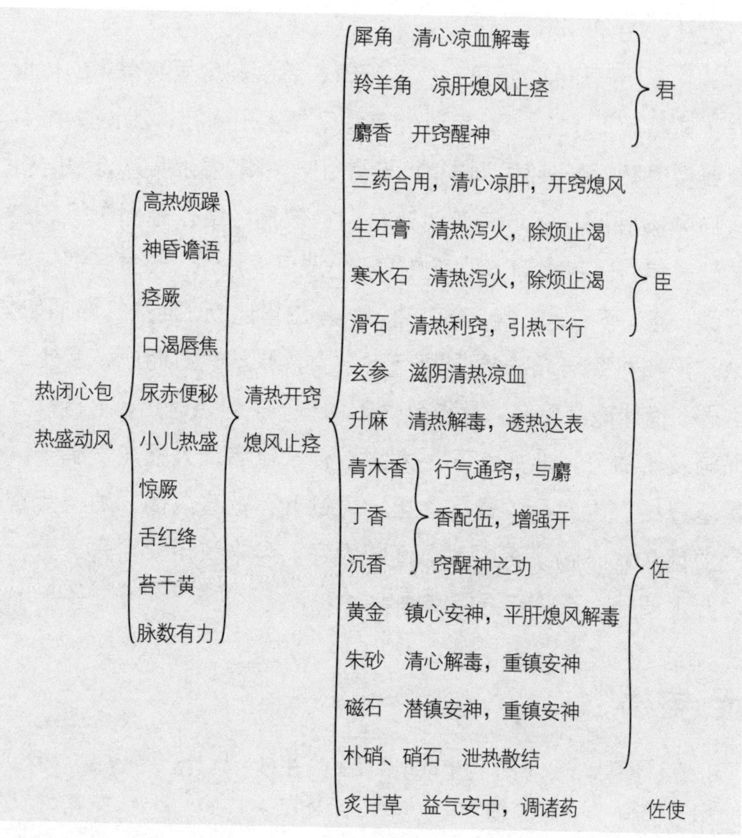

●临床应用

1. 适用范围　本方常用于流行性脑脊髓膜炎、流行性乙型脑炎、急性上呼吸道感染、急性肝坏死肝昏迷及癫痫等中医辨证属热闭心包，热盛动风证者。

2. 使用注意　本方服用过量，有损伤元气之弊，故应中病即止；脱证、虚风内动与小儿慢惊风者，非本方所宜；孕妇忌用。

●药理研究　本方主要有抗炎[2]以及解热、镇静、抗惊厥[1-2]等作用。

●参考文献

［1］畅洪昇．吴鞠通传世名方［M］．北京：中国医药科技

出版社，2013：46.

[2] 庞国明，范忠行，郑万善，等．药房里买得到的传世金方（典藏版）[M]．北京：北京科学技术出版社，2013：413.

●典型医案 张某某，周岁内，未得谷味精华，温邪吸入，上焦先受，头面颐颌肿浮，邪与气血混处，刀针破伤经络，温邪内闭热壅，蔓延三焦，昏寐痰潮，舌刺蜷缩，小溲点滴浑浊，热气结锢在里。但膏、连、芩、栀之属，药性直降，竟由胃达肠，而热气如烟如雾，原非形质可荡可扫，故牛黄产自牛腹，原从气血而成，混处气血之邪，借此破其蕴结，是得效之因由也。夫温热时疠，上行气分，而渐及于血分，非如伤寒足六经顺传经络者，大抵热气鸱张，必熏塞经络、内窍，故昏躁皆里窍之欲闭，欲宣内闭，须得芳香，气血郁久，必致疡毒内攻。谨陈大意。参末议用紫雪丹三分，微温开水调服。（《临证指南医案》）

至宝朱砂麝息香，雄黄牛角与牛黄，
金银二箔兼龙脑，琥珀还同玳瑁良。

至宝丹 《灵苑方》引郑感方，录自《苏沈良方》

【组成】生乌犀（水牛角代） 生玳瑁 琥珀 朱砂 雄黄各一两（各30g） 牛黄一分（0.3g） 龙脑一分（0.3g） 麝香一分（0.3g） 安息香一两半，酒浸，重汤煮令化，滤过滓，约取一两净（30g） 金银箔各五十片

【用法】上药丸如皂子大，人参汤下一丸，小儿量减（现代用法：研末为丸，每丸重3g，每服1丸，一日1次，小儿酌减）。

【功效】清热开窍，化浊解毒。

【主治】痰热内闭心包证。神昏谵语，身热烦躁，痰盛气粗，舌绛苔黄垢腻，脉滑数。亦治中风、中暑、小儿惊厥属于痰热内闭者。

●方义发挥

1.病证辨析 至宝丹是治疗痰热内闭心包证的代表方剂。

温热之邪炽盛，灼津为痰，痰热闭阻心包，扰乱神明，则神昏谵语、身热烦躁；痰涎壅盛，阻塞气道，故痰盛气粗。中风、中暑、小儿惊厥，皆可因痰热内闭，而见身热烦躁、痰

盛气粗等症。

2. 治法 邪热宜清解，痰盛可豁痰化浊，神昏当开窍，故治以清热开窍，化浊解毒。

3. 配伍解析

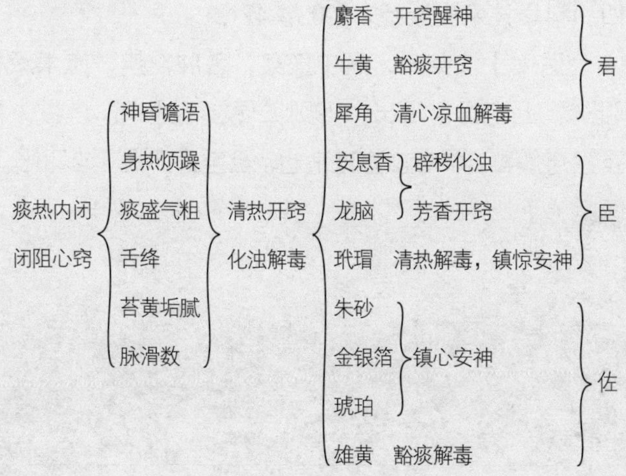

●临床应用

1. 适用范围 本方常用于流行性脑脊髓膜炎、流行性乙型脑炎、中毒性痢疾、尿毒症、脑血管意外、肝昏迷等中医辨证属痰热内闭心包证者。

2. 使用注意 本方芳香辛燥之品较多，有耗阴劫液之弊，故神昏谵语由阳盛阴虚所致者忌用；孕妇慎用。

类方鉴别

方名	安宫牛黄丸	紫雪	至宝丹
相同点	皆以芳香开窍药和清热凉血解毒药为主，均有清热开窍之功，可治热闭心包证		
不同点	长于清热解毒，适用于热盛之证	长于熄风止痉，适宜于热闭心包热盛动风，神昏痉厥者	长于化浊辟秽，适用于秽浊偏盛、邪热较轻之证

●药理研究 本方主要有解热、镇静、抗惊厥、回苏、强心、祛痰、兴奋中枢神经[1]等的作用。

●参考文献

[1] 李培，傅荣周，吴明礼，等．临床实用方剂手册[M]．成都：四川科学技术出版社，2003：421.

【典型医案】沈某某，风中廉泉，舌肿喉痹，麻木厥昏，内风亦令阻窍，上则语言难出，下则二便皆不通调。考古人吕元膺每用芳香宣窍解毒，勿令壅塞致危也。至宝丹四丸，匀四服。（《临证指南医案》）

第二节 温开

苏合香丸麝息香，木丁熏陆荜檀襄，犀冰术沉诃香附，衣用朱砂中恶尝。

苏合香丸 《广济方》，录自《外台秘要》

【组成】吃力伽（即白术） 光明砂（即朱砂）研 麝香 诃梨勒皮 香附子中白 沉香重者 青木香 丁子香 安息香 白檀香 荜茇上者 犀角（水牛角代）各一两（各30g） 熏陆香（即乳香） 苏合香 龙脑香（即冰片）各半两（各15g）

【用法】上十五味，捣筛极细，白蜜煎，去沫，和为丸。每朝取井花水，服如梧子四丸，于净器中研破服，老小每碎一丸服之，冷水暖水，临时斟量。仍取一丸如弹丸，蜡纸裹，绯袋盛，当心带之。（现代用法：口服，每次1丸，小儿酌减，一日1~3次，温开水送服。昏迷不能口服者，可鼻饲给药）。

【功效】温通开窍，行气止痛。

【主治】寒闭证。突然昏倒，牙关紧闭，不省人事，苔白，脉迟。亦治心腹卒痛，甚则昏厥。或治中风、中气及感受时行瘴疠之气等属寒凝气滞之闭证者。

●方义发挥

1. 病证辨析 苏合香丸是治疗寒闭证的代表方剂。

寒痰秽浊，阻滞气机，蒙蔽清窍，故见突然昏倒、牙关紧闭、不省人事；寒凝胸腹，气血瘀滞，则心腹卒痛；寒凝气滞，甚则闭塞气机，则昏厥。

2. 治法 宜温通开窍，行气止痛。

3. 配伍解析

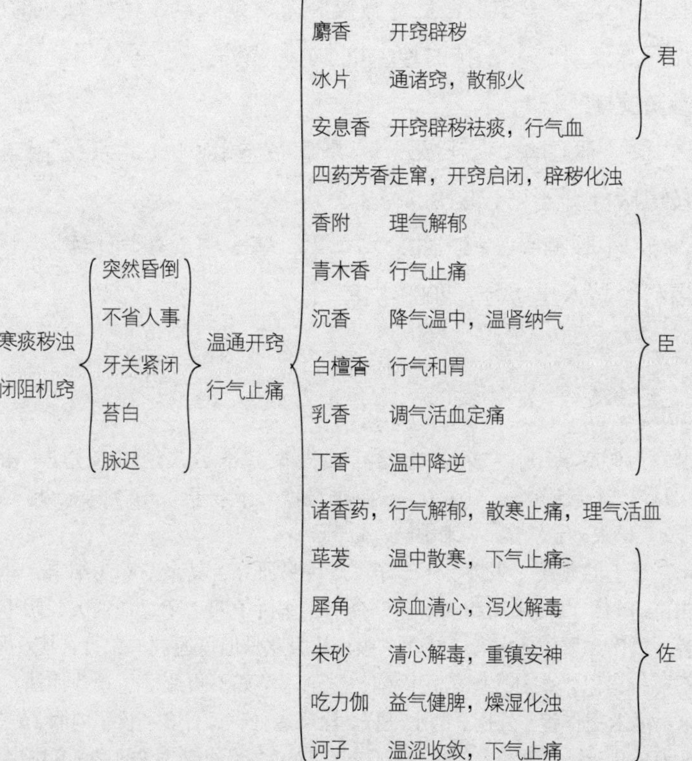

诸药合用，芳香化浊，温通开窍，行气止痛。本方集诸辛温香散之品，相须为用，行气开窍，辟秽化浊之力尤著；佐以补气、收敛、寒凉、重镇之品，与诸香药配伍，既可防止过用辛香温散之弊，又能助开窍行气、温通辟秽之功，相反相成。

●临床应用

1. 适用范围 本方常用于流行性乙型脑炎、肝昏迷、心肌梗死、一氧化碳中毒等中医辨证属寒闭证者。

2. 使用注意　本方药物辛香走窜，不可过量服用；本方有损胎气，孕妇慎用；脱证、热闭者忌用。

●药理研究　本方主要有扩张冠状动脉、降低心肌耗氧量、增加心肌血流量[1]等作用，且有减慢心率、延长动物的耐缺氧时间、增加冠脉流量[1-2]、抗血栓、抗血小板聚集[1-2]等作用。

●参考文献

［1］张国华，高日阳．心系病名方［M］．北京：中国医药科技出版社，2013：120.

［2］陈德兴，都广礼，冯年平，等．中成药学［M］．上海：上海科学技术出版社，2009：182.

紫金锭用麝朱雄，慈戟千金五倍同，太乙玉枢名又别，祛痰逐秽及惊风。

紫金锭《丹溪心法附余》

【组成】雄黄一两（30g）　文蛤一名五倍子，锤碎，洗净，焙，三两（90g）　山慈菇去皮，洗净，焙，二两（60g）　红芽大戟去皮，洗净，焙干燥，一两半（45g）　千金子一名续随子，去壳，研，去油取霜，一两（30g）　朱砂五钱（15g）　麝香三钱（9g）

【用法】上除雄黄、朱砂、千金子、麝香另研外，其余三味为细末，却入前四味再研匀，以糯米糊和剂，杵千余下，作饼子四十个，如钱大，阴干。体实者一饼作二服，体虚者一饼作三服，凡服此丹但得通利一二行，其效尤速；如不要行，以米粥补之。若用涂疮，立消。孕妇不可服。（现代用法：上为细末，糯米糊作锭。外用，磨水外搽，涂于患处，每日 3~4 次。内服，1~3 岁，每次 0.3~0.5g；4~7 岁，每次 0.7~0.9g；8~10 岁，每次 1.0~1.2g；11~14 岁，每次 1.3~1.5g；15 岁以上，每次 1.5g。每日 2~3 次，温开水送服。）

【功效】辟秽解毒，化痰开窍，消肿止痛。

【主治】暑令时疫。脘腹胀闷疼痛，恶心呕吐，泄泻，痢疾，舌润，苔厚腻或浊腻，并治痰厥。外敷治疗疔疮肿毒，虫咬损伤，无名肿毒，以及痄腮、丹毒、喉风等。

●方义发挥

1. 病证辨析　紫金锭是治疗暑令时疫的常用方剂。

暑湿当令，感受秽恶痰浊或疫毒之邪，干于肠胃，运化失司，升降失常，则脘腹胀痛、恶心呕吐、泄泻、痢疾；若秽恶痰浊之邪郁阻气机，蒙蔽清窍，则头昏胸闷，甚则猝然昏仆而为痰厥。

2. 治法 宜辟秽解毒，化痰开窍，消肿止痛。

3. 配伍解析

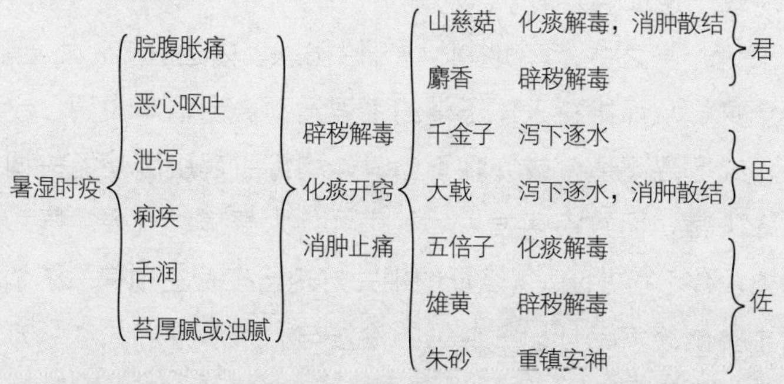

诸药配伍，共奏辟秽解毒、化痰开窍之功，并有缓解下攻逐邪毒之用。本方集诸解毒之品于一方，辟秽解毒与开窍化痰并用，重在解毒辟秽，兼以化痰开窍。

●临床应用

1. 适用范围 本方常用于急性胃肠炎、食物中毒、痢疾等中医辨证属秽恶痰浊之邪引起者。

2. 使用注意 本方有毒，且攻逐力猛，故不可过服、久服；亡阳、厥脱者禁用；孕妇、老年体弱者及气血虚弱者忌服。

●药理研究 本方主要有镇痛[1]、收敛止血[2]、抑菌、抗肿瘤、抗炎、抗病毒[1-2]等的作用。

●参考文献

[1] 孙晓波，徐惠波，等．现代方剂药理与临床［M］．天津：天津科技翻译出版公司，2005：219.

[2] 庞国明，范思行，郑万善，等．药房里买得到的传世金方（典藏版）［M］．北京：北京科学技术出版社，2013：414.

第十一章 理气剂

理气剂，是指以理气药为主组成，具有行气或降气作用，治疗气滞或气逆证的方剂。

气为一身之主，气机在体内升降出入，内达脏腑，外至肌表，周行全身，从而维持人体正常的生理活动。当情志失调，或劳倦过度，或寒温不适，或饮食不当时，均可引起脏腑功能失调，气机升降失常，而致疾病发生。气病可分为气虚、气陷、气滞、气逆四类，治疗气虚证、气陷证的相关方剂已在补益剂中系统阐述，本章主要围绕气滞证、气逆证的治法与方剂展开。故本章方剂分为行气和降气两类。

行气剂，适用于气机郁滞证。气滞证多因脾胃气机郁滞或肝气郁滞引起。临床表现常见脘腹胸胁胀痛，嗳气吞酸，或月经不调，或痛经等。行气的方剂常以行气药为主组成，如陈皮、厚朴、枳壳、香附、青皮等。代表方如越鞠丸、天台乌药散等。

降气剂，适用于气逆证。气逆证多因肺胃气逆不降引起。临床表现常见咳喘，呕吐，嗳气，呃逆等。降气的方剂常以降气的药物为主组成，如苏子、杏仁、旋覆花、代赭石、半夏等。代表方如苏子降气汤、定喘汤、旋覆代赭汤等。

使用理气剂时，首先应辨清气病之虚实。如气滞实证，当须行气，勿用补气，否则会使气滞愈甚；若气虚之证，当补其虚，误用行气，则使其气损加重。其次应分清主次，辨有无兼夹。如气机郁滞与气逆不降相兼为病，治法应以行气与降气配合使用；如兼气虚者，则需配伍适量补气之品。第三，理气药多属芳香辛燥之品，易耗气伤津，不能长期过量使用。尤其是年老体弱者、阴虚火旺者以及孕妇等更应注意。

第一节 行气

《丹溪心法》越鞠丸（芎术丸）

行气解郁越鞠丸，香附芎苍栀曲研，气血痰火湿食郁，随证易君并加减。

【组成】香附 川芎 苍术 栀子 神曲各等分（各6~10g）（原书未著用法用量）

【用法】上为末，水丸如绿豆大（现代用法：水丸，每服6~9g，温开水送服。亦可按参考用量比例作汤剂煎服）。

【功效】行气解郁。

【主治】六郁证。胸膈痞闷，脘腹胀痛，嗳腐吞酸，恶心呕吐，饮食不消。

●方义发挥

1. 病证辨析 越鞠丸是治疗六郁证的基础方，也是五药治六郁的代表方。

肝喜条达而恶抑郁。因生活压力较大，喜怒无常、忧思过度，或饮食失节、寒温不适导致气、血、痰、火、湿、食六郁之证。六郁之中以气郁为主。气郁而肝失条达，则见胸膈痞闷；气郁又使血行不畅而成血郁，故见胸胁胀痛；气血郁久化火，则见嗳腐吞酸吐苦；气郁致肝气不舒，肝病及脾，脾胃气滞，运化失司，升降失常，则聚湿生痰，或食滞不化而见恶心呕吐。反之，气郁又可因血、痰、火、湿、食诸郁导致或加重。

2. 治法 六郁证当以对证治疗，但观其气郁为关键因素，治病求本，立法应以行气解郁为主，使气行则血行，气行则痰、火、湿、食诸郁自解。故立行气解郁之法。

3. 配伍解析

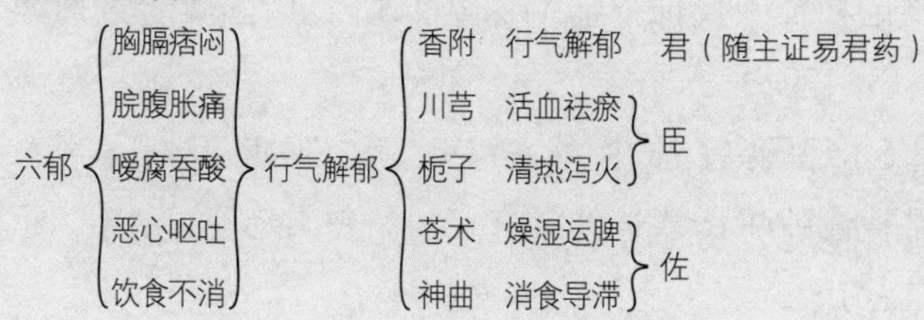

方中以五药治六郁，贵在治病求本；诸法并举，重在调理气机。

●临床应用

1. 适用范围　本方常用于治疗胃肠神经症、胃肠功能紊乱、消化性溃疡、慢性胃炎、胆道系统感染、胆石症、慢性肝炎、肋间神经痛、精神失调症、梅核气、痛经，以及偏头痛、顽固性继发性癫痫、低血钾、冠心病、脑血栓、顽固性口腔溃疡、闭经、盆腔炎等中医辨证属气、血、湿、痰、火、食等郁滞为患者。

2. 使用注意　本方诸多药物大多温燥辛散，阴液不足者慎用。

●药理研究　本方主要有保肝利胆[1]、调节胃肠道功能[2]、抗抑郁[3-4]、降脂[5]、稳定易损斑块[6]等作用。

●参考文献

［1］郝志民，赵云昇，朱维平，等．新加越鞠丸对非酒精性脂肪肝大鼠脂联素及瘦素影响的实验研究［J］．世界中西医结合杂志，2013，3：237-239，321.

［2］王雪，李文，唐丹，等．越鞠丸对大鼠胃酸胃蛋白酶的影响［J］．中药与临床，2015，2：55-56.

［3］夏宝妹，张海楼，薛文达，等．越鞠丸醇提物对孕前应激诱导的产后抑郁小鼠模型的快速抗抑郁作用［J］．武汉大学学报（医学版），2016，3：350-353，394.

［4］吴如燕，张海楼，薛文达，等．越鞠甘麦大枣汤快速治疗产后抑郁子代抑郁症的探索［J］．中国实验方剂学杂志，2016，6：130-133.

［5］邓国兴，张金兰，高玮，等．越鞠丸对非酒精性脂肪肝病大鼠肝脏 PPARα 表达的影响［J］．中国老年学杂志，2011，7：1219-1220.

［6］蔡敏，赵含森，苏毅馨，等．六郁同治法对动脉粥样硬化小鼠易损斑块胶原代谢的影响［J］．中国中医药信息杂志，2014，7：50-52.

●典型医案 一小儿因母食郁，饱胀咽酸而患遍身皆黄，以越鞠丸治其母，以泻黄散治其子，并愈。（《续名医类案》）

按语

丹溪立方原义在于“凡郁皆在中焦”，其治重在调理中焦而使气机升降正常。但临证难得六郁并见，宜“得古人之意而不泥古人之方”，应视何郁为主而调整其君药并加味运用，使方证相符，切中临证病机。

四逆散中加芎香，枳实易壳行气良，
方名柴胡疏肝散，气闷胁痛皆可畅。

柴胡疏肝散 《医学统旨》

【组成】柴胡　陈皮醋炒，各二钱（各6g）　川芎　香附　枳壳麸炒　芍药各一钱半（各4.5g）　甘草炙，五分（1.5g）

【用法】水二盅，煎八分，食前服。

【功效】疏肝解郁，行气止痛。

【主治】肝气郁滞证。胁肋疼痛，胸闷喜太息，情志抑郁易怒，或嗳气，脘腹胀满，脉弦。

●方义发挥

1. 病证辨析 柴胡疏肝散是治疗肝气郁滞证的基础方，也是疏肝解郁治法的代表方。

肝喜条达，而恶抑郁，其经脉布胁肋，循少腹。肝经循行所过之处所患痛证，皆责之于肝。若情志不遂，木失条达，则致肝气郁结，经气不利，胁肋疼痛，甚则胸脘腹部胀闷；疏泄失职，则情志抑郁；久郁不解，肝失柔顺舒畅之性，则情绪急躁易怒；肝气横逆犯胃，胃气失和，故嗳气频作；脉来弦长，亦为肝郁不舒之征。

2. 治法 肝气郁滞证当疏肝解郁；气行不畅产生局部胀

满不适，影响气机功能，又以行气止痛减轻局部症状。故拟疏肝理气，行气止痛之法。

3. 配伍解析

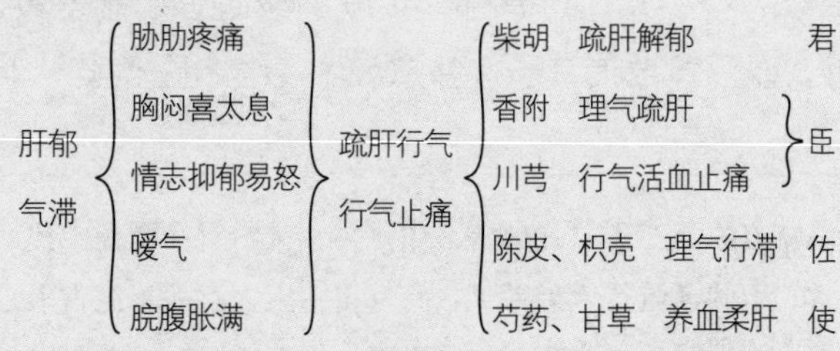

本方是四逆散去枳实，加香附、陈皮、枳壳、川芎而成，虽由四逆散加味，而且各药用量已变，尤其是减甘草用量，使其疏肝解郁、行气止痛之力大增。

●临床应用

1. 适用范围　本方用于治疗肝炎、慢性胃炎、肋间神经痛等中医辨证属肝郁气滞的多种疾病。

2. 使用注意　方中药物芳香温燥，容易消耗人体的气阴，不宜久服；胁痛伴有口干，舌红苔少等肝阴不足者，应配伍养血滋阴的药物。

类方鉴别

方名		柴胡疏肝散	四逆散
相同点		均有柴胡、白芍、甘草，均可疏肝解郁，调和肝脾，治疗肝气郁结，肝脾不和之胁肋脘腹胀痛	
不同点	组成	川芎、香附、陈皮、枳壳	枳实
	功效	疏肝解郁，行气止痛	疏肝理脾，透解郁热
	病证	肝郁气滞证	肝脾不和证
	症状	胸胁疼痛，嗳气善太息，脘腹胀满	胁肋脘腹胀痛

●**药理研究** 本方主要具有保肝利胆[1]、抗纤维化[2-3]、抗抑郁[4]、抗衰老[5]、改善胃肠功能[6]等作用。

●**参考文献**

[1] 李丹，江涛，范华倩，等．柴胡疏肝散对非酒精性脂肪肝大鼠脂质代谢及肝功能的影响[J]．中药药理与临床，2013，3：8-12.

[2] 尚立芝，季书，王琦，等．柴胡疏肝散的抗肝纤维化作用研究[J]．中药药理与临床，2014，5：8-11.

[3] 付德才，杨世忠，宋祥福，等．柴胡疏肝散抗肝纤维化的实验研究[J]．中国老年学杂志，2007，12：1146-1148.

[4] 邱娟．柴胡疏肝散及拆方对抑郁模型大鼠行为学和脑组织 p38MAPK、ERK5 表达的影响[D]．长沙：中南大学，2014.

[5] 禤璇，戎志斌，刘纯，等．柴胡疏肝散对肝郁型老年性痴呆大鼠模型行为学及海马单胺神经递质的影响[J]．深圳中西医结合杂志，2013，3：129-134.

[6] 郑爱华，蔡光先，李家邦，等．柴胡疏肝散、四君子汤对肝郁、脾虚大鼠 Th 细胞蛋白激酶 C 表达的影响[J]．湖南中医学院学报，2003，6：15-18.

《金匮要略》瓜蒌薤白白酒汤

瓜蒌薤白白酒汤，胸痹胸闷痛难当，
喘息短气时咳唾，难卧仍加半夏良。

【组成】瓜蒌实一枚（12g）　薤白半升（12g）　白酒七升（适量）

【用法】三味同煮，取二升，分温再服（现代用法：用适量黄酒加水煎服）。

【功效】通阳散结，行气祛痰。

【主治】胸阳不振，痰气互结之胸痹轻证。胸部满痛，甚至胸痛彻背，喘息咳唾，短气，舌苔白腻，脉沉弦或紧。

●**方义发挥**

1. 病证辨析 瓜蒌薤白白酒汤是治疗胸阳不振，痰阻气滞轻证之胸痹的基础方，也是通阳散结，行气祛痰的代表方。

诸阳受气于胸中而转行于背，胸阳不振，阳不化阴，津液不得输布，凝聚为痰，痰阻气机，故胸中闷痛，甚至胸痛彻背；痰浊阻肺，肺失宣降，则见咳唾喘息、短气；舌苔白腻、脉沉或弦，皆痰阻气滞之象。尤怡曰："胸中阳也，而反痹，则阳不用矣。阳不用，则气上不相顺接，前后不能贯通……更审其脉，寸口亦阳也，而沉迟，则等于微矣。关上小紧，亦阴弦之意，而反数者，阳气失位，阴反得而主之，《易》所谓阴凝于阳，《书》所谓牝鸡司晨也。"

2. 治法 胸阳不振当以振奋胸阳为主；阳虚胸痹所致痰阻气滞为标，而见胸痛，痰多，又宜行气祛痰以助祛痰之功，故遵"急则治标"之旨。治当通阳散结，行气祛痰。

3. 配伍解析

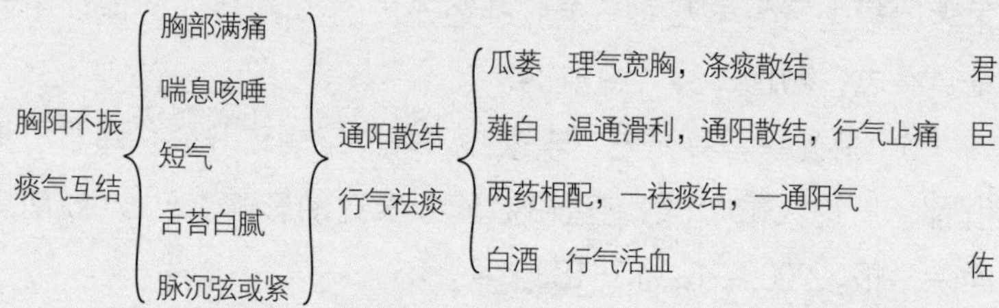

本方药物配伍精当，共奏通阳散结，行气祛痰之功。使胸中阳气宣通，痰浊消而气机畅，则胸痹喘息诸症自除。

●临床应用

1. 适用范围 本方常加减用于冠脉综合症、冠心病心绞痛、慢性支气管炎、慢性胃炎、非化脓性肋骨炎、肋间神经痛等中医辨证属胸阳不振，痰浊气滞证候者。

2. 使用注意 证属阳虚气弱，尤以虚寒证明显者禁用。

●药理研究 本方主要具有减慢心率、增加心肌收缩力[1]、抑制血清胆固醇升高、降低血脂、祛痰[2]、抗凝血、抗血栓[3]、抑制凝血系统治疗硬膜下血肿[4]等作用。

●参考文献

[1] 李明明，黄芳，韩林涛，等．瓜蒌薤白白酒汤对大鼠心肌缺血再灌注损伤的保护作用 [J]．中国实验方剂学杂志，2013，16：188-192.

[2] 孙志强，郑冀，代龙．瓜蒌薤白药理作用研究进展 [J]．江西中医药，2010，11：76-78.

[3] 谢辉，许惠琴，李虹．薤白提取物对小鼠凝血时间及体内血栓形成的影响 [J]．时珍国医国药，2004，12：811-812.

[4] 卞海，杨帆，张静，等．瓜蒌薤白白酒汤对硬膜下血肿模型大鼠抗凝血实验 [J]．中成药，2015，6：1333-1335.

《金匮要略》枳实薤白桂枝汤

枳实薤白桂枝汤，胸阳不振痰气结，厚蒌合治胸痹方，通阳散结下气强。

【组成】枳实四枚（12g）　厚朴四两（12g）　薤白半升（9g）　桂枝一两（6g）　瓜蒌一枚，杵（12g）

【用法】以水五升，先煮枳实、厚朴，取二升，去滓，内诸药，煮数沸，分三次温服（现代用法：水煎服）。

【功效】通阳散结，祛痰下气。

【主治】胸阳不振，痰气互结之胸痹。胸满而痛，甚或胸痛彻背，喘息咳唾，短气，气从胁下冲逆，上攻心胸，舌苔白腻，脉沉弦或紧。

●方义发挥

1. 病证辨析　枳实薤白桂枝汤是治疗胸痹胸阳不振，痰气互结重证的基础方，也是通阳散结，祛痰下气的代表方。

胸阳不振，津液不布，聚而成痰，痰为阴邪，易阻气机，结于胸中，则胸满而痛，甚或胸痛彻背；痰浊阻滞，肺失宣降，故见咳唾喘息、短气；胸阳不振则阴寒之气上逆，故有气从胁下冲逆，上攻心胸之候。尤怡曰："心中痞气，气痹而成痞也。胁下逆抢心，气逆不降，将为中之害也。是宜急通其痞结之气，否则速复其不振之阳。盖去邪之实，即以安正。养阳之虚，即以逐阴，是在审其病之久暂，与气之虚实而决之。"（《金匮要略心典》）

2. 治法 胸阳不振，治以温通胸阳为主；胸阳虚证影响心肺之气正常功能而见痰多、胸痛、短气、气上攻心，又宜祛痰下气以复气机之正常。故立通阳散结，祛痰下气之法。

3. 配伍解析

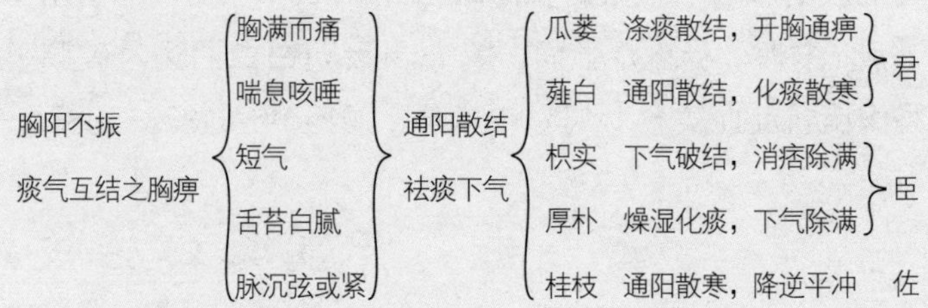

本方配伍一是寓降逆平冲于行气之中，以恢复气机之升降；二是寓散寒化痰于理气之内，以宣通阴寒痰浊之痹阻。

●临床应用

1. 适用范围 本方现代应用同前，主要治疗胸痹，临床症见胸中痞满，气从胁下冲逆，上攻心胸，舌苔白腻，脉沉弦或紧等中医辨证属胸阳不振，痰浊中阻，气结于胸证型。

2. 使用注意 证属阳虚气弱，尤以虚寒证明显者禁用。

类方鉴别

方名	枳实薤白桂枝汤	瓜蒌薤白白酒汤
相同点	均有薤白、瓜蒌，均可通阳散结，行气祛痰，治疗胸阳不振，痰气内阻之胸痹	

续表

	方名	枳实薤白桂枝汤	瓜蒌薤白白酒汤
不同点	组成	枳实、桂枝、厚朴	白酒
	功效	下气降逆，消痞除满	通阳散结，行气祛痰
	病证	胸痹气结重证	胸痹痰浊较轻证
	症状	胸中痞满，气从胁下上逆冲心	胸痛，喘息，短气

●药理研究　本方主要具有强心、增加冠脉血流量[1]、抑制肿瘤细胞生长及缓解疼痛[2]、降血脂[3]等作用。

●参考文献

[1] 王程，张玉峰，赵筱萍．枳实薤白桂枝汤抗心肌细胞损伤活性成分的发现研究[J]．中国中药杂志，2013，10：1601-1605.

[2] 松田正道．活血化瘀方剂的促癌抑制作用[J]．国外医学(中医中药分册)，1998，3：55.

[3] 夏寒星，张业．枳实薤白桂枝汤对高脂血症大鼠血液流变学指标及抗氧化作用的影响[J]．中国实验方剂学杂志，2012，11：170-172.

《金匮要略》半夏厚朴汤

半夏厚朴与紫苏，茯苓生姜共煎服，
痰凝气聚成梅核，降逆开郁气自舒。

【组成】半夏一升(12g)　厚朴三两(9g)　茯苓四两(12g)　生姜五两(15g)　苏叶二两(6g)

【用法】以水七升，煮取四升，分温四服，日三夜一服(现代用法：水煎服)。

【功效】行气散结，降逆化痰。

【主治】梅核气。咽中如有物阻，咯吐不出，吞咽不下，胸膈满闷，或咳或呕，舌苔白润或白滑，脉弦缓或弦滑。

●方义发挥

1. 病证辨析　半夏厚朴汤是治疗七情不舒，痰气凝结之梅核气的基础方，也是降气化痰散结的代表方。

梅核气即咽中有异物感，梗阻不适，咽中如有炙脔，谓咽中有痰涎，如同炙肉，咯之不出，咽之不下者。肝主疏泄而喜条达，脾胃主运化转输水津，肺主宣降，司通调水道之职。若情志不遂，肝气郁结，肺胃宣降失司，津液不得正常输布，聚而成痰，痰气相搏，阻于咽喉，则咽中如有物阻，吐之不出，吞之不下；气机郁滞，故胸膈满闷；痰气上逆，肺失宣降，则见咳嗽；胃失和降，则见呕吐；苔白润或白滑、脉弦缓或弦滑，均为气滞痰凝之征。如赵以德曰："上焦阳也，卫气所治，贵通利而恶闭郁，郁则津液不行而积为痰涎。胆以咽为使，胆主决断，气属相火，遇七情至而不决，则火郁而不发，不发则焰不达，不达则气如烟，与痰涎结聚胸中，故若炙脔。"（黄竹斋《金匮要略方论集注》）。

2. 治法　梅核气治以行气散结为主，气滞影响气机升降出入，气逆致痰凝，又宜施以降逆化痰，复气血津液之正常代谢，故拟行气散结，降逆化痰之法。

3. 配伍解析

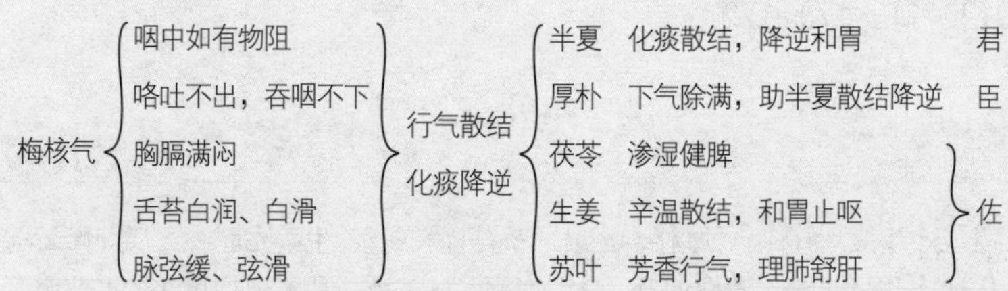

全方辛苦合用，辛以行气散结，苦以燥湿降逆，使郁气得疏，痰涎得化，则痰气郁结之梅核气自除。

●临床应用

1. 适用范围　本方常用于咽异感症、癔病、焦虑性神经症、抑郁症、顽固性失眠、慢性咽喉炎、慢性支气管炎、慢性胃炎、食管痉挛、化疗或放疗所致恶心呕吐，以及反流性食管炎、结肠肝（脾）曲综合征、精神分裂症、梅尼埃病、脑震荡后遗症、甲状腺腺瘤，颈前血管瘤，环状骨膜炎、闭经、婴幼儿秋季腹泻、新生儿幽门痉挛等中医辨证属气滞痰阻者。

2. 使用注意 方中多为辛温苦燥之品，仅适宜于痰气互结而无热者；若见颧红口苦、舌红少苔属于气郁化火，阴伤津少者，虽具梅核气之特征，亦不宜使用本方。

●**药理研究** 本方主要具有抗脂质过氧化损伤、保护和修复胃黏膜[1]、镇静[2]、抗抑郁[3]、止吐、增进肠道功能[4]等作用。

●**参考文献**

［1］李宁宁，郭海，雷延飞．半夏厚朴汤加味对慢性萎缩性胃炎大鼠胃黏膜血流量及脂质过氧化损伤的影响研究［J］．现代中西医结合杂志，2016，20：2170-2172，2179.

［2］沈淑洁，郭春华，刘少磊，等．基于 ^{1}H-NMR 技术的半夏厚朴汤镇静催眠代谢组学研究［J］．中国中药杂志，2016，8：1511-1515.

［3］马占强，李瑞鹏，李月碧，等．半夏厚朴汤抗抑郁作用——改善脑内氧化应激水平［J］．药学与临床研究，2014，3：205-208.

［4］王璐璐，李思洵，张兴德．半夏厚朴汤对顺铂作用后小鼠胃肠排空的影响［J］．山西中医，2015，6：56-57.

《兰室秘藏》枳实消痞丸（失笑丸）

枳实消痞四君先，麦芽夏曲朴姜连，
脾虚痞满结心下，痞消脾健乐天年。

【组成】干生姜　炙甘草　麦芽曲　白茯苓　白术各二钱（各6g）　半夏曲　人参各三钱（各9g）　厚朴炙，四钱（12g）　枳实　黄连各五钱（各15g）

【用法】上为细末，汤浸蒸饼为丸，如梧桐子大，每服五七十丸，白汤下，饭后服用（现代用法：共为细末，水泛小丸或糊丸，每服6~9g，饭后温开水送下，日2次；亦可改为汤剂，水煎服）。

【功效】消痞除满，健脾和胃。

【主治】脾虚气滞，寒热互结证。心下痞满，不欲饮食，倦怠乏力，大便不畅，苔腻而微黄，脉弦。

●方义发挥

1. 病证辨析 枳实消痞丸是治疗脾虚气滞，寒热互结之心下痞满证之常用方，也是行气健脾消痞治法的代表方。

脾虚失运，胃纳不振，则不欲饮食，食亦难消；气血生化不足，则倦怠乏力；食积内停，传导失司，则大便不畅；气机阻滞，寒热互结，则心下痞满，脉弦；食积气郁而化热，则苔腻而微黄。

2. 治法 食积证当以行气除痞，但兼有脾虚之本，则需健脾补虚，故立消痞除满，健脾和胃之法。

3. 配伍解析

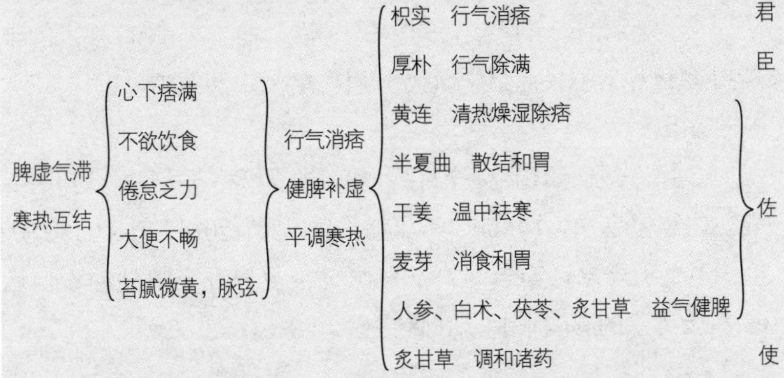

全方用药有消有补，有寒有热，体现了消补兼施、辛开苦降的配伍特点。

●临床应用

1. 适用范围 本方常用于慢性胃炎、慢性支气管炎、胃肠神经症等中医辨证属于脾虚气滞，寒热互结证。

2. 使用注意 仅有脾胃虚弱者及妊娠期者慎服；禁食油腻辛

辣食物。

类方鉴别

方名		枳实消痞丸	半夏泻心汤
相同点		均有干姜、人参、半夏、黄连、甘草；均可调和寒热，散结除痞，健脾和胃；均治疗脾胃虚弱，寒热互结，升降失司之心下痞满证	
不同点	组成	茯苓、白术、麦芽、厚朴、枳实	黄芩、大枣
	功效	健脾祛湿，和胃消食	调和寒热，和胃降逆止呕
	病证	脾虚气壅，寒热互结之心下痞满证	脾胃气虚，寒热错杂证
	症状	食少，体倦乏力，大便不调	心下痞满不痛，呕吐肠鸣下利

●**药理研究** 本方主要具有利胆、双向调节胃肠道蠕动、影响胃动力[1]、促进消化液分泌[2]、抑制平滑肌收缩[3]等作用。

●**参考文献**

[1] 窦丹波，王松坡，蔡淦，等．枳实消痞丸方及其拆方对大鼠胃排空及血浆胃动素的影响［J］．中国中西医结合消化杂志，2002，5：279-281.

[2] 曾嵘，李靖云．枳实消痞丸对大鼠血液中胃泌素和胃动素含量的影响［J］．医药导报，2008，7：760-762.

[3] 曾嵘，陈祥瑞，贺卫和，等．枳实消痞丸对动物胃肠运动的影响［J］．中药药理与临床，2008，1：3-4.

按语

《内外伤辨惑论》载："脾虚不运，故痞满恶食；脾主四肢，虚故懒倦。右关属脾，脉弦者，脾虚而木来侮之也。经曰：太阴所至，为积饮痞隔，皆阴胜阳也。受之脏，心与脾也，因而郁塞为痞者，火与湿也。盖心，阳火也，主血；脾，阴土也，主湿。凡伤其阳，则火怫郁而血凝；伤其阴，则土壅塞而湿聚。阴阳之分，施治之法，不可同也"。

木香槟榔青陈皮，枳柏黄连莪术齐，
大黄牵牛加香附，热滞泻痢皆相宜。

木香槟榔丸《儒门事亲》

【组成】木香　槟榔　青皮　陈皮　广茂烧　枳壳　黄连各一两（各30g）　黄柏　大黄各三两（90g）　香附子炒　牵牛各四两（各120g）

【用法】上为细末，水泛为丸，如小豆大，每服三十丸，食后生姜汤送下（现代用法：为细末，水泛小丸，每服3~6克，食后生姜汤或温开水送下，日2次）。

【功效】行气导滞，攻积泄热。

【主治】积滞内停，湿蕴生热证。脘腹痞满胀痛，赤白痢疾，里急后重，或大便秘结，舌苔黄腻，脉沉实者。

●方义发挥

1. 病证辨析　木香槟榔丸是治疗湿热积滞重证的代表方，也是行气导滞，攻积泄热的代表方。

积滞与湿热交结，则积滞更重，气阻尤甚。湿热蕴蒸，气机郁滞，肠胃传化失常，则泄泻，或下痢赤白，里急后重，脘腹痞满胀痛；饮食留滞、湿热郁积则大便不通；苔黄腻、脉沉实，皆为湿热积滞表现。

2. 治法　食积证当消食导滞，食积影响气机正常升降出入，产生积热，又宜行气导滞，攻积泻热，故拟行气导滞，攻积泻热之法。

3. 配伍解析

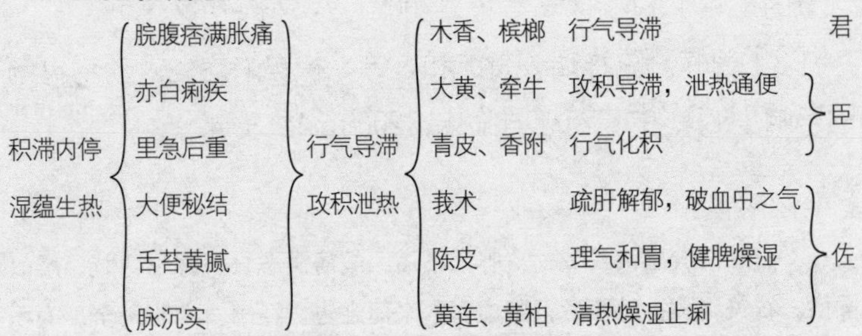

综观全方，其配伍特点为：行气导滞为主，配以清热、攻下、活血之品，共奏行气导滞，泄热攻积之功。全方使积滞下，湿热去，诸症自愈。

●临床应用

1. 适用范围　本方常用于细菌性痢疾、急慢性胆囊炎、急性胃肠炎等中医辨证属湿热食积者。

2. 使用注意　本方破气攻积之力较强，虚人及孕妇不宜使用。

●药理研究　本方主要具有抑菌、镇痛[1]作用。

●参考文献

[1]孙浩．牵牛子、蝼蛄皆为通利二便药，各以何见长？[J]．中医杂志，2006，6：474.

●典型医案　张三锡治一人，腹痛而泻，口干，面时赤，乃食积也，与木香槟榔丸，一服去硬物愈。（《续名医类案》）

按语

里急后重，有因火热者，火燥物而性急也；有因气滞者，大肠气壅不得宣通也；有因积滞者，肠胃有积滞，故出现里急后重；有气虚者，中气陷下不能升也；有血虚者，津枯肠燥，虚坐努责是也。（《医方集解》）

厚朴温中苓陈草，干姜生姜一齐熬，行气燥湿蔻木香，脘腹胀痛服之消。

厚朴温中汤

《内外伤辨惑论》

【组成】厚朴姜制　陈皮去白，各一两（各30g）　甘草炙　茯苓去皮　草豆蔻仁　木香各五钱（各15g）　干姜七分（2g）

【用法】合为粗散，每服五钱匕（15g），水二盏，生姜三片，煎至一盏，去滓温服，食前。忌一切冷物（现代用法：按原方比例酌定用量，加姜三片，水煎服）。

【功效】行气除满，温中燥湿。

【主治】脾胃寒湿气滞证。脘腹胀满或疼痛，不思饮食，四肢倦怠，舌苔白腻，脉沉弦。

●方义发挥

1. 病证辨析　厚朴温中汤是治疗脾虚寒湿气滞证的基础方，也是行气燥湿法的代表方。

脾胃位于中焦，主受纳、腐熟与运化水谷，又一升一降，关乎人体之气机运行。若平素寒温不当，感受寒湿之邪，或多食生冷之物，即可影响脾胃的生理功能而致病。诚如李杲所曰："饮食失常，寒温不适，则脾胃乃伤"（《内外伤辨惑论》）。脾胃气机壅塞，故为脘腹胀满；不通则痛，故脘腹疼痛，然必多胀满而痛；胃病则难以受纳，脾病则难以运化，故食欲不振；脾胃主肌肉四肢，脾胃伤于寒湿，气机壅滞，则四肢倦怠无力；至于舌苔白或白腻、脉沉弦，皆脾胃寒湿，气机不畅也。

2. 治法 脾胃气机壅阻，病因皆为外来寒湿困于脾胃，故行气除满为主，辅以温中燥湿。故拟行气除满，温中燥湿之法。

3. 配伍解析

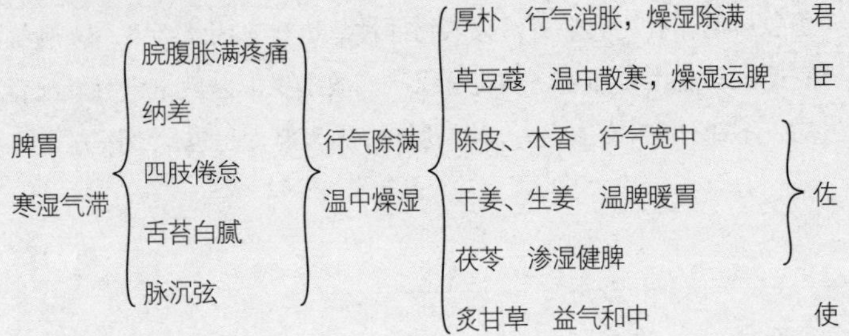

本方配伍重用行气药，且所用行气药皆性温而燥，故能兼以散寒燥湿，再佐以温中淡渗之品。故本方虽名"厚朴温中汤"，但功用却重在行气，而不在温中，故本方归属于理气剂，而不属于温里剂。

●临床应用

1. 适用范围 本方常用于治疗急性胃炎、慢性胃炎、胃潴留、急性胃扩张和胃肠道功能紊乱等中医辨证属于脾胃气滞寒湿证者。

2. 使用注意 本方药性温燥，脘腹胀满，气虚不运或胃阴不足者不宜使用，以免耗气伤阴。气滞化热者亦忌用。

●**药理研究**　本方主要具有抗菌、镇痛[1]、止吐[2]、调整肠胃功能[2-3]、促进消化液分泌[4-5]等作用。

●**参考文献**

[1] 贺卫和，陈晓阳，邹志，等．加味厚朴温中汤抗腹泻与体外抗菌效应研究[J]．医药导报，2010，2：152-154.

[2] 李晟，陈晓阳，邹志，等．加味厚朴温中汤对泄泻湿阻证大鼠胃肠道P物质和白细胞介素2表达的影响[J]．中国中西医结合消化杂志，2009，5：296-299.

[3] 陈晓阳，邹志，李晟，等．加味厚朴温中汤对湿阻证大鼠血清MTL、SS及小肠推进功能的影响[J]．湖南中医药大学学报，2008，6：32-34.

[4] 邹志，李晟，陈晓阳，等．加味厚朴温中汤对大鼠胃液及小鼠胃排空的影响[J]．湖南中医药大学学报，2009，5：42-44.

[5] 贺卫和，陈晓阳，邹志，等．加味厚朴温中汤对脾虚湿阻证大鼠血浆醛固酮及血清钠和钾离子的影响[J]．中国中西医结合消化杂志，2008，6：359-361.

《圣济总录》天台乌药散（乌药散）

天台乌药木茴香，青姜巴豆制楝榔，
行气疏肝散寒痛，寒滞疝痛酒调尝。

【组成】天台乌药　木香　小茴香微炒　青皮汤浸，去白，焙　高良姜炒，各半两（各15g）　槟榔锉，二个（9g）　川楝子十个（12g）　巴豆七十粒（12g）

【用法】上八味，先将巴豆微打破，同川楝子用麸炒黑，去巴豆及麸皮不用，合余药共研为末，和匀，每服一钱（3g），温酒送下（现代用法：巴豆与川楝子同炒黑，去巴豆，水煎取汁，冲入适量黄酒服）。

【功效】行气疏肝，散寒止痛。

【主治】肝经寒凝气滞证。小肠疝气，少腹引控睾丸而痛，偏坠肿胀，或少腹疼痛，苔白，脉弦。

●**方义发挥**

1. 病证辨析 天台乌药散是治疗寒凝肝经所致疝气（小肠气）的基础方。

足厥阴肝经抵于少腹，络于阴器。若寒客肝脉，气机阻滞，则可见少腹疼痛，痛引睾丸，偏坠肿胀。

足厥阴肝经起于足大趾，经下肢内侧上行，绕阴器，过少腹，经过胃旁，属肝络胆。肝主筋，小肠经络并于厥阴，若肝经气机郁滞，复感外寒，内外相合，即可发为小肠疝气，其症常见前阴并腹股沟牵引脐腹疼痛，表现为睾丸隐痛，偏坠肿胀，时聚时散，即前人所谓“气疝”“寒疝”及“狐疝”之类，故有“诸疝皆属肝经循行所过之所”之说。肝为血海，而前人又有女子以肝为先天之说，厥阴气滞寒凝，故又可发为痛经、瘕聚等。气滞寒凝之证，必见舌淡苔白、脉沉弦。

2. 治法 “治疝必先治气”，肝经寒凝需温散寒凝以止痛，针对气滞予以疏肝理气，故立行气疏肝，散寒止痛之法。

3. 配伍解析

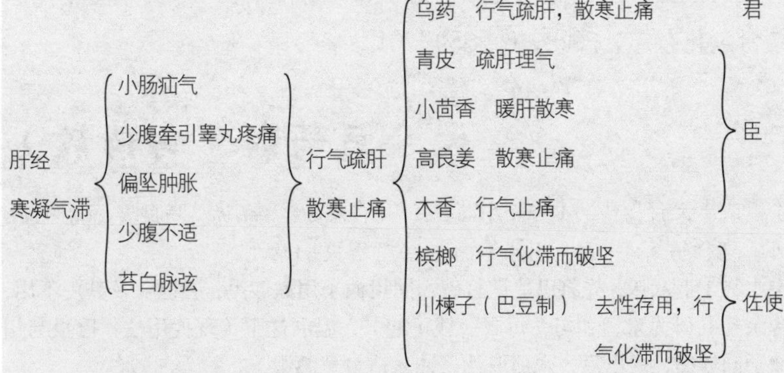

综观全方，是以行气药为主，配伍散寒药，组成行气疏肝、散寒止痛之方，使气行寒散，肝脉调和，则疝气、痛经、癥瘕积聚等病证自愈。

●**临床应用**

1. 适用范围 本方常用于治疗腹股沟斜疝、直疝、睾丸炎、附睾丸、胃肠功能紊乱、肠痉挛和痛经等中医辨证属于气滞寒凝者。

2. 使用注意 湿热下注之疝痛不宜使用本方。

●**药理研究** 本方主要具有调整血脂的功能[1]。此外，从单味药物药理研究提示，该方具有促进肠蠕动、止痛、加速肠壁血液循环、降低小肠紧张性、促进胃肠蠕动及消化液分泌[2]的作用。

●**参考文献**

[1] 陈方亮，佘翠琴，陈青华，等．天台乌药提取物对高脂血症模型大鼠的降脂作用研究[J]．海峡药学，2013，3：15-17.

[2] 李嵩山，康秀芳，李卫东，等．中医方剂诠解[M]．石家庄：河北科学技术出版社，1990，10：458.

《景岳全书》暖肝煎

暖肝煎中桂茴香，归杞乌沉茯加姜，
温补肝肾散寒气，肝肾虚寒疝痛康。

【组成】当归二钱（6g） 枸杞子三钱（9g） 小茴香二钱（6g） 肉桂一钱（6g） 乌药二钱（6g） 沉香一钱（3g） 茯苓二钱（6g）

【用法】水一盅半，加生姜三五片，煎七分，食远温服（现代用法：水煎服）。

【功效】温补肝肾，行气止痛。

【主治】肝肾不足，寒滞肝脉证。睾丸冷痛，或小腹疼痛，疝气痛，畏寒喜暖，舌淡苔白，脉沉迟。

●**方义发挥**

1. 病证辨析 暖肝煎是治疗肝肾不足，寒凝肝脉的基础方，也是温补肝肾，散寒凝，行气止痛的代表方。

“或以色欲，或以劳损，或以郁怒，或以饮食酒湿之后，不知戒慎，致受寒邪，则以阴求阴，流结于冲任血气之海，而下归阴分，遂成诸疝”（《景岳全书》）。疝气的成因有多种，但主要与肝肾受寒有关。寒为阴邪，其性收引凝滞，素体先天或者后天所致肝肾不足，则寒邪易致肝脉失和，气机不畅，故见睾丸冷痛、或少腹疼痛、或疝气痛诸症；睾丸冷痛乃因肝肾不足，寒客肝脉，气机郁滞所致。阳虚不能御邪，故寒从下受。寒为阴邪，凝敛收引，脏腑失煦，气机不畅，故睾丸及少腹冷痛而畏寒喜暖。舌淡苔白、脉沉迟等亦为肝肾阴寒之征。

2. 治法　肝肾不足证当温补肝肾，肝肾不足所致寒凝经脉，气机郁滞而冷痛，又宜行气止痛。故拟温补肝肾，行气止痛之法。

3. 配伍解析

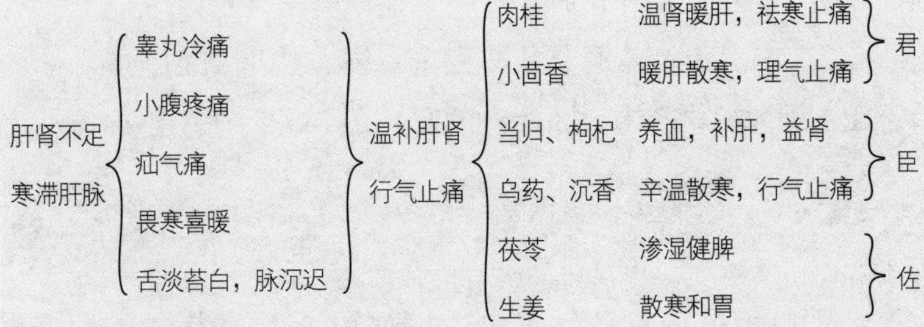

综观全方，以温补肝肾治其本，行气逐寒治其标，使下元虚寒得温，寒凝气滞得散，则睾丸冷痛、少腹疼痛、疝气痛诸症可愈。本方补养、散寒、行气并重，运用时应视其虚、寒、气滞三者孰轻孰重，相应调整君臣药的配伍关系，使之更能切中病情。

●临床应用

1. 适用范围　本方常用于治疗精索静脉曲张、腹股沟疝、鞘膜积液等中医辨证属肝肾虚寒证的多种疾病。

2. 使用注意　若因湿热下注，阴囊红肿热痛者，切不可误用。

类方鉴别

方名		天台乌药散	暖肝煎
相同点		均有小茴香、乌药，均有暖肝散寒，行气止痛之功，用于治疗寒凝肝脉证	
不同点	组成	木香、青皮、高良姜、槟榔、川楝子、巴豆	肉桂、当归、枸杞、沉香、茯苓、生姜
	功效	偏于暖肝散寒，行气散结止痛	温补肝肾，健脾渗湿和胃
	病证	寒凝肝脉证	肝肾虚寒证
	症状	小肠疝气，睾丸冷痛	睾丸冷痛，少腹疼痛，疝气痛

●**药理研究**　本方主要具有解热镇痛、改善局部血液循环、抑制平滑肌痉挛[1]等作用。

●**参考文献**

［1］樊蔚虹，杨新年，徐敏，等．最新方剂手册［M］．郑州：中原农民出版社，1998，8：238.

金铃子散

《太平圣惠方》，录自《袖珍方》

金铃延胡等分研，黄酒调服或水煎，
疏肝泄热行气血，肝郁化火诸痛蠲。

【组成】金铃子　玄胡各一两（各30g）

【用法】为细末，每服三钱，酒调下（现代用法：为末，每服6~9g，酒或开水送下；亦可作汤剂，水煎服，用量按原方比例酌定）。

【功效】疏肝泄热，活血止痛。

【主治】肝郁化火证。胸腹胁肋诸痛，时发时止，口苦，或痛经，或疝气痛，舌红苔黄，脉弦数。

●**方义发挥**

1. 病证辨析　金铃子散是治疗肝郁化火证的基础方，也是清肝泻热法的代表方。

肝藏血，主疏泄，其经脉布两胁、抵少腹、络阴器，性喜条达而恶抑郁。若情志失和，则肝郁气滞，疏泄失常，血行不畅，故见心胸、胁肋、脘腹诸痛，或因情志变化而疼痛加剧，心情愉快则痛止或痛减，疼痛间断发作，此乃肝郁所致疼痛之表现；肝郁化火，故见口苦、舌红苔黄、脉象弦数。妇女月事不调，或者兼有痛经诸症，也皆如此。

2. 治法 肝郁气滞，气郁化火证治当以疏肝行气、兼以泄热，并辅以活血，是以“气为血帅”为因，气行则血行，故立疏肝泄热，活血止痛之法。

3. 配伍解析

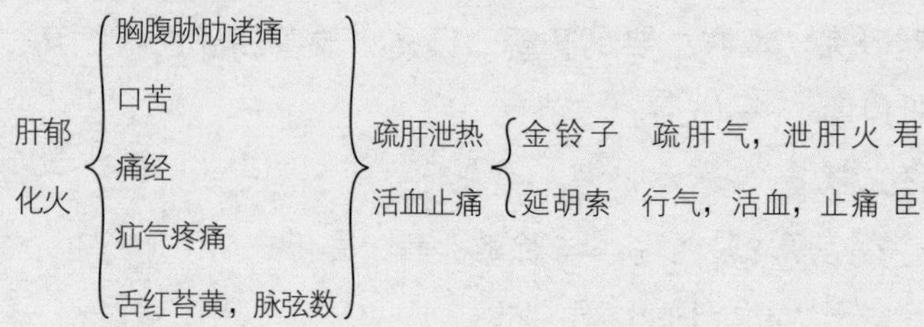

两药合用既可行气止痛，又能疏肝泄热、通畅气血，使诸痛自愈。

●临床应用

1. 适用范围 本方常用于治疗慢性肝炎、慢性胆囊炎、胆石症、慢性胃炎、消化性溃疡等中医辨证属肝郁化火者。

2. 使用注意 肝气郁滞属寒者，不宜单独使用此方。

●药理研究 本方主要具有抗炎[1]、解痉[2]、镇痛[3-4]、镇静[5]等作用。

●参考文献

[1] 朱爱江，方步武，吴咸中，等．金铃子散的抗炎作用研究［J］．中药药理与临床，2008，3：1–3.

[2]赵雪莹，滕林，李冀．金铃子散镇痛作用的实验研究[J]．中医药学报，2012，1：61-62.

[3]曹丽娟，韩超，王双华．金铃子散及单味药镇痛抗炎作用的比较[J]．天津药学，2012，1：9-11.

[4]李沛清，刘喜平，席时燕．金铃子散分煎与合煎药效学的比较研究[J]．中国中医药信息杂志，2005，9：23-24.

[5]吕锦芳，刘大护，宁康健，等．金铃子散臣佐药炮制变化对小鼠镇痛、镇静作用的影响[J]．中国中医药科技，2006，4：234-235.

《济生方》橘核丸

橘核丸中川楝桂，朴实延胡藻带昆，
桃仁木香于木通，癞疝痛丸盐酒吞。

【组成】橘核炒　海藻洗　昆布洗　海带洗　川楝子去肉，炒　桃仁麸炒，各一两（各30g）　厚朴去皮，姜汁炒　木通　枳实麸炒　延胡索炒，去皮　桂心不见火　木香不见火，各半两（各15g）

【用法】上述药物为细末，酒糊为丸，如桐子大，每服七十丸，空心温酒盐汤送下（现代用法：为细末，酒糊为小丸，每日1~2次，每次9g，空腹温酒或淡盐汤送下。亦可按原方比例酌定用量，水煎服）。

【功效】行气止痛，软坚散结，散寒祛湿。

【主治】寒湿疝气。睾丸肿胀偏坠，或坚硬如石，或痛引脐腹，甚则阴囊肿大，轻者时出黄水，重者成脓溃烂。

●方义发挥

1. 病证辨析　橘核丸是治疗寒湿疝气的基础方，也是行气止痛，软坚散结，散寒祛湿的代表方。

癞疝是因寒湿侵犯足厥阴肝经，以致肝经气血郁滞而成。其病位虽在肾（外肾睾丸），而病变实在肝。睾丸之所以肿胀、坚硬，是因气血痰湿郁结于睾丸而成。因肝脉络于阴器，上抵少腹，若寒湿阻滞肝脉，初起睾丸肿大，胀坠，久则气滞血瘀，则坚硬如石，痛引少腹，若气血郁久，寒湿化热，则又可见黄水下流，甚则成痈溃烂，所以睾丸肿胀、坚硬属于寒湿疝气者的外在表现特征。

2. 治法 寒湿证当温散寒湿；发病日久与气血相搏，又宜行气活血。故立行气止痛，软坚散结，散寒祛湿。

3. 配伍解析

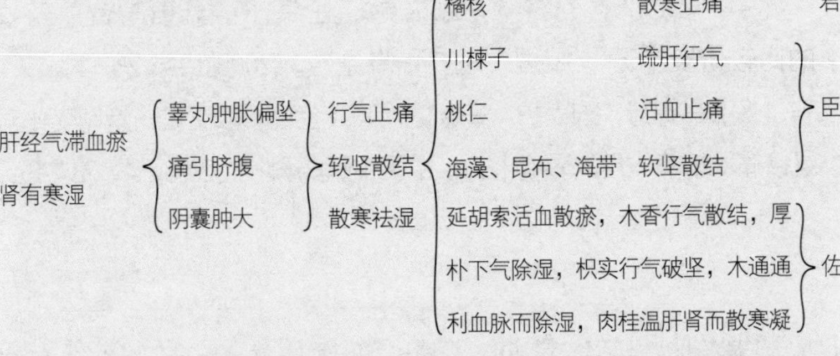

本方专为治疗癞疝而设，其配伍用大队行气活血之品配伍软坚散结药，较之一般的治疝方剂消肿散结之力更著。诸药合用，理气、破血、软坚、行水之法俱备，直达肝经，共奏行气活血，散寒除湿，软坚散结之功，使气血调畅，寒湿得除，则睾丸肿胀坚硬诸症自行缓解。

●临床应用

1. 适用范围 本方常用于治疗睾丸鞘膜积液、急慢性睾丸炎、睾丸结核、附睾炎等中医辨证属于寒湿侵犯厥阴，肝脉气血凝滞者。

2. 使用注意 睾丸偏坠肿胀而质地柔软者，不宜使用本方。

加味乌药汤砂仁，香附木香乌草伦，配入玄胡共六味，经前胀痛效堪珍。

加味乌药汤《奇效良方》

【组成】乌药　缩砂　木香　玄胡索各一两（各 30g）　香附炒，去毛，二两（60g）　甘草一两半（45g）

【用法】上锉细。每服七钱（20g），水一盏半，生姜三片，煎至七分，不拘时温服。

【功效】行气活血，调经止痛。

【主治】痛经。月经前或月经初行时，少腹胀痛，胀甚于痛，或连及胸胁乳房胀痛，舌淡，苔薄白，脉弦紧。

●方义发挥

1. 病证辨析 加味乌药散是治疗痛经偏于气滞证的基础方，也是行气活血，调经止痛的代表方。

痛经发病原因较多，寒凝、血虚、肝肾不足等皆可导致。气滞证为其中常见一类。情志不舒，肝气郁滞，气机不利，则血行失畅，冲、任经脉不利，经血滞于胞中而作痛，或少腹胀痛，或连及胸胁、乳房；若气滞痛甚，则脉象弦长而紧。

2. 治法 肝郁气滞证当调理肝气，肝郁气滞证影响少腹冷痛，故行温里散寒之品调经止痛。故以疏肝解郁，调经止痛立法。

3. 配伍解析

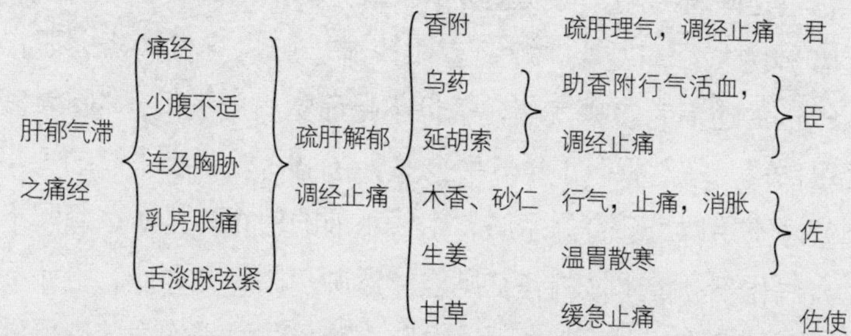

诸药相合，共奏行气活血，调经止痛之功，使气行血畅，经调痛止。

●临床应用

1. 适用范围 本方常用于治疗妇科之痛经、闭经、月经后期等中医辨证属于肝郁气滞，血行失畅者。

2. 使用注意 若经后腹痛，证属肝肾气血不足者，不宜使用本方。

第二节　降气

苏子降气汤《太平惠民和剂局方》

苏子降气祛痰方，厚朴前苏甘枣姜，
肉桂纳气归调血，上实下虚痰喘康。

【组成】紫苏子　半夏各二两半（各75g）　川当归去芦，两半（45g）　甘草二两（60g）　前胡去芦　厚朴去粗皮，姜汁拌炒，各一两（各30g）　肉桂去皮，一两半（45g）

【用法】上为细末，每服二大钱（6g），水一盏半，入生姜二片，枣子一个，苏叶五叶，同煎至八分，去滓热服，不拘时候（现代用法：加生姜2片，枣子1个，苏叶2g，水煎服，用量按原方比例酌定）。

【功效】降气平喘，祛痰止咳。

【主治】上实下虚喘咳证。痰涎壅盛，胸膈满闷，喘咳短气，呼多吸少，或腰疼脚弱，肢体倦怠，或肢体浮肿，舌苔白滑或白腻，脉弦滑。

●方义发挥

1. 病证辨析　苏子降气汤是治疗上实下虚喘咳证的基础方，也是降气平喘，祛痰止咳的代表方。

肺主气，司呼吸，痰涎壅阻于肺，肺失宣发肃降之职，故气机上逆而为咳嗽气喘，气机不畅而觉胸膈满闷；“肺为气之主，肾为气之根”（《景岳全书》卷19），肾虚不能纳气，则气短不足以息；肾为水脏，主管水液的输布与排泄，肾阳不足，气化不利，水液内停，则肢体浮肿；腰为肾之府，下元不足，则腰疼脚软；舌苔白滑或白腻、脉象弦滑等均为肺中痰涎壅盛的外在表现。由此可知，本证病机包括痰涎壅盛与肾阳不足两方面情况，其中痰涎壅阻于肺为发病之标，肾阳虚衰于下为本病之本。

2. 治法　上实下虚喘咳证系本虚标实，气逆痰盛，当“急则治标”“发时治标”，以降气祛痰为法；肺气上逆治以止咳平喘。故治以降气平喘，祛痰止咳，同时兼顾温肾纳气。

3. 配伍解析

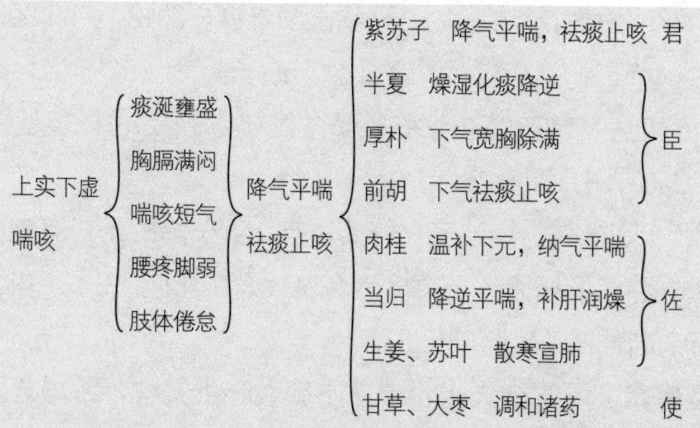

诸药合用，标本兼顾，上下并治，而以治上为主，使气降痰消，则喘咳自平。本方原书注："一方有陈皮去白一两半"，则理气燥湿祛痰之力增强。《医方集解》载："一方无桂，有沉香"，则温肾之力减，纳气平喘之效增。

●临床应用

1. 适用范围　本方现代常用于治疗慢性支气管炎、肺气肿、支气管哮喘等中医辨证属于痰壅于肺，气机上逆的多种疾病。

2. 使用注意　本方药性偏温燥，以降气祛痰为主，对于肺肾阴虚之喘咳以及肺热痰喘之证，均不宜使用。

●药理研究　本方主要具有止咳[1-2]、平喘[2]、抗炎[3]、抗过敏[3-4]、抗肿瘤增殖[5]等作用。

●参考文献

［1］杜秀婷，林海雄，卓桂锋，等．苏子降气汤对慢性支气管炎模型小鼠 TNF-α、IL-8 表达的影响［J］．时珍国医国药，2015，10：2311-2313.

［2］胡国胜，黄先菊，赵长瑶．苏子降气汤的镇咳平喘作用［J］．湖北省卫生职工医学院学报，1999，2：1-2.

［3］乔靖，侯少贞，余翔，等．苏子降气汤对豚鼠哮喘模型

Th17/Treg 平衡的影响［J］. 动物医学进展，2013，11：89-91.

［4］旺建伟，李翼，徐国亭．苏子降气汤对哮喘大鼠核因子－κB 表达及嗜酸性粒细胞数量的影响［J］．中国实验方剂学杂志，2006，6：38-40.

［5］旺建伟，张洁玉，李冀，等．苏子降气汤对哮喘大鼠气道重塑与肿瘤坏死因子、内皮素含量关系的影响［J］．中国中医药信息杂志，2006，7：35-37.

●**典型医案**　顾芝岩夫人，喘嗽半载，卧不着枕，舌燥无津，屡治不应。诊之，右关尺虚涩无神，此标在肺，而本在肾也。肺为出气之路，肾为纳气之府，今肾气亏乏，吸不归根，三焦之气出多入少，所以气聚于上，而为喘嗽，口干不得安卧。《中藏经》云：阴病不能吸者，此也。法当清气于上，纳气于下，使肺得清肃，肾复其蛰藏，则气自纳，而喘嗽平矣。用苏子降气汤加人参五钱，肉桂一钱，连进三剂，症渐平。改用《金匮》肾气汤加人参五钱，二十余剂，可以安枕。后因调护失宜，前症复作，乃委之庸手，纯用破气镇逆之剂，极诋人参为不可用。病者自觉不支，求少参不与，遂气败而死。伤哉！（《续名医类案》）

定喘白果与麻黄，款冬半夏白皮桑，苏子黄芩甘草杏，宣肺平喘效力彰。

定喘汤《摄生众妙方》

【组成】白果去壳，砸碎炒黄，二十一枚（9g）　麻黄三钱（9g）　苏子二钱（6g）　甘草一钱（3g）　款冬花三钱（9g）　杏仁去皮、尖，一钱五分（4.5g）　桑白皮蜜炙，三钱（9g）　黄芩微炒，一钱五分（6g）　法制半夏三钱（9g），用甘草汤泡七次，去脐用

【用法】水三盅，煎二盅，作二服，每服一盅，不用姜，不拘时候，徐徐服（现代用法：水煎服）。

【功效】宣降肺气，清热化痰。

【主治】风寒外束，痰热内蕴证。咳喘痰多气急，质稠色黄，或微恶风寒，舌苔黄腻，脉滑数者。

●方义发挥

1. 病证辨析 定喘汤是治疗外有表寒，里有痰热的基础方，也是宣肺理气，清化热痰的代表方。

《医方考》卷二指出是证乃“肺虚感寒，气逆膈热，作哮喘者”，汪昂、张秉成等皆从吴氏之说，且又进一步加以阐发，后世亦据此而以“风寒外束，痰热蕴肺”总结哮喘发病之因。痰热久蕴，肺失清肃，复为风寒所遏，使肺气壅闭，不得宣泄，如此则哮喘、咳嗽气急、胸膈胀闷、痰稠色黄等诸症迭起；若风寒客表，卫阳被遏，可见微恶风寒；肺气壅闭，不得宣降，郁而化热，故见舌苔黄腻、脉来滑数、痰多色黄、质稠不易咯出，此皆为痰热内蕴之征。

2. 治法 风寒外束证当首先解表，风寒外袭使肺失宣降而生痰郁内化热，故立宣降肺气，清热化痰之法。

3. 配伍解析

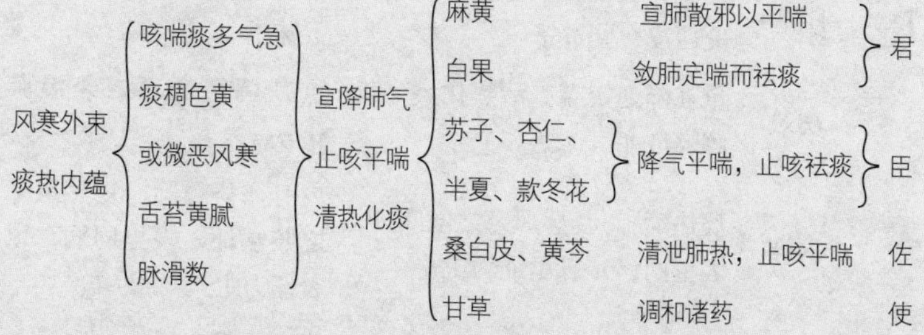

本方宣开与清降并用，发散与收敛兼施，融宣、降、清、散、敛于一体，故定喘止咳的效果较好。

●临床应用

1. 适用范围 本方常用于治疗支气管哮喘，慢性支气管炎等中医辨证属于痰热蕴肺的多种疾病。

2. 使用注意 若新感风寒，虽恶寒发热、无汗而喘，但内无痰热者；或哮喘日久，肺肾阴虚者，皆不宜使用。

类方鉴别

方名		定喘汤	苏子降气汤
相同点		均有苏子、半夏、甘草，均可降肺气，祛痰平喘，治疗咳喘痰多，苔腻等气逆证	
不同点	组成	麻黄、白果、杏仁、款冬花、黄芩、桑白皮	前胡、厚朴、肉桂、当归
	功效	清化热痰，宣肺散邪	温化寒痰，温肾纳气
	病证	内蕴痰热，外束风寒之哮喘证	上实下虚咳喘证
	症状	痰黄稠，苔黄腻，微恶风寒	痰多稀白，肢肿，腰痛脚弱，苔白腻等

方名		定喘汤	小青龙汤
相同点		均有麻黄、半夏、甘草，均可祛痰平喘，解表散寒，治疗外感风寒，痰饮内蕴之哮喘证	
不同点	组成	白果、杏仁、款冬花、黄芩、桑白皮、紫苏子	细辛、干姜、甘草、桂枝、五味子
	功效	重在降逆定喘，清热化痰，兼解表散寒	重在解表散寒，兼温肺化饮
	病证	痰热蕴肺，复感风寒之咳喘证，表里同病，以里证为主	内有寒痰蕴肺，复感风寒之咳喘证，表里同病，以表证为主
	症状	痰多黄稠，舌苔黄腻，脉滑数等	恶寒发热，无汗，喘嗽，痰多稀白，舌苔白滑，脉浮腰痛脚弱，苔白腻等

●药理研究 本方主要具有解热[1]、祛痰、抗炎[2]、止咳平喘[3-4]等作用。

●参考文献

[1] 崔振泽，吴振起，王雪峰．定喘汤调整呼吸道合胞病毒

感染小鼠 Th2/Th1 免疫失衡［J］. 中国当代儿科杂志，2006，1：63-65.

［2］焉石．基于祛风解痉法则的方药对过敏性支气管哮喘小鼠肺组织 gob-5 基因表达的影响［J］. 中医药信息，2015，4：20-22.

［3］于鸿，计忠宇，赵辉，等．定喘汤对支气管哮喘大鼠气道重塑及嗜酸粒细胞的影响［J］. 中国中医急症，2011，9：1437-1438.

［4］周运海，杨洋．何氏加味定喘汤对慢性支气管炎大鼠内皮素 -1 及肺组织形态学的影响［J］. 吉林中医药，2013，10：1038-1040，1045.

《伤寒论》旋覆代赭汤

旋覆代赭重用姜，半夏人参甘枣尝，
降逆化痰益胃气，胃虚痰阻痞嗳康。

【组成】旋覆花三两（9g）　人参二两（6g）　生姜五两（15g）　代赭石一两（6g）　甘草炙，三两（9g）　半夏洗，半升（9g）　大枣十二枚，擘（4枚）

【用法】以水一斗，煮取六升，去滓再煎，取三升，温服一升，日三服（现代用法：水煎服）。

【功效】降逆化痰，益气和胃。

【主治】胃虚痰阻气逆证。胃脘痞闷或胀满，按之不痛，频频嗳气，或见纳差、呃逆、恶心，甚或呕吐，舌苔白腻，脉缓或滑。

●方义发挥

1. 病证辨析　旋覆代赭汤是治疗胃虚痰浊中阻，胃气上逆证的基础方，也是降逆化痰，益气和胃的代表方。

原书用于“伤寒发汗，若吐若下，解后，心下痞硬，噫气不除者”（《伤寒论》）。析其病机，乃经吐、下之攻伐，胃气因之受伤，不得正常升降转输，遂使津凝为痰，浊邪留滞，阻于中焦，气机失畅，故见胃脘部痞闷胀满不适。气机升降失序，胃气不得和降反而上逆，故嗳气频作，频频嗳气，或反胃呕逆。此乃外邪虽经汗、吐、下而解，但治不如法，中气已伤，痰涎内生，胃失和降，痰气上逆之故。呕吐涎沫，舌苔白滑，乃痰浊内阻之征；舌质淡，脉弦而虚，亦为中虚气滞之象。

2. 治法　脾胃气虚为本，痰阻气逆为标，而胃虚当补、痰浊当化、气逆当降，所以拟化痰降逆，益气补虚之法。

3. 配伍解析

本方一是集旋覆花、代赭石、半夏、生姜等降逆和胃之品于一方，降逆下气之功颇著；二是配伍人参、甘草、大枣等

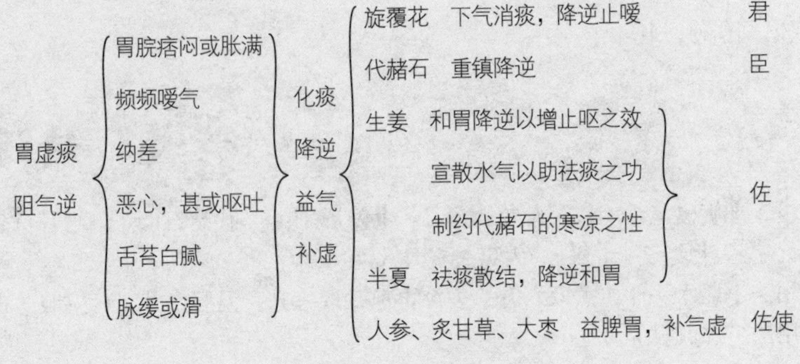

益气补虚之品，共成标本兼治，治实顾虚之剂。

●临床应用

1. 适用范围　本方常用于治疗胃神经症、慢性胃炎、胃扩张、胃及十二指肠球部溃疡、幽门不全梗阻、神经性呃逆等中医辨证属于胃虚痰阻气逆的多种疾病，对于防治恶性肿瘤化疗的呕吐反应有一定的效果。

2. 使用注意　方中代赭石性质偏于寒凉、沉降，有碍于脾胃，故脾胃气虚者不能过量使用。

类方鉴别

方名		旋覆代赭汤	半夏泻心汤
相同点		均有半夏、人参、大枣、甘草，均能益气和胃，降逆止呕，散结除痞，可用来治疗心下痞证	
不同点	组成	旋覆花、代赭石、生姜	黄芩、黄连、干姜
	功效	降逆化痰，益气和胃	平调寒热，益气和胃
	病证	胃气虚弱，痰浊阻滞之心下痞证	寒热互结之痞证
	症状	嗳气不除，反胃呕吐	脘腹满闷，嗳腐吞酸

●**药理研究** 本方主要具有止吐[1-2]、改善肠胃功能[3]、促进消化吸收[4]等作用。

●**参考文献**

[1] 李姿，韩慧，杨幼新，等．旋覆代赭汤对 RE 模型大鼠食管组织线粒体超微结构及 SDH 活性的影响 [J]．中国中西医结合消化杂志，2016，7：499-503.

[2] 张俊杰，吴茂申．旋覆代赭汤对反流性食管炎家兔食管黏膜脑肠肽和一氧化氮合酶的影响[J]．中华中医药杂志，2015，4：1197-1200.

[3] 吕兴，许惠琴，吕高虹，等．旋覆代赭汤不同煎煮工艺对胃肠道影响的比较研究 [J]．南京中医药大学学报，2015，4：337-340.

[4] 张俊杰，吴茂申．旋覆代赭汤对反流性食管炎家兔食管下括约肌受体操纵性钙通道调控作用的研究 [J]．浙江中医杂志，2014，9：640-642.

●**典型医案** 汪（三十）壮年饮酒聚湿，脾阳受伤已久，积劳饥饱，亦令伤阳，遂食入反出，嗳气不爽，格拒在乎中焦，总从温通镇逆为例。白旋覆花、代赭石、茯苓、半夏、洗附子、洗干姜。（《临证指南医案》）

橘皮竹茹重姜枣，参草益气共煎熬，降逆止呃清胃热，胃虚有热呃逆疗。

橘皮竹茹汤《金匮要略》

【组成】橘皮二升（15g）　竹茹二升（15g）　大枣三十枚（5枚）　生姜半斤（9g）　甘草五两（6g）　人参一两（3g）

【用法】上六味，以水一斗，煮取三升，温服一升，日三服。

【功效】降逆止呃，益气清热。

【主治】胃虚有热之呃逆。呃逆或干呕，虚烦少气，口干，舌红嫩，脉虚数。

●方义发挥

1. 病证辨析　橘皮竹茹汤是治疗胃虚有热之呃逆的基础方，也是降逆止呕，益气清热的代表方。

胃虚有热，其气上逆，则作哕，古之哕者，即今之呃逆是也；虚烦少气，口干，舌质红，脉虚数等，亦为胃中有热之征。最早以“胃虚有热”来概括本方病机的是明代著名医家张介宾：“吐利后，胃虚膈热呃逆”（《景岳全书》），后世清代医家李文亦赞同张氏之说：“此哕逆因胃中虚热气逆所致”（《医宗金鉴》），皆对胃虚热伴见呕吐之病机进行类似阐述。

2. 治法　胃虚宜补，有热宜清，气逆宜降，故立清补降逆之法。

3. 配伍解析

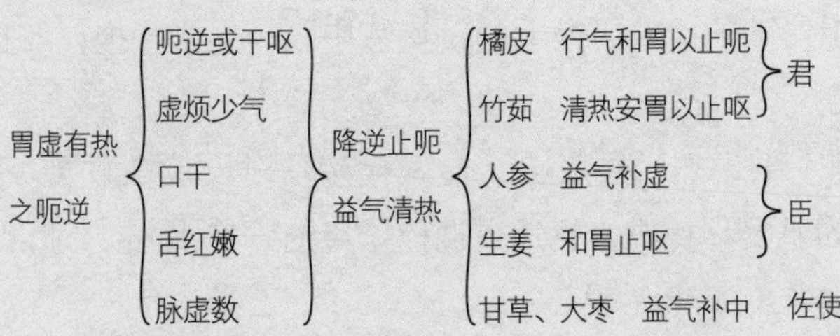

本方一是甘寒之竹茹与辛温之橘皮、生姜相伍，则清而不寒；二是益气养胃之人参、大枣、甘草与行气和胃之橘皮相合，则补而不滞。

●临床应用

1. 适用范围 本方常用于治疗妊娠呕吐、幽门不全梗阻呕吐、腹部手术后呃逆不止等中医辨证属胃虚有热，胃气上逆的多种疾病。

2. 使用注意 呕逆因实热或虚寒而致者，非本方所宜。

类方鉴别

方名		旋覆代赭汤	橘皮竹茹汤
相同点		均有人参、生姜、甘草、大枣，均能降逆气，止呕吐，益气和胃，可用来治疗胃虚气逆之呕逆证	
不同点	组成	旋覆花、代赭石、半夏	橘皮、竹茹
	功效	降逆化痰，益气和胃	清热安胃，降逆化痰
	病证	胃虚痰阻之心下痞证	胃虚热证
	症状	嗳气不除，反胃呕吐	呃逆，干呕

●药理研究 本方主要具有保护胃黏膜、肠胃蠕动功能双向调节[1]、抑制胃酸分泌、提高唾液内淀粉酶活性、扩张冠脉、增加心肌收缩力及心输出量、减缓心率、抗休克[2]等作用。

●参考文献

[1] 姚春，姚凡，赵晓芳，等 . 橘皮竹茹汤对胆汁反流胃炎大鼠模型的防治作用及对胃泌素、PGE_2 含量的影响 [J]. 时珍国医国药，2014，1：44-46.

[2] 王付 . 经方实践论 [M]. 北京：中国医药科技出版社，2006：149-150.

四磨饮治七情侵，人参乌药沉香槟，
四味浓磨煎温服，破气降逆喘自平。

四磨汤《济生方》

【组成】人参(6g)　槟榔(9g)　沉香(6g)　天台乌药(6g)

【用法】四味各浓磨水，和作七分盏，煎三五沸，放温服（现代用法：作汤剂，水煎服）。

【功效】行气降逆，宽胸散结。

【主治】七情所伤，肝气郁结证。胸膈烦闷，上气喘急，心下痞满，不思饮食，苔白脉弦。

●方义发挥

1. 病证辨析　四磨汤是治疗肝气郁滞较甚并兼气逆之证的代表方。

肝主疏泄，喜条达而恶抑郁，肝气之疏泄功能还影响着其他各组织器官的生理活动。如“凡脏腑十二经之气化，皆必借肝胆之气化以舞之，始能调畅而不病”（《读医随笔》卷4）。若情志不遂，或恼怒伤肝，或突然遭受强烈的精神刺激等均可能导致肝失疏泄，气机不畅，甚而累及他脏。如肝气郁结，横逆胸膈之间，则胸膈胀闷；若上犯于肺，肺气上逆，则气急而喘；若横逆犯胃，胃失和降，则心下痞满，不思饮食。肝肺胃同病，气滞与气逆相兼，但以肝郁气滞为本，肺胃气逆为标。

2. 治法　肝气郁结证当疏肝解郁，故立行气降逆，宽胸散结之法。

3. 配伍解析

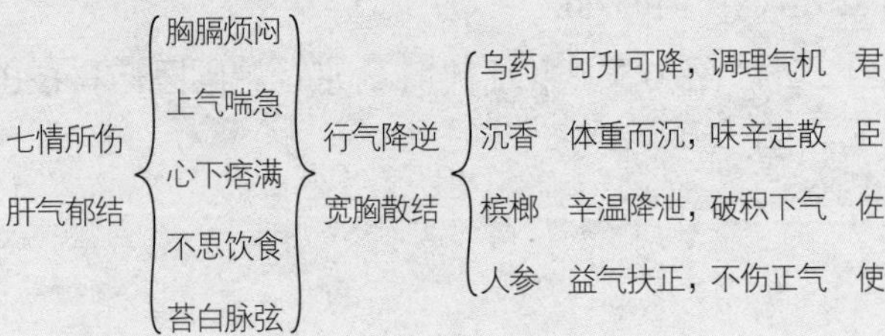

本方一是行气与降气同用，但以行气开郁为主；二是破气与补气相合，使郁开而不伤正气。

●临床应用

1. 适用范围 本方常用于治疗胃脘痛、梅核气、支气管哮喘、肺气肿等中医辨证属于肝气郁结，上犯肺胃证型者。

2. 使用注意 本方虽有人参扶正，但毕竟以行气破滞为主，如果属于肺肾两虚，上气喘急者，则不宜使用。

●药理研究 本方主要具有提高机体免疫力[1]、抗有害刺激防御能力[2]、增强胃肠消化[3]、促进腺体分泌[4]的作用。

●参考文献

[1] 李丹丹，肖新云，赵先平，等. 四磨汤口服液对脾虚便秘小鼠肠道微生物及酶活性的影响[J]. 中国微生态学杂志，2015，2：135-138.

[2] 蔡光先，蔺晓源，易健，等. 四磨汤对慢性应激小鼠胃肠运动及脑内 NT、CGRP 的影响[J]. 中国中医急症，2011，2：251-253.

[3] 蔺晓源，刘柏炎，易健，等. 四磨汤对不同模型小鼠胃肠运动及血清胃动素、生长抑素的影响[J]. 中华中医药杂志，2013，3：772-774.

[4] 陈进. 四磨汤口服液对鼠胃肠功能影响的实验研究[D]. 泸州：泸州医学院，2012.

●典型医案 柴屿青治程别驾尊人，高年忽患痰喘，不进饮食。诊其脉有根，决无意外事。用四磨汤内加人参一两，一服而愈。（《续名医类案》）

丁香柿蒂人参姜，呃逆因寒中气伤。

丁香柿蒂汤《症因脉治》

【组成】丁香（6g） 柿蒂（9g） 人参（3g） 生姜（6g）（原书未著用量）

【用法】水煎服。

【功效】温中益气，降逆止呃。

【主治】胃气虚寒证。呃逆不已，胸痞脉迟者。

●方义发挥

1. 病证辨析 丁香柿蒂散是治疗胃气虚兼有寒性呃逆证的基础方，也是温中益气，降逆止呕的代表方。

胃为五脏六腑之海，其气以通降下行为顺。胃感受寒邪，久病耗伤脾胃阳气，使胃气虚寒，失于降逆，其气上逆而发呃逆；气逆不顺，故胸脘痞闷、舌淡苔白、脉沉迟等皆为胃气虚寒之征。病由中焦虚寒引起，法当温中益气；证见膈膜挛急而呃，故宜降逆止呃。费伯雄云“呃逆之证非一端，若肾气不收，厥逆而上，头汗微喘，……若因寒犯胃，气郁而呃者……丹溪乃以相火上冲之呃为辞，岂呃逆之证，但有火呃，竟无寒呃时呃一声，不会连珠发呃，若呃逆不断，有如珠连，则属实证而非虚脱之候”。

2. 治法 胃气虚寒证当温中散寒，益气和胃；呃逆不已，伴见胸痞，予以通顺下气。故拟温中益气，降逆止呕之法。

3. 配伍解析

胃气虚寒 {呃逆不已、胸痞脉迟者} → 降逆和胃、温中补虚

药物	作用	地位
丁香	温中散寒，降逆止呃	君
柿蒂	善降胃气	君
生姜	温胃降逆之功尤甚	臣
人参	温胃降逆之功	佐

本方组成以降逆和胃为主，兼以温中补虚，故寓温补于降逆之中为其主要配伍特点。

●**临床应用**

1. 适用范围 本方用于治疗神经性呃逆中医辨证属胃气虚寒，气逆不降者。

2. 使用注意 胃热呃逆者，不宜使用本方。

●**药理研究** 本方主要具有促进胃蛋白酶和胃酸分泌[1]、降低平滑肌张力[2]等作用。

●**参考文献**

[1] 宗全和. 中医方剂通释[M]. 石家庄：河北科学技术出版社，1995，01：192.

[2] 谢金东，涂春香，陈继承，等. 丁香柿蒂汤及其拆方对小鼠离体小肠收缩活动的影响[J]. 福建中医学院学报，2010，4：36-37.

第十二章 理血剂

凡以理血药为主组成，具有活血祛瘀或止血作用，治疗血瘀或出血病证的方剂，统称理血剂。

血是营养人体的重要物质。在正常情况下，周流不息地循行于脉中，灌溉五脏六腑，濡养四肢百骸，故《灵枢·营卫生会第十八》讲："以奉生身，莫贵于此"；《难经·二十二难》云："血主濡之"。一旦某种原因致使血行不畅；或血不循经，离经妄行；或亏损不足，均可造成血瘀或出血或血虚之证。血瘀治宜活血祛瘀，出血宜以止血为主，血虚应当补血，而补血剂已在补益剂中叙述。因此，本章方剂根据治法不同，分为活血祛瘀与止血两类。

活血祛瘀剂，适用于各种瘀血病证。临床可见下焦蓄血证、胸腹诸痛、半身不遂，妇女经闭、痛经或产后恶露不行，以及瘀积包块、外伤瘀肿、痈肿初起等。活血化瘀方剂常用活血祛瘀药为主组成，如川芎、桃仁、红花等。代表方如桃核承气汤、血府逐瘀汤、复元活血汤、补阳还五汤等。

止血剂，适用于血溢脉外，离经妄行而致的各种出血证。但出血证情颇为复杂，所以止血剂的配伍组方随具体证情而异。代表方如十灰散、咳血方等。

使用理血剂，首先必须辨清造成瘀血或出血的原因，分清标本缓急，遵从急则治标，缓则治本，或标本兼顾。尤其注意，逐瘀过猛或是使用日久，均易耗血伤正，在使用活血祛瘀剂时，常辅以养血益气之品，使祛瘀而不伤正；且峻猛逐瘀，中病即止，不能久服，勿使过之。止血之剂又有滞血留瘀之弊，临证时若有需要，可在止血剂中辅以适当的活血祛瘀药物，或选用兼有活血祛瘀作用的止血药，使血止而不留瘀；瘀血内阻由血不循经所致，法当祛瘀为先，因瘀血不去则出血不止。此外，活血祛瘀剂虽能促进血行，但其性破泄，易于动血、伤胎，故凡妇女经期月经过多及孕妇均当慎用或忌用。

第一节　活血祛瘀

《伤寒论》桃核承气汤

桃核承气硝黄草，少佐桂枝温通妙，下焦蓄血小腹胀，泻热破瘀微利效。

【组成】桃仁去皮尖，五十个（12g）　大黄四两（12g）　桂枝去皮，二两（6g）　甘草炙，二两（12g）　芒硝二两（6g）

【用法】上四味，以水七升，煮取二升半，去滓，内芒硝，更上火，微沸，下火，先食，温服五合，日三服，当微利（现代用法：作汤剂，水煎前4味，芒硝冲服）。

【功效】逐瘀泻热。

【主治】下焦蓄血证。少腹急结，小便自利，神志如狂，甚则烦躁谵语，至夜发热；以及血瘀经闭，痛经，脉沉实而涩者。

●方义发挥

1.病证辨析　桃核承气汤是治疗下焦蓄血轻证的基础方，也是逐瘀泻热治法的代表方。

蓄血一证，乃热与血相结，血运动缓慢而成瘀，瘀与热互结于下焦所致。《伤寒论》原治邪在太阳不解，化热随经传腑，与血相搏结于下焦之蓄血证。瘀热互结于下焦少腹部位，故少腹急结；病在血分，与气分无涉，膀胱气化未受影响，故小便自利；夜属阴，热在血分，瘀热上扰心神，故至夜发热；心主血脉而藏神，瘀热上扰，心神不宁，故烦躁谵语、如狂；经闭、痛经，皆因血热互结所致。

2.治法　下焦蓄血证病位在下焦，治当因势利导给邪气以出路，从而祛除下焦之蓄血，故拟立逐瘀泻热之法。

3.配伍解析

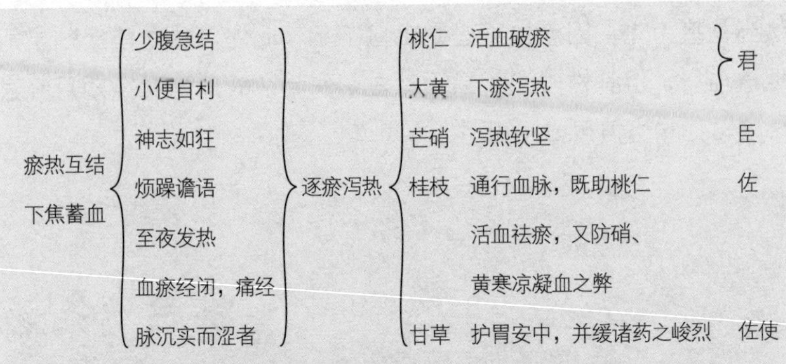

本方在大队寒凉药中配以少量温经活血的桂枝，既助桃仁等活血之力，又使全方凉而不遏；泻热攻下与活血祛瘀药并用，清中寓化，泻中寓破，瘀热并除；药后“微”利，使邪有出路。

●临床应用

1. 适用范围　本方常用于治疗的疾病涉及各科、多系统，有数十种之多。如精神分裂症、反应性精神病、癔病；跌打损伤、各种外伤肿痛、早期胸腰椎骨折、脑震荡后遗症；血管性头痛、紧张型头痛、坐骨神经痛、高血压、动脉硬化、蛛网膜下腔出血；前列腺肥大，单纯性前列腺炎，肾、输尿管、膀胱结石，慢性肾炎，肾病综合征，手术后尿潴留，血淋，糖尿病；肠结核、粘连性肠梗阻、痉挛性便秘、弛缓性便秘；雀斑、湿疹、青年痤疮、冻疮、荨麻疹；盆腔炎、附件炎、继发性不孕、子宫内膜炎、宫外孕、葡萄胎、经前期紧张综合征、围绝经期综合征、痛经、闭经、阴道血肿、产后恶露不下、产后血栓性静脉炎；慢性轴性视神经炎、中心性浆液性脉络膜视网膜病变、水泡性结膜炎、虹膜炎、眼底出血等中医辨证属瘀热互结于下焦者。

2. 使用注意　表证未解者，当先解表，而后用本方；因本方为破血下瘀之剂，故孕妇禁用。

类方鉴别

方名		桃核承气汤	大承气汤
相同点		均有大黄、芒硝，均可泄热通下，治疗实邪（瘀血、燥屎）与热互结	
不同点	组成	桃仁、桂枝、甘草	厚朴、枳实
	功效	破血下瘀	峻下热结
	病证	下焦蓄血证	阳明腑实证
	症状	小便自利，甚则谵语烦躁，脉沉实而涩	痞，满，燥，实，舌苔黄，脉沉实

●**药理研究** 本方主要具有抗凝血[1]、抗炎[2]、泻下、增加动脉血流量、降低心肌耗氧量、降低血压、降低外周阻力[3]、抗氧化[4]及保护肝功能[5]等作用。

●**参考文献**

[1] 刘丽．桃核承气汤对重症急性胰腺炎大鼠炎性因子及胰腺病理变化的影响［D］．广州：暨南大学，2015.

[2] 张喜奎，苏美玲，危美红，等．桃核承气汤对慢性肾功能衰竭大鼠微炎症状态的影响［J］．云南中医学院学报，2016，3：5-9.

[3] 张英军，王军，徐阳，等．桃核承气汤的实验研究［J］．长春中医药大学学报，2014，2：234-237.

[4] 李静，葛超，韩莲莲，等．加味桃核承气汤对 STZ 糖尿病大鼠肝、肾和心组织的抗氧化保护作用［J］．安徽农业科学，2013，30：12052-12054，12058.

[5] 黄宏强，杨荣源，刘云涛，等．2012 中国中西医结合学会急救医学专业委员会学术年会论文集［C］．2012：1.

大黄三两抵当汤。里指任冲不指胱，
虻蛭桃仁各三十。攻其血下定其狂。

抵当汤《伤寒论》

【组成】水蛭熬，30个（6g）　虻虫去翅足，熬，30个（6g）　桃仁去皮尖，20个（9g）　大黄酒洗，三两（9g）

【用法】以水五升，煮取三升，去滓，温服一升。不下，更服。

【功效】破血逐瘀。

【主治】下焦蓄血证。少腹硬满，小便自利，大便硬而色黑易解，身黄有微热，脉沉结，或狂躁，或喜忘，或经水不利，脉沉涩。

●方义发挥

1. 病证辨析　抵当汤是治疗下焦蓄血重证的基础方，也是破血逐瘀法的代表方。

瘀热互结下焦，阻滞气机，故少腹硬满。膀胱、大肠、胞宫皆位居下焦，血蓄下焦，究为何腑？依据小便自利，大便硬而色黑易解，经水不利等症分析，其部位当是肠腑与子宫。血未蓄于膀胱，膀胱气化功能正常，故小便自利；热与瘀结于肠道，热灼津液，故大便硬；屎虽硬而混有瘀血，血与粪并，故易下而色黑；瘀热结于胞宫，冲任受阻，故妇人经水不利；血为心所主，心又主神明，瘀热互结，新血不生，血不养心，或瘀热上扰，神明扰乱，故神志异常而发狂、喜忘。发黄一症，一般因于湿热郁蒸而形成，此种发黄皮肤色黄鲜明如橘子，多伴小便不利，脉滑数。本方证之发黄，既与瘀热互结，新血不生，荣气不能敷布有关，亦与血瘀于里，肝藏血失常，致肝失疏泄，胆汁不循常道有关。何以知发黄为瘀血所致？一是皮肤黄晕如油，其色微熏；二是伴见小便自利、发狂、舌质暗、脉沉涩等症。

2. 治法　血蓄发狂，热瘀互结已深，病情加重，攻逐不可稍缓，治疗当以选择活血峻猛之品以破血逐瘀。

3. 配伍解析

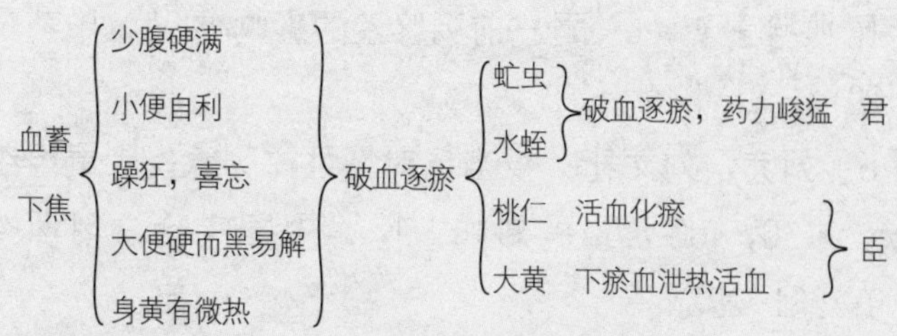

本方配伍一是遣药较猛，药力尤著，意在峻攻；二是活中寓下，因势利导，使邪去有路。全方的用药结构及配伍特点，体现了“因势利导，引而竭之”的用药原则。

●**临床应用**

1. 适用范围　本方常用于中风后遗症、脑梗死、精神分裂症、闭经、癃闭等中医辨证属瘀热互结者。

2. 使用注意　非属瘀结证实者，本方不可使用；老年体衰及孕妇禁用。

●**药理研究**　本方主要具有扩张血管、解除平滑肌痉挛、降低血液黏度、抗血栓、降血压[1]、强心[2]、促进损伤神经元修复[3]、降血脂[4]、抗炎[5]等多种作用。

●**参考文献**

［1］马东明，张玥，王彬，等．抵当汤调控深静脉血栓形成大鼠模型IκBα 表达的实验研究［J］．四川中医，2016，2：49-51.

［2］张凯，储全根，毕华剑，等．抵当汤对糖尿病大鼠心肌组织 JAK2/STAT3 信号通路的影响［J］．安徽中医药大学学报，2016，2：65-69.

［3］王康锋，张立娟，孙西庆，等．抵当汤对阿尔茨海默病大鼠学习记忆能力的影响［J］．中国当代医药，2014，8：16-18.

［4］丁宁，郭素丽，张玲，等．抵当汤对高脂饮食胰岛素

抵抗大鼠血栓素 A_2、6- 酮 - 前列腺素的影响［J］. 中药药理与临床，2014，3：1-4.

［5］刘宾，刘文礼. 抵当汤对慢性前列腺炎大鼠组织匀浆 TNF-α，IL-6，IgG 含量的影响［J］. 中国实验方剂学杂志，2013，9：281-283.

按语

成无己谓："身黄脉沉结，少腹硬，小便不利者，胃热发黄也，可与茵陈蒿汤。身黄脉沉结，小腹硬，小便自利，其人如狂者，非胃中瘀热，为热结下焦而为蓄血也，与抵当汤以下蓄血"（《伤寒明理论》）。

血府当归生地桃，红花枳壳草赤芍，柴胡芎桔牛膝等，血化下行不作劳。

血府逐瘀汤 《医林改错》

【组成】桃仁四钱（12g） 红花三钱（9g） 当归三钱（9g） 生地黄三钱（9g） 川芎一钱半（4.5g） 赤芍二钱（6g） 牛膝三钱（9g） 桔梗一钱半（4.5g） 柴胡一钱（3g） 枳壳二钱（6g） 甘草二钱（6g）

【用法】水煎服。

【功效】活血化瘀，行气止痛。

【主治】胸中血瘀证。胸痛，头痛，日久不愈，痛如针刺而有定处，或呃逆日久不止，或饮水即呛，干呕，或内热瞀闷，或心悸怔忡，失眠多梦，急躁易怒，入暮潮热，唇暗或两目暗黑，舌质暗红，或舌有瘀斑、瘀点，脉涩或弦紧。

●方义发挥

1. 病证辨析 血府逐瘀汤是治疗胸中血瘀证的基础方，也是活血化瘀，行气止痛法的代表方。

胸中为气之所宗，血之所聚，肝经循行之分野。血瘀胸中，气机阻滞，清阳郁遏不升，则胸痛、头痛日久不愈，痛如针刺，且有定处；胸中血瘀，影响及胃，胃气上逆，故呃逆干呕，甚则水入即呛；瘀久化热，则内热瞀闷，入暮潮热；瘀热扰心，则心悸怔忡，失眠多梦；郁滞日久，肝失条达，故急躁易怒；至于唇、目、舌、脉所见，皆为瘀血征象。

2. 治法 胸中血瘀证当活血化瘀，配疏肝理气，以化瘀为主，理气为辅，既行血分瘀滞，又解气分郁结，故拟活血化瘀，行气止痛之法。

3. 配伍解析

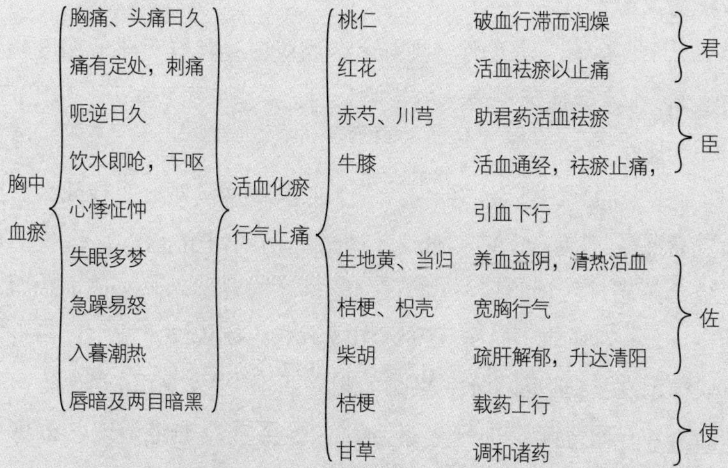

全方配伍，特点有三：一为活血与行气相伍，既行血分瘀滞，又解气分郁结；二是祛瘀与养血同施，则活血而无耗血之虑，行气又无伤阴之弊；三为升降兼顾，既能升达清阳，又可降泄下行，使气血和调。合而用之，使血活瘀化气行，则诸症可愈，为治胸中血瘀证之良方。

●临床应用

1. 适用范围 本方广泛用于“胸中血府血瘀之证”，这些疾病常涉及神经系统和心血管系统两方面疾病。现代常加减用于治疗冠心病心绞痛、风湿性心脏病、胸部挫伤、肋间神经痛、肋软骨炎之胸痛、慢性肝炎、肝脾肿大、溃疡病、神经症，以及脑震荡后遗症之头昏头痛、精神抑郁等中医辨证属于瘀阻气滞者，均取得一定疗效。

2. 使用注意 由于方中活血祛瘀药较多，故孕妇忌用。

●药理研究 本方主要具有抗脂质代谢紊乱[1]、抗心脑血管缺血[2]、改善血液流变性[3-4]、改善微循环[5]和增加肝、肾、脑血流量[6]等作用。

●参考文献

[1] 姜华，姜玉姬．血府逐瘀汤对血凝素样氧化低密度脂蛋白受体-1等炎症因子表达的影响[J]. 中华中医药学刊，2016，5：1052-1054.

[2] 周菁，张焱，张倩，等．血府逐瘀汤对心肌梗死大鼠心肌发育相关基因GATA4、NKx2.5调控作用的研究[J]．现代中西医结合杂志，2016，14：1486-1488.

[3] 刘晓伟．血府逐瘀汤加减对冠心病模型大鼠主动脉形态斑块稳定性及细胞因子水平影响[J]. 四川中医，2016，4：45-48.

[4] 王育苗．血府逐瘀汤对血栓形成及血液流变学的影响[J]．内蒙古中医药，2016，3：108-109.

[5] 邱星安，宁军，黄乙江．血府逐瘀汤对终末期肾病维持性血液透析患者血液高凝状态的影响[J]. 中国实验方剂学杂志，2015，14：153-156.

[6] 陶利洪，王彩云．血府逐瘀胶囊对老年慢性肺心病并发Ⅱ型呼吸衰竭患者血小板聚集的影响[J]. 吉林中医药，2015，9：924-927.

●典型医案 江西巡抚阿霖公，年七十四，夜卧露胸可睡，盖一层布压则不能睡，召余诊之，此方五剂痊愈。

一女二十二岁，夜卧令仆妇坐胸方睡，已经五年，余亦用此方三付而愈。（《医林改错》）

《医林改错》通窍活血汤

通窍全凭好麝香，桃红大枣与葱姜，
归芎黄酒赤芍药，表里通经第一方。

【组成】赤芍　川芎各一钱（各 3g）　桃仁研泥　红花各三钱（各 9g）　老葱切碎 3 根　鲜姜三钱，（9g）切碎　红枣去核，7 个　麝香绢包五厘（0.16g）　黄酒半斤（250g）

【用法】前七味煎一盅，去滓，将麝香入酒内再煎二沸，临卧服。

【功效】活血通窍。

【主治】瘀阻头面证。头痛昏晕，或耳聋，脱发，面色青紫，或酒渣鼻，或白癜风，以及妇女干血痨，小儿疳积见肌肉消瘦、腹大青筋、潮热等。

●方义发挥

1. 病证辨析　通窍活血汤是治疗瘀阻头面证的基础方，也是活血通窍治法的代表方。

瘀血内阻于头面部，蒙蔽轻窍，轻者症见头痛昏晕，或耳聋，脱发，重者可见神昏发聩。瘀血留于皮下，新血不生，可见面色青紫，或酒渣鼻，或白癜风。妇女干血痨或小儿疳证，腹大青筋暴露，都因瘀血内停，经络的营养和卫气的运行受其影响，因而产生肌肉消瘦、午后潮热等表现。瘀血不去，则新血不生，正气无由恢复，必须活血祛瘀，推陈致新，使瘀去新生，诸症才能逐步好转。

2. 治法　瘀阻头面证当活血化瘀，在头面部应开窍启闭，故拟活血通窍之法。

3. 配伍解析

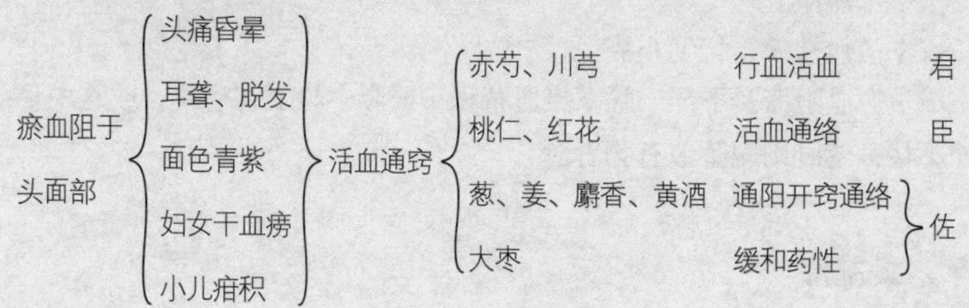

●临床应用

1. 适用范围　本方常用于头发脱落，眼疼白珠红，酒渣鼻，久聋，紫白癜风，牙疳，妇女干血痨，小儿疳证等中医辨证属于淤血阻滞者。

2. 使用注意　血热妄行、凝血功能障碍的患者不能使用。

●药理研究　本方主要具有促进神经修复[1]、解痉扩张血管[2]、降低血管阻力、镇痛[3]、改善微循环、提高认知能力[4]等作用。

●参考文献

[1] 江颖．通窍活血汤对大鼠缺血性脑卒中神经递质的影响[J]．中国临床药理学杂志，2016，14：1307-1310.

[2] 刘志华．通窍活血汤对脑梗死患者的疗效及血流变指标的影响分析[J]．中医临床研究，2016，6：50-51.

[3] 唐明，杨秀丽，安朋朋，等．通窍活血汤对脑梗死急性期胃黏膜的保护性作用[J]．世界中西医结合杂志，2015，2：179-182.

[4] 葛朝亮，汪宁．通窍活血汤改善拟血管性痴呆大鼠学习记忆作用的研究[J]．中国药学杂志，2012，8：590-594.

膈下逐瘀桃牡丹，赤芍乌药玄胡甘，归芎灵脂红花壳，香附开郁血亦安。

膈下逐瘀汤 《医林改错》

【组成】五灵脂炒，二钱（6g）　当归三钱（9g）　川芎二钱（6g）　桃仁研泥三钱（9g）　丹皮　赤芍　乌药各二钱（各6g）　延胡索一钱（3g）　甘草三钱（9g）　香附一钱半（4.5g）　红花三钱（9g）　枳壳一钱半（4.5g）

【用法】水煎服。

【功效】活血祛瘀，行气止痛。

【主治】瘀血阻滞膈下证。膈下瘀血蓄积；或腹中胁下有痞块；或腹中疼痛，痛处不移；或卧则腹坠似有物者。

●方义发挥

1. 病证辨析　通窍活血汤是治疗瘀阻于膈下证的基础方，也是活血祛瘀，行气止痛的代表方。

肚腹血瘀之证，积块以膈下肚腹尤宜。主治小儿痞块，或痛处不移、卧则腹坠、肾泻、久泻等。积块之证，王清任论曰："积聚一症，不必论古人立五积、六聚、七癥、八瘕之名，亦不议驳其错，驳之未免过烦。今请问在肚肠能结块者是何物？若在胃结者，必食也；在肠结者，燥粪也。积块日久，饮食仍然如故，自然不在肠胃之内，必在肠胃之外。肠胃之外，无论何处，皆有气血。气有气管，血有血管。气无形不能结块，结块者，必有形之血也，血受寒，则凝结成块；血受热，则煎熬成块。竖血管凝结，则成竖条；横血管凝结，则成横条；横竖血管皆凝结，必接连成片，片凝日久，厚而成块。既是血块，当发烧。要知血府血瘀必发烧，血府，血之根本，瘀则殒命；肚府血瘀不发烧，肚腹，血之梢末，虽瘀不致伤生。无论积聚成块，在左肋、右肋、脐左、脐右、脐上、脐下，或按之跳动……"此外，依据"小儿痞块，肚大青筋，始终总是血瘀为黄……""病人夜卧腹中似有物，左卧向左边坠，右卧向右边坠，此是内有血瘀"等内容的描述，可见王清任对膈下瘀血的认识已经具有一定的见解。

2. 治法　膈下瘀阻证当活血化瘀，兼顾脏腑气机升降失司，气行则瘀散，故拟活血祛瘀，行气止痛之法。

3. 配伍解析

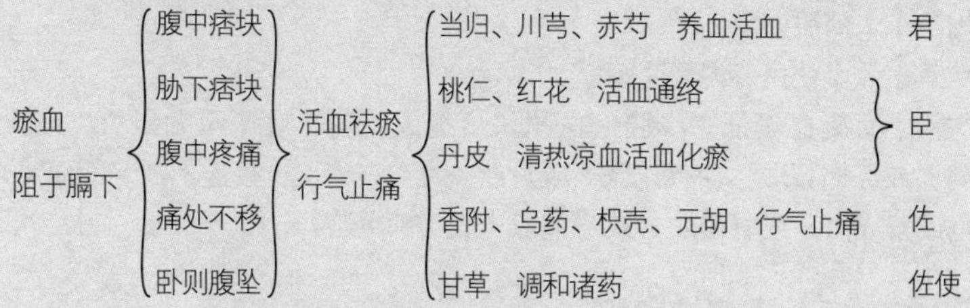

全方以逐瘀活血和行膈下之气药物居多，使气帅血行，更好发挥其活血逐瘀，破癥消结之力。

●临床应用

1. 适用范围 本方常用于膈下瘀阻气滞，形成痞块，痛处不移，卧则腹坠，肾泻久泻。现用于慢性活动性肝炎、血卟啉病、糖尿病、宫外孕、不孕症等中医辨证属血瘀气滞者。

2. 使用注意 血热妄行、凝血功能障碍的患者不能使用。

●药理研究 本方主要具有抗成纤维细胞生成、扩张血管、促血栓溶解[1]、改善脂质代谢[2]、抗炎[3]作用。

●参考文献

[1] 赵韦，赵志敏，王峥涛，等．活血化瘀类方抗肝纤维化疗效比较［J］．中药药理与临床，2012，3：15-18.

[2] 蔡丹莉，陈芝芸，严茂祥，等．膈下逐瘀汤对血瘀型非酒精性脂肪性肝炎大鼠血管内皮功能的影响［J］．中国中医药科技，2012，4：288，303-305.

[3] 武荣芳，张俊平，曹银香，等．膈下逐瘀汤对实验性肝硬化大鼠血液流变学的影响［J］．河北中医，2008，8：877-878，881.

少腹逐瘀小茴香，玄胡没药芎归姜，官桂赤芍蒲黄脂，经暗腹痛快煎尝。

少腹逐瘀汤《医林改错》

【组成】小茴香炒，七粒（1.5g） 干姜炒，二分（3g） 延胡索一钱（3g） 没药二钱（6g） 当归三钱（9g） 川芎二钱（6g） 官桂一钱（3g） 赤芍二钱（6g） 蒲黄三钱（9g） 五灵脂炒，二钱（6g）

【用法】水煎服。

【功效】活血祛瘀，温经止痛。

【主治】寒凝血瘀证。少腹瘀血积块疼痛或不痛，或痛而无积块，或少腹胀满，或经期腰酸，少腹作胀，或月经一月见三五次，接连不断，断而又来，其色或紫或黑，或有瘀块，或崩漏兼少腹疼痛等症。

●方义发挥

1. 病证辨析 少腹逐瘀汤是治疗寒凝血瘀证的基础方，

也是温经祛瘀法的代表方。

过食生冷，或外感寒凉，寒邪侵入冲任二脉，阻遏胞宫，损伤阳气，阳气不温煦血液，血被寒凝，先腰酸腹胀，或见经脉运行不畅，而致月经后期量少，经行不畅，月经颜色暗、或兼夹黑块，或见经血一月三五次，不循常规，接连不断，或者崩漏，兼小腹疼痛，或粉红兼白带，皆因为寒凝胞宫日久成瘀所致；小腹积块疼痛、胀满，拒按，得热则经脉暂时流畅，故痛减；阳气受遏，不能温煦，则面青、肢冷、畏寒，身痛；清阳不升，浊阴不降则头晕、脘闷；脉沉紧，乃阳气被遏之象。

2. 治法 寒凝经脉证当温经散寒以治少腹冷痛，瘀血疼痛伴见月经不调，当活血祛瘀通络止痛，故拟活血祛瘀，温经止痛之法。

3. 配伍解析

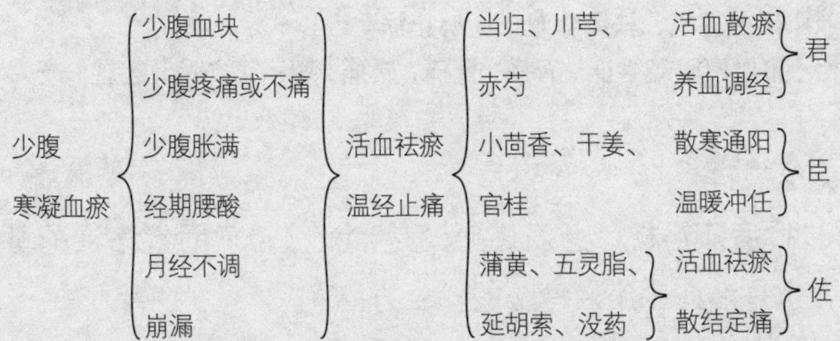

本方配伍是活血化瘀散结与温阳散寒药物同用，以达到祛瘀调经止痛之功。

●临床应用

1. 适用范围 本方常用于积块，疼痛或不痛，痛经、月经量少、色紫或黑、或有崩漏，兼少腹疼痛，或粉红兼白带中医辨证属瘀血阻滞于少腹者。

2. 使用注意 血热妄行、凝血功能障碍的患者不能使用。

●药理研究 本方主要具有解痉、抗炎、镇痛、解热[1]、抗溃疡、扩张冠状动脉[2]等作用。

●参考文献

[1]丘玉昌，曹莹，孔焕育，等．少腹逐瘀汤活血化瘀及镇痛、抗炎作用的实验研究[J]．中国中医药科技，2012，6：498-499.

[2]吴修红，杨恩龙，杨新鸣，等．少腹逐瘀汤对寒凝血瘀型子宫内膜异位症大鼠激素及其受体的影响[J]．中药材，2015，6：1251-1253.

身痛逐瘀汤《医林改错》

身痛逐瘀桃归芎，脂艽附羌与地龙，
牛膝红花没药草，通络止痛力量雄。

【组成】秦艽一钱（3g） 川芎二钱（6g） 桃仁 红花各三钱（各9g） 甘草二钱（6g） 羌活一钱（3g） 没药二钱（6g） 当归三钱（9g） 五灵脂炒，二钱（6g） 香附一钱（3g） 牛膝三钱（9g） 地龙去土，二钱（6g）

【用法】水煎服。

【功效】活血行气，祛风除湿，通痹止痛。

【主治】瘀血痹阻经络证。肩痛，臂痛，腰痛，腿痛，或周身疼痛，经久不愈。

●方义发挥

1. 病证辨析 身痛逐瘀汤是治疗瘀血痹阻经络证的基础方，也是活血化瘀治痹法的代表方。

“肾主骨”“肝主筋”，年老体衰、或者跌扑闪挫、风寒湿痹阻、房劳过度、负重劳伤、病后（产后）失调等原因，而形成骨痹（骨刺），气滞血瘀，痹阻经脉，不通则痛，故瘀血产生的各种疼痛以刺痛、麻木为主。《素问·举痛论》曰：“病在骨，骨重不举，骨髓酸痛，寒气至曰骨痹”，瘀血日久，新血不生，气血不畅，必生痰湿，素体虚弱，易感受风寒湿，故发病常见肩痛、臂痛、腰痛、腿痛、或周身疼痛等不适，瘀血为其主要的原因。

2. 治法 瘀血证当活血化瘀；瘀久必兼夹风寒湿痹阻，宜祛风散寒除湿，气行则血行，又宜通络止痹痛。故拟活血行气，祛风除湿，通痹止痛之法。

3. 配伍解析

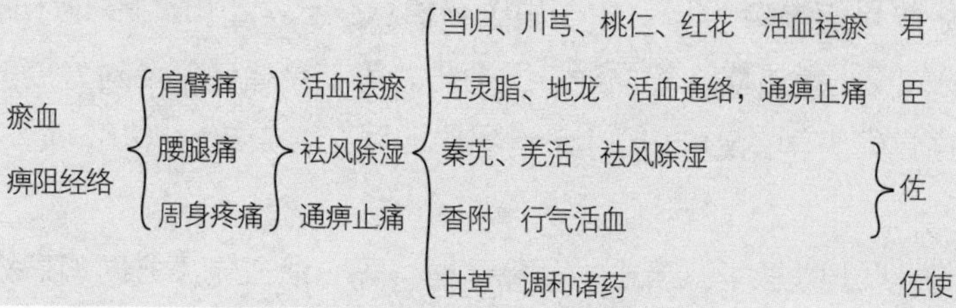

●临床应用

1. 适用范围 本方常用于周身疼痛、肩痛、腰痛、腿痛等中医辨证属瘀血痹阻经络者。

2. 使用注意 血热妄行、凝血功能障碍的患者不能使用。

类方鉴别

方名		血府逐瘀汤	通窍活血汤	膈下逐瘀汤	少腹逐瘀汤	身痛逐瘀汤
相同点		均有当归、赤芍、川芎、桃仁、红花，具有活血祛瘀止痛作用，可以治疗血瘀所致的诸症				
不同点	组成	桔梗、枳壳、柴胡、牛膝	麝香、老葱	香附、乌药、枳壳、元胡	小茴香、官桂、干姜	秦艽、羌活、地龙
	功效	活血化瘀，行气止痛	活血通窍	行气止痛	温经止痛	通痹止痛
	病证	胸中血瘀，血行不畅	瘀阻头面证	瘀血结于膈下证	少腹血瘀证	瘀血痹阻于经络证
	症状	胸痛，头痛，日久不愈，痛如针刺而有定处	头痛昏晕，耳聋，脱发，面色青紫，酒渣鼻，妇女干血痨	两胁及腹部胀痛，有积块或小儿痞块，腹胀疼痛	腹部积块，月经不调，痛经	肢体及关节疼痛

●**药理研究** 本方主要具有镇痛[1-2]、降低毛细血管通透性、增加血流量[3]的作用。

●**参考文献**

[1] 刘晓霞，王继龙，魏舒畅，等．超滤对身痛逐瘀汤活血化瘀效果的影响 [J]．中国中医药信息杂志，2016，1：86-88.

[2] 董昌盛，焦丽静，王菊勇，等．身痛逐瘀汤对骨癌痛大鼠痛觉行为学的影响 [J]．世界中西医结合杂志，2016，1：24-28.

[3] 张彦华，唐于平，郭建明，等．活血化瘀方对 ADP 诱导的家兔血小板聚集和凝血酶时间的影响及量效关系研究 [J]．中国中药杂志，2009，21：2821-2826.

补阳还五赤芍芎，归尾通经佐地龙，
四两黄芪为主药，血中瘀滞用桃红。

补阳还五汤《医林改错》

【组成】黄芪生，四两（120g） 当归尾二钱（6g） 赤芍一钱半（5g） 地龙去土，一钱（3g） 川芎一钱（3g） 红花一钱（3g） 桃仁一钱（3g）

【用法】水煎服。

【功效】补气，活血，通络。

【主治】中风之气虚血瘀证。半身不遂，口眼㖞斜，语言謇涩，口角流涎，小便频数或遗尿失禁，舌暗淡，苔白，脉缓无力。

●**方义发挥**

1. 病证辨析 补阳还五汤是治疗中风气虚血瘀证的基础方，也是益气活血通络法的代表方。

正气亏虚，不能行血，以致脉络瘀阻，筋脉肌肉失去濡养，故见半身不遂、口眼㖞斜，正如《灵枢·刺节真邪第七十五》所言“虚邪偏客于身半，其入深，内居荣卫，荣卫稍衰则真气去，邪气独留，发为偏枯”；气虚血瘀，舌本失养，故语言謇涩；气虚失于固摄，故口角流涎、小便频数、遗尿失禁；舌暗淡、苔白、脉缓无力为气虚血瘀之象。本方证以气虚为本，血瘀为标，即王清任所谓“因虚致瘀”。

2. 治法 中风归于气滞血瘀，治当通络活血，但素体元气亏虚无力鼓动气血运行，故拟补气为主，兼活血通络之法。

3. 配伍解析

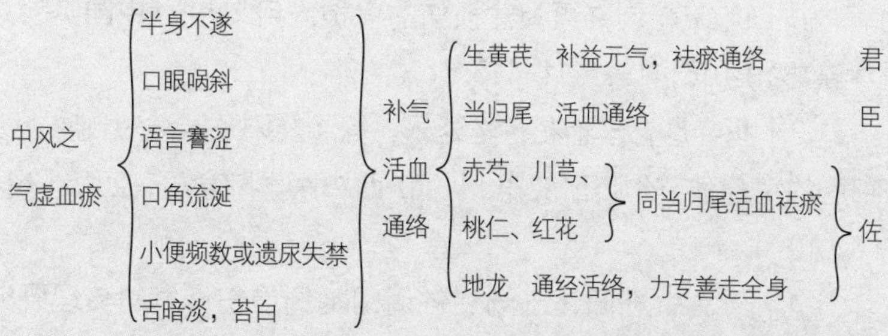

全方重用补气药与少量活血药相伍，使气旺血行以治本，祛瘀通络以治标，标本兼顾；且补气而不壅滞，活血又不伤正。合而用之，则气旺、瘀消、络通，诸症向愈。

●临床应用

1. 适用范围 本方常用治疗脑血管病所致的偏瘫及其后遗症、脑动脉硬化、小儿麻痹后遗症，以及其他原因所致之偏瘫、截瘫、单瘫、面神经麻痹辨证属气虚血瘀者，也用于治疗神经系统的各种神经痛、神经衰弱、癫痫等；心血管系统的冠心病、高血压、肺心病、闭塞性动脉硬化、血栓闭塞性脉管炎、下肢静脉曲张，以及慢性肾炎、糖尿病、前列腺增生等中医辨证属气虚血瘀者。

2. 使用注意 使用本方需久服才能有效，愈后还应继续服用，以巩固疗效、防止复发，王氏谓：“服此方愈后，药不可断，或隔三五日吃一付，或七八日吃一付”；若中风后半身不遂属阴虚阳亢，痰阻血瘀，见舌红苔黄、脉洪大有力者，非本方所宜。

●药理研究 本方主要具有扩张血管[1]、抑制血小板聚集[2]、抗炎[3]、促进细胞吞噬[4]及强心、降压[5]等作用。

●参考文献

[1] 胡夏逢，胡锐宁，朱承科，等．补阳还五汤复方颗粒对脑缺血大鼠的治疗作用研究[J]．中药材，2016，4：891-894.

[2] 范文涛，王利胜，范有明，等．补阳还五汤对大鼠脑微血管内皮细胞氧糖剥夺再灌注损伤的保护作用[J]．中国实验方剂学杂志，2016，14：111-115.

[3] 杨春彦，李艳花，辛延乐，等．补阳还五汤对致脑炎性T细胞的免疫调节作用研究[J]．山西中医学院学报，2015，6：4-7，10.

[4] 周岚．补阳还五汤促进周围神经损伤修复的药理研究[J]．河南中医，2016，4：735-738.

[5] 吴永杰，顾文勇，邹德盛．加减补阳还五汤对SHR/SP大鼠血压和学习记忆的影响[J]．上海第二医科大学学报，2005，9：922-924.

复元活血汤《医学发明》

复元活血酒军柴，桃红归甲蒌根甘，祛瘀疏肝又通络，损伤瘀痛加酒煎。

【组成】柴胡半两（15g）　瓜蒌根　当归各三钱（各9g）　红花　甘草　穿山甲炮，各二钱（各6g）　大黄酒浸，一两（30g）　桃仁酒浸，去皮尖，研如泥，五十个（15g）

【用法】除桃仁外，锉如麻豆大，每服一两，水一盏半，酒半盏，同煎至七分，去滓，大温服之，食前。以利为度，得利痛减，不尽服（现代用法：共为粗末，每服30g，加黄酒30ml，水煎服）。

【功效】活血祛瘀，疏肝通络。

【主治】跌打损伤，瘀血阻滞证。胁肋瘀肿，痛不可忍。

●方义发挥

1. 病证辨析　复元活血汤是治疗胁下瘀血证的基础方，也是疏肝活血通络法的代表方。

跌打损伤之后，必有经伤络损。血离脉道，流溢脉外，或滞于肌肤，或郁于营卫，或积于胸胁，或结于脏腑，瘀血停留于胁下，痛不可忍。盖胁为肝脏所在部位，又是肝胆经络循行之处，肝为藏血之脏，若有瘀血内阻，必致肝气失于疏泄，气滞郁结而致血瘀更重，故见胁肋疼痛，甚至痛不可忍。秦伯未曰："胁痛如刺，痛处不移，按之更剧，脉象弦涩或沉涩，多由跌仆殴斗损伤，瘀积胁下，痛处皮肤有青紫伤痕，宜逐瘀为主"（《临证备要》）。

2. 治法 瘀血留于胁下当活血化瘀，瘀血日久阻滞气机，宜疏肝理气，行气通络。故立活血祛瘀、疏肝通络之法。

3. 配伍解析

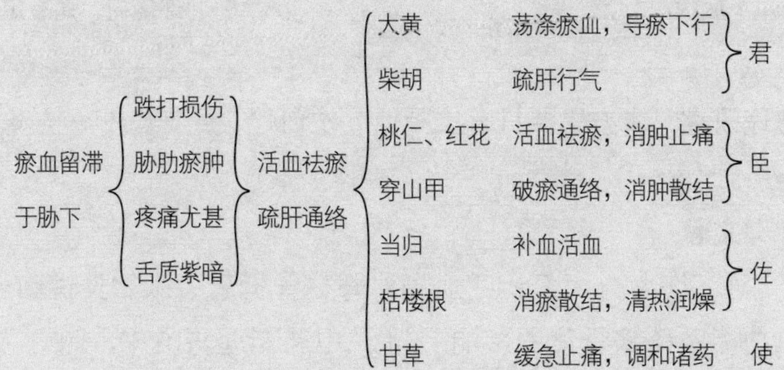

本方组成一为升降同施，以调畅气血；二是活中寓养，则活血破瘀而不耗伤阴血。瘀祛新生，气行络通，胁痛自平。正如张秉成所言："去者去，生者生，痛自舒而元自复矣"，故名"复元活血汤"。

●临床应用

1. 适用范围 本方常用于各种外伤、软组织损伤、肋间神经痛、肋软骨炎等中医辨证属于气滞血瘀者。

2. 使用注意 运用本方，服药后应"以利为度"，若虽"得利痛减”，而病未痊愈，需继续服药者，必须更换方剂或调整原方剂量；孕妇忌服。

类方鉴别

方名		血府逐瘀汤	复元活血汤
相同点		均有桃仁、红花、柴胡、当归、甘草，均能活血化瘀，疏肝理气，可用于治疗血留滞胸胁之痛证	
不同点	组成	川芎、赤芍、牛膝、桔梗、枳壳	栝楼根、穿山甲、大黄
	功效	活血化瘀，疏肝行气止痛	破血通络，疏肝理气
	病证	瘀血内阻胸部，气滞证	瘀留胁下证
	症状	胸中刺痛，急躁易怒，心悸，失眠，呃逆不止	胁肋部疼痛，痛有定处

●药理研究 本方主要具有抗凝[1]、抗血栓、扩血管[2]、抗炎[3-4]的作用。

●参考文献

[1] 许大勇．复元活血汤对脊柱骨折患者术后炎性因子、凝血功能及疼痛程度的影响［J］．中药药理与临床，2015，3：140-142.

[2] 廖景光，王茜，李敏妍，等．复元活血汤加味改良对大鼠慢性高眼压模型视神经损害的保护作用及分子机制探究［J］．海南医学院学报，2015，7：878-881.

[3] 于波，张恒，谢进．复元活血汤对骨折大鼠转化生长因子 β1 表达的作用研究［J］．时珍国医国药，2012，4：861-863.

[4] 于波，崔宪春，谢进．复元活血汤含药血清对大鼠成骨细胞功能的影响［J］．中医正骨，2011，1：17-21.

《金匮要略》温经汤

温经汤用萸桂芎，归芎丹皮姜夏冬，参草益脾胶养血，调经重在暖胞宫。

【组成】吴茱萸三两（9g） 当归二两（6g） 芍药二两（6g） 川芎二两（6g） 人参二两（6g） 桂枝二两（6g） 阿胶二两（6g） 牡丹皮去心，二两（6g） 生姜二两（6g） 甘草二两（6g） 半夏半升（6g） 麦冬去心，一升（9g）

【用法】上十二味，以水一斗，煮取三升，分温三服（现代用法：水煎服，阿胶烊冲）。

【功效】温经散寒，养血祛瘀。

【主治】冲任虚寒，瘀血阻滞证。漏下不止，血色暗而有块，淋漓不畅，或月经超前或延后，或逾期不止，或一月再行，或经停不至，而见少腹里急，腹满，傍晚发热，手心烦热，唇口干燥，舌质暗红，脉细而涩。亦治妇人宫冷，久不受孕。

●方义发挥

1. 病证辨析 温经汤是治疗冲任虚寒，瘀血阻滞证的基础方，也是温经散寒祛瘀，偏于养血的代表方。

妇人漏下不止、月经不调、经行腹痛、闭经、不孕之病证，皆由冲任虚寒，瘀血阻滞引起。冲为血海，任主胞胎，二经起于女子胞中，循行于少腹，与经、产关系密切。《素问·上古天真论》云："女子二七而天癸至，任脉通，太冲脉盛，月事以时下，故有子"。可见妇女月经的行止及孕育与冲任二脉息息相关。今冲任虚寒，固摄无力，加之瘀血阻滞，血不循经，故致漏下不止或逾期不止。冲任为奇经八脉，八脉系于肝肾。所谓冲任虚寒，其本质乃肝肾虚寒。肝肾阳气衰惫，可使疏泄封藏失司，又遇瘀血阻于胞宫，冲任流通不畅，则易呈胞宫溢蓄失调，经候反常之病变，其月经每表现为或提前、或延后、或一月两行等不调的情况。寒凝血瘀气滞，胞脉不通，则经行少腹冷痛胀满、或经停不至。冲任虚寒，胞宫失养；瘀血阻滞，胞脉不畅，不能摄精成孕，故见久不受孕。"血主濡之"（《难经》）。下血日久，阴血必耗；肝肾虚寒，阴血乏源；瘀血不去，新血不生，三者均可致阴血不足，血亏而不能外荣，则口唇干燥。至于傍晚发热、手足心热，乃血虚生热及瘀血化热之征。舌质暗红，脉细涩，是寒凝血瘀之佐证。所以此证机制可概括为虚、寒、瘀、热四字。

2. 治法 冲任虚寒证当温里散寒，兼有瘀血阻滞，阴血内耗，郁而发热，需要祛瘀养血，滋阴清热。故拟温经散寒，祛瘀养血，兼清虚热之法。

3. 配伍解析

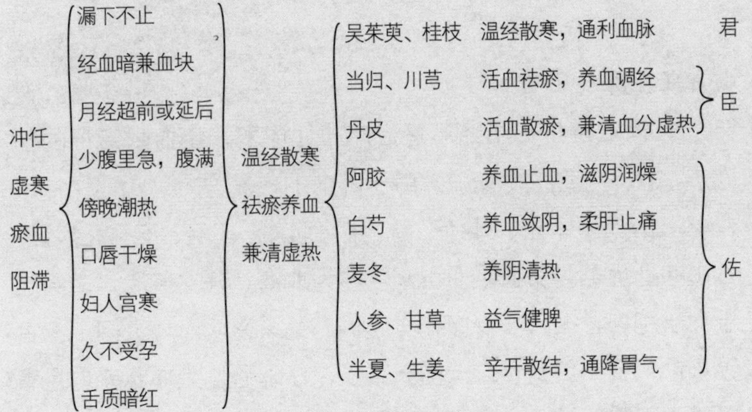

本方配伍，一是方中温清补消并用，但以温经补养为主；二是大队温补药与少量寒凉药配伍，能使全方温而不燥、刚柔相济，以成温养化瘀之剂。

●临床应用

1. 适用范围 本方现代常用于功能性子宫出血、先兆流产、产后腹痛、不孕、慢性盆腔炎等中医辨证属于冲任虚寒，瘀血阻滞者。

2. 使用注意 月经不调属实热或无瘀血内阻者忌用，服药期间忌食生冷之品。

类方鉴别

方名		温经汤	当归四逆汤
相同点		均有桂枝、当归、芍药、炙甘草，均能温经散寒，养血通脉，可用于治疗血虚经脉受寒，寒凝血瘀之痛证	
不同点	组成	吴茱萸、川芎、人参、阿胶、丹皮、生姜、半夏、麦冬	细辛、通草、大枣
	功效	重在“温经”，祛瘀养血，润燥健脾	温补肝血，散寒通脉
	病证	冲任虚寒，瘀血阻滞证	血虚寒凝经脉证
	症状	崩漏，月经不调，久不受孕	手足厥寒，脉微欲绝

● **药理研究** 本方主要具有镇痛、抗炎[1]、收缩子宫[2]、扩张血管[3]、抗过敏[4]等作用。

● **参考文献**

[1] 马小娜，黄小楼，郝秀芳，等．温经汤对子宫内膜异位症大鼠妊娠功能影响的实验研究［J］．中医药学报，2015，3：53-55.

[2] 徐丁洁，成秀梅，杜惠兰，等．加减温经汤对寒凝血瘀模型大鼠子宫内膜 ER、PR 表达的影响［J］．中成药，2012，1：156-158.

[3] 成秀梅，杜惠兰，李丹，等．温经汤对寒凝血瘀模型大鼠卵巢血红素氧合酶表达的影响［J］．中医杂志，2011，2：141-143.

[4] 王学岭，陆一竹，陈晓旭，等．寒凝、热毒所致血瘀证模型大鼠血清游离钙浓度观察及中药干预作用［J］．天津中医药大学学报，2010，2：87-88.

艾附暖宫四物汤，吴萸引桂暖宫房，更有川断益肝肾，黄芪补气又扶阳。

艾附暖宫丸《仁斋直指方论》

【组成】香附（醋制）六两（9g） 艾叶 当归（酒洗）各三两（各5g） 黄芪 吴茱萸 川芎 白芍药（酒炒）各二两（各3g） 地黄（酒蒸）一两（2g） 官桂五钱（1g） 续断一两半（2g）

【用法】上药为末，醋糊为丸，梧桐子大。每服五十至七十丸，食前淡醋汤送下（现代用法：水煎服）。

【功效】暖宫散寒，调经止痛。

【主治】妇人子宫虚冷，带下白淫，面色萎黄，四肢酸痛，倦怠无力，饮食减少，月经不调，面色无泽，肚腹时痛，婚久不孕。舌淡苔白，脉沉涩。

●方义发挥

1. 病证辨析 艾附暖宫丸是治疗妇科下焦虚寒证的基础方，也是暖宫散寒调经止痛，偏于温里治法的代表方。

妇人子宫虚冷、带下白淫、面色萎黄、四肢酸楚等表现，皆因脾肾虚寒，宫寒不孕，气血生化不足所致，病位在肝肾，病性属虚寒。或因禀赋素虚，劳累过度，暗耗阴血，精血不足，经后血海空虚，子宫、冲任气血失于濡润；加之经期感受寒邪，寒克冲任，与血相搏，流注冲任，蕴结宫中，气血失畅，经前、经期气血下注，子宫、冲任气血壅滞更甚，虚实夹杂，故见经行腹痛尤甚。

2. 治法 胞宫虚寒证当补虚温散寒邪，寒邪为患所致月经不调，产生冷痛，宜温经散寒止痛。故拟暖宫散寒，调经止痛之法。

3. 配伍解析

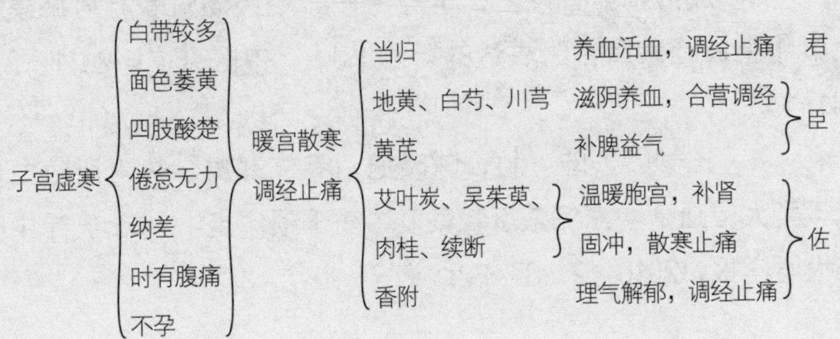

该方药物组成中，养血活血之品较多，同时配伍用艾叶、香附、肉桂、川椒、吴茱萸，其温经祛寒之效更甚，故偏于治疗妇科疾病中以冷、痛等寒邪为特征的下腹不适。

●临床应用

1. 适用范围 本方常用于治疗子宫肌瘤、输卵管囊肿，以及月经不调、痛经等妇科疾病中医辨证属血虚气滞，下焦虚寒者。

2. 使用注意 服药期间，忌恼怒、生冷寒凉食物。

●药理研究 本方主要具有抗炎、镇痛[1]、促进子宫平滑肌收缩[2]的作用。

●参考文献

[1] 刘强，于得海，朱红霞，等．温经汤、艾附暖宫丸药理作用的比较研究 [J]．中药药理与临床，1995，3：9-11.

[2] 陈颖丽，付萍，杨铭，等．艾附暖宫颗粒对大鼠子宫平滑肌影响的实验研究 [J]．长春中医学院学报，2003，4：46-47.

生化汤是产后方，归芎桃草酒炮姜，消瘀活血功偏擅，止痛温经效亦彰。

《傅青主女科》生化汤

【组成】全当归八钱（24g） 川芎三钱（9g） 桃仁去皮尖，研，十四枚（6g） 干姜炮黑，五分（2g） 甘草炙，五分（2g）

【用法】黄酒、童便各半煎服（现代用法：水煎服，或酌加黄酒同煎）。

【功效】养血祛瘀，温经止痛。

【主治】血虚寒凝，瘀血阻滞证。产后恶露不行，小腹冷痛。

●方义发挥

1. 病证辨析 生化汤是治疗血虚寒凝，瘀血阻滞的基础方，也是养血祛瘀，温经止痛法的代表方。

恶露是产后阴道流出的败血浊液，始夹瘀血小块，颜色紫红，继呈暗红颜色，旬余始净。胎儿娩出后，恶露应自然排出体外。此该下者不下，又与小腹冷痛并见，观其病因、病机，当是妇人新产之后，气血不足，阴血耗伤，冲任空虚，因起居不慎，寒邪乘虚侵入胞脉，恶露为寒所凝，使恶露当下不下或下之量少，涩滞不畅，乃致小腹疼痛。此证之形成，“产后恶露不下，有因风冷相干，气滞血凝而不行者，必腹中胀痛”(《医宗金鉴》)。舌淡、苔白，脉细而涩，亦为血虚寒凝血瘀之证。

2. 治法　产后血虚寒凝当补血散寒，瘀血阻滞不通则痛，需温经通络止痛，故立养血祛瘀，温经止痛之法。

3. 配伍解析

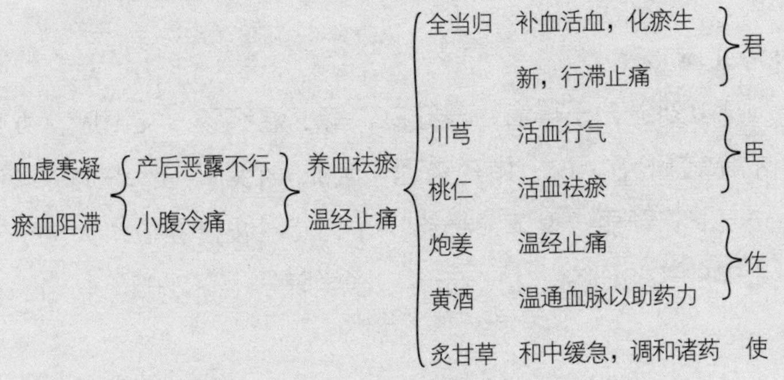

本方配伍一是补血药与活血药相配，消补兼施，寓补于消；二是温里药与活血药相配，温通并用，寓温于通。原方另用童便同煎(现多已不用)者，乃取其益阴化瘀，引败血下行之意。全方配伍得当，寓生新于化瘀之内，使瘀血化，新血生，诸症向愈。正如唐宗海所云“血瘀可化之，则所以生之，产后多用”(《血证论》)，故名“生化”。

●临床应用

1. 适用范围　本方常用于产后诸疾，如子宫复旧不全、产后子宫收缩痛、胎盘残留、人工流产后出血不止等，亦多用治宫外孕、子宫肌瘤等中医辨证属于血虚受寒，瘀血阻滞者。

2. 使用注意 若产后血热而有瘀滞者不宜使用；若恶露过多、出血不止，甚则汗出气短神疲者，当属禁用。

●药理研究 本方主要具有增强子宫平滑肌收缩[1]、提高免疫力[2]、抗血栓[3]、抗炎、镇痛[4]作用。

●参考文献

［1］杨育同，王坤芳，刘必旺，等．生化汤对药物流产后阴道出血作用机制的实验研究［J］．中华中医药杂志，2012，1：240-242.

［2］李霞，迟学芝，王丽，等．生化汤逆转甲氨蝶呤诱导的干扰素-γ免疫抑制作用［J］．中国中西医结合杂志，2011，3：363-367.

［3］钱晓丹，虞和永．生化汤对血液流变学、血栓形成及微循环作用的实验研究［J］．中国中药杂志，2011，4：514-518.

［4］张志辉，陈大连．新生化汤的药理研究与临床应用［J］．医学信息（中旬刊），2011，7：3145-3146.

《金匮要略》桂枝茯苓丸

金匮桂枝茯苓丸，桃仁芍药与牡丹，等分为末蜜丸服，缓消癥块胎可安。

【组成】桂枝　茯苓　丹皮去心　桃仁去皮尖，熬　芍药各等分（各9g）

【用法】上五味，末之，炼蜜和丸，如兔屎大，每日食前服一丸（3g），不知，加至三丸（现代用法：共为末，炼蜜和丸，每日服3~5g）。

【功效】活血化瘀，缓消癥块。

【主治】瘀阻胞宫证。妇人素有瘕块，妊娠漏下不止，或胎动不安，血色紫黑晦暗，腹痛拒按，或经闭腹痛，或产后恶露不尽而腹痛拒按者，舌质紫暗或有瘀点，脉沉涩。

●方义发挥

1. 病证辨析 桂枝茯苓丸是治疗瘀阻胞宫证的基础方，也是活血消癥法的代表方。

本方原治妇人宿有瘕块，致妊娠漏下不止或胎动不安之证。胞宫素有血瘀瘕块，复因妊娠，阻遏经脉，以致血溢脉外，故有妊娠初期，阴道不时少量流血，淋漓不断之胎漏；血液外流，加之瘀血不去，新血不生，则阴血亏损，血不养胎，又可致妊娠腹痛与阴道出血并见之胎动不安。癥瘕积聚与气、血、痰、湿密切相关。由于各种原因，影响气、血、津液的运行，气机不利，则呈气滞；血行不畅，则呈血瘀；津行受阻，则呈痰湿。此气滞、血瘀、痰凝、湿阻的病理变化，是形成癥瘕积聚的原因。瘀湿之邪留结胞宫，积而成癥，属有形之邪，故小腹疼痛拒按；瘀块留滞，冲任受阻，故致月经不行而经闭；产后恶露不尽，亦为瘀阻而血不归经之候，“恶血不尽，则好血难安，相并而下，日久不止”（《胎产心法》）；余如血色暗而夹瘀块、舌质紫暗、脉沉涩、俱为瘀阻胞宫之佐证。

2. 治法　瘀阻胞宫证，病机在于气血津液不和，瘀血阻滞所致，故立活血化瘀，缓消癥块之法。

3. 配伍解析

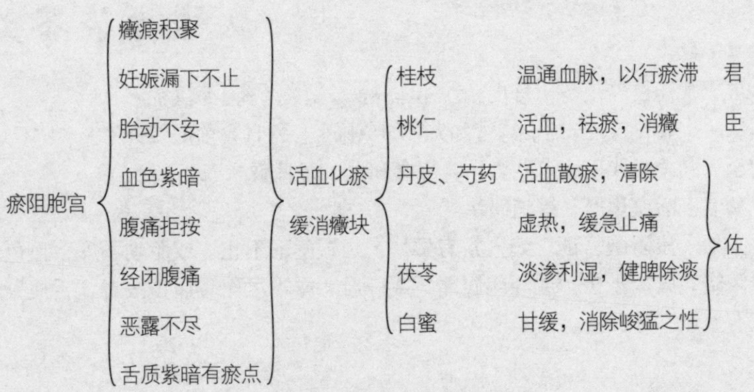

本方配伍一为既用桂枝以温通血脉，又佐丹皮、芍药以凉血散瘀，寒温并用，则无耗伤阴血之弊；二为漏下之症采用行血之法，体现“通因通用”之法，俾瘕块得消，血行常道，则出血得止。

●临床应用

1.适用范围 本方常用于治疗子宫内膜炎、附件炎、子宫肌瘤、卵巢囊肿、功能性子宫出血、习惯性流产、宫外孕等妇科疾患辨证属瘀湿阻于胞宫者，亦用于前列腺肥大、甲状腺肿、肝脾肿大等中医辨证属瘀血内阻证者。

2.使用注意 对妇女妊娠而有瘀血癥块者，只能渐消缓散，不可峻猛攻破；原方对其用量、用法规定甚严，临床使用当注意。

●药理研究 本方主要具有抗凝、抗炎、镇静、镇痛[1]、改变血液流变学[2-3]、抗纤维化[4]等作用。

●参考文献

[1] 高世荣．桂枝茯苓丸药理及临床应用综述［J］．河南中医，2016，2：358-359.

[2] 刘暖，毛秉豫，杨雷，等．桂枝茯苓丸对自发性高血压大鼠血流状态的影响及心肌纤维化的改善作用［J］．南阳理工学院学报，2015，4：111-115，117.

[3] 吴修红，杨恩龙，何录文，等．桂枝茯苓丸治疗血瘀证研究进展［J］．中医药信息，2014，5：133-135.

[4] 李季，叶军，薛冬英，等．桂枝茯苓丸抗大鼠肝纤维化作用及其机制研究［J］．中国实验方剂学杂志，2011，24：171-175.

按语

《妇人良方》以本方更名为夺命丸，用治妇人小产，子死腹中而见“胎上抢心，闷绝致死，冷汗自出，气促喘满者。”《济阴纲目》将本方改为汤剂，易名为催生汤，用于妇人临产见腹痛、腰痛而胞浆已下时，有催生之功。

失笑灵脂蒲黄同，等量为散酽醋冲，
瘀滞心腹时作痛，祛瘀止痛有奇功。

失笑散《太平惠民和剂局方》

【组成】五灵脂酒研，淘去沙土　蒲黄炒香，各二钱（各6g）

【用法】先用酽醋调二钱，熬成膏，入水一盏，煎七分，食前热服（现代用法：共为细末，每服6g，用黄酒或醋冲服，亦可每日取8~12g，用纱布包煎，作汤剂服）。

【功效】活血祛瘀，散结止痛。

【主治】瘀血停滞证。心腹刺痛，或产后恶露不行，或月经不调，少腹急痛等。

●方义发挥

1. 病证辨析　失笑散是治疗瘀血作痛的基础方、常用方，尤以肝经血瘀者为宜。

产后离经之血当去，若恶露不行，瘀血停留胞宫，阻滞不通，不通则痛，甚则产后心腹痛欲死。后世医家应用则不限产后，凡瘀血停滞之心腹疼痛及妇科诸疾每多用之。瘀血内停，脉络阻滞，故心腹刺痛；瘀停胞宫血行不畅，冲任受阻，则经血不能如期而至或经量异常，而成月经不调；产后离经之血不去，则恶露不行；瘀血内停，脉络阻滞，血行不畅，不通则痛，故见心腹刺痛、或少腹急痛；瘀阻胞宫，则月经不调、或产后恶露不行。

2. 治法　瘀血内停证当活血化瘀，伴瘀留脉道，恶露不行，故立活血祛瘀，散结止痛之法。

3. 配伍解析

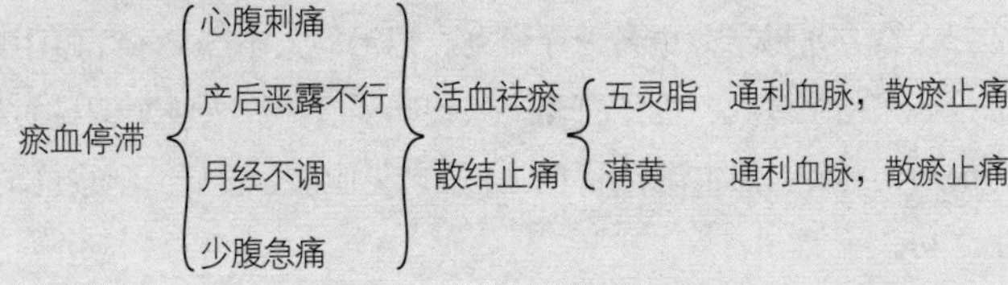

●临床应用

1. 适用范围　本方常用于治疗慢性胃炎、胃及十二指肠溃疡、冠心病、子宫复旧不全、痛经、宫外孕及功能性子宫出血等中医辨证属瘀血内停者。

2. 使用注意　本方孕妇禁用，脾胃虚弱及妇女月经期慎用。

●药理研究　本方主要具有降血脂[1]、抗炎镇痛[2]、抗心肌缺血[3]、促进平滑肌收缩、促进胆汁分泌[4]等作用。

●参考文献

[1] 杨丽祥，彭哲．生脉饮、失笑散对阿霉素心脏毒性心衰模型大鼠脂质过氧化影响的对比研究[J]．浙江中西医结合杂志，2015，7：647-650.

[2] 谢春娥，王永学，张立平，等．不同方药对大鼠急性酒精性胃黏膜损伤胃分泌作用的研究[J]．中华中医药杂志，2014，9：2800-2803.

[3] 靳刚强，徐敏，李福雷，等．失笑散颗粒对垂体后叶素所致大鼠心肌缺血的保护作用观察[J]．医药论坛杂志，2013，11：5-6，9.

[4] 陈珺明，安德明，柳涛，等．二至丸与失笑散对胆汁淤积性肝纤维化大鼠 uPA 的调控[J]．时珍国医国药，2009，7：1590-1592.

●典型医案　一妇人患膈病，胸膈作痛，面青目札，小便频数，或时寒热。此肝气滞而血凝，先用失笑散，二服痛止，又用加味逍遥散而愈。（《续名医类案》）

丹参饮 《时方歌括》

心腹诸痛有妙方，丹参砂仁加檀香，
气滞血瘀两相结，瘀散气顺保安康。

【组成】丹参一两（30g）　檀香一钱（6g）　砂仁一钱（6g）

【用法】水煎服。

【功效】活血祛瘀，行气止痛。

【主治】气滞血瘀证。心胃诸痛，痛有定处，以刺痛为主。

●方义发挥

1. 病证辨析 丹参饮是治疗气滞血瘀证的基础方，也是活血祛瘀，行气止痛法的代表方。

气为血帅，血为气母。若气机郁滞，障碍血行，血行失畅，脉络受阻，每呈气滞血瘀证。瘀血阻于心包络，故心痛难忍；阻于胃腑络脉，故胃痛不适；疼痛固定，以刺痛为主，伴见舌暗、脉弦，是瘀血甚于气滞之征。陈潮祖曰："心胃疼痛是本方主证，根据脏腑辨证，病在心经包络或在中焦胃腑。究其疼痛之机，则因血瘀气滞湿阻使然。血行脉内，最忌瘀阻，何处脉络不通，何处即呈疼痛。如果血行不利，心之包络受阻，即呈心痛难忍；阻于胃腑，即呈胃痛不适。此证除应归咎血瘀以外，气郁湿阻亦是引起疼痛的原因之一。"（《中医治法与方剂》）

2. 治法 气滞血瘀证当理气活血化瘀，伴见心下瘀滞不通，故需行气止痛。故立活血祛瘀，行气止痛之法。

3. 配伍解析

气滞血瘀	心痛，胃脘不适	活血祛瘀	丹参	化瘀止痛，不伤气血	君
	痛有定处	行气止痛	檀香、砂仁	化瘀止痛	臣

本方活血药与行气药用量之比为 5 ∶ 1，体现了气血并治，重在化瘀；寒热共用，药性偏寒的配伍特点。本方在临床运用上尤宜于心胃疼痛而偏瘀偏热者。

●临床应用

1. 适用范围 本方用于治疗慢性胃炎、胃及十二指肠溃疡、胃神经症、肝炎、胆囊炎以及冠心病、心绞痛等中医辨证属于气滞血瘀者。

2. 使用注意 虚证患者使用需要慎用；孕妇禁用。

●药理研究 本方主要具有扩冠、抗凝[1]、抗缺氧[2]、抗炎[3]、促进外周血恢复[4]等作用。

●参考文献

[1] 陈聪，戴玉微，谭开云，等．加味丹参饮不同组方抗心肌缺血再灌注损伤的作用研究[J]．湖南中医杂志，2016，6：164-166.

[2] 陈辉，黄政德．不同剂量加味丹参饮预处理对缺血再灌注损伤大鼠超敏C反应蛋白的影响[J]．湖南中医杂志，2014，10：145-147.

[3] 谢田，范业宏．丹参饮对实验性脑缺血并发应激性溃疡大鼠EGF含量的影响[J]．黑龙江医学，2014，6：622-623.

[4] 李恩庆，赵安斌，曹克俭，等．六味地黄汤、补中益气汤、复方丹参饮对骨髓抑制小鼠保护的作用机制[J]．中国实验方剂学杂志，2010，5：153-157.

大黄䗪虫丸 《金匮要略》）

大黄䗪虫丸，桃杏虻蛭甘，芩芍与干漆，生地蛴螬全。

【组成】大黄蒸，十分（75g） 黄芩二两（60g） 甘草三两（90g） 桃仁一升（60g） 杏仁一升（60g） 芍药四两（120g） 干地黄十两（300g） 干漆一两（30g） 虻虫一升（60g） 水蛭百枚（60g） 蛴螬一升（60g） 䗪虫半升（30g）

【用法】上十二味，末之，炼蜜和丸小豆大，酒饮服五丸（3g），日三服（现代用法：将蛴螬另串；桃仁、杏仁另研成泥。其余9味共研为细粉，过箩，与桃仁等混合均匀，共为细粉。炼蜜为丸，每粒3g，蜡皮封固。每服1丸，温开水或酒送服）。

【功效】祛瘀生新。

【主治】五劳虚极，干血内停证。形体羸瘦，少腹挛急，腹痛拒按，或按之不减，腹满食少，肌肤甲错，两目无神，目眶暗黑，舌有瘀斑，脉沉涩或弦。

●方义发挥

1. 病证辨析 大黄䗪虫丸是治疗虚劳而有瘀血干结的基础方，也是祛瘀生新的代表方。

《素问·宣明五气篇》曰：“久视伤血，久卧伤气，久坐伤肉，久立伤骨，久行伤筋，是谓五劳所伤”。“五劳虚极羸瘦”乃因经络营卫气伤，血脉凝涩，日久结成“干血”（久瘀）所致。干血内阻，影响新血生化；瘀郁化热，亦能灼伤阴血。阴血内伤，时久肌肤失养而成甲错如鳞，阴血不能上荣于目，以致两目暗黑；阴血不能滋养四肢百骸，故形体为之消瘦；肝主疏泄而藏血调血，瘀血内积，血不养肝，肝失疏泄，故腹满而不能食；舌紫或有瘀点、脉沉涩是瘀血之佐证；妇女经闭、胁下癥瘕，为由瘀血所致者。

2. 治法 瘀血干结日久，当令活血功效力专而广，破血与攻下并用，同时养阴生血为辅，故立祛瘀生新之法。

3. 配伍解析

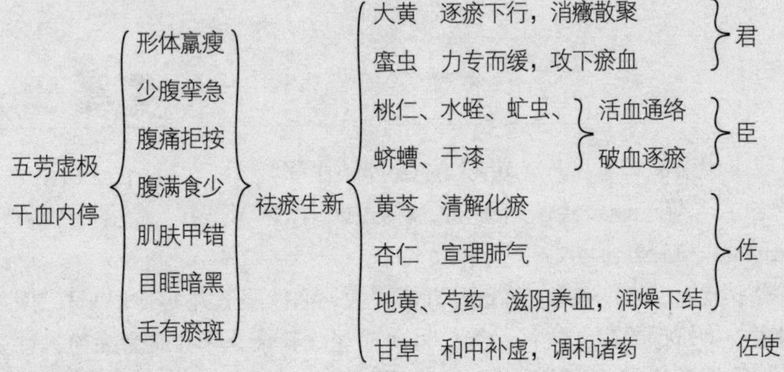

本方治疗虚劳属实中夹虚之证。瘀虽由虚而起，但瘀积已甚，瘀血不去，则新血不生，正气无由恢复，故本方以祛瘀为主，辅以扶正之品，使瘀去新生，则病自痊愈。亦即《金匮要略》所言“缓中补虚”。五劳虚极之人，不宜猛攻，故用丸剂，以渐消缓散为妥。

●临床应用

1. 适用范围 本方常用于良性肿瘤、妇女瘀血经闭、腹部手术后之粘连性疼痛、肝脾肿大、肝硬化、子宫肌瘤、结核性腹膜炎、食管静脉曲张等中医辨证属于五劳虚极，干血内停者。治疗上述诸疾，久服方可取效。

2. 使用注意 孕妇禁用。

●**药理研究** 本方主要具有抑制血栓形成[1]、活化纤溶系统[2]的作用。

●**参考文献**

[1] 丁宁，张梅，张琳丽，等. 大黄䗪虫丸对血脂异常大鼠血栓素 B_2 和6-酮-前列腺素1α 的影响[J]. 中国老年学杂志，2014，19：5494-5496.

[2] 赵小青，吴艺锋，杨四萍，等.《金匮要略》经方组合对高血脂模型大鼠血脂及血液流变学指标的影响[J]. 中国实验方剂学杂志，2012，3：190-192.

《金匮要略》鳖甲煎丸

鳖甲煎丸疟母方，䗪虫鼠妇及蜣螂，蜂窠石韦人参射，桂朴紫葳丹芍姜，瞿麦柴芩胶半夏，桃仁葶苈和硝黄，疟缠日久胁下硬，症消积化保安康。

【组成】鳖甲炙，十二分（90g） 射干烧 黄芩 鼠妇熬 干姜 大黄 桂枝 石韦去毛 厚朴 紫葳 阿胶各三分（各22.5g） 柴胡 蜣螂熬，各六分（各45g） 芍药 牡丹去心 䗪虫熬，各五分（各37g） 蜂窠炙，四分（30g） 赤硝十二分（90g） 桃仁 瞿麦各二分（15g） 人参 半夏 葶苈各一分（各7.5g）

【用法】上二十三味，取煅灶下灰一斗，清酒一斛五斗，浸灰，候酒尽一半，着鳖甲于中，煮令泛烂如胶漆，绞取汁，内诸药，煎为丸，如梧桐子大。空心服七丸，日三服（现代用法：除硝石、鳖甲胶、阿胶外，20味烘干碎断，加黄酒600g拌匀，加盖封闭，隔水炖至酒尽药熟，干燥，与硝石等三味混合粉碎成细粉，炼蜜为丸，每丸重3g。每次服1~2丸，每日2~3次，温开水送下）。

【功效】行气活血，祛湿化痰，软坚消癥。

【主治】疟母、癥瘕。疟疾日久不愈，胁下痞硬（或硬）成块，结成疟母；以及癥瘕结于胁下，推之不移，腹中疼痛，肌肉消瘦，饮食减少，时有寒热，女子月经闭止等。

●方义发挥

1. 病证辨析 鳖甲煎丸是消癥的要方，也是分消走泄治疗癥瘕积聚之法的代表方。

疟母之成，每因疟疾久踞少阳，进而深伏经隧，以致气机运行不利，营血滞涩而成瘀，津液不布而成痰，是疟邪“假血依痰”（《金匮要略论注》），聚而成形，留于胁下所致。少阳主相火，疟邪踞于少阳，其气必郁。《素问·调经论》曰：“血气者，喜温而恶寒，寒则泣不能流，温则消而去之”，鉴于津液血液得热则行、得寒则凝的特点，寒热痰湿之邪与气血搏结，聚而成形，留于胁下。癥瘕一病，亦属气滞血凝日久渐积所成，巢元方说：“癥瘕皆由寒热不调，饮食不化，与脏气相搏所生也”。有形之癥留于腹中，故腹中疼痛；瘀血成癥，新血难生，形体失养，故肌肉消瘦；疟邪踞于少阳致疏泄不利，木不疏土，运化失常，故饮食减少；疟邪与营卫相搏，正不胜邪则寒、正能胜邪则热，故寒热交作。癥瘕一病，亦属气血津液运行不利的气滞血瘀痰凝之证。

2. 治法 根据《素问·至真要大论》“坚者削之，客者除之，结者散之，留者攻之”的原则，立行气活血，祛湿化痰，软坚消癥之法。

3. 配伍解析

疟母、癥瘕：
- 疟疾日久不愈
- 胁下痞硬
- 癥瘕积聚
- 腹痛
- 消瘦
- 纳差
- 寒热错杂
- 女子闭经
- 舌有瘀斑

→ 行气活血、祛湿化痰、软坚消癥：

君：
- 鳖甲　软坚化癥
- 灶下灰　消癥祛积
- 清酒　活血通经

臣：
- 赤硝、大黄、䗪虫、蜣螂、鼠妇、蜂窠、桃仁、紫葳、半夏、射干（破血消癥）
  - 半夏、射干　燥湿化痰
- 瞿麦、石韦、葶苈子　利水渗湿
- 厚朴、柴胡　疏肝理气

佐：
- 干姜、桂枝　温经通脉
- 柴胡、黄芩　调和少阳
- 丹皮　清热凉血，活血化瘀
- 人参、阿胶、白芍　补气养血

本方药物虽似庞杂，然细看则体现了寒热并用，攻补兼施，气血津液同治的配伍特点。诸法兼备，确为消癥之良剂也。综观全方，融行气、活血、除湿、攻下等多种消癥之法于一方，并以丸剂缓散，攻邪不伤正，祛邪于渐消缓散之中，收事半功倍之效。

●临床应用

1. 适用范围 本方常用于治疗肝硬化、肝脾肿大、肝癌、子宫肌瘤、卵巢囊肿等中医辨证属于疟母、癥瘕气滞血瘀痰凝者。

2. 使用注意 本方长于消癥散结，但扶正之力不足，若有癥结而正气虚甚者慎用。

●药理研究 本方主要具有抗肝纤维化[1]、双向调节血管新生[2]、诱导肿瘤细胞凋亡[3]、调节免疫功能[4]作用。

●参考文献

［1］铁明慧，王科，张颖．鳖甲煎丸对体外培养大鼠主动脉环血管新生的影响［J］．中医杂志，2016，15：1322-1326.

［2］刘翔，陈嘉，顾丰华，等．鳖甲煎丸对百草枯致大鼠肺纤维化的改善作用研究［J］．世界临床药物，2016，3：160-165，198.

［3］楼丹飞，李越华．中药复方双向调节血管新生的研究进展［J］．中西医结合心脑血管病杂志，2016，4：375-378.

［4］罗庆东，姜德友．鳖甲煎丸的临床研究与进展［J］．齐齐哈尔医学院学报，2012，6：764-766.

十灰散用十般灰，柏茅茜荷丹榈煨，
二蓟栀黄各炒黑，上部出血势能摧。

第二节　止血

十灰散《十药神书》

【组成】大蓟　小蓟　荷叶　侧柏叶　茅根　茜根　山栀　大黄　牡丹皮　棕榈皮各等分（各9g）

【用法】上药各烧灰存性，研极细末，用纸包，碗盖于地上一夕，出火毒，用时先将白藕捣汁或萝卜汁磨京墨半碗，调服五钱，食后服下（现代用法：各药烧炭存性，为末，藕汁或萝卜汁磨京墨适量，调服9~15g；亦可作汤剂，水煎服，用量按原方比例酌定）。

【功效】凉血止血。

【主治】血热妄行之上部出血证。呕血、吐血、咯血、嗽血、衄血等，血色鲜红，来势急暴，舌红，脉数。

●方义发挥

1. 病证辨析　十灰散是治疗热证所致上部出血证的基础方，也是凉血止血法的代表方。

吐血、咯血等症，有阴虚、阳虚之分，虚火、实火之别。本方所治之出血，与肝主藏血调血有关。血液贮藏于肝脏，运行于心脉，疏泄有节，运行有度，温和流畅，不滞不溢。火热内攻，或肝火炽盛，火性炎上，火盛气逆，气逆则血升，损伤血络（阳络），迫血妄行，离经外溢，上走诸窍，则发为吐、衄；血色鲜红、舌红、脉数并见，系实火所致。“阳络伤则血外溢，血外溢则衄血”（《灵枢》）；“夫血之妄行也，未有不因热之所发，盖血得热则淖溢，血气俱热，血随气上，乃吐衄也”（《济生方》）。肝火炽盛，木火刑金，肺络损伤而为咯血、嗽血、衄血；肝火犯胃，胃脉破裂而为呕血、吐血。

2. 治法　血热妄行之上部出血证当以凉血为主，同时收敛、散瘀、止血法同时施用，故立凉血止血之法。

3. **配伍解析**

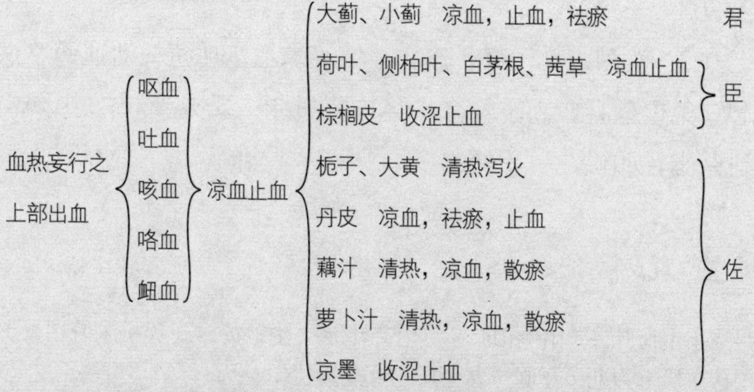

本方为一首急救止血方剂，集凉血、止血、清降、祛瘀诸法于一方，但以凉血止血为主，使血热清，气火降，则出血自止。诸药炒炭存性，亦可加强收敛止血之力。本方寓止血于清热泻火之中，寄祛瘀于凉血止血之内。

●临床应用

1. 适用范围 本方常用于治疗消化道出血，支气管扩张及肺结核咯血等中医辨证属气火上逆者。

2. 使用注意 本方为急则治标之剂，血止之后，还当审因图本，方能巩固疗效；对虚寒性出血则不宜使用；本方为散剂，既可内服，也能外用，但应预先制备，使火气消退，方可使用；方中药物皆烧炭，但应注意“存性”，否则药效不确。

●药理研究 本方主要具有促凝止血[1]、解热、抗炎镇痛[2]、改善微循环[3]等作用。

●参考文献

［1］崔箭．十灰散止血、凝血作用机制研究［J］．山东中医药大学学报，2004，6：463-466.

［2］欧阳钦，王晓东．加减十灰散对急性肝功能衰竭大鼠血

清内毒素和肿瘤坏死因子水平的影响[J]. 浙江中医杂志,2007,5:302-303.

[3] 吴烈，桑子瑾，唐棠，等．凉血止血法与活血通络法调节 RVO 兔模型凝血因子及微循环作用机制的研究［J］．中国中医眼科杂志，2013，1：2-6.

四生丸中三般叶，侧柏艾叶荷叶兼，生地合用为丸服，血热吐衄效可验。

四生丸《妇人大全良方》

【组成】生荷叶 9g　生侧柏叶 9g　生艾叶 12g　生地黄 15g（原书未著用量）
【用法】研末为丸，每服一丸（12g），水煎服。
【功效】凉血止血。
【主治】血热妄行证。症见吐血、衄血，血色鲜红，口干咽燥，舌红或绛，脉弦数。

●方义发挥

1. 病证辨析　四生丸是治疗血热妄行，吐血衄血的常用方，该方兼有养阴的功效。

吐血、衄血，实由血分有热，迫血妄行，损伤肺胃脉络，血不循经，外溢而致吐血、衄血；血色鲜红、咽干口燥、舌红、脉弦数皆为血热兼阴伤之象，即张介宾所谓："凡诸口鼻见血，多由阳盛阴虚，二火逼血而妄行所致"（《景岳全书》）；热邪灼伤津液，血去津亦伤，故见口干咽燥；舌红或绛、脉弦数有力，均为血分有热之象。

2. 治法　血热妄行，立凉血止血之法，可使"五志之火既清，五脏之阴安堵，则阴平阳秘，而血归经矣"（《医宗金鉴》）。

3. 配伍解析

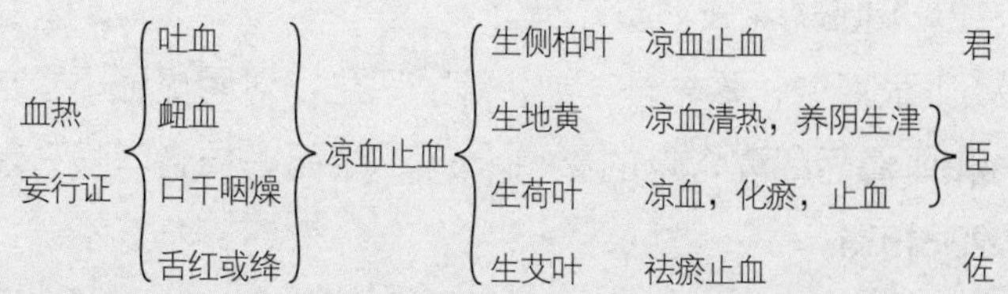

方中四药俱生用，意在增强凉血止血作用。本方清中有滋，热去而无耗血之虞，清中寓宣，虽凉而无郁遏之弊；清中有温，虽凉而无伐胃之忧，较之清热止血诸方，实属至平至淡之剂。

●临床应用

1. 适用范围 本方常用于治疗肺结核、支气管扩张咯血、胃溃疡吐血等中医辨证属于血热妄行者。

2. 使用注意 本方对内热暴作之吐血、衄血疗效较好，然只可暂用，中病即止，若多服、久服，寒凉太过，则可使血凝成瘀，造成不良后果。

●药理研究 本方主要具有抗肿瘤细胞增殖[1]、抗炎[2]、提高免疫力[2-4]、促凝血[5]等作用。

●参考文献

［1］陈黎黎，陈智樑，陈峰，等．四生散对肺癌细胞增殖的抑制作用及毒性研究［J］．复旦学报（自然科学版），2011，3：385-389，395.

［2］王玲，温新宇．四生汤对照射小鼠胸腺淋巴细胞凋亡和抗氧化能力的作用［J］．军医进修学院学报，2011，9：949-951.

［3］温新宇，王玲，田亚平．四生汤口服液对体外辐射人淋巴细胞的保护作用［J］．军医进修学院学报，2010，12：1237-1239.

［4］张素芳，凌昌全，李柏，等．四生汤对脾虚证小鼠免疫功能和抗应激能力的影响（英文）［J］．中西医结合学报，

2012，12：1465-1469.

［5］张素芳，陈喆，李柏，等．四生汤对阴虚证小鼠自由活动能力和血清丙二醛含量的影响［J］．中西医结合学报，2008，10：1029-1033.

小蓟饮子 《济生方》，录自《玉机微义》

小蓟生地藕蒲黄，滑竹通栀归草襄，
凉血止血利通淋，下焦瘀热血淋康。

【组成】生地黄　小蓟　滑石　木通　蒲黄　藕节　淡竹叶　当归　山栀子　甘草各等分（各9g）（原书未著用量）

【用法】上㕮咀，每服半两（15g），水煎，空心服（现代用法：作汤剂，水煎服，用量据病证酌情增减）。

【功效】凉血止血，利水通淋。

【主治】热结下焦之血淋、尿血。尿中带血，小便频数，赤涩热痛，舌红，脉数。

●方义发挥

1. 病证辨析　小蓟饮子是治疗热结下焦之血淋证的基础方，也是凉血利尿通淋法之代表方。

热聚膀胱，损伤血络，血随尿出，故尿中带血，其痛者为血淋，不痛者为血尿。血淋为五淋之一，多属腑病，“胞移热于膀胱则癃溺血”（《素问》），淋是“热在下焦”（《金匮要略》），血淋、尿血总由热聚膀胱，或心火移易于小肠所致，“大抵血淋一证，无不皆自心与小肠积热而来。心为生血之脏，小肠为传导之腑，或心移热于小肠，小肠移热于膀胱，有不搏血下渗而为淋者乎”（《成方便读》）。瘀热蕴结，阻滞下焦，膀胱气化失常，故小便频数、赤涩热痛；舌红、脉数，亦为下焦热结之征。

2. 治法　热结于下焦当凉血止血，同时祛邪以出路，宜利水通淋使之走下窍。故拟凉血止血，利水通淋之法。

3. 配伍解析

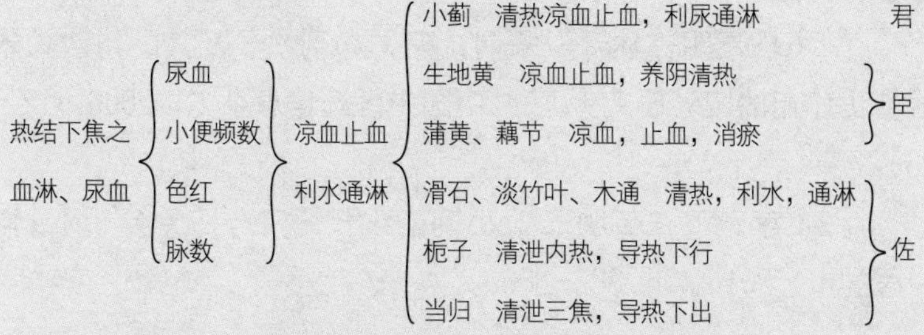

本方是由导赤散加小蓟、藕节、蒲黄、滑石、栀子、当归而成，由清心养阴，利水通淋之方变为凉血止血，利水通淋之剂。其止血之中寓以化瘀，使血止而不留瘀；清利之中寓以养阴，使利水而不伤正。

●临床应用

1. 适用范围 本方常用于治疗急性泌尿系统感染、尿路结石、血淋、尿血等中医辨证属瘀热蓄聚下焦证。

2. 使用注意 方中药物多属寒凉通利之品，只宜于实热证；若血淋、尿血日久兼寒或阴虚火动或气虚不摄者，均不宜使用。

类方鉴别

方名		小蓟饮子	导赤散
相同点		均有生地黄、木通、竹叶、甘草，均可清心利尿养阴，可用于治疗热证	
不同点	组成	小蓟、滑石、蒲黄、藕节、当归、山栀子	—
	功效	凉血止血，清热滋阴兼有化瘀	清心火，利小便
	病证	热伤血络所致的血淋、尿血	心经火热，移至小肠
	症状	血淋，尿血	尿血，小便赤涩刺痛

●药理研究 本方主要具有促凝血[1]、收缩血管[2]的作用。

●参考文献

[1] 巴元明，林玲，宋俐，等．小蓟饮子及其配伍对关木通减毒作用的实验研究［J］．中国中医药信息杂志，2006，12：26-27.

[2] 李鹏飞，苗明三．小蓟的现代研究与应用分析［J］．中医学报，2014，3：381-383.

黄土汤中芩地黄，术附阿胶甘草尝，
温阳健脾能摄血，便血崩漏服之康。

黄土汤《金匮要略》

【组成】甘草　干地黄　白术　附子炮　阿胶　黄芩各三两（各9g）　灶心黄土半斤（30g）

【用法】上七味，以水八升，煮取三升，分温二服（现代用法：先将灶心土水煎过滤取汤，再煎余药，阿胶烊化冲服）。

【功效】温阳健脾，养血止血。

【主治】脾阳不足，脾不统血证。大便下血，先便后血，以及吐血、衄血、妇人崩漏，血色暗淡，四肢不温，面色萎黄，舌淡苔白，脉沉细无力。

●方义发挥

1. 病证辨析 黄土汤是治疗脾阳虚出血的基础方，也是温脾阳摄血养血之代表方。

脾主统血，气能摄血。脾阳不足，脾气亦虚，统摄无权，则血从上溢而为吐衄，下走而为便血、崩漏；血色暗淡、四肢不温、神倦无力、口淡不渴、面色萎黄、舌淡苔白、脉沉细无力等证，皆为脾气虚寒，阴血不足之象。“下血，先便后血者，由脾虚气寒，失其统御之权，而血为之不守也”（《金匮要略心典》）“经言大肠、小肠皆属于胃。又云，阴络伤则血内溢，今因胃中寒邪，并伤阴络，致清阳失守，迫血下溢二肠，遂成本寒标热之患”（《张氏医通》）。妇人月事过多，亦因脾阳虚，固摄无权，故崩漏、伴有血行不畅、兼有血块、血色发暗。

2. 治法　脾阳虚出血当温脾阳复其统摄之权；失血过多，治宜滋阴养血并用。故拟温阳健脾，养血止血之法。

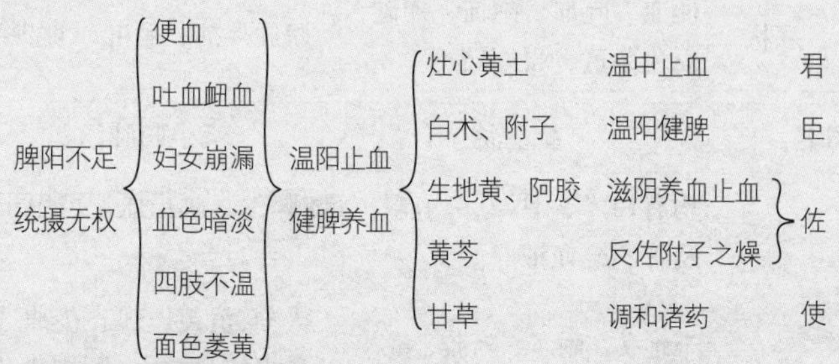

3. 配伍解析

全方寒热并用，刚柔相济，以刚药温阳而寓健脾助运，以柔药补血亦寓止血清肝，温阳而不伤阴，滋阴而不碍阳。吴瑭谓本方为“甘苦合用刚柔互济法”。温中健脾药与养血止血药同施，标本同治，温阳健脾而使脾土统血，养血止血以治出血失血。

●临床应用

1. 适用范围　本方常用于治疗慢性胃肠道出血及慢性功能性子宫出血等中医辨证属脾阳虚，不能摄血者。

2. 使用注意　凡热迫血妄行所致出血者忌用。

类方鉴别

<table>
<tr><th colspan="2">方名</th><th>黄土汤</th><th>理中丸</th></tr>
<tr><td colspan="2">相同点</td><td colspan="2">均有白术、甘草，均能温脾阳，益脾气，可用于治疗中焦虚寒，脾不统血之出血证</td></tr>
<tr><td rowspan="2">不同点</td><td>组成</td><td>干地黄、附子、阿胶、黄芩、灶心黄土</td><td>干姜、人参</td></tr>
<tr><td>功效</td><td>温阳摄血，养血止血</td><td>温中阳，健脾运，燥湿化痰</td></tr>
</table>

续表

方名		黄上汤	理中丸
不同点	病证	脾阳不足，中焦虚寒证	中焦虚寒证
	症状	便血，吐血，衄血，崩漏，面色萎黄，畏寒肢冷	脘腹疼痛，呕吐，食少泄泻

方名		黄土汤	归脾汤
相同点		均有白术、甘草，均能补气健脾，养血止血，可用于脾虚及脾不统血证	
不同点	组成	干地黄、附子、阿胶、黄芩、黄土	人参、黄芪、当归、茯神、远志、酸枣仁、木香、龙眼肉、生姜、大枣
	功效	温补脾阳，养血止血	补气健脾，养血补心
	病证	脾阳不足，中焦虚寒证	心脾两虚，气不摄血证
	症状	便血，吐血，衄血、崩漏，面色萎黄，畏寒肢冷	心悸，头晕，失眠健忘，食少体倦，月经量多，崩漏

●**药理研究** 本方主要具有促凝血、改变血流状态[1]的作用。

●**参考文献**

[1] 殷舟，王颖，陈屹一，等．虚寒型溃疡性结肠炎大鼠MIF、TLR4表达及黄土汤干预研究[J]．中华中医药学刊，2012，8：1740-1742，1921.

槐花侧柏荆枳壳，等分为末米饮调，清肠止血又疏风，血热肠风脏毒疗。

槐花散《普济本事方》

【组成】槐花炒（12g） 柏叶杵，焙（12g） 荆芥穗（6g） 枳壳麸炒（6g）各等分（原书未著用量）

【用法】上为细末，用清米饮调下二钱，空心食前服（现代用法：为细末，每服6g，开水或米汤调下；亦可作汤剂，水煎服，用量按原方比例酌定）。

【功效】清肠止血，疏风行气。

【主治】风热湿毒，壅遏肠道，损伤血络证。便前出血，或便后出血，或粪中带血，以及痔疮出血，血色鲜红或晦暗，舌红苔黄，脉数。

●**方义发挥**

1. 病证辨析　槐花散是治疗肠风脏毒损伤血络证之基础方，也是治疗热证便血的常用方剂。

风热俱为阳邪，风热相搏，壅遏肠道，损伤血络，血为之逼入肠中而疾出，故便前出血，血色鲜红，来势急迫；若湿热蕴结，伤及肠道血络，亦可出现便血，然因湿邪秽浊，易阻滞气机，肠道气血瘀滞，则多见便后出血，或粪中带血，血色晦暗；舌质红，脉数或弦数，皆为热证之佐证。

2. 治法　风热、湿热壅遏肠道，当清热利湿；热毒所致出血，需要凉血止血。故拟清肠止血，疏风行气之法。

3. 配伍解析

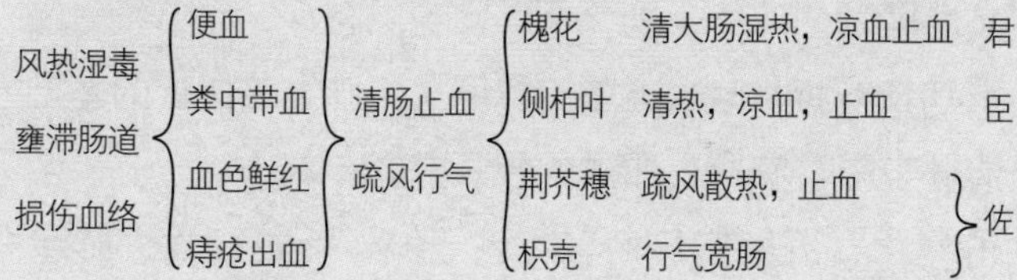

本方具有寓行气于止血之中，寄疏风于清肠之内，相反相成的配伍特点。既使便血能止，又不致肠间湿热滞留，用药精炼，配伍得宜。

●**临床应用**

1. 适用范围　本方常用于治疗痔疮出血或者其他大便出血证属血热者。结肠炎、肠癌便血等中医辨证属热盛证者也可用之。

2. 使用注意　本方药性寒凉，故只可暂用，不宜久服；便血日久属气虚或阴虚者，以及脾胃素虚者均不宜使用。

●**药理研究**　本方主要具有抗炎、止血[1]的作用。

●参考文献

[1] 刘继林．止血凉血用槐花 [J]．家庭医药，2008，5: 20.

[2] 王天仕，郑合勋，谷艳芳，等．槐花煎液对家兔在位心功能的影响 [J]．山东中医杂志，2001，8: 490-492.

咳血方中诃了收，瓜蒌海粉山栀投，
青黛蜜丸口噙化，咳嗽痰血服之疗。

咳血方 《丹溪心法》

【组成】青黛水飞（6g）　瓜蒌仁去油（9g）　海粉（9g）　山栀子炒黑（9g）　诃子（6g）（原书未著用量）

【用法】上为末，以蜜同姜汁为丸，噙化（现代用法：共研末为丸，每服9g；亦可作汤剂，水煎服，用量按原方比例酌定）。

【功效】清肝宁肺，凉血止血。

【主治】肝火犯肺之咳血。咳嗽痰稠带血，咯吐不爽，心烦易怒，胸胁作痛，咽干口苦，颊赤便秘，舌红苔黄，脉弦数。

●方义发挥

1.病证辨析　咳血方是治疗肝火犯肺之咳血证的基础方，也是清肝宁肺，凉血止血法的代表方。

肝属木，肝脉布胸胁，上注于肺，而主升发；肺属金，位居于上而主肃降。在正常生理情况下，肺金的肃降，有制约肝气、肝火上升的作用，使二者升降相因，则气机调畅，此即金克木。肝火过旺，肝气升发太过，气火亢逆上行伤及肺系，使肝肺之间的生理关系失调，即可形成“左升太过，右降不及”的反克病理变化。木火刑金，肺津受灼，炼液为痰，痰阻于肺，肺失清肃，肺气上逆，故咳嗽；痰液受火邪煎熬，则痰质浓稠，咯吐不爽；火热灼伤肺络，血溢脉外，则咳嗽痰中带血，如汪昂及吴昆所言：“肝者将军之官，肝火上逆，能烁心肺，故咳嗽痰血也”（《医方集解》）“肺者，至清之脏，纤芥不容，有气有火则咳，有痰有血则嗽”（《医方考》）；心烦易怒、胸胁作痛、咽干口苦、颊赤便秘、舌红苔黄、脉弦数等均为肝火亢盛之佐证。

2. 治法 肝火犯肺当清肝泻热宁肺；伴见咳血，宜凉血止血。故拟清肝宁肺，凉血止血之法。

3. 配伍解析

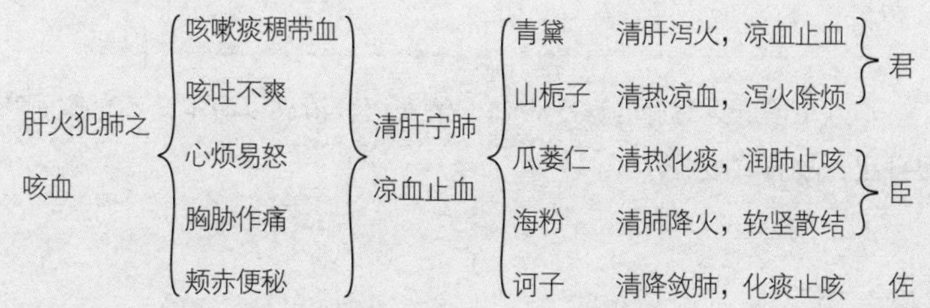

诸药合用，共奏清肝宁肺之功，使木不刑金，肺复宣降，痰化咳平，其血自止。本方寓止血于清热泻火之中，使火热得清，不致灼伤肺络，肺气肃降有权，痰化咳止，血亦自安。

●临床应用

1. 适用范围 本方常用于治疗支气管扩张、肺结核等中医辨证属肝火犯肺者。

2. 使用注意 因本方属寒凉降泄之剂，故肺肾阴虚及脾虚便溏者不宜使用。

类方鉴别

方名		咳血方	百合固金汤
相同点		均能清热凉血，润燥化痰，宁肺止咳，可用于治疗肺热咳嗽之痰血	
不同点	组成	青黛、瓜蒌仁、海粉、山栀子、诃子	百合、生地黄、熟地黄、当归、芍药、甘草、贝母、麦冬、桔梗、玄参
	功效	清泻肝火，凉血止血	滋阴养血，润燥化痰

续表

方名		咳血方	百合固金汤
不同点	病证	肝火上炎咳血证	肺肾阴虚，肾火上炎证
	症状	咳嗽，痰稠带血，心烦易怒，胸痛口干，面红便秘	咳血痰血，胸膈满闷

按语

本方主治肝火犯肺，咳痰带血，治法泻肝清火以治本，不止血而咳血自止，故名“咳血方”。

黛蛤散剂治痰黄，咳嗽方中不能少，若加竹沥效更过。蛤壳十倍黛一倍，

黛蛤散《丸散膏丹集成》

【组成】青黛 30g　蛤壳 300g(原书未著用量)
【用法】用新瓦将蚌粉炒令通红，拌青黛少许，每服三钱（15g），米饮下。
【功效】清肝利肺，降逆除烦。
【主治】肝肺热盛证。症见头晕耳鸣，咳嗽吐衄，痰多黄稠，咽膈不利，口渴心烦。

●方义发挥

1. 病证辨析　黛蛤散是治疗肝肺热盛证的代表方。

肝属木，肺属金，肝在膈下，其气升发；肺在膈上，其气肃降。肝与肺主要是疏泄与肃降、藏血与主气的关系。肺主要调整全身之气，肝主要调整全身之血。从气机的升降来看，“肝从左而升，肺从右而降，升降得宜，则气机舒展”。肝气升发还有助于肺气肃降，如肝郁化火，升发太过，气火循经上逆犯肺，可影响肺气机升降，导致咳喘胸满、咽膈不利、胸胁胀痛，甚则咯血等病理表现，称为肝火犯肺，亦称“木火刑金”。反之，肺失清肃，燥热内盛，不能制约肝木，也可引起肝木升发太过，在咳嗽的同时，出现胸胁胀满疼痛、头晕头痛、面红

目赤、口渴心烦等，这种病理现象称为“金不制木”。

2. 治法 肝肺热盛当清泄肝肺之热，肝之气升发太过，又宜降逆治疗，故拟清肝利肺，降逆除烦之法。

3. 配伍解析

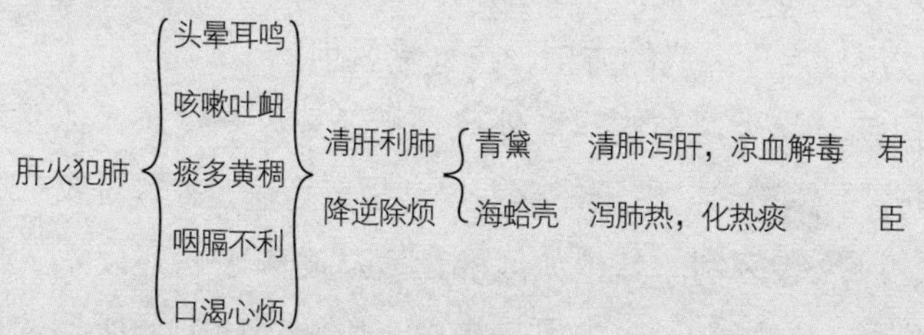

方中二者相合，使肝火得降，肺热得清，痰热得化，则妄行之血归经。其与清气化痰丸、清金降火汤相比，虽同治热痰之证，但清热化痰之力远逊于二者，唯清肝泻火之功为二者所不及。

●临床应用

1. 适用范围 本方常用于治疗急性支气管炎、肺部感染、慢性胃炎、胃及十二指肠溃疡、盆腔炎、滴虫性阴道炎等中医辨证属于肝火犯肺者。

2. 使用注意 避恼怒、忌厚味；辨证属于寒证者禁服。

第十三章 治风剂

凡以辛散祛风或熄风止痉药为主组成，具有疏散外风或平熄内风作用，治疗风病的方剂，统称治风剂。

风病分为外风与内风。外风是指外来风邪侵袭人体肌表、经络、筋骨、关节等。由于外感六淫常相兼为病，故其证又有风寒、风湿、风热等区别。其他如风邪毒气从皮肉破伤处侵入人体所致的破伤风，亦属外风。内风是指由于脏腑功能失调所致的风病，其发病多与肝有关，有肝风上扰、热盛动风、阴虚风动及血虚生风等。外风宜疏散，内风宜平熄，故治风剂分为疏散外风和平熄内风两类。

疏散外风剂，适用于外风所致诸病证。风为六淫之首，风邪致病，多有兼夹，且风邪散漫，不拘一经，病变范围较为广泛，临床表现多种多样。疏散外风的方剂常以辛散祛风药为主组成，如羌活、独活、荆芥、防风等。代表方如川芎茶调散、消风散等。

平熄内风剂，适用于内风的病证，即《素问·至真要大论》所说的"诸风掉眩，皆属于肝"之类。平熄内风的方剂常以平肝熄风药为主组成，如羚羊角、钩藤、天麻等。代表方如羚角钩藤汤、镇肝熄风汤、大定风珠等。

治风剂的运用，首先需要辨清风病的内、外属性，以确定疏散或平熄之法。其次，应鉴别病邪的兼夹及病情的虚实，进行针对性配伍。此外，外风可以引动内风，内风亦可兼感外风，对此应分清主次、轻重、缓急，兼而治之。

第一节　疏散外风

川芎茶调散 《太平惠民和剂局方》

川芎茶调散荆防，辛芷薄荷甘草羌，目昏鼻塞风攻上，偏正头痛悉能康。

【组成】川芎　荆芥去梗，各四两（各 12g）　白芷　羌活　甘草炙，各二两（各 6g）　细辛去节，一两（3g）　防风去芦，一两半（4.5g）　薄荷叶不见火，八两（12g）

【用法】上为细末，每服二钱（6g），食后用茶清调下（现代用法：共为细末，每服 6g，每日 2 次，饭后清茶调服；亦可作汤剂，水煎服）。

【功效】疏风止痛。

【主治】外感风邪头痛。偏正头痛或巅顶头痛，恶寒发热，目眩鼻塞，舌苔薄白，脉浮。

●方义发挥

1. 病证辨析　川芎茶调散是治疗外感风邪头痛之代表方。

头为诸阳之会，外感风邪，循经上犯头目，阻遏清阳之气，故头痛、目眩，《素问·太阴阳明论》"伤于风者，上先受之"即此类；风邪袭表，邪正相争，故见恶寒发热、鼻塞、苔薄白、脉浮等；若风邪稽留不解，头痛日久而不愈者，其痛或偏或正，休作无时，即为头风。

2. 治法　外风宜疏散为法，治当散风邪，止头痛。

3. 配伍解析

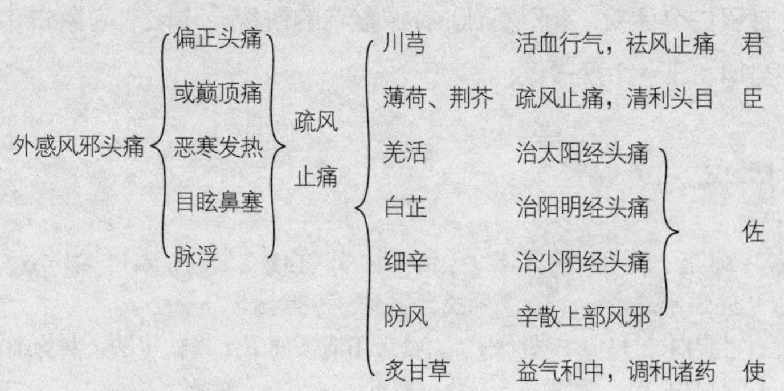

本方集诸辛散疏风药于一方，并少佐苦寒之品，既使巅顶风邪从上而解，又无过分升散之虞。用时以清茶调下，取茶叶苦凉之性，既可上清头目、又能制约风药的过于温燥与升散，寓降于升，利于散邪。

●临床应用

1. 适用范围　本方常用于普通感冒头痛、偏头痛、血管神经性头痛、慢性鼻炎头痛等中医辨证属于风邪所致者。

2. 使用注意　本方用药以辛温之品为多，使用时用量宜轻，不宜久煎；导致头痛的原因很多，有外感与内伤的不同，对于气虚、血虚、肝肾阴虚、肝阳上亢、肝风内动等引起的头痛，均不宜使用。

●药理研究　本方主要有镇痛、镇静、抗炎、解热、耐缺氧[1]、提高免疫力、治疗湿疹[2-3]等作用。

●参考文献

[1] 邓治文，刘家玉，王文烈，等．川芎茶调散袋泡剂的药理作用研究［J］．中药药理与临床，1992，1：11-15.

[2] 张天琪，王明燕，崔赛男，等．川芎茶调散对急性湿疹疗效的初步研究［J］．内蒙古中医药，2014，1：105-107.

[3] 张天琪，王明燕，崔赛男，等．川芎茶调散对急性湿疹小鼠血清白介素 2、IgE 及 NO 水平影响的研究［J］．内蒙古中医药，2014，35：107-108.

菊花茶调散荆防，
辛芷薄荷甘草羌，

菊花茶调散《丹溪心法附余》

【组成】菊花　川芎　荆芥穗　羌活　甘草　白芷各二两（各60g）　细辛洗净，一两（30g）　防风去节，一两半（45g）　蝉蜕　僵蚕　薄荷各五钱（各15g）

【用法】上为末，每服二钱（6g），食后用清茶调下（现代用法：共为细末，每服 6g，每日 2 次，饭后清茶调服；亦可作汤剂，水煎服）。

川芎蝉蜕僵蚕入，风热头痛悉能康。

【功效】疏风止痛，清利头目。

【主治】风热上犯头目之偏正头痛，或巅顶痛，头晕目眩。

●方义发挥

1. 病证辨析 菊花茶调散为治疗风热上犯所致头痛之常用方。

头为诸阳之会，外感风热之邪上犯头目，阻遏清阳之气，故头痛、目眩；风热邪气犯表，邪正相争，故见可恶寒发热、鼻塞、苔薄白或黄、脉浮等。

2. 治法 外邪宜疏散为法，治当散风邪、止头痛。

3. 配伍解析

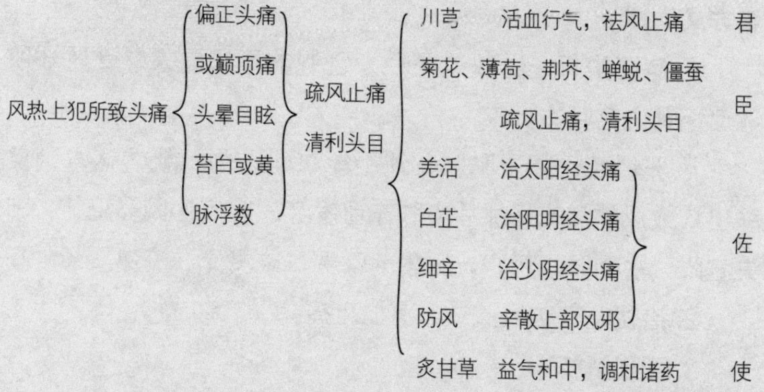

本方即川芎茶调散加菊花、蝉蜕、僵蚕而成，较川芎茶调散增疏散风热、清利头目之力，以治疗头痛及眩晕而偏于风热者为宜。

●临床应用

1. 适用范围 本方常用于普通感冒头痛、偏头痛、血管神经性头痛、慢性鼻炎头痛等中医辨证属于风热所致者。

2. 使用注意 本方用药以辛温之品为多，使用时用量宜轻，不宜久煎；导致头痛的原因很多，有外感与内伤的不同，对于气虚、血虚、或肝肾阴虚、肝阳上亢、肝风内动等引起的头痛，均不宜使用。

过敏防风银柴胡，五味乌梅生甘草，
辛散酸收安五脏，疏风清热养阴平。

过敏煎《祝谌予临床经验集》

【组成】防风 10g　银柴胡 10g　乌梅 10g　五味子 10g　生甘草 6g（原书未著用量）

【用法】水煎服。

【功效】疏风清热，凉血止痒。

【主治】风疹。症见皮肤出疹或风块瘙痒，搔抓后皮肤充血发红、肿痛；或并发哮喘，喉中痰鸣，胸闷憋气；或鼻痒，流涕，喷嚏频作，流泪等。舌苔薄白质淡红或偏红，脉浮或兼滑或兼数等。

●方义发挥

1. 病证辨析　过敏煎是今人创制的治疗虚人感受风邪所致诸病证之常用方。

风邪侵袭，郁于肌肤，外不能疏泄，内不能透达，则皮肤出疹或风块瘙痒搔抓后皮肤充血发红、肿痛；风邪犯肺，肺失宣降，鼻为肺之门户，则发为哮喘，或鼻痒、流涕。

2. 治法　宜疏风清热，凉血止痒。

3. 配伍解析

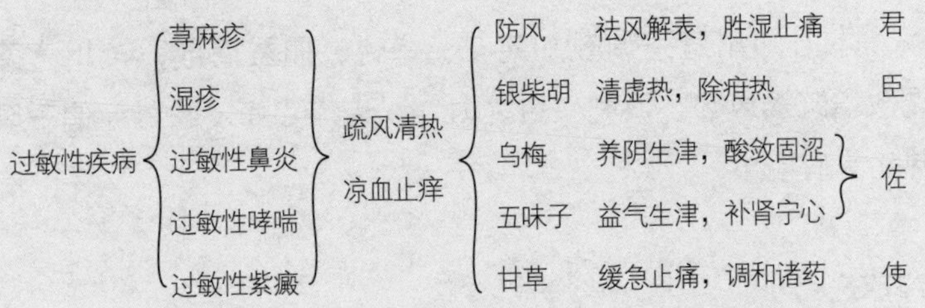

本方防风、甘草辛甘化阳，乌梅、五味子合甘草，酸甘化阴，以成调和阴阳之势，类桂枝汤。

●临床应用 本方常用于荨麻疹、湿疹、过敏性鼻炎、过敏性哮喘、过敏性紫癜、过敏性肾炎等中医辨证属风疹者。

●药理研究 本方主要有抗过敏、抗炎[1-3]等作用。

●参考文献

[1] 李彦军，龚盟，马淑然，等．过敏煎对SD大鼠血中IgE变化影响的实验研究［J］．辽宁中医杂志，2010，1：177-178.

[2] 郭玉成，赵玉堂，李秀芬．过敏煎抗过敏作用的药效学研究［J］．承德医学院学报，2008，4：387-389.

[3] 董凤龙，梁娟，郭玉成．过敏煎对大鼠被动皮肤过敏反应（PCA）的影响［J］．承德医学院学报，2008，1：98-99.

按语

过敏煎是上海某医院通过试验研究和临床实践证实有抗过敏作用的一个经验方。方中取银柴胡味苦甘凉，清热凉血；防风味甘辛微温，祛风胜湿止痛；乌梅酸平，五味子味酸入五脏，均能敛肺涩肠、固肾。全方配伍寒热共济，有收有散，所以对各种过敏症均有效。临床验证无副作用。（《祝谌予临床经验集》）

大秦艽汤 《素问病机气宜保命集》

【组成】秦艽三两（9g） 川芎 川独活 当归 甘草 白芍药 石膏 甘草各二两（各6g） 川羌活 防风 吴白芷 黄芩 白术 白茯苓 生地黄 熟地黄各一两（各3g） 细辛半两（各2g）

【用法】锉上十六味，每服一两（30g），水煎，去滓温服，无时（现代用法：水煎服）。

【功效】祛风清热，养血活血。

【主治】风邪初中经络证。口眼㖞斜，舌强不能言语，手足不能运动，或恶寒发热，苔白或黄，脉浮数或弦细。

大秦艽汤风热搏，细辛白芷羌独活，
防风黄芩生石膏，八珍去参经络复。

●方义发挥

1. 病证辨析 大秦艽汤为治疗风邪初中经络之常用方。中风每多正气亏虚，而后风邪乘虚入中，气血痹阻，络脉不通，因而口眼㖞斜，加之“血弱不能养筋，故手足不能运动，舌强不能言语”（《素问病机气宜保命集》）。风邪散见，不拘一经者，谓风性善行而数变，风邪初中经络，往往数经并发，病情变化多端。

2. 治法 宜祛风通络为主，兼以活血宣痹，养血益气之法。

3. 配伍解析

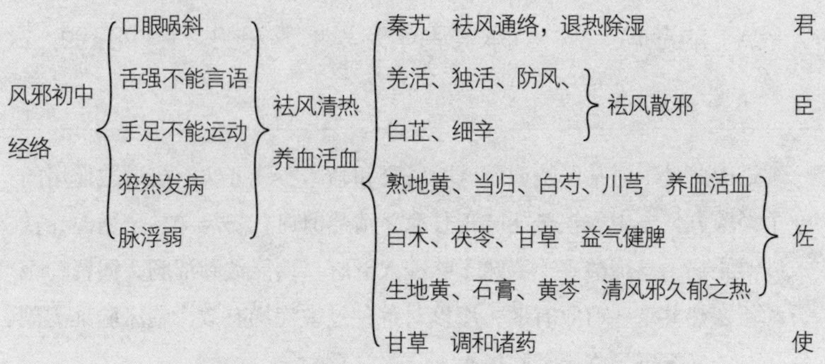

本方以辛散祛风为主，佐以养血、健脾、清热之品，散邪扶正，共成“六经中风轻者之通剂也”（《医方集解》）。

●临床应用

1. 适用范围 本方常用于面神经麻痹、缺血性脑卒中等中医辨证属于风邪初中经络者。对风湿性关节炎属于风湿热痹者，亦可斟酌加减用之。

2. 使用注意 本方辛温发散之品较多，若属内风所致者，不可使用。

●药理研究 本方主要有改善血液循环[1]、抗脑损伤[2]等作用。

●参考文献

［1］赵勤，赵娴，孙涛，等．大秦艽汤治疗中风的实验研究［J］．陕西中医，2004，7：659-660.

［2］王艳，王一理，冯雪，等．补阳还五汤与大秦艽汤治疗实验性缺血性脑卒中的比较研究［J］．陕西中医，2006，7：882-884.

牵正散是杨家方，全蝎僵蚕白附襄，
服用少量热酒下，口眼㖞斜疗效彰。

牵正散 《杨氏家藏方》

【组成】白附子　白僵蚕　全蝎去毒，各等分，并生用

【用法】上为细末。每服一钱（3g），热酒调下，不拘时候（现代用法：共为细末，每次服3g，日服2~3次，温酒送服；亦可作汤剂，用量按原方比例酌定）。

【功效】祛风化痰，通络止痉。

【主治】风痰阻于头面经络所致口眼㖞斜。

●方义发挥

1. 病证辨析　牵正散是治疗风痰阻于头面经络之常用方。

足阳明之脉起于目内眦，挟口环唇。太阳外中于风，阳明内蓄痰浊，风痰循经阻于头面经络，则经隧不利，筋肉失养，缓而不用，加之无邪之侧，气血运行通畅，牵引筋肉之缓侧，故见口眼㖞斜。

2. 治法　宜祛风化痰，通络止痉。

3. 配伍解析

病机	症状	治法	药物	作用	配伍
风痰阻于头面经络	口眼㖞斜	祛风化痰	白附子	善走头面，祛风化痰	君
	猝然发病	通络止痉	僵蚕、全蝎	祛风止痉，通络化痰	臣
			热酒	宣通血脉，引药入络	佐使

本方独取祛风痰、通经络之法，而成止痉之剂，药简力宏，使风散痰消，经络通畅，口眼㖞斜得以复正，是名“牵正”。

●临床应用

1. 适用范围　本方常用于面神经麻痹、三叉神经痛、偏头痛等中医辨证属于风痰阻络者。

2. 使用注意　本方用药偏于温燥，若气虚血瘀或肝风内动引起的口眼㖞斜或半身不遂，不宜使用本方；方中白附子和全蝎均为有毒之品，用量应慎重，不宜长期服用。

消风散中有荆防，蝉蜕胡麻苦参苍，知膏蒡通归地草，风疹湿疹服之康。

消风散《外科正宗》

【组成】当归　生地　防风　蝉蜕　知母　苦参　胡麻　荆芥　苍术　牛蒡子　石膏各一钱（各6g）　甘草　木通各五分（各3g）

【用法】水二盅，煎至八分，食远服（现代用法：水煎服）。

【功效】疏风养血，清热除湿。

【主治】风疹、湿疹。皮肤疹出色红，或遍身云片斑点，瘙痒，抓破后渗出津水，苔白或黄，脉浮数。

●方义发挥

1. 病证辨析　消风散为治疗风疹、湿疹之常用方。

风湿或风热之邪侵袭人体，浸淫血脉，内不得疏泄，外不得透达，郁于肌肤腠理之间，故见皮肤瘙痒、疹出色红、或抓破后渗溢津水。

2. 治法　风盛则痒，痒自风来，故治宜疏风止痒为主，配以除湿、清热、养血之法。

3. 配伍解析

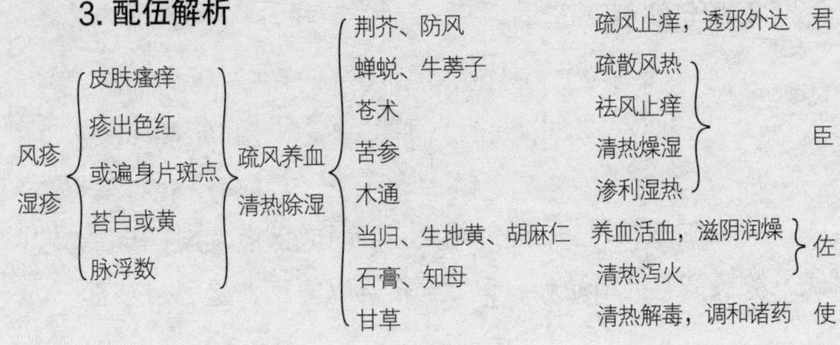

本方集疏风、祛湿、养血、清热于一方，以祛风见长，上疏下渗，内清外解。

●**临床应用**

1. 适用范围 本方常用于急性荨麻疹、湿疹、接触性皮炎、稻田性皮炎、药物性皮炎、神经性皮炎等中医辨证属于风热或风湿所致者。

2. 使用注意 服药期间，应忌食辛辣、鱼腥、烟酒、浓茶等，以免影响药效。

●**药理研究** 本方主要有抗炎[1]、抗变态反应[2-3]、抗过敏[4]、免疫调节[5-6]等作用。

●**参考文献**

[1] 郑咏秋，陈光亮，戴敏，等. 消风散颗粒抗炎作用的实验研究 [J]. 基层中药杂志，2002，5：6-8.

[2] 梁秀宇，关洪全. 消风散对Ⅳ型变态反应中白细胞介素10 的影响 [J]. 中国实验方剂学杂志，2007，2：70-71.

[3] 梁秀宇，关洪全. 消风散对Ⅳ型超敏反应中 IL-4、IFN-γ 及 sIL-2R 的影响 [J]. 中国中医药信息杂志，2007，4：37-38.

[4] 郑咏秋，戴敏，陈光亮，等. 消风散颗粒抗过敏作用及其机制研究 [J]. 中国实验方剂学杂志，2002，6：26-28.

[5] 瞿融，朱荃，马世平. 消风散对小鼠免疫功能的影响[J]. 中成药，1988，8：26-27.

[6] 李国忠，郑咏秋. 消风散颗粒免疫调节作用机理研究[J]. 中国实验方剂学杂志，2004，4：39-42.

●**典型医案** 一小儿瘾疹瘙痒，发热不安，以消风散治之。（《续名医类案》）

当归饮子治血燥，病因皆因血虚耗，
四物荆防与芪草，首乌蒺藜最重要。

当归饮子 《济生方》

【组成】当归去芦　白芍药　川芎　生地黄洗　白蒺藜炒，去尖　防风去芦　荆介穗各一两（各9g）　何首乌　黄芪去芦，各半两（各6g）　甘草炙，半两（3g）

【用法】上㕮咀，每服四钱（12g），用水一盏半，加生姜五片，煎至八分，去滓温服，不拘时候（现代用法：水煎服）。

【功效】养血活血，祛风止痒。

【主治】血虚有热，风邪外袭。皮肤疮疖，或肿或痒，或发赤疹瘙痒。

●方义发挥

1. 病证辨析　当归饮子为治疗血虚有热，风邪外袭所致皮肤病之常用方。

风邪侵袭人体，浸淫血脉，内不得疏泄，外不得透达，郁于肌肤腠理之间；素体血虚，易而化热，热邪进一步煎熬血液，相兼为患，不能濡养肌肤，则出现皮肤疮疖，或肿或痒。

2. 治法　宜养血活血，祛风止痒。

3. 配伍解析

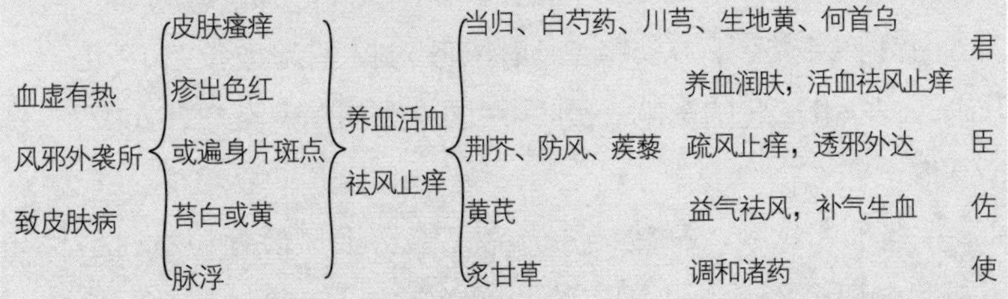

●临床应用

1. 适用范围　本方常用于急性荨麻疹、湿疹、接触性皮炎、稻田性皮炎、药物性皮炎、神经性皮炎等中医辨证属于风热或风湿所致者。

2. 使用注意　服药期间，应忌食辛辣、鱼腥、烟酒、浓茶等，以免影响药效。

类方鉴别

方名		消风散	当归饮子
相同点		均有荆芥、防风、当归、生地黄、甘草，均可祛风止痒，治疗风疹、湿疹、皮肤瘙痒等	
不同点	组成	蝉蜕、知母、苦参、胡麻、苍术、牛蒡子、石膏、木通	白芍、川芎、白蒺藜、何首乌、黄芪
	功效	清热除湿力强，并能疏风养血	养血益气力强，兼可活血祛风
	病证	风疹、湿疹	血虚有热，风邪外袭所致皮肤病
	症状	皮肤瘙痒，疹出色红，或遍身云片斑点	皮肤瘙痒，皮肤疮疖，或肿或痒，或发赤疹

●**药理研究** 本方主要有免疫调节、抗过敏[1-2]等作用。

●**参考文献**

[1] 肖红丽．当归饮子治疗慢性荨麻疹的临床与实验研究[D]．广州：广州中医药大学，2000.

[2] 肖红丽．当归饮子对小白鼠被动皮肤过敏反应的抑制作用[J]．广州中医药大学学报，2003，4：297-298，304.

第二节 平熄内风

《通俗伤寒论》羚角钩藤汤

【组成】羚角片先煎，一钱半（4.5g） 霜桑叶二钱（6g） 京川贝去心，四钱（12g） 鲜生地五钱（15g） 双钩藤后入，三钱（9g） 滁菊花三钱（9g） 茯神木三钱（9g） 生白芍三钱（9g） 生甘草八分（3g） 淡竹茹鲜刮，与羚角先煎代水，五钱（15g）

【用法】水煎服。

【功效】凉肝熄风，增液舒筋。

【主治】肝热生风证。高热不退，烦闷躁扰，手足抽搐，发为痉厥，甚则神昏，

羚角钩藤汤法凉，桑菊茯神鲜地黄，
贝草竹茹同芍药，肝风内动急煎尝。

舌质绛而干，或舌焦起刺，脉弦数。

●方义发挥

1. 病证辨析 羚角钩藤汤为治疗肝热生风证之常用方。温热病邪传入厥阴，肝经热盛，热极动风。邪热炽盛，故高热不退；热扰心神，则烦闷躁扰，甚则神昏；热极动风，风火相煽，灼伤阴津，筋脉失养，以致手足抽搐，发为痉厥。

2. 治法 宜清热凉肝熄风为主，配以养阴增液舒筋为法。

3. 配伍解析

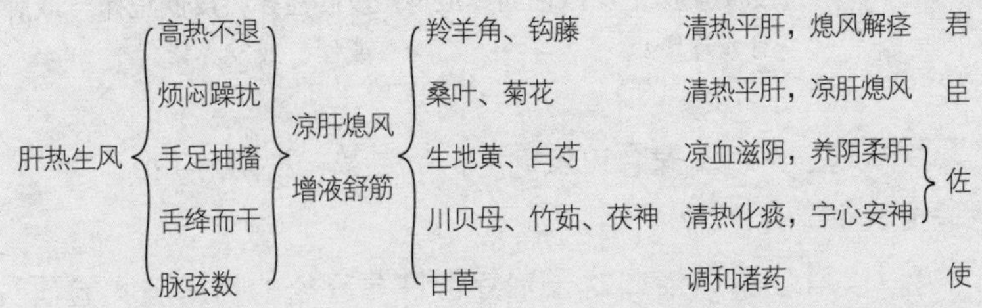

本方以清热凉肝熄风为主，兼以滋阴、化痰、安神之法。

●临床应用

1. 适用范围 本方常用于流行性脑脊髓膜炎、流行性乙型脑炎以及妊娠子痫、高血压所致的头痛、眩晕、抽搐等中医辨证属肝经热盛，热极动风，或阳亢风动者。

2. 使用注意 若温病后期，热势已衰，阴液大亏，虚风内动者，不宜应用。

●药理研究 本方主要有缩短中风昏迷时间、促进意识及运动功能的恢复[1]的作用。

●参考文献

［1］缑宇轩，郭谦亨，张学文，等．羚角钩藤汤对暑风大鼠作用的实验研究［J］．陕西中医学院学报，1992，1：39-40，46.

天麻钩藤饮 《中医内科杂病证治新义》

天麻钩藤饮熄风，茯神牛膝桑寄生，
黄芩栀子石决明，杜仲益母夜交藤。

【组成】天麻（9g） 钩藤后下（12g） 石决明先煎（18g） 山栀 黄芩（各9g） 川牛膝（12g） 杜仲 益母草 桑寄生 夜交藤 朱茯神（各9g）（原书未著用量）

【用法】水煎服。

【功效】平肝熄风，清热活血，补益肝肾。

【主治】肝阳偏亢，肝风上扰证。头痛，眩晕，失眠，舌红苔黄，脉弦数。

●方义发挥

1. 病证辨析 天麻钩藤饮为治疗肝阳偏亢，肝风上扰证之常用方。

肝阳偏亢，风阳上扰，故头痛、眩晕；肝阳有余，化热扰心，故心神不安、失眠多梦。

2. 治法 证属本虚表实，而以标实为主。治以平肝熄风为主，佐以清热安神，补益肝肾之法。

3. 配伍解析

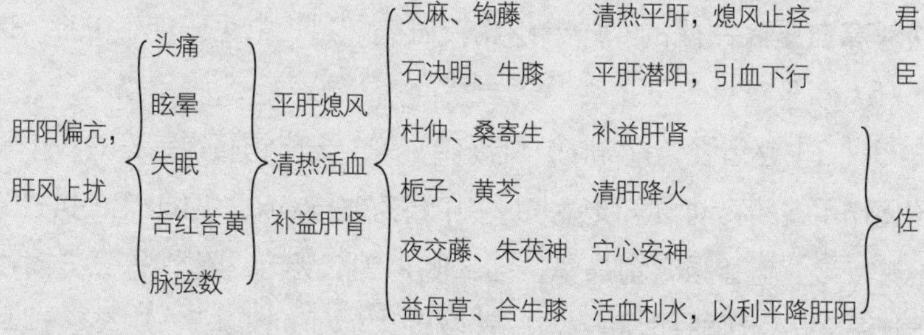

本方平潜补益合法，肝肾同治，以熄风为主；清热安神相伍，心肝同治，以平肝为主。

●临床应用 本方常用于高血压、急性脑血管病、内耳性眩晕等中医辨证属肝阳上亢，肝风上扰者。

类方鉴别

方名		羚角钩藤汤	天麻钩藤饮
相同点		均有钩藤，均可平肝熄风，治疗肝风上扰证	
不同点	组成	羚角、桑叶、川贝母、生地黄、菊花、茯神木、白芍、甘草、竹茹	天麻、石决明、栀子、黄芩、川牛膝、益母草、桑寄生、夜交藤、朱茯神
	功效	凉肝熄风，重在清热止痉	平肝熄风力弱，兼可清热活血，补益肝肾
	病证	肝热生风证	肝阳偏亢，肝风上扰证
	症状	高热烦躁，手足抽搐，脉弦数	头痛，眩晕，失眠，舌红苔黄，脉弦数

●**药理研究** 本方主要有降压[1]、镇痛[2]、镇静[3]、抗惊厥[4]、心血管保护[5]等作用。

●**参考文献**

[1] 潘克英，胡继鹰，孙江桥．针刺足三里和灌服天麻钩藤饮对高血压大白鼠的实验治疗比较研究[J]．中医研究，1999，3：55-57.

[2] 赵智强，俞晶华，陆跃鸣，等．天麻钩藤饮等三方对小鼠镇痛作用的药物动力学研究[J]．中药药理与临床，1999，3：14-15.

[3] 赵智强，俞晶华，陆跃鸣，等．天麻钩藤饮等三方对戊巴比妥钠小鼠睡眠时间效应的药物动力学研究[J]．中药药理与临床，1999，2：7-8.

[4] 赵智强，陆跃鸣，俞晶华，等．天麻钩藤饮等三方抗小鼠惊厥的药效动力学研究[J]．中药药理与临床，1998，6：5-7.

[5] 方显明，朱志华，郭艳艳，等．天麻钩藤饮正交方对肝阳上亢证高血压大鼠血管内膜的影响[J]．中西医结合心脑血管病杂志，2009，10：1173-1175.

镇肝熄风芍天冬，玄参龟板赭茵从，
龙牡麦芽膝草楝，肝风内动有奇功。

《医学衷中参西录》镇肝熄风汤

【组成】怀牛膝一两(30g) 生赭石轧细，一两(30g) 生龙骨捣碎，五钱(15g) 生牡蛎捣碎，五钱(15g) 生龟板捣碎，五钱(15g) 生杭芍五钱(15g) 玄参五钱(15g) 天冬五钱(15g) 川楝子二钱(6g) 生麦芽二钱(6g) 茵陈二钱(6g) 甘草钱半(4.5g)

【用法】水煎服。

【功效】镇肝熄风，滋阴潜阳。

【主治】类中风。头晕目眩，目胀耳鸣，脑部热痛，面色如醉，心中烦热，或时常嗳气，或肢体渐觉不利，口眼渐形㖞斜；甚或眩晕颠仆，昏不知人，移时始醒，或醒后不能复原，脉弦长有力。

●方义发挥

1. 病证辨析 镇肝熄风汤是治疗内中风之代表方和常用方。

风阳上扰，故见头目眩晕、目胀耳鸣、脑部热痛、面红如醉；肝肾阴亏，水不上济，故心中烦热；肝阳上亢，气血逆乱，并走于上，遂致卒中。轻则风中经络，肢体渐觉不利，口眼渐形㖞斜；重则风中脏腑，眩晕颠仆，昏不知人，即《素问·调经论》所谓“血之与气，并走于上，则为大厥，厥则暴死。气复反则生，不反则死”。

2. 治法 本方证以肝肾阴虚为本，阳亢化风、气血逆乱为标，本虚标实，本缓标急。当急则治标，以镇肝熄风为主，佐以滋养肝肾为法。

3. 配伍解析

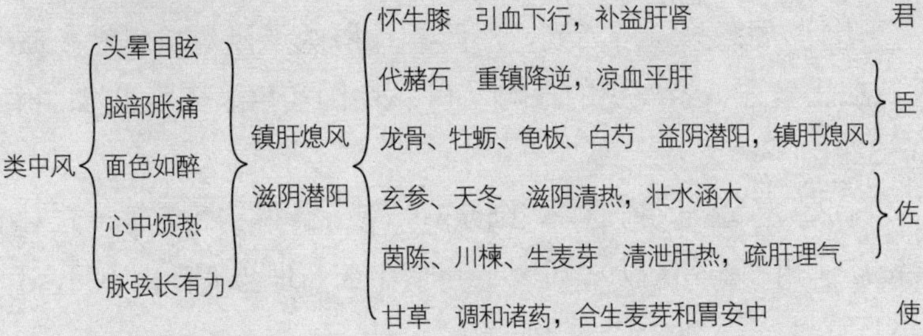

本方重用潜镇之法，配伍滋阴之品，镇潜以治其标，滋阴以治其本，标本兼治，治标为主。

●临床应用

1. 适用范围 本方常用于高血压、脑血栓形成、脑出血、血管神经性头痛等中医辨证属于肝肾阴虚，肝风内动者。

2. 使用注意 气虚血瘀之中风者不宜使用本方。

类方鉴别

方名		羚角钩藤汤	镇肝熄风汤
相同点		均有白芍、甘草，均可养阴柔肝，治疗肝阴虚证	
不同点	组成	羚羊角、桑叶、川贝母、生地黄、菊花、茯神木、钩藤、竹茹	牛膝、代赭石、龙骨、牡蛎、龟板、玄参、天冬、川楝子、生麦芽、茵陈
	功效	凉肝熄风，重在清热止痉	镇肝熄风，重在滋阴潜阳
	病证	肝热生风证	类中风
	症状	高热烦躁，手足抽搐，脉弦数	头晕目眩，脑部胀痛，面色如醉，心中烦热，脉弦长有力

●药理研究 本方主要有降压[1]、镇痛[2]、镇静[3]、抗惊厥[4]、心脑血管保护[5-6]、改善围绝经综合征[7]等作用。

●参考文献

［1］周荣峰，景光光，邓茜．镇肝熄风汤对自发性高血压大鼠血压及血清游离钙的影响［J］．中国实用医药，2008，19：31-32.

［2］赵智强，俞晶华，陆跃鸣，等．天麻钩藤饮等三方对小鼠镇痛作用的药物动力学研究［J］．中药药理与临床，1999，3：14-15.

[3] 赵智强，俞晶华，陆跃鸣，等．天麻钩藤饮等三方对戊巴比妥钠小鼠睡眠时间效应的药物动力学研究[J]．中药药理与临床，1999，2：7-8.

[4] 赵智强，陆跃鸣，俞晶华，等．天麻钩藤饮等三方抗小鼠惊厥的药效动力学研究[J]．中药药理与临床，1998，6：5-7.

[5] 孟云辉，吴艳霞，凃欣，等．镇肝熄风汤对自发性高血压大鼠血管紧张素 II、内皮素的影响[J]．中国临床药理学与治疗学，2006，5：550-553.

[6] 孟云辉．镇肝熄风汤对原发性高血压血管重构致脑组织病理改变的影响[D]．武汉：湖北中医学院，2007.

[7] 李琼，许锐，罗汉川，等．镇肝熄风汤治疗围绝经期综合征的实验研究[J]．中医杂志，2005，12：897.

●**典型医案** 天津于氏所娶新妇，过门旬余，忽然头疼。医者疑其受风，投以发表之剂，其疼陡剧，号呼不止。延愚为之诊视，其脉弦硬而长，左部尤甚，知其肝胆之火上冲过甚也。遂投以镇肝熄风汤，加龙胆草三钱，以泻其肝胆之火，一剂病愈强半，又服两剂，头已不疼，而脉象仍然有力。遂去龙胆草，加生地黄六钱，又服数剂，脉象如常，遂将药停服。（《医学衷中参西录》）

大定风珠鸡子黄，再合加减复脉汤，三甲并同五味子，滋阴熄风是妙方。

大定风珠 《温病条辨》

【组成】生白芍六钱（18g） 阿胶三钱（9g） 生龟板四钱（12g） 干地黄六钱（18g） 麻仁二钱（6g） 五味子二钱（6g） 生牡蛎四钱（12g） 麦冬连心，六钱（18g） 炙甘草四钱（12g） 鸡子黄生，二枚（2个） 鳖甲生，四钱（12g）

【用法】水八杯，煮取三杯，去滓，入阿胶烊化，再入鸡子黄，搅令相得，分三次服（现代用法：水煎去滓，入阿胶烊化，再入鸡子黄搅匀，温服）。

【功效】滋阴熄风。

【主治】阴虚风动证。温病后期，神倦瘛疭，舌绛苔少，脉弱有时时欲脱之势。

●方义发挥

1. 病证辨析 大定风珠为治疗温病后期，真阴大亏，虚风内动证之常用方。

温病迁延日久，邪热灼伤真阴，或因误汗、妄攻，重伤阴液。肝为风木之脏，阴液大亏，水不涵木，虚风内动，而见手足瘛疭；真阴欲竭，故见神倦乏力、舌绛少苔、脉弱有时时欲脱之势。

2. 治法 本证邪热已去八九，真阴仅存一二，故治宜味厚滋补之品，滋阴养液，填补欲竭之阴，平熄内动之虚风。

3. 配伍解析

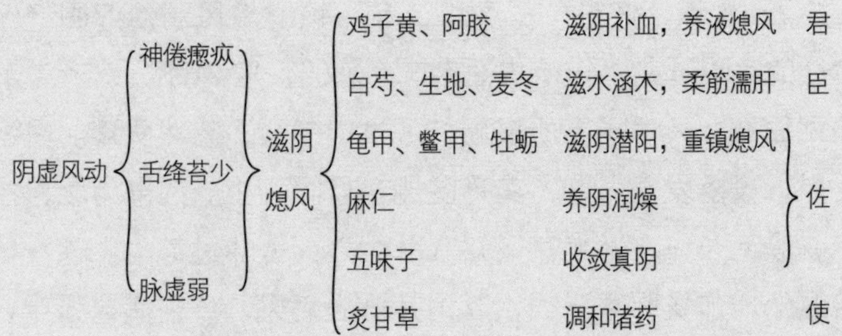

本方大队滋阴药配伍潜阳之品，寓熄风于滋阴之中，以治本之“酸甘咸法”（吴鞠通）使真阴得复，虚风自熄。

●临床应用

1. 适用范围 本方常用于流行性乙型脑炎后遗症、眩晕、放疗后舌萎缩、甲状腺功能亢进、甲状腺功能亢进术后手足搐搦、神经性震颤等中医辨证属于阴虚风动者。

2. 使用注意 若阴液虽亏而邪热尤盛者，则非本方所宜，正如吴鞠通在《温病条辨》所说：“壮火尚盛者，不得用定风珠、复脉。”

按语

本方系由《温病条辨》加减复脉汤（炙甘草、干地黄、生白芍、阿胶、麦冬、麻仁）加味而成。由于温病时久，邪热灼伤真阴，虚风内动，故加鸡子黄、五味子、龟板、鳖甲、牡蛎等滋阴之品，从而由滋阴润燥方衍化成滋阴熄风之剂。

阿胶鸡子黄汤好，地芍钩藤牡蛎草，决明茯神络石藤，阴虚动风此方保。

《通俗伤寒论》阿胶鸡子黄汤

【组成】陈阿胶烊冲，二钱（6g）　生白芍三钱（9g）　石决明杵，五钱（15g）　双钩藤二钱（6g）　大生地四钱（12g）　清炙草六分（2g）　生牡蛎杵，四钱（12g）　络石藤三钱（9g）　茯神木四钱（12g）　鸡子黄先煎代水，二枚（2个）

【用法】水煎服。

【功效】滋阴养血，柔肝熄风。

【主治】邪热久羁，阴血不足，虚风内动证。筋脉拘急，手足瘛疭，或头晕目眩，舌绛苔少，脉细数。

●方义发挥

1. 病证辨析　阿胶鸡子黄汤是治疗邪热久羁，阴血不足，阴虚内动证之常用方。

肝为风木之脏，阴液大亏，水不涵木，虚风内动，而见筋脉拘急，手足瘛疭；阴液亏虚，不能濡养头目，则见头晕目眩；舌绛苔少、脉细数均为阴虚血少之象。

2. 治法　治宜滋阴养血，柔肝熄风。

3. 配伍解析

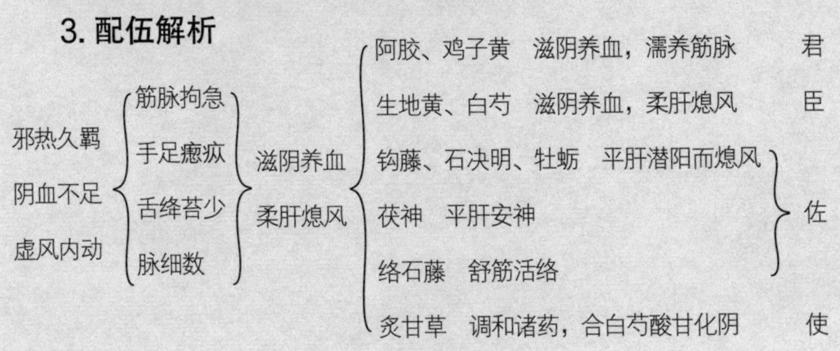

本方以血肉有情之品合滋阴柔肝、镇肝熄风之品，标本兼顾，重在治本，故原书将其归于"滋阴熄风法"。

●临床应用 本方常用于流行性乙型脑炎后遗症、眩晕、放疗后舌萎缩、甲亢、甲亢术后手足搐搦、神经性震颤等中医辨证属于阴虚风动者。

类方鉴别

方名		大定风珠	阿胶鸡子黄汤
相同点		均有阿胶、鸡子黄、生地黄、白芍、甘草、牡蛎，均可滋阴养血，柔肝熄风，治疗阴虚风动证	
不同点	组成	龟板、火麻仁、五味子、麦冬、鳖甲	石决明、钩藤、络石藤、茯神木
	功效	滋阴潜阳力强，兼可平肝熄风	滋阴熄风，兼可平肝安神通络
	病证	阴虚风动证	邪热久羁，阴血不足，虚风内动证
	症状	神倦瘛疭，舌绛苔少，脉虚弱	筋脉拘急，手足瘛疭，舌绛苔少，脉细数

第十四章 治燥剂

凡以辛散轻宣或甘凉滋润药物为主组成，具有轻宣外燥或滋阴润燥等作用，治疗燥证的方剂，统称治燥剂。

燥证有外燥和内燥之分。外燥是感受秋令燥邪所致的病证，然秋令之气有偏寒、偏热之异，故外燥又有凉燥、温燥之分。《通俗伤寒论》云："秋深初凉，西风肃杀，感之者多病风燥，此属燥凉，较严冬为轻。若久晴无雨，秋阳以曝，感之者病多温燥，此属燥热，较暮春风温为重。"内燥是由津亏液耗，脏腑失濡而成。在治疗上，根据"燥者濡之"的原则，外燥宜轻宣，凉燥治以辛苦温润，温燥治以辛凉甘润；内燥宜滋润，故本章方剂分为清宣外燥和滋阴润燥两类。

轻宣外燥剂，适用于外感凉燥或温燥之证。凉燥是因深秋气凉，感受凉燥，肺气不宣，津液凝聚不布所致。临床表现常见头痛恶寒，咳嗽痰稀，鼻塞咽干，舌苔薄白。常用苦辛温润药物为主组方，如杏仁、苏叶等。代表方如杏苏散。温燥是由初秋燥热，或久晴无雨，燥热伤肺，肺失清肃所致。临床表现常见头痛身热，干咳少痰，或气逆而喘，口渴鼻燥，舌边尖红，苔薄白而燥或薄黄等。常用辛凉甘润药物为主组方，如桑叶、豆豉等。代表方如桑杏汤、清燥救肺汤。

滋阴润燥剂，适用于内燥证。内燥证因脏腑津液耗伤所致。临床表现常见干咳少痰，咽干鼻燥，口中燥渴，干呕食少，消渴，便秘等。常用甘寒滋润的药物为主组方，如沙参、麦冬、生地黄等。代表方如麦门冬汤、养阴清肺汤等。

治燥剂多由甘凉滋润药物组成，易于助湿滞气，故脾虚便溏、气滞痰盛或素体湿盛者均当慎用。燥邪最易化热，伤津耗气，故运用治燥剂时常配伍清热泻火或益气生津之品。

第一节　清宣外燥

杏苏散内夏陈前，枳桔苓草姜枣研，
轻宜温润治凉燥，咳止痰化病自痊。

杏苏散《温病条辨》

【组成】苏叶（9g）　半夏（9g）　茯苓（9g）　前胡（9g）　苦桔梗（6g）　枳壳（6g）　甘草（3g）　生姜（3片）　大枣（3枚）　杏仁（9g）　橘皮（6g）（原书未著用量）

【用法】水煎温服。

【功效】轻宣凉燥，理肺化痰。

【主治】外感凉燥证。症见恶寒无汗，头微痛，咳嗽痰稀，鼻塞咽干，苔白脉弦。

●方义发挥

1. 病证辨析　杏苏散为轻宣凉燥法的代表方，亦是治疗风寒咳嗽的常用方。

凉燥患于深秋气凉，证类风寒，但较严冬寒气为轻。凉燥伤及皮毛，卫阳为之遏闭，故现恶寒无汗，头微痛；凉燥伤肺，肺失宣降，津液不布，聚而为痰，则咳嗽痰稀；肺开窍于鼻，今受凉燥所袭，肺气不得宣发，故鼻塞；咽干系燥伤津液所致；苔白、脉弦为凉燥兼痰湿佐证。

2. 治法　遵《素问·至真要大论》"燥淫于内，治以苦温，佐以甘辛"之旨，治当清宣凉燥为主，辅以理肺化痰。

3. 配伍解析

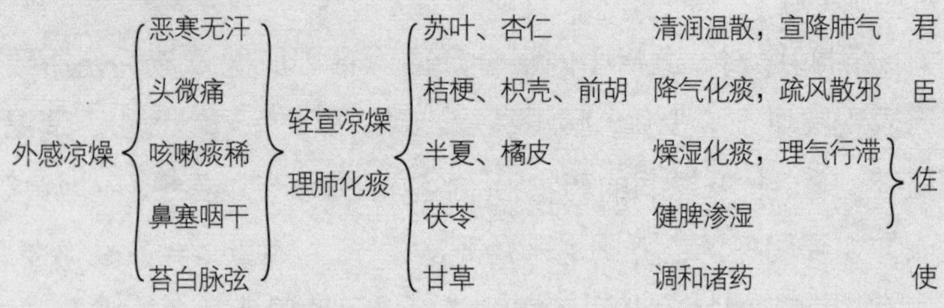

本方乃苦温甘辛之法，为发表宣化，表里同治之方。诸药配合，外可轻宣发表而解凉燥，内可理肺化痰而止咳嗽，表解痰消，肺气调和，凉燥诸症自除。

●**临床应用**　本方常用于上呼吸道感染、慢性支气管炎、肺气肿等中医辨证属外感凉燥（或外感风寒轻证）肺失宣降，内有痰湿者。

●**药理研究**　本方主要有抗炎[1]、润燥[2]等作用。

●**参考文献**

[1] 姜瑞雪，牛志尊，黄密，等. 杏苏散、桑杏汤对 $PM_{2.5}$ 染毒大鼠肺组织中 HMGB1、TNF-α、IL-6 表达的影响[J]. 环境卫生学杂志，2015，4：317-320.

[2] 丁建中，龚权，张六通，等. 杏苏散对凉燥小鼠肺与肠道功能的影响[J]. 中药药理与临床，2006，3：20-21.

桑杏汤中浙贝宜，沙参栀豉与梨皮，干咳鼻涸又身热，清宣凉润温燥医。

桑杏汤　《温病条辨》

【组成】桑叶一钱（3g）　杏仁一钱五分（4.5g）　沙参二钱（6g）　象贝一钱（3g）　香豉一钱（3g）　栀皮一钱（3g）　梨皮一钱（3g）

【用法】水二杯，煮取一杯，顿服之，重者再作服（现代用法：水煎服）。

【功效】清宣温燥，润肺止咳。

【主治】外感温燥证。症见头痛，身热不甚，微恶风寒，干咳无痰，或痰少而黏，咽干口渴鼻燥，舌红，苔薄白而干，脉浮数而右脉大。

●**方义发挥**

1. 病证辨析　桑杏汤是治疗外感温燥轻证的常用方。

温燥外袭，伤于肺卫，燥伤皮毛，卫气不利，其病轻浅，故头痛、微恶风寒、而身热不甚；燥气伤肺，肺失清肃，故干咳无痰或痰少而黏。温燥为患，耗津灼液，故口渴咽干鼻燥；舌红、苔薄白而干，乃外感温燥，邪在肺卫之征，右脉候肺，邪伤肺卫，而其病与风热证相似，故脉浮数而右脉大。

2. 治法　温燥轻证，邪在肺卫，肺失清肃，而津液耗伤。治当外以轻宣燥热，内以凉润肺金，故立“清宣凉润”法。

3. 配伍解析

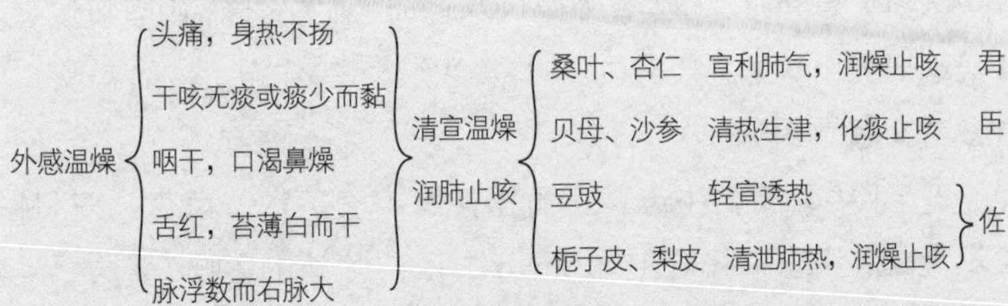

本方以辛凉解表的桑叶、豆豉配伍止咳化痰的杏仁、象贝母为主，佐以养阴生津的沙参、梨皮和清热的栀皮，体现了解表、祛痰、养阴和清热诸法，故张秉成称之“乃为合法耳”（《成方便读》）。

● **临床应用**

1. 适用范围　本方常用于上呼吸道感染、急慢性支气管炎、支气管扩张咯血、百日咳等中医辨证属于外感温燥，邪犯肺卫者。

2. 使用注意　本方适用于温燥初起，邪在卫分者（轻证）；若温燥重症，邪入气分者，当用清燥救肺汤，如误投本方，则病重药轻，必延误病情。

类方鉴别

方名		杏苏散	桑杏汤
相同点		均有杏仁，均可宣肺止咳，治疗外燥咳嗽证	
不同点	组成	苏叶、半夏、茯苓、前胡、桔梗、枳壳、甘草、生姜、大枣、橘皮	桑叶、沙参、象贝、香豉、栀皮、梨皮
	功效	轻宣凉燥	清宣温燥
	病证	外感凉燥证	外感温燥证
	症状	恶寒无汗，咳嗽痰稀，鼻塞咽干，苔白脉弦	身热不甚，咽干鼻燥，干咳无痰或痰少而黏，舌红，右脉数大

续表

方名		桑杏汤	桑菊饮
相同点		均有桑叶、杏仁，均可治疗外感咳嗽，症见身热不甚，口渴，脉浮数等	
不同点	组成	沙参、象贝、香豉、栀皮、梨皮	薄荷、菊花、连翘、桔梗、甘草、芦根
	功效	清宣温燥，辛凉甘润	疏散风热，辛凉解表
	病证	外感温燥证	风温初起，表热轻证
	症状	身热不甚，口渴，咽干鼻燥，干咳无痰，舌红，右脉数大	咳嗽，口微渴，脉浮数

●**药理研究**　本方主要有抗炎[1]、抑菌[2]、化痰[3]等作用。

●**参考文献**

[1] 丁建中，倪圣，张六通，等．桑杏汤对温燥模型小鼠肺呼吸膜超微结构、表面活性物质及炎性细胞因子的影响 [J]．中医杂志，2016，12：1057-1060.

[2] 倪圣，丁建中，黄江荣，等．桑杏汤对两种细菌的最低抑菌浓度测定及意义[J]. 长江大学学报(自科版),2014,30: 1-2, 4，13.

[3] 丁建中，龚权，张六通，等．桑杏汤对温燥小鼠血清与呼吸道抗体的影响 [J]．时珍国医国药，2006，6：905-906.

按语

本方意在轻宣，故药量宜轻，不宜过重。吴瑭谓：“轻药不得重用，重用必过药所。”

清燥救肺参草杷，石膏胶杏麦胡麻，
经霜收下冬桑叶，清燥润肺效可夸。

清燥救肺汤《医门法律》

【组成】桑叶经霜者，去枝、梗，净叶，三钱（9g）　石膏煅，二钱五分（8g）　人参七分（2g）　甘草一钱（3g）　胡麻仁炒，研，一钱（3g）　真阿胶八分（3g）　麦门冬去心，一钱二分（10g）　杏仁泡，去皮尖，炒黄，七分（2g）　枇杷叶刷去毛，蜜涂，炙黄，一片（3g）

【用法】水一碗，煎六分，频频二三次，滚热服（现代用法：水煎，频频热服）。

【功效】清燥润肺，益气养阴。

【主治】温燥伤肺证。症见身热头痛，干咳无痰，气逆而喘，咽喉干燥，鼻燥，心烦口渴，胸膈满闷，舌干少苔，脉虚大而数。

●方义发挥

1. 病证辨析　清燥救肺汤是治疗温燥伤肺重证的代表方。

秋令气候干燥，燥热伤肺，肺合皮毛主表，故身热头痛；肺主气，司呼吸，肺为温燥所灼，气阴两伤，清肃失常，故干咳无痰，气逆而喘；《素问·至真要大论》说：“诸气膹郁，皆属于肺”，肺气不降，故胸膈满闷、甚则胁痛；心烦口渴、咽喉干燥、鼻燥舌干少苔、脉虚数等皆为温燥伤肺佐证。

2. 治法　当以清燥润肺，益气养阴为法。

3. 配伍解析

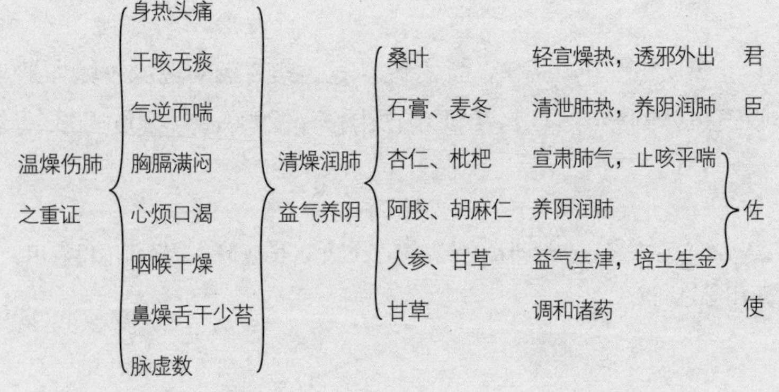

诸药合用，全方宣、清、润、补、降五法并用，肺金之燥热得以清宣，肺气之上逆得以肃降，则燥热伤肺之证自除，故名“清燥救肺”。

●临床应用 本方常用于肺炎、支气管哮喘、急慢性支气管炎、支气管扩张、肺癌等中医辨证属燥热犯肺，气阴两伤者。

类方鉴别

方名		桑杏汤	清燥救肺汤
相同点		均有桑叶、杏仁，均可治疗温燥伤肺，干咳无痰证	
不同点	组成	沙参、象贝、香豉、栀皮、梨皮	石膏、人参、胡麻仁、麦冬、枇杷叶、阿胶、甘草
	功效	清宣温燥，辛凉甘润	清燥润肺，养阴益气
	病证	外感温燥伤肺之轻证	外感温燥伤肺之重证
	症状	身热不甚，口渴，咽干鼻燥，干咳无痰，舌红，右脉数大	身热头痛，甚则气逆而喘，胸膈满闷，脉虚大而数

●药理研究 本方主要有抗病毒[1]、抗肺纤维化[2]、消炎[3]、抗肿瘤[4]、提高免疫力[5]等作用。

●参考文献

[1] 赵岩松，杨进，龚婕宁．麻杏石甘汤、清燥救肺汤对小鼠病毒性肺炎作用机理的研究 [J]．江苏中医药，2007，11：81-83.

[2] 奚蕾，夏德洪，沈伟生，等．清燥救肺汤对放射性肺损伤干预作用及对 TNF-α、ET 表达影响的研究 [J]．中药药理与临床，2010，1：70-73.

[3] 吴振起，刘光华，岳志军，等．清燥救肺汤抗肺炎支原体感染大鼠作用的实验研究[J]．中国中西医结合儿科学，2013，1:

1-4，97.

［4］沈伟生，夏德洪，奚蕾，等．清燥救肺汤对放射性肺损伤干预作用及对细胞生长因子——CTGF、PDGF 影响的研究［J］．中国实验方剂学杂志，2009，11：95-98.

［5］王元耕，刘明慧，李宪东，等．清燥救肺汤对被动吸烟小鼠呼吸系统的保护作用［J］．山东中医药大学学报，2015，4：365-367.

第二节　滋阴润燥

麦门冬汤用人参，枣草粳米半夏存，肺痿咳逆因虚火，益胃生津此方珍。

麦门冬汤《金匮要略》

【组成】麦门冬七升（42g）　半夏一升（6g）　人参三两（9g）　甘草二两（6g）　粳米三合（3g）　大枣十二枚（4枚）

【用法】上六味，以水一斗二升，煮取六升，温服一升，日三夜一服（现代用法：水煎服）。

【功效】清养肺胃，降逆下气。

【主治】

1. **虚热肺痿**　症见咳嗽气喘，咽喉不利，咯痰不爽，或咳唾涎沫，口干咽燥，手足心热，舌红少苔，脉虚数。

2. **胃阴不足证**　呕吐，纳少，呃逆，口渴咽干，舌红少苔，脉虚数。

●方义发挥

1. 病证辨析　麦门冬汤为治疗肺胃阴虚，气机上逆证之常用方。

本方证病位在肺，病本在胃，胃有虚热，胃津不足，故母病及子。胃有虚热，胃阴不足，则虚火上炎，气火上逆，灼伤肺阴。肺为华盖，乃娇嫩之脏，禀受于中焦，为胃土之子，今肺叶受胃之虚火所灼，又失其胃津之濡养，故日渐枯萎；气火上逆，肺气不降而咳喘；虚火灼肺，则耗伤肺之气阴而短气，或炼津为痰，故咳唾涎沫、或稠痰粘滞于咽喉，致咽喉不利；津失上承则咽干口燥；舌干红少苔、脉虚数均为肺胃阴虚有热，津枯热灼之象。

2. 治法　根据“燥者濡之”“虚则补其母”的原则，而立清养肺胃，降逆下气之法。

3. 配伍解析

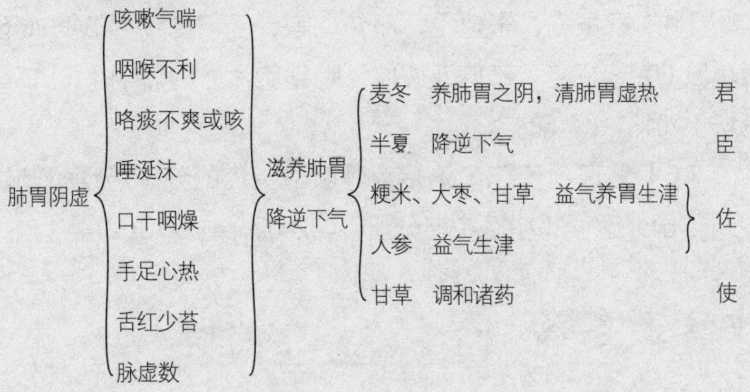

全方药仅六味，以润为主，以降为辅，养胃阴而润肺燥，降逆气而止咳唾，如此则虚火降，咽喉利，枯涩、气逆亦可自愈。

●临床应用

1. 适用范围　本方常用于慢性支气管炎、支气管扩张症、肺结核、矽肺、肺结核、胃及十二指肠溃疡、慢性萎缩性胃炎等中医辨证属肺胃阴虚，气火上逆者。

2. 使用注意　虚寒性肺痿不宜使用本方。

●药理研究　本方主要有抗肿瘤[1]、改善胃肠功能紊乱[2]、抗肺纤维化[3]、增强免疫功力[4]、镇咳[5]等作用。

●参考文献

［1］蒋时红，孙超龙，刘燕，等．麦门冬汤诱导人肺腺癌 A549 细胞凋亡作用及其机制［J］．中华中医药杂志，2015，4：1236-1238.

［2］李红平，毛万姬，邹学正．丹白麦门冬汤对慢性萎缩性胃炎大鼠胃黏膜病理形态学的影响［J］．陕西中医，2007，2：243-245.

［3］张瑞，宋建平，李瑞琴，等．麦门冬汤对肺纤维化大鼠形成阶段的影响［J］．中华中医药学刊，2012，9：2022-2024.

［4］王振亮，宋建平，邓伟，等．麦门冬汤对 BALB/C 硬皮病小鼠 CD_4^+、CD_8^+ T 细胞及腹腔巨噬细胞活力的影响［J］．国医论坛，2013，6：59-61.

［5］史青．麦门冬汤治疗呼吸道炎症的分子药理机制研究［J］．国外医学（中医中药分册），2002，4：213-214.

沙参麦冬饮豆桑，玉竹甘花共此方，
秋燥耗伤肺胃液，苔光干咳此堪尝。

沙参麦冬汤《温病条辨》

【组成】沙参三钱（9g）　玉竹二钱（6g）　生甘草一钱（3g）　冬桑叶一钱五分（4.5g）　麦冬三钱（9g）　生扁豆一钱五分（4.5g）　天花粉一钱五分（4.5g）

【用法】水五杯，煮取二杯，日再服。

【功效】清养肺胃，生津润燥。

【主治】燥伤肺胃阴分证。咽干口渴，或身热，或干咳少痰，舌红少苔，脉细数。

●方义发挥

1. 病证辨析　沙参麦冬汤是清养肺胃法的代表方。

肺为燥金之脏，外合皮毛，燥邪侵袭，首当其冲，复因素体阴虚，内外相合，故致燥伤肺津。肺为胃行其津液，肺津损伤过甚，必进一步损伤胃津，故秋燥伤人，初则邪犯肺卫，继而燥伤中土，终致肺胃津液损伤。肺津被耗故咽干，胃液损伤故口渴，而舌红少苔及脉细数，则系阴津受伤之征；或见身热者，阴虚则内热也；或见干咳少痰者，肺阴损伤，肺失清肃也。

2. 治法 宜清养肺胃，生津润燥。

3. 配伍解析

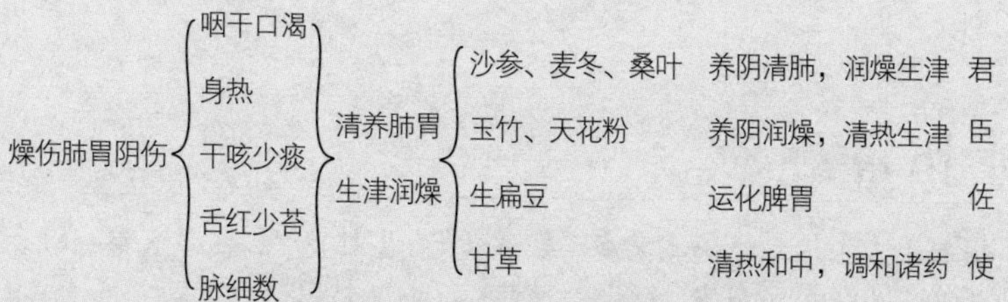

全方药性平和，清不过寒，润不呆滞，而清养肺胃之功甚宏，共成清养肺胃，育阴生津之功。

●临床应用 本方常用于肺炎、支气管炎、肺结核、慢性胃炎、糖尿病等中医辨证属于肺胃阴虚者。

●药理研究 本方主要有抗炎[1]、抗肺纤维化[2]、抗肿瘤[3]、增强免疫力[4]、抗衰老[5]等作用。

●参考文献

[1] 周燕萍，胡作为，杨航，等．沙参麦冬汤对放射性肺炎大鼠肺组织超氧化物歧化酶活性、丙二醛含量的影响［J］．湖北中医药大学学报，2011，4：9-11.

[2] 韩颖萍，黄霞，刘惠霞，等．沙参麦冬汤对肺间质纤维化大鼠氧自由基损伤及细胞外基质代谢的影响［J］．中华中医药杂志，2011，9：2169-2171.

[3] 朱为民，肖寒，方乃青，等. 加减沙参麦冬汤联合化疗对肺癌患者免疫功能的影响[J]. 南京中医药大学学报，2011，6：523-526.

[4] 张继红，焦晓明，李儒新，等. 沙参麦冬汤对运动小鼠免疫功能的影响[J]. 中国康复医学杂志，2009，5：442-444.

[5] 王璐，李中平，曹艳亚，等. 沙参麦冬汤对皮肤光老化模型小鼠的保护作用[J]. 中国老年学杂志，2015，6：1628-1631.

养阴清肺是妙方，玄参草芍麦地黄，
薄荷贝母丹皮入，时疫白喉急煎尝。

养阴清肺汤《重楼玉钥》

【组成】大生地二钱（6g） 麦冬一钱二分（4g） 生甘草五分（3g） 玄参一钱半（9g） 贝母去心，八分（5g） 丹皮八分（5g） 薄荷五分（3g） 炒白芍八分（15g）

【用法】水煎服，一般日服1剂，重证可日服2剂。

【功效】养阴清肺，解毒利咽。

【主治】白喉之阴虚燥热证。症见喉间起白如腐，不易拭去，咽喉肿痛，初起或发热或不发热，鼻干唇燥，或咳或不咳，呼吸有声，似喘非喘，脉数无力或细数。

●方义发挥

1. 病证辨析 养阴清肺汤是治疗阴虚白喉的代表方。

白喉多因于素体肺肾阴虚，里有蕴热，外因于感触白喉疫毒，疫毒伤阴，津液被灼，热毒熏蒸于上而成。正如原书所说："此症发于肺肾，凡本质不足者，或遇燥气流行，或多食辛热之物，感触而发。"喉为肺系，少阴肾脉挟咽系舌本，肺肾阴虚，虚火与疫毒壅结熏灼咽喉，故见咽喉肿痛，喉间起白如腐，不易拭去，热达于外，则初起有发热，若热闭于里，则可不发热；甚至痰浊填阻咽喉而呼吸有声、似喘非喘、或咳或不咳；燥热伤津，虚火上炎，则鼻干唇燥、脉数无力或细数。

2. 治法　宜养阴清肺，解毒利咽。正如《重楼玉钥》说："经治之法，不外肺肾，总要养阴清肺，兼辛凉而散为主。"

3. 配伍解析

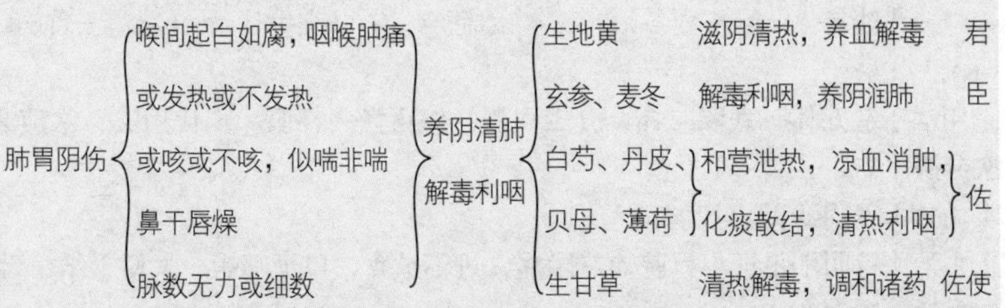

全方扶正和攻毒并举，补、清、散、敛共用，标本同治，养肺肾之阴以扶其正；凉血解毒，散邪利咽以祛其邪。

●临床应用

1. 适用范围　本方常用于白喉、咽炎、扁桃体炎、口腔炎、声带息肉、声带出血、鼻咽癌等中医辨证属于阴虚燥热者。

2. 使用注意　白喉忌解表，尤忌辛温发汗。原书方后记载："如有内热及发热，不必投表药，照方服去，其热自除。"

●药理研究　本方主要有抗炎[1]、抗肺纤维化[2]、增强免疫力[3]、抗病毒[4]等作用。

●参考文献

［1］沈红梅，黄杰，贾立群，等．加味养阴清肺汤防治急性放射性口腔炎的疗效及对细胞因子的影响［J］．重庆医学，2012，24：2469-2471.

［2］顾燕兰．养阴清肺汤对大鼠肺纤维化的干预作用及对TGF-β_1表达的影响［J］．江西中医学院学报，2011，5：61-62.

［3］贺玉龙，毛水泉．养阴清肺汤对放疗后肺癌患者免疫功能的影响［J］．中国中医药科技，2013，6：584-585.

［4］李灵芝，常国良．养阴清肺汤对巨细胞病毒性肺炎模

型小鼠的保护作用［J］. 中国药房，2015，16：2196-2198.

温病条辨益胃汤，沙参麦地合成方，玉竹冰糖同煎服，温病虚虑把津伤。

益胃汤《温病条辨》

【组成】沙参三钱（9g） 麦冬五钱（15g） 冰糖一钱（3g） 细生地五钱（15g） 玉竹炒香，一钱五分（4.5g）

【用法】水五杯，煮取二杯，分二次服，滓再煮一杯服（现代用法：水煎2次分服）。

【功效】养阴益胃。

【主治】胃阴不足证。胃脘灼热隐痛，饥不欲食，口干咽燥，大便干结，舌红少津，脉细数。

●方义发挥

1. 病证辨析 益胃汤是滋养胃阴的常用方。

胃居中焦为阳土，喜润恶燥，主受纳，其气以降为顺。若热病消灼阴津，或过用吐、下之剂，或过食辛辣之物，或胃病迁延不愈，每致胃阴耗损，虚热内生。胃阴不足，脉络失养，则见胃脘隐痛；胃阴亏虚，受纳失司，则饥不欲食，胃阴不足，上不能滋润口咽，则口干咽燥，下不能濡润大肠，则大便干结；舌红少津、脉细数为阴虚内热之象。

2. 治法 宜甘凉生津，养阴益胃。

3. 配伍解析

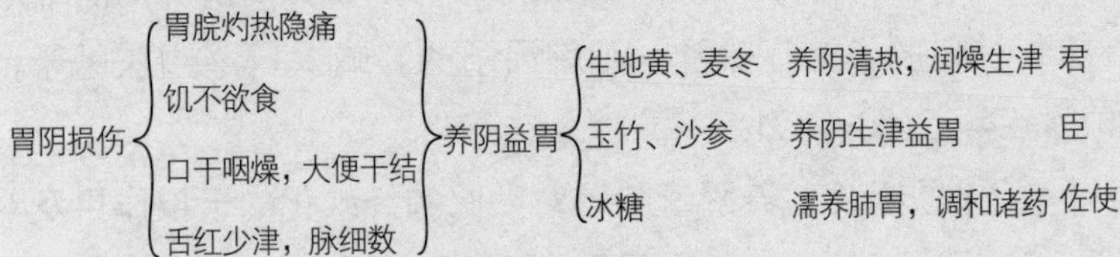

胃为水谷之海，十二经皆禀气于胃，胃阴复则气降能食。全方甘凉清润，清而不寒，润而不腻，药简力专，共奏养阴益胃之效。

●临床应用 本方常用于慢性胃炎、糖尿病、小儿厌食等中医辨证属胃阴亏损者。

●药理研究 本方主要有抗衰老[1]、消炎[2]、改善免疫功能[3]等作用。

●参考文献

[1] 李燕，谭万信，王毅，等. 益胃汤对初老雌性大鼠卵巢细胞凋亡线粒体通路的影响[J]. 中医杂志，2009，7：639-641.

[2] 谢斌，郑林华，楚瑞阁. 益胃汤对胃溃疡大鼠 EGFR 及 bFGF 的影响[J]. 江西中医学院学报，2008，5：66-68.

[3] 付文君，魏江平，任香怡，等. 益胃汤对 EMs 模型大鼠异位子宫内膜 Notch1、Delta1 和 Jagged1 表达的影响[J]. 中成药，2016，6：1372-1375.

玉液汤 《医学衷中参西录》

玉液山药芪葛根，花粉知味鸡内金，
消渴口干溲多数，补脾固肾益气阴。

【组成】生山药一两（30g） 生黄芪五钱（15g） 知母六钱（18g） 生鸡内金二钱，捣细（6g） 葛根钱半（5g） 五味子三钱（9g） 天花粉三钱（9g）

【用法】水煎服。

【功效】益气滋阴，固肾止渴。

【主治】消渴气阴两虚证。口干而渴，饮水不解，小便频数量多，或小便浑浊，困倦气短，脉虚细无力。

●方义发挥

1. 病证辨析 玉液汤是治疗消渴证属气阴两虚者的代表方。

消渴乃脾气不升，真阴不足，脾肾两虚所致。脾主升清，散精于肺，肺主治节，通调水道，营养全身。今脾不升清，津液不能上承于口，故口干而渴，饮水不解；肾阴不足，肾失封藏，膀胱失约，故小便频数量多；脾肾两虚，故困倦气短，脉虚细无力。

2. 治法 宜益气生津为主，辅以固肾止渴。

3. 配伍解析

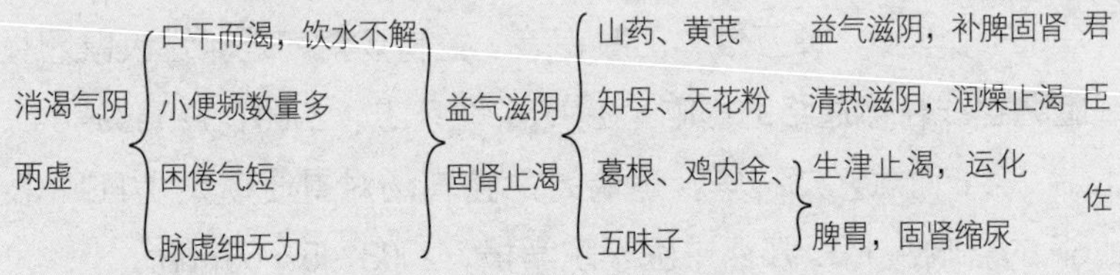

全方药用七味，脾肾同治，标本兼顾，滋阴清热生津与补气升阳布津并举，阴中有阳，升中有降，且升发与封藏并行，故能阴阳协调，津液升降有序，共奏益气生津，固肾止渴之功，为治疗消渴证之效方。

●**临床应用** 本方常用于糖尿病、尿崩症、慢性胃炎和流行性出血热多尿期等中医辨证属于气阴两虚者。

●**药理研究** 本方主要有抗炎[1]、降血糖[2]、降血脂[3]等作用。

●**参考文献**

［1］戴红，李娜，陈欣怡，等．玉液汤及其拆方对糖尿病大鼠炎性因子 IL-1β、IL-6、TNF-α 影响的实验研究［J］．时珍国医国药，2015，1：59-62.

［2］程玥，张雪，陈淑娴，等．玉液汤对 2 型糖尿病肾病大鼠肾脏的保护作用［J］．中药药理与临床，2015，1：20-22.

［3］戴红，邹小娟，刘传芃，等．玉液汤及其拆方对糖尿病大鼠血脂与胰岛素水平影响的相关性研究［J］．时珍国医国药，2015，2：309-311.

《温病条辨》**增液汤**

增液玄参与地冬，热病津枯便不通，补药之体作泻剂，若非重用不为功。

【组成】玄参一两（30g）　麦冬连心，八钱（24g）　细生地八钱（24g）

【用法】水八杯，煮取三杯，口干则与饮令尽，不便，再作服（现代用法：水煎服）。

【功效】增液润燥。

【主治】阳明温病，津亏便秘证。症见大便秘结，口渴，舌干红，脉沉无力或细数。

●方义发挥

1. 病证辨析　增液汤为治疗津亏肠燥之便秘的常用方。

阳明者，手阳明大肠与足阳明胃也，阳明温病者，温病邪在胃肠也。阳明温病，每多大便秘结一症，但便秘有热结与津枯之分。若阳邪炽盛之热结实证，则用承气汤急下存阴。本方是为阳明温病，阴津大伤，大便秘结者而设。温病迁延日久，或素体阴虚，使液枯肠燥，肠失濡润，传导不利，故大便秘结，即所谓“无水行舟”；阴津亏损，津不上潮，故口渴，口干；阴虚内热，故舌红，脉细数无力。

2. 治法　宜增液润燥。

3. 配伍解析

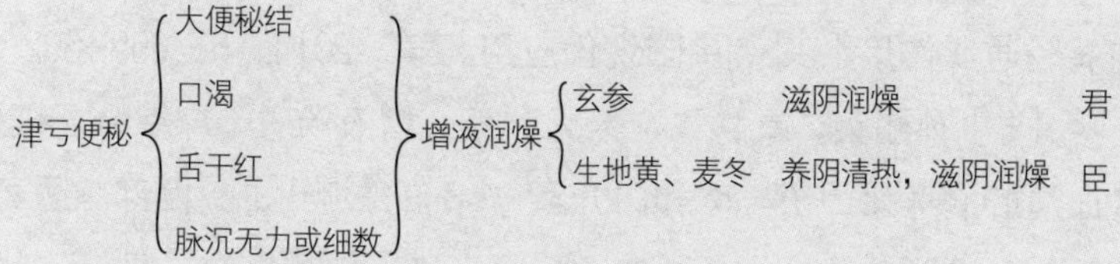

本方三药均属质润之品，合用大补阴津，即以增水，水满则舟自行。全方药少力专，“妙在寓泻于补，以补药之体，作泻药之用，既可功实，又可防虚”（《温病条辨》）。

●**临床应用**　本方常用于习惯性便秘、慢性咽喉炎、复发性口腔溃疡、慢性牙周炎、糖尿病、干燥综合征及放疗后所致口腔反应等中医辨证属于阴津不足者。

类方鉴别

方名		增液汤	增液承气汤
相同点		均有麦冬、玄参、生地黄，均可增液润燥，治阳明温病之便秘	
不同点	组成	—	大黄、芒硝
	功效	清宣温燥，辛凉甘润	清燥润肺，养阴益气
	病证	阳明温病，津液干枯之便秘	阳明温病，热结阴亏之便秘
	症状	大便秘结，口渴，舌干红，脉沉无力或细数	燥屎不行，下之不通，口唇干燥，舌红苔黄脉细数

●**药理研究**　本方主要有降血糖[1]、润肠[2]、抗炎[3]及降血压[4]等作用。

●**参考文献**

［1］杨帆，戚进，朱丹妮．增液汤降糖作用实验研究［J］．中国实验方剂学杂志，2010，8：98-102.

［2］付书婕，农慧亮，王绍龙，等．增液汤颗粒对便秘小鼠的润肠通便作用［J］．中国现代应用药学，2014，6：658-662.

［3］孙丽英，秦鹏飞，张亮，等．增液汤对干燥综合征模型鼠血清肿瘤坏死因子-α和白介素-1β的影响［J］．西部中医药，2015，2：13-15.

［4］王樱，陈长勋，杜军，等．增液汤和四逆汤抗心室重构的比较研究［J］．中国实验方剂学杂志，2008，5：58-62.

第十五章 祛湿剂

凡以祛湿药物为主组成，具有化湿利水，通淋泄浊等作用，治疗水湿病证的方剂，称为祛湿剂。

水湿之邪为病，有外、内之分。外湿每因久居低洼之地，或淋雨涉水，汗出沾衣，正不胜邪，邪从外侵为患；内湿每因恣啖生冷，湿从内生，多伤及脏腑，水液代谢失常所致。但外湿与内湿可相互影响，外湿可深入脏腑，内湿亦可影响肌表。

湿邪侵袭，常与风、寒、暑、热相兼为患，又因体质不同，多有兼夹或转化。因此，湿邪为病较为复杂。大抵湿邪在外在上者，可从表微汗以解；在内在下者，可芳香苦燥而化，或甘淡渗利以除之；寒化者，宜温阳化湿；热化者，宜清热祛湿；体虚湿盛者，又当祛湿与扶正兼顾。本章方剂也就相应地分为燥湿和胃、清热祛湿、利水渗湿、温化寒湿、祛湿化浊及祛风胜湿六类。

燥湿和胃剂，适用于湿浊内阻，脾胃失和证。临床表现常见脘腹痞满，嗳气吞酸，呕吐泄泻，食少体倦等。常用苦温燥湿与芳香化湿药为主组成，如苍术、藿香等。代表方如平胃散、藿香正气散。

清热祛湿剂，适用于湿热证。临床常见湿温、黄疸、霍乱、热淋等病证。常用清热利湿药为主组成，如茵陈、滑石、薏苡仁等。代表方如茵陈蒿汤、三仁汤等。

利水渗湿剂，适用于水湿壅盛证。临床常见水肿、泄泻等病证。常用甘淡的利水渗湿药为主组成，如茯苓、泽泻、猪苓等。代表方如五苓散、猪苓汤。

温化寒湿剂，适用于寒湿内停证。临床常见痰饮、水肿等病证。常用温阳药配伍利湿药为主组成，如干姜、桂枝、茯苓、白术等。

代表方如苓桂术甘汤、真武汤等。

祛湿化浊剂，适用于湿浊下注证。临床常见带下、淋浊等病证。常用祛湿化浊的药物为主组成，如萆薢、石菖蒲等。代表方如萆薢分清饮。

祛风胜湿剂，适用于风寒湿邪侵袭肌表证。临床常表现为风寒湿痹及顽痹等。常用祛风湿药为主组成，如羌活、独活、桑寄生等。代表方如羌活胜湿汤、独活寄生汤。

祛湿剂多由辛香温燥之品组成，易于耗伤阴津，故素体阴虚津亏、病后体弱，以及孕妇均应慎用。

第一节 燥湿和胃

平胃散用朴陈皮，苍术甘草四味齐，除湿散满驱瘴岚，调胃诸方以此扩，又不换金正气散，即是此方加藿夏。

平胃散《简要济众方》

【组成】苍术去黑皮，捣为粗末，炒黄色，四两（120g） 厚朴去粗皮，涂生姜汁，炙令香熟，三两（90g） 陈橘皮洗令净，焙干，二两（60g） 甘草炙黄，一两（30g）

【用法】上为散。每服二钱（6g），水一盏。加生姜二片，大枣二枚，同煎至六分，去滓，食前温服（现代用法：共研细末，每服4~6g，姜枣煎汤送下；亦可作汤剂，加生姜2片，大枣2枚，水煎服）。

【功效】燥湿运脾，行气和胃。

【主治】湿滞脾胃证。症见脘腹胀满，不思饮食，口淡无味，恶心呕吐，嗳气吞酸，肢体沉重，怠惰嗜卧，常多自利，舌苔白腻而厚，脉缓。

●方义发挥

1. 病证辨析 平胃散为治疗湿滞脾胃证的基础方。

脾为太阴湿土，主运化，外合肌肉，其性以升为健，喜燥而恶湿。饮食入于胃，赖脾气散精而灌四旁，若脾为湿邪所困，则运化失司，故不思饮食、口淡无味；湿为阴邪，其性黏滞，最易遏阻气机，气滞不行，则脘腹胀满；脾胃相为表里，“脾宜升则健，胃宜降则和”（《临证指南医案》），脾失健运，则不得升清，胃失和降，则浊气上逆，清浊逆反，故在上则见恶心呕吐、嗳气吞酸，而在下多见自利；湿性重浊，外困肢体肌肉，故见肢体沉重、怠惰嗜卧；苔白腻、脉缓皆为湿浊内阻之象。

2. 治法　宜燥湿运脾，行气和胃。

3. 配伍解析

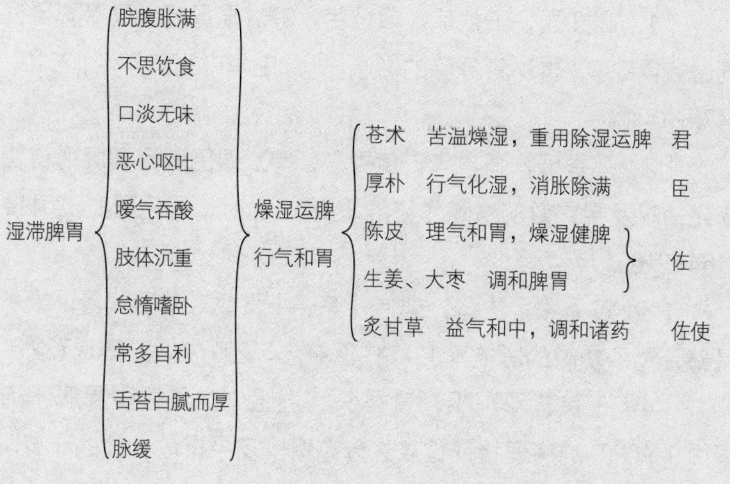

●临床应用

1. 适用范围　本方现代常用于传染性肝炎、脂肪肝、慢性胃炎、慢性肠炎、闭经、子宫颈炎、男性性功能低下、百日咳、小儿厌食等中医辨证属于湿滞脾胃者。

2. 使用注意　本方辛苦温燥，易耗气伤津，故阴津不足或脾胃虚弱者以及孕妇不宜使用。

●药理研究 本方药理能够增强促胃动素、胃泌素分泌，提高胃排空及促进小肠蠕动[1]；提高胃组织的SOD活力，消除自由基对胃组织的损伤[2]；能够抑制IL-6、TNF-α等促炎症因子释放，提高IL-4等抗炎因子水平，从而抑制肠道炎症，同时能够纠正肠道生物屏障紊乱，但对正常肠道生物屏障具有一定破坏作用[3]；本方可通过影响水孔蛋白（aquaporin，AQP）表达以及抗利尿激素（antidiuretic hormone，ADH）、醛固酮的释放调节机体水电解质的平衡[4-8]。

●参考文献

[1] 高文强，王益琼，谭桂兰，等．平胃散对湿滞脾胃证大鼠血清胃动素、胃泌素分泌的影响[J]. 中华中医药学刊，2010，7：1470-1472.

[2] 孙香娟，张丰华，黄秀深，等．湿困脾胃证肠道自由基变化情况及平胃散的清除作用的研究[J]. 时珍国医国药，2011，9：2164-2165.

[3] 黄秀深，沈涛，刘伟，等．平胃散对湿困脾胃证模型大鼠部分免疫功能的影响[J]．中医杂志，2007，8：730-732.

[4] 王良，邓利平，黄秀深．湿阻中焦证模型胃肠水通道蛋白9(AQP9)的病理特征性表达分布谱以及平胃散干预的研究[J]. 时珍国医国药，2012，3：543-545.

[5] 曾跃琴，陈继兰，黄秀深，等．从平胃散干预前后水通道蛋白0（AQP0）的定性定量表达研究湿阻中焦证的水液代谢机制[J]．时珍国医国药，2012，7：1641-1643.

[6] 张晓丹，黄秀深，杨成，等．湿阻中焦证模型大鼠胃肠水通道蛋白3（AQP3）的病理特征性表达分布谱以及平胃散干预的研究[J]．辽宁中医杂志，2012，12：2500-2503.

[7] 彭晋，王良，黄秀深，等．湿阻中焦证模型胃肠水通道

蛋白1的病理特征性表达分布谱以及平胃散干预的研究［J］．辽宁中医杂志，2011，12：2469-2472，2514．

［8］张丰华，黄秀深．平胃散对湿阻中焦模型醛固酮和神经降压素的影响［J］．时珍国医国药，2008，11：2781-2782．

藿香正气散 《太平惠民和剂局方》

藿香正气大腹苏，甘桔陈苓术朴俱，
夏曲白芷加姜枣，感伤岚瘴并能驱。

【组成】大腹皮　白芷　紫苏　茯苓去皮，各一两（各3g）　半夏曲　白术　陈皮去白，姜汁炙　苦桔梗各二两（各6g）　藿香去土，三两（9g）　甘草炙，二两半（6g）

【用法】上为细末，每服二钱，水一盏，加生姜三片，大枣一枚，同煎至七分，热服，如欲出汗，衣被盖，再煎并服（现代用法：散剂，每服9g，生姜3片、大枣1枚，煎汤送服；亦可作汤剂，加生姜3片、大枣1枚，水煎服）。

【功效】解表化湿，理气和中。

【主治】外感风寒，内伤湿滞证。霍乱吐泻，恶寒发热，头痛，胸膈满闷，脘腹疼痛，舌苔白腻，脉浮或濡缓，以及山岚瘴疟。

●方义发挥

1. 病证辨析　藿香正气散为治疗夏月感寒伤湿，脾胃失和的常用方，亦为治疗霍乱吐泻之要方，亦可治感受山岚瘴气以及水土不服者。

风寒袭表，卫阳被遏，经气不利，正邪交争，故恶寒发热、头痛；湿滞脾胃，升降失常，清浊逆反，则恶心呕吐、霍乱吐泻；湿浊中阻，气机壅滞，故胸膈满闷、脘腹疼痛。舌苔白腻、脉浮或濡缓皆为外感风寒，内伤湿滞之象。

2. 治法　本方所治多为感寒伤湿而表里同病之证，故治以外解风寒，内化湿滞。外伤风寒，经气不利，气机不得出入；内伤湿滞、脾胃不和，气机不得升降。故法当理气和中，升清降浊。

3. 配伍解析

外感风寒
内伤湿滞

霍乱吐泻
恶寒发热
头痛
胸膈满闷
脘腹疼痛
舌苔白腻
脉浮或濡缓
山岚瘴疟

解表化湿
理气和中

药物	作用	配伍
藿香	外散风寒，内化湿滞	君
半夏曲、陈皮	理气燥湿，和胃降逆	臣
白术、茯苓	健脾运湿，和中止泻	臣
紫苏、白芷	发散风寒，芳香化湿	佐
厚朴、大腹皮	行气化湿，畅中行滞	佐
桔梗	宣肺利膈，以利解表、化湿	佐
生姜、大枣	调和脾胃	佐
炙甘草	益气和中，调和诸药	佐使

● **临床应用**

1. 适用范围　本方临床常用于急性胃肠炎、胃肠型感冒、中暑、眩晕等中医辨证属于外感风寒，内伤湿滞者。

2. 使用注意　本方外散之力较弱，故服后宜温覆取汗以助解表；本方辛香温燥，故霍乱吐泻属湿热者不宜服用。

类方鉴别

方名		平胃散	藿香正气散
相同点		均有厚朴、陈皮、生姜、大枣、甘草，均可芳香化湿，行气和中，均能治疗湿邪困阻中焦之证	
不同点	组成	苍术	藿香、半夏曲、白术、茯苓、紫苏、白芷、大腹皮、桔梗
	功效	燥湿力强	可外散风寒
	病证	湿滞脾胃	外感风寒，内伤湿滞证
	症状	脘腹胀满，不思饮食，口淡无味，恶心呕吐，嗳气吞酸，肢体沉重，怠惰嗜卧，常多自利，舌苔白腻而厚，脉缓	霍乱吐泻，恶寒发热，头痛，胸膈满闷，脘腹疼痛，舌苔白腻，脉浮或濡缓

●**药理研究**　本方具有解痉镇痛、抗菌、抗病毒、镇吐[1]、促进免疫功能[2]、保护胃黏膜[3]、对胃肠运动进行双向调节[4]等作用。

●**参考文献**

［1］张雄飞．藿香正气散的药理及临床研究进展［J］．当代医学（学术版），2008，5：137-139.

［2］刘瑶，刘伟．藿香正气散对湿困脾胃型亚健康动物免疫及代谢功能的影响［J］．时珍国医国药，2011，5：1190-1192.

［3］罗尧岳，龙景文，王宇星，等．超微藿香正气散对急性腹泻大鼠肠黏膜保护及水电解质的调节作用研究［J］．湖南中医药大学学报，2011，5：16-19.

［4］刘瑶，刘伟．藿香正气散对湿困脾胃型亚健康大鼠胃肠功能的影响［J］．江苏中医药，2011，6：89-90.

●**典型医案**　陈三农治一妇，暑月方饭后，即饮水而睡，睡中心腹痛极，肢冷上过肘膝，欲吐利而不得吐利，绞痛垂死，六脉俱伏，令以藿香正气散，煎汤吐之。一吐减半，再吐而安矣。《局方》藿香正气散：朴、陈、桔、半、草、芷、苓、藿、腹皮、苏叶。（《续名医类案》）

六和汤　《太平惠民和剂局》

六和汤用参半砂，杏竹草藿与木瓜，赤苓厚朴加扁豆，湿伤脾胃效无加。

【组成】缩砂仁　半夏汤洗七次　杏仁去皮尖　人参　炙甘草各一两（各3g）　赤茯苓去皮　藿香叶拂去尘　白扁豆姜汁略炒　木瓜各二两（各6g）　香薷、厚朴姜汁制，各四两（各12g）

【用法】上锉，每服四钱（12g），水一盏半，生姜三片，枣子一枚，煎至八分，去滓，不拘时候服（现代用法：水煎，日一剂，分三次服）。

【功效】祛暑化湿，健脾和胃。

【主治】夏月外感于寒，内伤于湿证。恶寒发热，无汗，头昏头痛，痰喘咳嗽，胸中烦闷，霍乱吐泻，四肢乏力，不欲饮食，小便赤涩，苔腻脉濡。

●方义发挥

1. 病证辨析 六和汤为治疗外感风寒，湿伤胃肠的常用方，徐大椿称其为“调中祛暑之剂，为暑伤脾胃之专方”（《医略六书》）。

夏月暑气当令，湿热交作，复又乘凉饮冷，暑湿为阴寒所遏。寒湿伤表，卫阳郁遏，故见恶寒发热、无汗；湿浊之邪上蒙清阳，则头昏头痛；湿浊蕴肺，肺失宣降，则痰喘咳嗽；暑湿困阻中焦，气机不畅，升降失常，清浊逆反则胸中烦闷、吐泻并作；暑邪耗气，湿性重浊，脾胃为暑湿所伤，故不欲饮食、四肢乏力、小便赤涩、苔腻脉濡。

2. 治法 宜祛暑化湿，健脾和胃。

3. 配伍解析

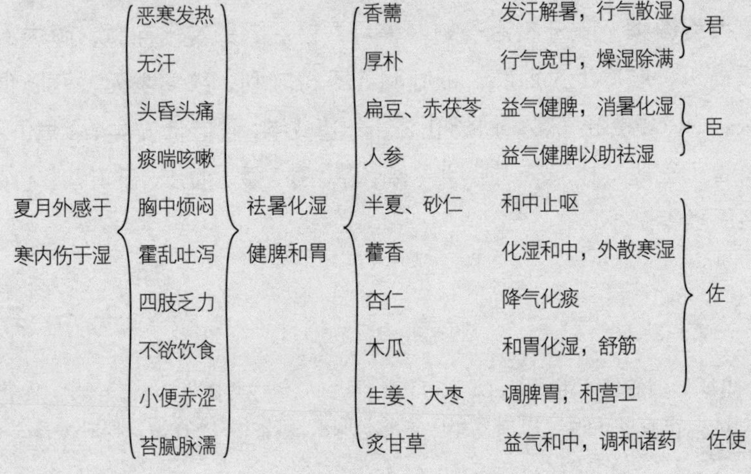

●临床应用

1. 适用范围 本方现代常用于治疗夏月普通感冒、支气管炎、急慢性胃肠炎等中医辨证属外寒内湿者。

2. 使用注意 本方芳香温燥，湿热霍乱则禁用。

类方鉴别

方名		六和汤	藿香正气散
相同点		均有藿香、白术、茯苓、半夏、厚朴、陈皮、生姜、大枣、甘草，均可化湿和中，外散表寒，均能治疗湿邪困阻中焦之证	
不同点	组成	香薷、扁豆、人参、杏仁、木瓜	紫苏、白芷、大腹皮、桔梗
	功效	重在健脾和中，兼以补虚	重在解表化湿，理气和中
	病证	夏月外感于寒，内伤于湿证	外感风寒，内伤湿滞证
	症状	恶寒发热，无汗，头昏头痛，痰喘咳嗽，胸中烦闷，霍乱吐泻，四肢乏力，不欲饮食，小便赤涩，苔腻脉濡	霍乱吐泻，恶寒发热，头痛，胸膈满闷，脘腹疼痛，舌苔白腻，脉浮或濡缓

第二节　清热祛湿

《伤寒论》茵陈蒿汤

茵陈蒿汤大黄栀，瘀热阳黄次方施，
便难尿赤腹胀满，清热利湿总相宜。

【组成】茵陈六两（18g）　栀子十四枚（12g）　大黄去皮，二两（6g）

【用法】上三味，以水一斗二升，先煮茵陈，减六升，内二味，煮取三升，去滓，分三服（现代用法：水煎服）。

【功效】清热利湿退黄。

【主治】湿热黄疸。一身面目俱黄，黄色鲜明，发热，无汗或但头汗出，口渴欲饮，恶心呕吐，腹微满，小便短赤，大便不爽或秘结，舌红苔黄腻，脉沉数或滑数有力。

●方义发挥

1. 病证辨析　茵陈蒿汤为治疗阳黄之代表方，为后世黄疸病的治疗奠定了基础。

黄疸之为病多与湿邪有关，而阳黄责之于湿热。湿热郁遏中焦，熏蒸肝胆，胆汁不循常道，浸淫肌肤，则一身俱黄、色鲜明如橘色；湿热胶结，热势不得向外越，故发热、无汗或但头有汗、小便短赤；湿性重浊，困阻脾胃，壅滞气机，则恶心呕吐、腹微满、大便不爽或秘结；湿热内郁，津液不化，则口渴欲饮、小便不利；舌红苔黄腻、脉沉数或滑数有力皆为湿热之象。

2. 治法 湿热郁蒸瘀结，腑气不通，邪无出路，法当清热利湿，化瘀通滞，导邪外出。

3. 配伍解析

湿热黄疸：
一身面目俱黄，黄色鲜明
发热
无汗或但头汗出
口渴欲饮
恶心呕吐
腹微满
小便短赤
大便不爽或秘结
舌红苔黄腻
脉沉数或滑数有力

清热利湿退黄：
茵陈 清热利湿退黄 君
栀子 泄热降火，清利三焦 臣
（引湿热自小便而出）
大黄 泄热逐瘀，通利大便 佐
（引湿热自大便而出）

●临床应用

1. 适用范围 本方现代常用于治疗急性黄疸型肝炎、乙型肝炎、胆结石、胆囊炎、钩端螺旋体病、伤寒、败血症、肺炎等中医辨证属湿热内蕴者。

2. 使用注意 本方为湿热阳黄者而设，阴黄者及孕妇禁用。

●药理研究 本方具有保肝利胆[1]、抗肝纤维化[2]、保护胰脏[3]、降脂降糖[4-5]、抗病毒[6]、调节免疫、解热镇痛消炎、抗肿瘤[7]等作用。

●参考文献

［1］候金燕，窦志华．茵陈蒿汤保肝作用研究进展［J］．中医药导报，2015，19：88-91.

［2］郭栋．茵陈蒿汤对肝纤维化模型大鼠血清 PDGF-BB 及 β-PDGFR 表达的影响［D］．西宁：青海大学，2016.

［3］魏国丽，郑学宝，刘强，等．茵陈蒿汤对急性胰腺炎小鼠胰腺组织 IL-6mRNA 表达的影响［J］．中国老年学杂志，2011，21：4196-4197.

［4］林曼婷，范应，陈少东，等．茵陈蒿汤调节高脂饮食诱导大鼠脂质代谢紊乱的作用机制［J］．中华中医药杂志，2011，10：2428-2430.

［5］潘竞锵，韩超，刘惠纯，等．茵陈蒿汤对正常和多种糖尿病模型动物血糖的影响［J］．中药材，2001，2：128-131.

［6］黎芬芬，邓鑫，文彬．茵陈蒿汤用于病毒性肝炎的临床与基础研究进展［J］．辽宁中医杂志，2015，12：2474-2476.

［7］徐国萍，白娟，舒静娜，等．茵陈蒿汤的药理研究进展［J］．浙江中西医结合杂志，2011，1：64-67.

《伤寒论》麻黄连轺赤小豆汤

【组成】麻黄去节，二两（6g）　连轺连翘根是，二两（6g）　杏仁去皮尖，四十个（6g）　赤小豆一升（10g）　大枣擘，十二枚（3g）　生梓白皮切，一升（10g）　生姜二两（6g）　甘草炙，二两（6g）

【用法】上八味，以潦水一斗，先煮麻黄再沸，去上沫，内诸药，煮取三升，去滓，分温三服，半日服尽（现代用法：水煎服）。

【功效】发汗解表，清热利湿。

【主治】阳黄兼表证。症见发热恶寒，无汗身痒，周身黄染如橘色，脉浮滑。

麻黄连轺赤小豆，桑白杏草姜枣凑，
宣肺解毒消湿肿，湿热兼表黄疸疗。

●方义发挥

1. 病证辨析 麻黄连翘赤小豆汤为治疗湿热黄疸，兼有表证的代表方。

湿热内蕴发为黄疸，故见周身黄染如橘色；湿热蕴结肌表，营卫郁遏则发热恶寒、无汗、身痒；脉浮滑为湿热兼有表证之象。

2. 治法 外有表邪，内有湿热，表里同病，致热不得越，湿难以泄，湿热蕴结，单纯清利或解表，均非所宜，故法当解表散邪，清利湿热。

3. 配伍解析

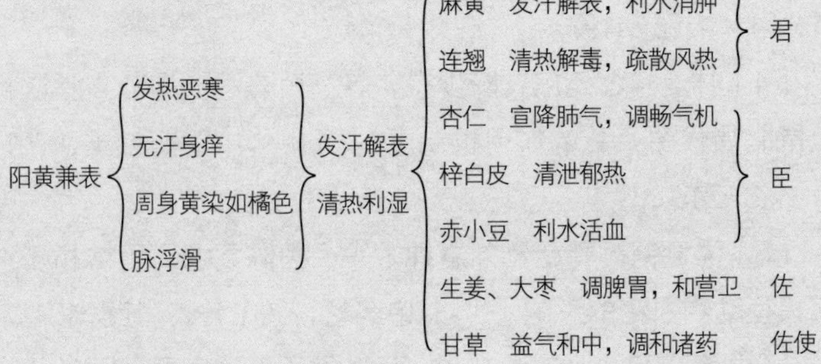

●临床应用

1. 适用范围 本方现代常用于治疗急性黄疸型肝炎，急、慢性荨麻疹，湿疹，痤疮，带状疱疹，风疹，急慢性肾小球肾炎，周围血管病变，哮喘，痛风性关节炎等中医辨证属湿热内蕴者。

2. 使用注意 本方为湿热阳黄兼有表证者而设，阴黄或阳黄而无表证者禁用。

●药理研究 本方具有保肝退黄[1]、抑制肾小球系膜细胞凋亡、减少蛋白尿[2]、抗过敏[3]等作用。

●参考文献

[1] 赵艺姣，陈明．麻黄连翘赤小豆汤对肝细胞性黄疸小鼠保肝退黄作用的研究[J]．中华中医药杂志，2016，8：3318-3320.

[2] 强胜．麻黄连轺赤小豆汤治疗慢性肾炎临床疗效及其对系膜细胞增殖的影响研究［D］．南京：南京中医药大学，2011.

[3] 陈建，刘敏，王梅，等．麻黄连轺赤小豆汤拆方抗过敏反应作用研究［J］．吉林中医药，2007，11：55-56.

《伤寒论》栀子柏皮汤

栀子柏皮湿热黄，发热尿赤量不长，栀子黄柏兼甘草，清热祛湿好思忖。

【组成】栀子十五枚（10g）　甘草炙，一两（3g）　黄柏一两（6g）

【用法】上三味，以水四升，煮取一升半，去滓，分温再服（现代用法：水煎，温服）。

【功效】清热利湿。

【主治】黄疸，热重于湿证。症见身热，发黄，心中懊侬，口渴，苔黄。

●方义发挥

1.病证辨析　栀子柏皮汤为治疗阳黄热重于湿的代表方。

阳黄之证每因湿热熏蒸肝胆，胆汁外溢而成，故见身目发黄；热邪郁结则身热；热扰心神，心神不宁则心中懊侬；热盛伤津，加之湿困津停，不得输布，故口渴；苔黄为湿热内蕴之象。

2.治法　湿热为患，黄疸已发，但外不见可汗之表证，内无可下之里实，故法当清热利湿退黄以治之。

3.配伍解析

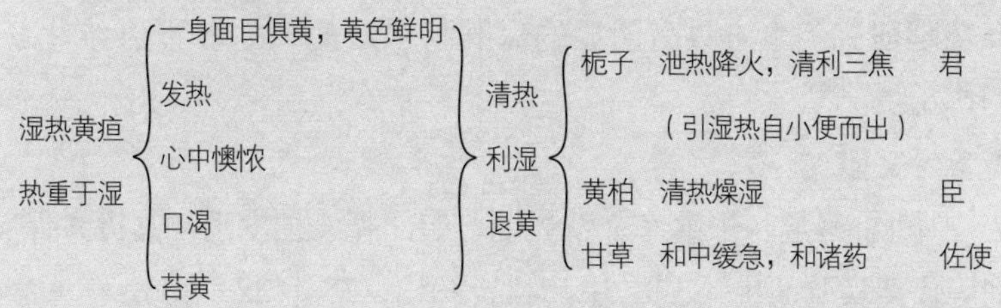

●临床应用

1.适用范围　本方现代常用于治疗传染性肝炎、钩端螺旋体病、小儿惊风、恐惧症、新生儿黄疸、细菌性痢疾等中医辨证属湿热内蕴，热重于湿者。

2. 使用注意 本方为湿热阳黄，热重于湿者而设，阳黄湿重者或阴黄者禁用。

类方鉴别

方名		茵陈蒿汤	麻黄连翘赤小豆汤	栀子柏皮汤
相同点		都有清热利湿之力，均能治疗湿热黄疸，症见身目俱黄，小便短少，色如浓茶		
不同点	组成	茵陈、栀子、大黄	麻黄、连翘、赤小豆、杏仁、梓白皮、生姜、大枣、甘草	栀子、黄柏、甘草
	功效	清利之力较强，因湿浊从二便而解	兼疏解表邪	清热之力强
	病证	阳黄，湿热并重	阳黄，兼有表证	阳黄，热重于湿
	症状	一身面目俱黄，黄色鲜明，发热，无汗或但头汗出，口渴欲饮，恶心呕吐，腹微满，小便短赤，大便不爽或秘结，舌红苔黄腻，脉沉数或滑数有力	发热恶寒，无汗身痒，周身黄染如橘色，脉浮滑	身热，发黄，心中懊侬，口渴，苔黄

●药理研究 本方具有明显的保肝利胆退黄[1]、抗肝纤维化[2]的作用。

●参考文献

[1] 肖旭，朱继孝，罗光明，等．栀子柏皮汤及其拆方保肝利胆作用实验研究 [J]．中药材，2013，7：1132-1135.

[2] 钱正月，李俊，黄成，等．栀子柏皮汤不同配伍对四氯化碳诱导肝纤维化小鼠的治疗作用 [J]．安徽医科大学学报，2016，1：68-72.

八正木通与车前，萹蓄大黄栀滑研，
草梢瞿麦灯心草，湿热诸淋宜汤煎。

《太平惠民和剂局方》八正散

【组成】车前子　瞿麦　萹蓄　滑石　山栀子仁　甘草炙　木通　大黄面裹，煨，去面，切，焙，各一斤（各9g）

【用法】上为散，每服二钱，水一盏，入灯心，煎至七分，去滓，温服，食后临卧。小儿量力少少与之。（现代用法：散剂，每服6~10g，灯心煎汤送服；亦可作汤剂，加灯心，水煎服。）

【功效】清热泻火，利水通淋。

【主治】热淋。症见尿频尿急，溺时涩痛，淋沥不畅，尿色浑赤，甚则癃闭不通，小腹急满，口燥咽干，舌苔黄腻，脉滑数。

●方义发挥

1. 病证辨析　八正散是治疗热淋的代表方。

膀胱为津液之腑，受藏津液，气化而出。湿热下结，膀胱气化不利，故尿频尿急、溺时涩痛、淋沥不畅、尿色浑赤，甚则癃闭不通；湿热壅结于下，故小腹满急；邪热内蕴，津液被灼，则口燥咽干；舌苔黄腻、脉滑数为湿热之象。

2. 治法　湿热蕴结于膀胱，水道不利，下窍闭塞，法当治以清热泻火，利水通淋。

3. 配伍解析

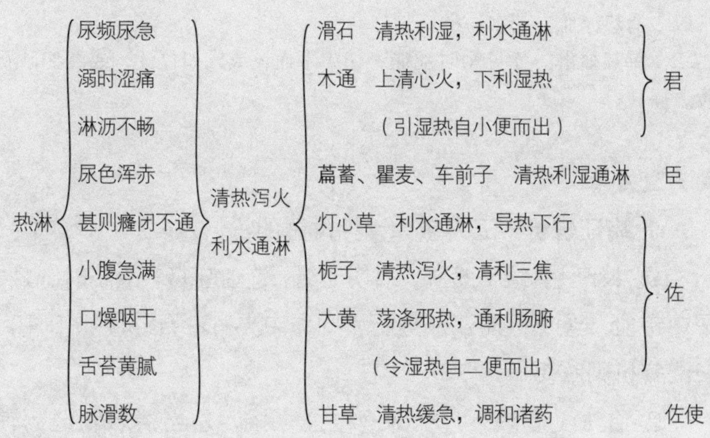

●临床应用

1. 适用范围 本方现代常用于膀胱炎、尿道炎、急性前列腺炎、泌尿系统结石、急性肾炎、肾盂肾炎、急性肾功能衰竭、尿潴留、丝虫病、乳糜尿等中医辨证属湿热并重者。

2. 使用注意 本方为苦寒通利之剂，不可久服，孕妇慎用。

●药理研究 本方具有利尿[1]、抗菌[2]、促进排石[3]等作用。

●参考文献

[1] 高应斗．中药方剂五苓散胃苓汤八正散肾气丸的利尿作用的研究[J]．山西医学杂志，1957，1：59-67.

[2] 许健鹏，毕凤贤，刘丽波，等．八正散（煎剂）和莲草知柏汤抗菌作用的实验研究[J]．中医药信息，1987，6：31-33.

[3] 张林．八正散治疗泌尿系结石随机平行对照研究[J]．实用中医内科杂志，2013，5：107-108.

五淋散治血热淋，归草栀芍赤茯苓，脐腹急痛小便涩，研末煎服水道清。

五淋散 《鸡峰普济方》

【组成】当归　芍药赤者　茯苓赤者　甘草　山栀子各等分（各9g）

【用法】上为细末，每服二钱（6g），水一盏，煎至八分，空心食前服（现代用法：每服6g，水煎，空腹服）。

【功效】清热凉血，利水通淋。

【主治】湿热血淋。症见溺时涩痛，尿中带血，或尿如豆汁，或溲如砂石，脐腹急痛。

●方义发挥

1. 病证辨析 五淋散为治疗淋证的常用方。

湿热下注，结于膀胱，损伤血络，迫血妄行，故溺时涩痛、尿中带血；湿热煎熬津液成石，则尿中夹有砂石；湿热下注，壅滞气机则脐腹急痛。

2. 治法 湿热下注，兼有动血之候，法当清热利湿，辅以凉血止血之法。另外热盛易耗伤阴血，出血亦致阴血耗伤，而出血又可留瘀，故宜兼以养血活血之法。

3. 配伍解析

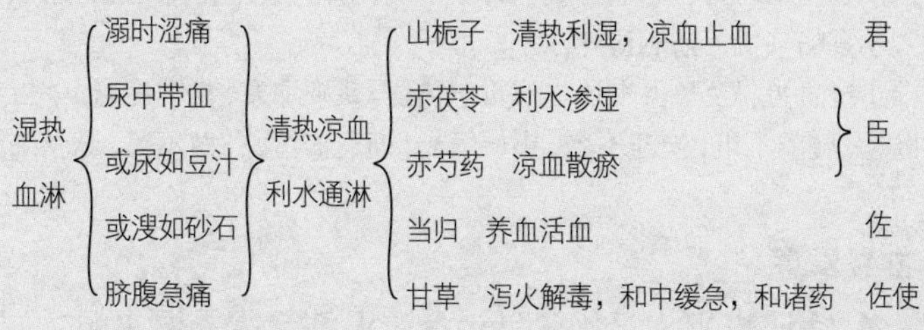

● **临床应用**

1. 适用范围　本方现代常用于尿道炎、膀胱炎、尿路结石、淋病等中医辨证属湿热下注，迫血妄行者。

2. 使用注意　本方属消利攻伐之剂，不宜久服，证属虚寒者禁用。

类方鉴别

方名		八正散	五淋散
相同点		都有山栀、甘草，具有利水通淋之功，可治疗湿热下注，热结膀胱之证，症见溺时涩痛，淋漓不畅，腹痛等	
不同点	组成	车前子、瞿麦、萹蓄、滑石、山栀子仁、甘草、木通、大黄、灯心草	当归、芍药、茯苓、甘草、山栀子
	功效	重在泻火通淋	重在清热凉血
	病证	热淋	血淋
	症状	尿频尿急，溺时涩痛，淋沥不畅，尿色浑赤，甚则癃闭不通，小腹急满，口燥咽干，舌苔黄腻，脉滑数	溺时涩痛，尿中带血，或尿如豆汁，或溲如砂石，脐腹急痛

三仁杏蔻薏苡仁，朴夏通草滑竹伦，水用甘澜扬百遍，湿温初起法堪遵。

三仁汤《温病条辨》

【组成】杏仁五钱（12g） 飞滑石六钱（18g） 白通草二钱（6g） 白蔻仁二钱（6g） 竹叶二钱（6g） 厚朴二钱（6g） 生薏苡仁六钱（18g） 半夏五钱（10g）

【用法】甘澜水八碗，煮取三碗，每服一碗，日三服（现代用法：水煎服）。

【功效】宣畅气机，清利湿热。

【主治】湿温初起及暑温夹湿之湿重于热证。头痛恶寒，身重疼痛，午后身热，肢体倦怠，胸闷不饥，便溏不爽，小便短赤，面色淡黄，苔白不渴，脉弦细而濡。

●方义发挥

1. 病证辨析 三仁汤是治疗湿温初起或暑温夹湿，湿重于热者的代表方剂。

湿热郁遏上焦，肺卫不宣，清阳不升，故恶寒、发热而身热不扬；湿性重浊，阻滞经气，则头痛如裹、身重疼痛、肢体倦怠；湿浊中阻，脾胃困顿，脾失健运，气机壅滞，故胸闷不饥、口渴而不欲饮、便溏不爽；湿热郁阻中、上，水道不通，下焦气化不利，则小便短赤；面色淡黄、舌苔白腻、脉弦细而濡则为湿热之象。

2. 治法 湿热郁阻三焦，法当宣畅气机，清热利湿。

3. 配伍解析

湿温初起及暑温之湿重于热
- 头痛恶寒
- 身重疼痛
- 肢体倦怠
- 面色淡黄
- 胸闷不饥
- 午后身热
- 便溏不爽
- 小便短赤
- 苔白不渴
- 脉弦细而濡

宣畅气机 清利湿热
- 滑石　清热利湿而解暑 —— 君
- 杏仁　宣利肺气，气化则湿亦化；白蔻仁　芳香化湿，行气宽中；薏苡仁　渗利湿热，兼可健脾 —— 臣
- 通草、淡竹叶　甘寒淡渗，利湿清热；半夏、厚朴　行气除满，化湿和胃 —— 佐

●临床应用

1. 适用范围 本方现代常用于浅表性胃炎、胃窦炎、急慢性结肠炎、黄疸型肝炎、伤寒、肾盂肾炎、关节炎等中医辨证属湿热并重者。

2. 使用注意 本方宣、化、利三法并举，为攻伐逐邪之剂，故当中病即止，不可久服。

●药理研究 本方具有促进胃动素分泌、提高胃的分泌功能[1]、抗内毒素[2]、调节免疫功能、改善血液流变[3]等药理作用。

●参考文献

[1] 陈佩婵，文小敏，谭永振，等．三仁汤对脾胃湿热证、湿偏重证大鼠胃窦P物质、生长抑素的影响[J]．湖南中医药大学学报，2008，2：22-24.

[2] 常淑枫，萧照岑，陈爽白，等．三仁汤对温病湿热证大鼠血浆内毒素廓清作用机制研究[J]．四川中医，2003，11：21-23.

[3] 张自立，黄琴．三仁汤对大肠湿热证模型大鼠血中IL-1、血液流变学影响的研究[J]．贵阳中医学院学报，2009，2：86-88.

●典型医案 初十日，某，六脉俱弦而细，左手沉取数而有力，面色淡黄，目白睛黄。自春分午后身热，至今不愈。曾经大泻后，身软不渴，现在虽不泄泻，大便久未成条，午前小便清，午后小便赤浊。与清湿中之热之苦辛寒法。飞滑石六钱，茵陈四钱，苍术炭三钱，云苓皮五钱，杏仁三钱，晚蚕砂三钱，生苡仁五钱，黄芩二钱，白通草一钱五分，海金沙四钱，黄连一钱。煮三碗，分三次服。十三日，于前方内去苍术炭，加石膏，增黄连、黄芩。（《吴鞠通医案》）

按语

本方出自《温病条辨》，因方中“杏仁、蔻仁、苡仁”三仁并用调畅三焦，故名“三仁汤”。

吴鞠通在《温病条辨》中予以“三戒”：一者，不可见其头痛恶寒，以为伤寒而汗之，汗伤心阳，则神昏耳聋，甚则目瞑不欲言；二者，不可见其中满不饥，以为停滞而下之，下伤脾胃，湿邪乘势下注，则为洞泄；三者，不可见其午后身热，以为阴虚而用柔药润之，湿为胶滞阴邪，再加柔润阴药，两阴相合，则有锢结不解之势。

藿朴夏苓有三仁，泽猪豆豉亦与伦，湿温身热肢体倦，胸闷舌腻宜煎烹。

藿朴夏苓汤《医原》

【组成】藿香二钱（6g） 川朴一钱（3g） 姜半夏一钱半（4.5g） 赤茯苓三钱（9g） 杏仁三钱（9g） 生苡仁四钱（12g） 白蔻仁一钱（3g） 猪苓三钱（9g） 淡香鼓三钱（9g） 泽泻一钱半（4.5g） 通草一钱（3g）

【用法】先用通草煎汤代水，煎上药服（现代用法：水煎服）。

【功效】化湿解表。

【主治】湿温初起。症见身热恶寒，肢体倦怠，胸闷口腻，舌苔薄白，脉濡缓。

●方义发挥

1. 病证辨析 藿朴夏苓汤为治疗湿温初起，邪遏卫分证的常用方。

湿温初起，营卫不和，故身热恶寒；湿性重浊，易阻气机则肢体倦怠、胸闷；口中黏腻、苔薄白、脉濡缓皆为湿温初起之象。

2. 治法 湿温初起，从口鼻而入，脾胃困阻，肺卫郁遏不得宣达，三焦气化不利，法当表里兼顾，内芳化湿滞，外宣透和表。

3. 配伍解析

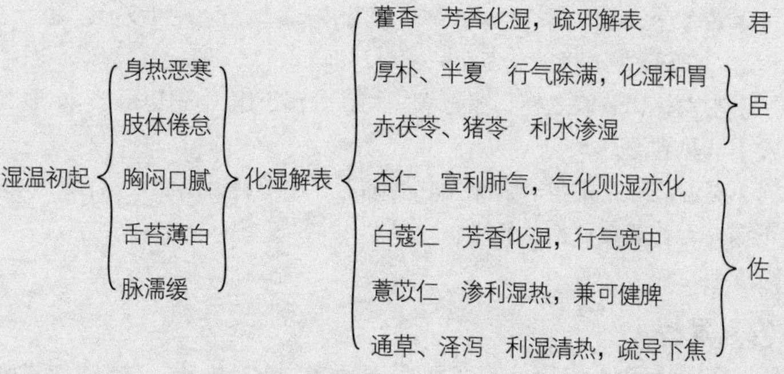

●临床应用

1. 适用范围　本方现代常用于胆囊炎、慢性胃炎，传染性肝炎、泌尿系统感染等中医辨证属湿温初起者。

2. 使用注意　本方为攻伐逐邪之剂，故当中病即止，不可久服。

类方鉴别

方名		三仁汤	藿朴夏苓汤
相同点		都有三仁、半夏、厚朴、通草，均可宣上、畅中、渗下以除湿热，皆可治疗湿温初起，邪遏卫气，表里合邪，湿重热轻之证	
不同点	组成	滑石、淡竹叶	藿香、二苓、泽泻
	功效	清热之力较强	解表之功略胜
	病证	湿温初起，湿渐化热	湿温初起，表证明显
	症状	头痛恶寒，身重疼痛，午后身热，肢体倦怠，胸闷不饥，便溏不爽，小便短赤，面色淡黄，苔白不渴，脉弦细而濡	身热恶寒，肢体倦怠，胸闷口腻，舌苔薄白，脉濡缓

黄芩滑石苓皮猪，腹皮白蔻通草主，
上清下利散湿热，湿热并重中焦阻。

黄芩滑石汤《温病条辨》

【组成】黄芩三钱（9g） 滑石三钱（9g） 茯苓皮三钱（9g） 大腹皮二钱（6g） 白蔻仁一钱（3g） 通草一钱（3g） 猪苓三钱（9g）

【用法】水六杯，煮取二杯，滓再煮一杯，分温三服（现代用法：水煎服）。

【功效】清热利湿。

【主治】湿温病邪在中焦。症见发热身痛，汗出热解，继而复热，渴不多饮，或竟不渴，舌苔淡黄而滑，脉缓。

●方义发挥

1. 病证辨析 黄芩滑石汤是治疗湿温之邪，蕴结中焦证的常用方。

湿热相搏，故发热；热盛迫津外泄，随汗而减，湿性黏滞，湿热胶结，邪出不彻，故汗出热解，继而复热；湿性重浊，阻滞气机则身痛；热盛伤津则口渴，湿困津液不得输布则虽渴不多饮、或不渴；舌苔淡黄而滑、脉缓为湿热内蕴之象。

2. 治法 湿热蕴结中焦，法当清热利湿，脾胃受困，气机壅滞，水液不布，湿热之邪难以消解，故当辅以醒脾助运，行气化湿之法。

3. 配伍解析

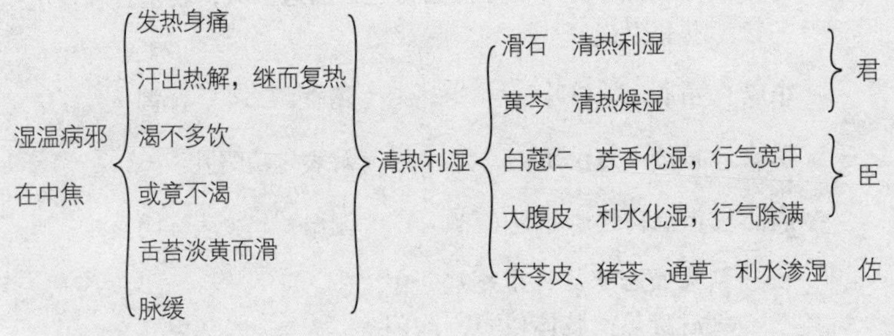

●临床应用

1. 适用范围 本方现代常用于胆囊炎、慢性胃炎、传染性肝炎、泌尿系统感染等中医辨证属湿温初起者。

2.使用注意 本方为攻伐逐邪之剂，故当中病即止，不可久服。

类方鉴别

方名		三仁汤	黄芩滑石汤
相同点		都有蔻仁、通草、滑石以清热除湿，皆可治疗湿温病	
不同点	组成	杏仁、薏苡仁、竹叶、半夏、厚朴	黄芩、二苓、大腹皮
	功效	祛湿之力较强	清热之力更胜
	病证	湿温初起，湿重热轻	湿温初起，湿热并重
	症状	头痛恶寒，身重疼痛，午后身热，肢体倦怠，胸闷不饥，便溏不爽，小便短赤，面色淡黄，苔白不渴，脉弦细而濡	发热身痛，汗出热解，继而复热，渴不多饮，或竟不渴，舌苔淡黄而滑，脉缓

《医效秘传》甘露消毒丹

甘露消毒蔻藿香，茵陈滑石木通菖，芩翘贝母射干薄，湿温时疫是主方。

【组成】飞滑石十五两（15g） 淡黄芩十两（10g） 绵茵陈十一两（11g） 石菖蒲六两（6g） 川贝母 木通各五两（各5g） 藿香 连翘 白蔻仁 薄荷 射干各四两（各4g）

【用法】生晒研末，每服三钱，开水调下，或神曲糊丸，如弹子大，开水化服亦可（现代用法：散剂，每服6~9g；丸剂，每服9~12g；亦可作汤剂，水煎服）。

【功效】利湿化浊，清热解毒。

【主治】湿温时疫之湿热并重证。症见发热口渴，胸闷腹胀，肢酸倦怠，颐咽肿痛，或身目发黄，小便短赤，泄泻淋浊，舌苔白或厚腻或干黄，脉濡数或滑数。

●方义发挥

1.病证辨析 甘露消毒丹是治疗湿温、时疫，毒邪留恋气分，湿热并重证的代表方。

湿热疫毒交蒸，弥漫气分，充斥三焦故见发热口渴、肢酸倦怠；湿性重浊，阻滞气机则胸闷腹胀；湿热毒邪上攻则颐咽肿痛；熏蒸肝胆，胆汁外溢则身目发黄；湿热下注则小便短赤、泄泻淋浊；舌苔白或厚腻或干黄、脉濡数或滑数皆湿热蕴毒之象。

2. 治法 湿热内蕴成毒，法当清热利湿，兼以解毒；湿浊易困阻气机，气滞无以行津，湿更难化，治当兼以行气化浊；湿热酝酿成毒，气血津液壅滞而成痈疡肿结，故辅以解毒消肿、化痰散结之法。

3. 配伍解析

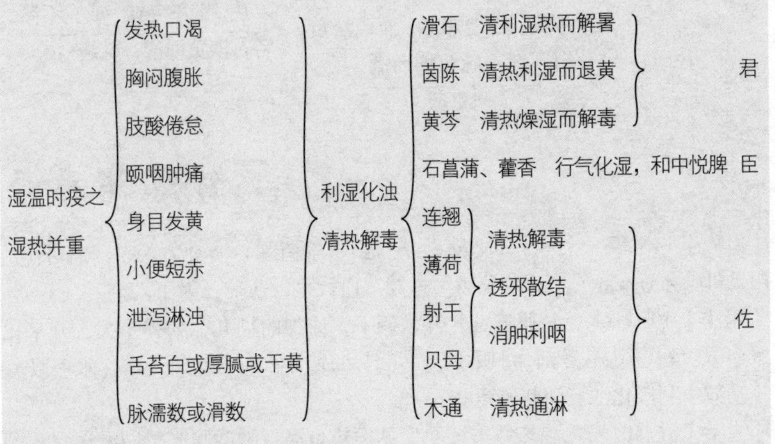

●临床应用

1. 适用范围 本方现代常用于伤寒、斑疹伤寒、钩端螺旋体病、传染性肝炎、胆囊炎、急性胃肠炎、细菌性痢疾、风湿热、病毒性心肌炎等中医辨证属湿热并重者。

2. 使用注意 本方清利之性较强，阴虚者忌用。

类方鉴别

方名		三仁汤	甘露消毒丹
相同点		都有滑石、蔻仁以利湿除湿，具有清热利湿作用，皆可治疗湿温	
不同点	组成	杏仁、薏苡仁、通草、竹叶、半夏、厚朴	茵陈、木通、石菖蒲、藿香、黄芩、连翘、射干、贝母
	功效	重在祛湿，兼畅气机	重在解毒化湿
	病证	湿温初起，湿重热轻	湿温时疫
	症状	头痛恶寒，身重疼痛，午后身热，肢体倦怠，胸闷不饥，便溏不爽，小便短赤，面色淡黄，苔白不渴，脉弦细而濡	发热口渴，胸闷腹胀，肢酸倦怠，颐咽肿痛，或身目发黄，小便短赤，泄泻淋浊，舌苔白或厚腻或干黄，脉濡数或滑数

●**药理研究** 本方具有抗病毒[1]、抗肝纤维化[2]、保肝[3]、调节免疫[4]等药理作用。

●**参考文献**

[1] 朱玲玲，曹蓉，王欢，等．甘露消毒丹抗病毒作用研究概况[J]．湖南中医杂志，2015，8：198-200.

[2] 田展飞．甘露消毒丹抗大鼠肝纤维化的实验研究[J]．中国中医急症，2011，3：423-424.

[3] 魏小果．甘露消毒丹对四氯化碳所致急性肝损伤大鼠的影响[J]．西部中医药，2015，7：17-19.

[4] 朱玲玲，艾碧琛，曹蓉，等．甘露消毒丹免疫调节作用的物质基础[J]．中医药导报，2015，16：18-20，24.

按语

本方具有利湿化浊，清热解毒，舒畅气机之功，如甘露润泽，使温热疫毒之邪消解，故名甘露消毒丹。王士雄赞本方为“治湿温、时疫之主方”，虽名“丹”剂，实为丸剂。

连朴饮用香豆豉，菖蒲半夏焦山栀，
芦根厚朴黄连入，湿热霍乱此方施。

连朴饮《霍乱论》

【组成】制厚朴二钱（6g）　川连姜汁炒　石菖蒲　制半夏各一钱（各3g）　香豉炒　焦栀各三钱（各9g）　芦根二两（60g）

【用法】水煎服。

【功效】清热利湿，理气和中。

【主治】湿热霍乱。症见胸脘痞闷，恶心呕吐，口渴不欲多饮，心烦溺赤，泄泻，或霍乱吐泻，舌苔黄腻，脉濡数。

●方义发挥

1. 病证辨析　连朴饮为治疗湿热霍乱之常用方。

霍乱多发于夏秋之交，湿热交蒸，郁遏中焦，脾胃失和，升降失常，清浊相干而发。胃失和降，浊气上逆则恶心呕吐；脾失健运，清气不升则泄泻，甚则吐泻并作；湿热中阻，气机壅滞则胸脘痞闷；湿热胶结，津液为热伤，为湿困则口渴；津液不得输布，故虽渴但不欲多饮；热邪上扰，心神不宁则心烦；湿热郁阻，水道不利则小便短赤；舌苔黄腻、脉濡数皆为湿热郁遏之象。

2. 治法　宜清热利湿，理气和中。

3. 配伍解析

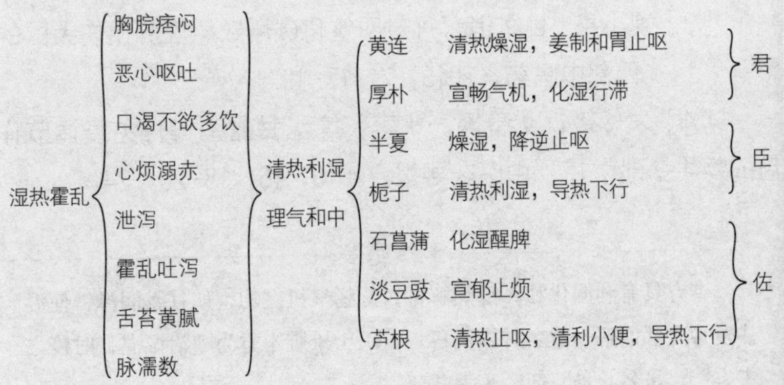

● **临床应用**

1. 适用范围 本方现代常用于急性胃肠炎、伤寒、副伤寒等中医辨证属湿热并重者。

2. 使用注意 寒湿霍乱者忌用。

● **药理研究** 本方具有调节免疫[1]、抗炎、降脂[2]、抗动脉硬化[3]、抗氧化[4]、抗凋亡[5]、改善下丘脑－垂体－肾上腺轴（hypothalamic-pituitary-adrenal gland axis，HPA）轴紊乱[6]等药理作用。

● **参考文献**

[1] 武凯歌，文小敏，洪冰，等．王氏连朴饮对脾胃湿热证大鼠血清 IL-2、IL-6 等的影响［J］．江苏中医药，2010，5：71-72.

[2] 赵书刚，陈昕，雷开键．王氏连朴饮加丹参、赤芍对高脂血症兔血脂水平及炎症因子影响的实验研究［J］．中国中医药科技，2009，3：178-179.

[3] 赵书刚，陈昕，雷开键．连朴饮对湿热夹瘀型动脉粥样硬化患者血脂及内皮功能影响的研究［J］．陕西中医，2008，6：660-662.

[4] 张霓．王氏连朴饮加味对脾胃湿热证大鼠抗氧化功能的影响［J］．河南中医，2013，4：519-520.

[5] 廖莹峰．王氏连朴饮对脾胃湿热证大鼠 Th1/Th2 细胞因子、胃黏膜上皮细胞凋亡蛋白 Bcl-2、p53 的实验研究［D］．广州：南方医科大学，2013.

[6] 武凯歌．王氏连朴饮对脾胃湿热证大鼠 HPA 轴相关指标及白细胞介素影响的实验研究［D］．广州：南方医科大学，2011.

当归拈痛羌防升，猪泽茵陈芩葛人，
二术苦参知母草，疮疡湿热服皆应。

当归拈痛汤《医学启源》

【组成】羌活半两（15g） 防风三钱（9g） 升麻一钱（3g） 葛根二钱（6g） 白术一钱（3g） 苍术三钱（9g） 当归身三钱（9g） 人参二钱（6g） 甘草五钱（15g） 苦参酒浸，二钱（6g） 黄芩炒，一钱（3g） 知母酒洗，三钱（9g） 茵陈酒炒，五钱（15） 猪苓三钱（9g） 泽泻三钱（9g）

【用法】上锉，如麻豆大。每服一两（30g），水二盏半，先以水拌湿，候少时，煎至一盏，去滓温服，待少时，美膳压之（现代用法：水煎服）。

【功效】利湿清热，疏风止痛。

【主治】湿热相搏，外受风邪证。症见遍身肢节烦痛，或肩背沉重，或脚气肿痛，脚膝生疮，舌苔白腻或微黄，脉濡数。

●方义发挥

1. 病证辨析 当归拈痛汤为治疗风湿热痹或湿热脚气之常用方。

湿热内蕴，复感风邪或风湿化热，终致风湿热邪流滞经络关节，气血不能流通，故遍身肢节烦痛；湿性重浊，易阻滞气机，流注于肩背则肩背沉重；湿热下注则脚气肿痛、脚膝生疮；舌苔白腻或微黄、脉濡数为湿热内蕴之象。

2. 治法 本证因风湿热邪痹阻关节，故治当祛风清热除湿；风湿热邪流滞，气血不通则生痹痛，因此易兼和血行滞止痛。

3. 配伍解析

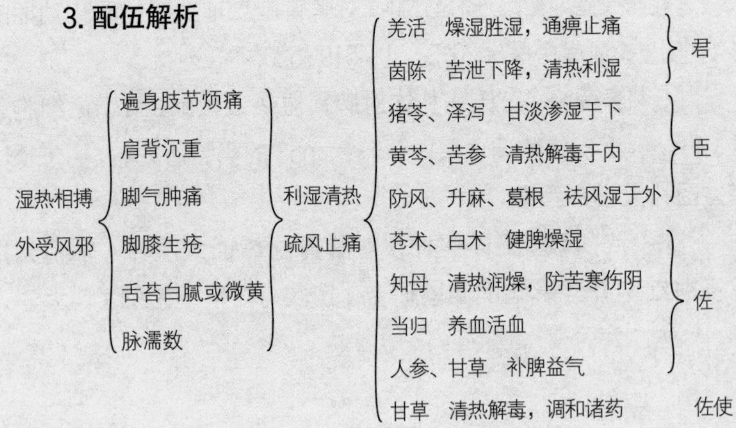

●临床应用

1. 适用范围 本方现代常用于风湿性关节炎，类风湿关节炎，下肢皮肤病，脚气等中医辨证属风湿兼有湿热者。

2. 使用注意 风寒湿痹者忌用。

按语

本方止痛效果卓著，药到痛止，如手拈出，故名拈痛汤。

宣痹滑苡豆防己，蚕沙杏翘夏栀齐，利湿清热祛风痛，风湿热痹肢痛医。

《温病条辨》宣痹汤

【组成】防己五钱(15g) 杏仁五钱(15g) 滑石五钱(15g) 连翘三钱(9g) 山栀子三钱(9g) 薏苡五钱(15g) 半夏醋炒，三钱(9g) 晚蚕砂三钱(9g) 赤小豆皮乃五谷中之赤小豆，味酸肉赤，凉水浸取皮用，三钱（9g）

【用法】水八杯，煮取三杯，分温三服。痛甚者，加片子姜黄二钱（6g），海桐皮三钱（9g）（现代用法：水煎服）。

【功效】清热祛湿，通络止痛。

【主治】风湿热痹。寒战热炽，骨节烦疼，面目萎黄，舌色灰滞。

●方义发挥

1. 病证辨析 宣痹汤是治疗风湿热痹的常用方。

湿热相搏，热伏于内，故见发热；湿热壅滞，阳气不得宣达肌表则见恶寒、甚则寒战；湿热流滞故骨节烦疼；面目微黄、舌色灰滞皆为湿热内蕴之象。

2. 治法 湿热痹阻肢节肌腠，不可治以汗法，因湿邪重浊，汗之不除反徒伤阴津，当施以苦辛之法，故法当清热祛湿，通络止痛。

3. 配伍解析

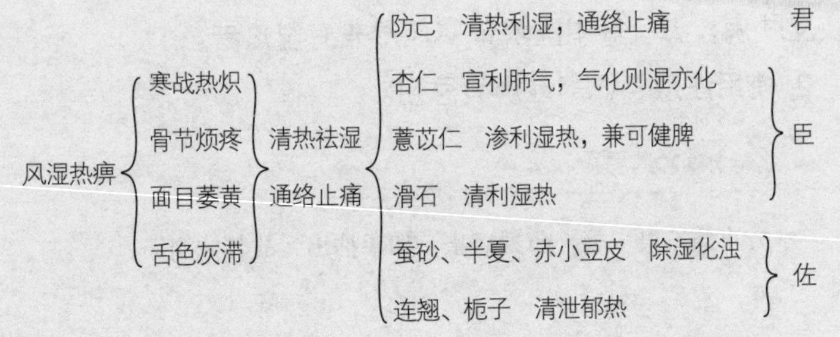

●临床应用

1. 适用范围　本方现代常用于风湿性关节炎、下肢结节等中医辨证属风湿热痹者，以及湿热型肠粘连。

2. 使用注意　风寒湿痹忌用。

类方鉴别

方名		当归拈痛汤	宣痹汤
相同点		均有清热利湿，通痹止痛之功，可用于治疗风湿热痹	
不同点	组成	羌活、防风、升麻、葛根、白术、苍术、当归身、人参、甘草、苦参、黄芩、知母、茵陈、猪苓、泽泻	防己、杏仁、滑石、连翘、山栀子、薏苡仁、半夏、晚蚕砂、赤小豆皮
	功效	清热利湿，兼能疏风	利湿与清热并重
	病证	湿热相搏，外受风邪证	痹证之湿热偏甚
	症状	遍身肢节烦痛，或肩背沉重，或脚气肿痛，脚膝生疮，舌苔白腻或微黄，脉濡数	寒战热炽，骨节烦疼，面目萎黄，舌色灰滞

二妙散中苍柏煎，若云三妙牛膝添，
再加苡仁名四妙，湿热下注痿痹痊。

《丹溪心法》二妙散

【组成】黄柏炒　苍术米泔水浸，炒（各15g）（原书未著用量）

【用法】上二味为末，沸汤，入姜汁调服（现代用法：为散剂，各等分，每次服3~5g；或为丸剂，每次5g；亦可作汤剂，水煎服）。

【功效】清热燥湿。

【主治】湿热下注证。症见筋骨疼痛，或两足痿软，或足膝红肿疼痛，或湿热带下，或下部湿疮、湿疹，小便短赤，舌苔黄腻者。

●方义发挥

1. 病证辨析　二妙散为治疗湿热下注之痿痹、脚气、带下、湿疮之基础方。

湿热相搏，注于下焦，痹阻筋脉则筋骨疼痛，或足膝红肿疼痛；湿热浸淫，筋脉弛长则两足痿软；湿热下注带脉、前阴则带下浑浊，腥臭或下部湿疮、湿疹；小便短赤，舌苔黄腻者皆为湿热之象。

2. 治法　当清热利湿之法。

3. 配伍解析

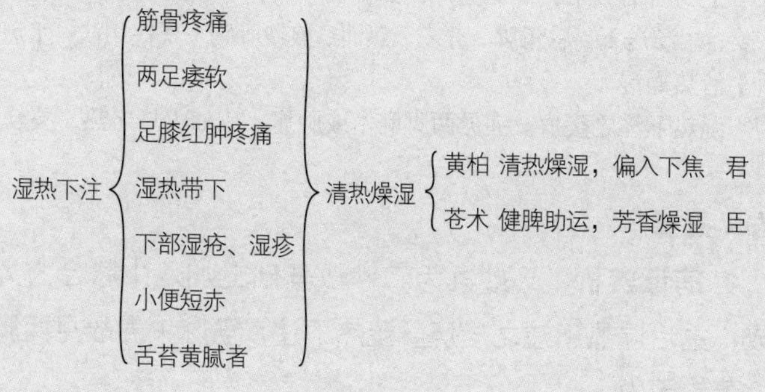

●临床应用

1. 适用范围　本方现代常用于治疗关节、膝关节骨质增生、痛风、腓肠肌痉挛、阴囊炎、阴道炎等中医辨证属湿热者。

2. **使用注意** 本方偏于寒凉苦燥，故寒湿者禁用。

●**药理研究** 本方具有抗炎镇痛[1]、调节免疫[2]、降尿酸[3]、抗氧化[4]等药理作用。

●**参考文献**

[1] 考希良，董嘉琪．二妙散不同配伍对大鼠佐剂性关节炎的抗炎效应［J］．中医药学报，2013，3：107-109.

[2]王勇．二妙散对类风湿关节炎大鼠抗炎免疫效果研究[J]．中国民族民间医药，2010，18：24.

[3] 曹会波，李永祥，潘传义．二妙散加味治疗急性痛风性关节炎疗效观察［J］．中医药临床杂志，2012，5：415-416.

[4] 刘琳．二妙散单煎与混煎抗氧化作用的比较研究［J］．黑龙江医药，2012，2：252-253.

三妙丸《医学正传》

【组成】黄柏切片，酒拌，略炒，四两（120g） 苍术米泔浸一、二宿，洗切，焙干，六两（180g） 川牛膝去芦，二两（60g）

【用法】上药研为细末，面糊为丸，如梧桐子大，每服五七十丸（10~15g），空腹，姜、盐汤送下。忌鱼腥、荞麦、热面、煎炒等物（现代用法：水煎服）。

【功效】清热燥湿。

【主治】湿热下注之痿痹。症见两脚麻木或肿痛，或如火烙之热，萎软无力。

●**方义发挥**

1. **病证辨析** 三妙丸为二妙散基础上加入牛膝合为丸剂而成，主治湿热下注之痿痹。湿热下注，筋脉失养故见两脚麻木、萎软无力。

2. **治法** 当清热燥湿，同时下部筋脉痹阻失养之症显著，因此应重在治下。

3. 配伍解析

湿热下注 { 两脚麻木或肿痛；如火烙之热；萎软无力 } 清热燥湿 { 黄柏 清热燥湿，偏入下焦 君；苍术 健脾助运，芳香燥湿 臣；川牛膝 活血利湿，强健筋骨，引药下行 佐使 }

●临床应用

1. 适用范围 本方现代常用于治疗风湿性关节炎、重症肌无力、下肢进行性肌萎缩、阴囊湿疹、盆腔炎、宫颈炎等中医辨证属湿热下注者。

2. 使用注意 本方偏于寒凉苦燥，故寒湿者及孕妇禁用。

●药理研究 本方具有抗炎、镇痛、降尿酸[1]的作用。

●参考文献

[1] 单玮，阙华发．三妙丸类方及川牛膝对急性痛风性关节炎大鼠炎症反应的作用机制研究［J］．世界中医药，2013，2：189-193.

四妙丸 《成方便读》

【组成】黄柏　苍术　牛膝　薏苡仁各八两（各 240g）

【用法】水泛为丸，每服 6~9g，温开水送下（现代用法：水煎服）。

【功效】清热利湿，舒筋壮骨。

【主治】湿热痿证。症见两足麻木，痿软，肿痛。

●方义发挥

1. 病证辨析 四妙散是治疗湿热下注之痿证的常用方。湿热下注，筋脉失养，则见两足麻木、痿软；湿热痹阻，经脉不通，则见肿痛。

2. 治法 当以清热燥湿之法。

3. 配伍解析

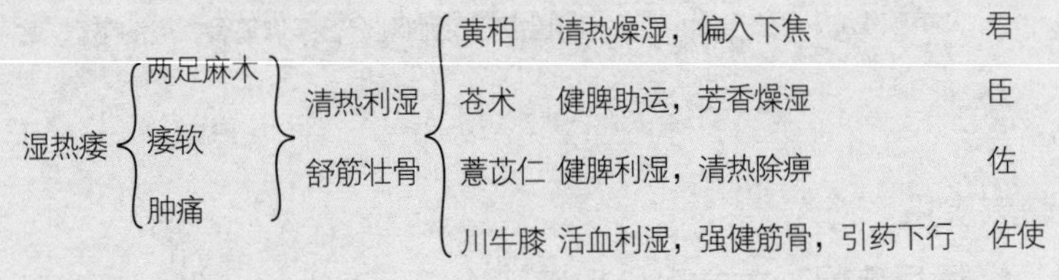

●临床应用

1. 适用范围 本方现代常用于卵巢囊肿、血栓性静脉炎、特应性皮炎、盆腔炎、痛风性关节炎等中医辨证属湿热者。

2. 使用注意 本方偏于寒凉苦燥，故寒湿者及孕妇禁用。

●药理研究 本方具有抗炎镇痛[1]、降尿酸[2]、抗肾间质纤维化[3]等药理作用。

●参考文献

[1] 荆云，李卫林．四妙散抗炎镇痛作用的实验研究 [J]．河南中医学院学报，2008，2：33-34.

[2] 梁少瑜，曾永长，李仲秋，等．四妙散及其加减方对高尿酸合并高脂血症大鼠的影响及机理探讨 [J]．中药新药与临床药理，2016，3：347-350.

[3] 康洁，陈继承，张凌媛，等．四妙散对尿酸诱导人肾小管上皮细胞结缔组织生长因子及骨形成蛋白 -7 表达的影响 [J]．中国中医药信息杂志，2015，1：73-76.

《金匮要略》泽泻汤

【组成】泽泻五两（15g）　白术二两（6g）

【用法】上二味，以水二升，煮取一升，分温再服（现代用法：水煎服）。

【功效】健脾利水，燥湿除饮。

【主治】冒眩。神不爽，头晕目眩，动则加重，泛恶作呕，舌苔白腻，脉沉缓。

清阳之位饮邪乘，眩冒频频苦不胜，泽五为君术二两，补脾制水有奇能。

●方义发挥

1. 病证辨析　泽泻汤为治疗心下支饮，头目苦于冒眩之代表方。

心下有支饮，清阳被遏，不能上达于头则神不爽；水饮湿浊上犯，故见头目冒眩、动则加重；水饮湿浊中阻，脾胃升降失常，故泛恶作呕；舌苔白腻、脉沉缓皆为水湿内蕴之象。

2. 治法　水饮已成，停于中焦，首当利水去饮；脾气受困，不得升清，故兼以健脾之法。

3. 配伍解析

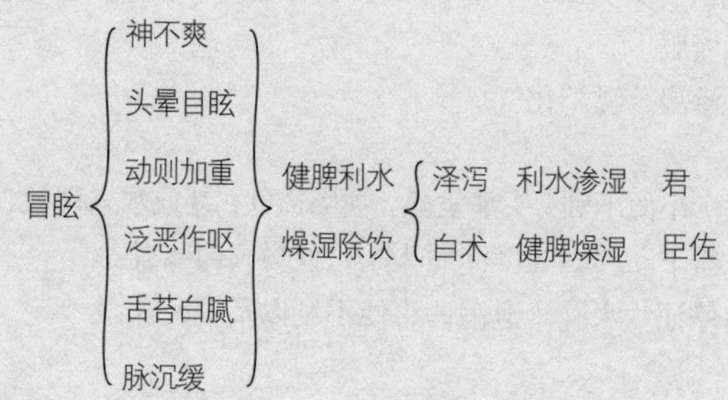

●临床应用

1. 适用范围　本方现代常用于美尼尔氏综合征、中耳炎、中耳积液、高血压、高血脂、妊娠中毒等中医辨证属痰饮者。

2. 使用注意 本方为消利攻伐之品，故阴虚者及孕妇禁用，中病即止，不可久服。

●药理研究 本方具有降压[1]、降脂、抗氧化[2]、抗膜迷路水肿[3]等药理作用。

●参考文献

[1] 袁圆，赵军，高惠静，等. 泽泻汤对肾性高血压复合高脂血症大鼠的影响 [J]. 中国临床药理学杂志，2013，3：205-207.

[2] 朱广伟，张贵君，汪萌. 不同配伍比例的泽泻汤降血脂作用研究 [J]. 中华中医药学刊，2015，1：189-191.

[3] 邱美榕，阮时宝，苑述刚，等. 泽泻汤抗膜迷路积水有效组分群筛选的研究 [J]. 时珍国医国药，2015，4：869-871.

五苓散《伤寒论》

【组成】猪苓去皮，十八铢（9g） 泽泻一两六铢（15g） 白术十八铢（9g） 茯苓十八铢（9g） 桂枝去皮，半两（6g）

【用法】捣为散，以白饮和服方寸匕，日三服，多饮暖水，汗出愈，如法将息（现代用法：共为细末，每次6g，每日3次，服后多饮开水，汗出愈；或作汤剂，水煎服）。

【功效】利水渗湿，温阳化气。

【主治】

1. 蓄水证 小便不利，头痛发热，烦渴欲饮，甚或水入即吐，苔白，脉浮。

2. 痰饮 脐下动悸，吐涎沫而头眩，或短气而咳者。

3. 水湿内停证 水肿，泄泻，小便不利以及霍乱吐泻。

●方义发挥

1. 病证辨析 五苓散为利水化气的代表方，因方中五味药物治水，以"令"水行，故名五苓散。

五苓散治太阳腑，白术泽泻猪茯苓，
膀胱化气添桂枝，利便消暑烦渴清，
除桂名为四苓散，无寒但渴服之灵，
茵陈配入五苓散，湿热黄胆亦可除，
平胃五苓合方用，消积渗湿效突出。

太阳表邪不解，故发热头痛；邪传于太阳腑，膀胱气化不利则小便不利；水蓄下焦，不得上承于口则渴欲饮水；水入不得输布，故水入即吐；水湿内盛，外溢肌肤则水肿，下注大肠则泄泻，上泛于肺则短气而咳；水饮上犯，阻遏清阳则吐涎沫、头眩；水湿稽留，升降失常，清浊相干，则生霍乱吐泻。

2. 治法 诸症虽多，所治者皆为水停于内，气化不利之证，水湿为阴邪，易伤阳气，故治当以利水渗湿，温阳化气。

3. 配伍解析

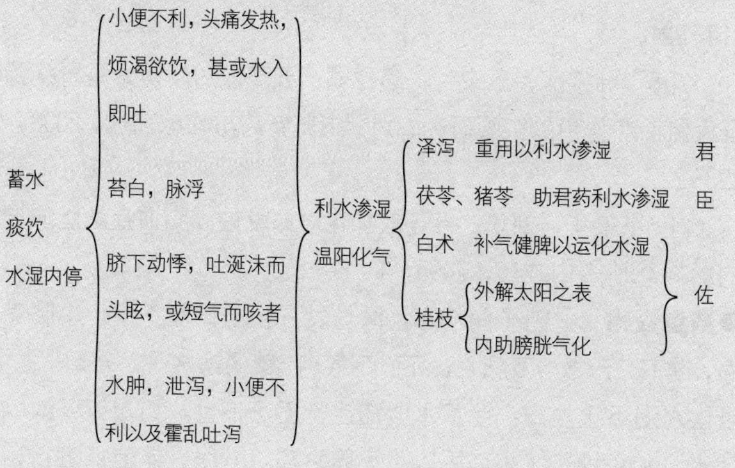

●临床应用

1. 适用范围 本方现代常用于治疗肾小球肾炎、肝硬化等所引起的水肿、肠炎、尿潴留、脑积水、胸水、肝炎及泌尿系统感染等中医辨证属水湿内停者。

2. 使用注意 本方偏于渗利，故脾胃虚弱，肾气不足者慎用。

●药理研究 本方具有利尿、抗利尿双向调节[1]、降压[2]、抑制结石形成[3]、保肾[4]、降低蛋白尿[5]、降脂[6]等药理作用。

●参考文献

[1] 朱海峰，朱同宣，朱冬霞．五苓散的双向调节作用[J]．时珍国医国药，1998，6：67.

[2] 李春娟，金东明．五苓散治疗代谢性高血压的实验研究[J]．吉林中医药，2008，2：150-151.

[3] 吴俊标，周玖瑶，王燕哲，等．五苓散对 EG-NH_4Cl 诱导大鼠肾结石的影响[J]．中药药理与临床，2013，4：8-11.

[4] 丁晓琴，潘颖，王星，等．五苓散对高尿酸血症小鼠降尿酸及肾保护机制的研究（英文）[J]．中国天然药物，2013，3：214-221.

[5] 韩宇萍，王宁生，宓穗卿．五苓散对阿霉素型肾病综合征大鼠治疗作用的实验研究[J]．中药新药与临床药理，2003，4：223-227.

[6] 景华，刘华．五苓散加味对原发性高脂血症之脂质调节的影响[J]．中成药，2005，1：60-63.

●典型医案　一门子病伤寒，医与发汗，七日复不愈，小腹满而痛，欲下之未敢。万脉之，沉弦而急，问曾渴饮水乎？答曰：甚渴，虽饮水渴不止。曰：此蓄水似疝症，不可下也。乃用五苓散以利其水，加川楝子、小茴香以止小腹之痛。一服，洞泄四五行，皆清水。次日再求诊。曰：不必再药，水尽泄自止矣。三日后果安。（《续名医类案》）

四苓散 《丹溪心法》

【组成】白术　茯苓　猪苓各一两半（各5g）　泽泻二两半（9g）

【用法】四味共为末，每次12g，水煎服（现代用法：水煎服）。

【功效】健脾渗湿。

【主治】脾失健运，水湿内停证。水泻，小便不利。

●方义发挥

1. 病证辨析 四苓散由五苓散减桂枝而成，是治疗水湿内停证的常用方。

水湿内停，脾胃运化失权，下注于肠不得传化则泄泻；水液不得偏渗，膀胱无以气化则小便不利。

2. 治法 以健脾渗湿止泻为主，因水液不得偏渗膀胱，但注于肠，故不宜涩肠止泻，而应利小便，引肠中津液输布全身，而大便自止。

3. 配伍解析

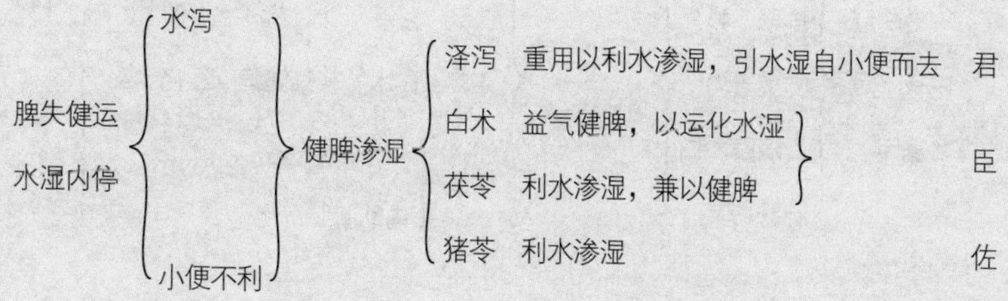

●临床应用

1. 适用范围 本方现代常用于治疗肾炎、尿潴留、心源性水肿、湿疹、眩晕、视网膜病变等中医辨证属水湿内停者。

2. 使用注意 本方偏于渗利，故脾胃虚弱，肾气不足者慎用。

春泽汤 《医方集解》

医方集解出春泽，猪苓桂枝人参配，茯苓泽泻白术偕，化气行水病可瘥。

【组成】人参（3g）　桂枝（6g）　猪苓（5g）　茯苓（5g）　白术（5g）　泽泻（9g）（原书未著用量）

【用法】水煎服。

【功效】益气健脾，化气利水。

【主治】气虚伤湿，中气不足之癃闭。症见小腹坠胀，排尿不畅，神疲乏力，舌淡苔薄白，脉细弱。

●**方义发挥**

1. 病证辨析　春泽汤是治疗气虚不化，水湿内停之癃闭的常用方。

肾气不足，无力气化，膀胱之气无力激发，故小便不畅，点滴而出，甚则点滴全无而成癃闭之病；水停下焦则小腹坠胀；气虚而全身失养则神疲乏力。

2. 治法　当利水与益气并行。

3. 配伍解析

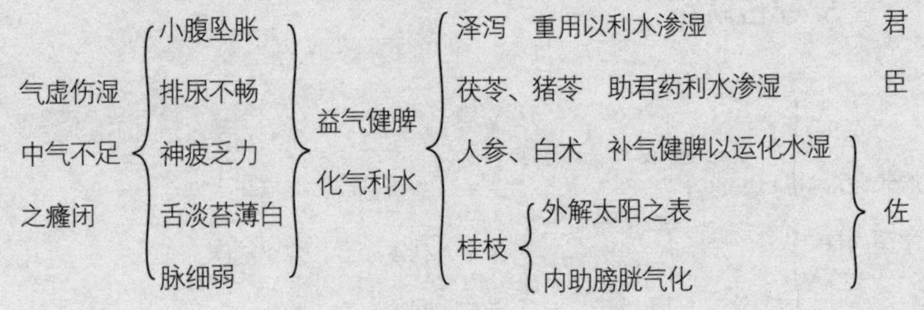

●**临床应用**

1. 适用范围　本方现代常用于治疗慢性尿路感染、非感染性尿频、多囊肾、多囊肝、脑外伤、肾病综合征、腹泻、尿潴留、化疗致呕吐转胞、功能性水肿、视网膜病变、前列腺增生等中医辨证属水湿内停，中气不足者。

2. 使用注意　本方偏于渗利，中病即止，不可久服。

胃苓汤《世医得效方》

【组成】五苓散　平胃散（各3~6g）（原书未著用量）

【用法】上合方，姜、枣煎汤，空心服。

【功效】行气利水，祛湿和胃。

【主治】水湿内盛，脾胃壅滞。夏秋之间，脾胃伤冷，水谷不分，泄泻如水，水肿，腹胀，小便不利。

●**方义发挥**

1. 病证辨析　胃苓汤是治疗水湿内盛证的常用方。

夏秋寒湿伤脾，水湿内停，湿滞脾胃则水谷不分、腹胀、泄泻如水；水湿停聚，泛溢肌肤则水肿；水聚下焦，膀胱气化失常则小便不利。

2. 治法　当以行气利水，祛湿和胃为法。

3. 配伍解析

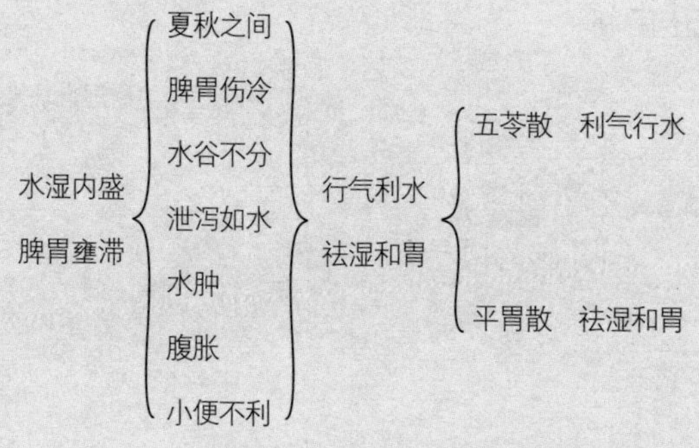

●**临床应用**

1. 适用范围　本方现代常用于湿温、泄泻、痢疾、带下、湿疹等中医辨证属水湿内盛，脾胃壅滞者。

2. 使用注意　本方偏于温燥渗利，中病即止，不可久服，孕妇慎用。

《金匮要略》茵陈五苓散

【组成】茵陈蒿末十分（4g）　五苓散五分（2g）

【用法】上二物合，先食，因方寸匕（6g），日三服（现代用法：水煎服）。

【功效】利湿退黄。

【主治】湿热黄疸，湿重于热证，小便不利者。

● 方义发挥

1. 病证辨析 茵陈五苓散为五苓散加入茵陈而成，是治疗湿热黄疸，但湿重于热的代表方。

湿热壅滞，湿重于热，故见头身困重、胸脘痞闷、口淡不渴、腹胀便溏、小便不利；湿热阻遏，胆汁不循常道，故身目黄而恶油腻；舌苔黄腻或淡黄、脉濡稍数或缓，皆为湿热黄疸之征。

2. 治法 湿热壅盛，黄疸已发，首当清热利湿退黄。

3. 配伍解析

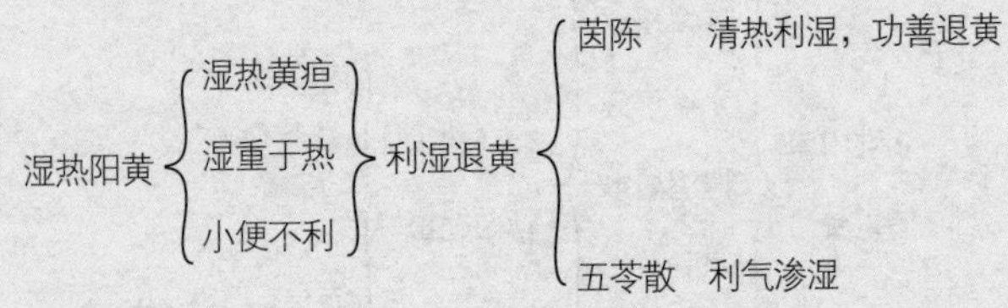

● 临床应用

1. 适用范围 本方现代常用于传染性肝炎、胆汁淤积、心源性黄疸、高血压、高血脂等中医辨证属湿热者。

2. 使用注意 本方偏于苦寒渗利，脾胃虚弱及孕妇慎用。

● **药理研究** 本方具有保肝、促进肝细胞修复[1]、抗动脉硬化[2]、抗过氧化损伤[3]、降血脂、抗凝[4]等作用。

● 参考文献

[1] 阳航．茵陈五苓散治疗非酒精性脂肪肝的临床研究[J]．中外医学研究，2015，5：39-40.

[2] 王东生，陈方平，袁肇凯，等．茵陈五苓散对动脉粥样硬化大鼠蛋白质组学的影响[J]．浙江中医学院学报，2005，1：41-44.

[3] 史宏，张静，杨继峰，等．茵陈五苓散提高痴呆小鼠脑

组织抗氧化能力的实验研究［J］．广西中医药，2009，1：54-56.

［4］李若梦，吴凝，赵琳琳，等．茵陈五苓散对高脂血症大鼠的调脂及抗凝血作用［J］．中国老年学杂志，2016，2：259-261.

《伤寒微旨论》茵陈四逆汤

【组成】甘草炙　茵陈蒿各二两（各6g）　干姜一两半（4.5g）　附子破8片，一个（9g）
【用法】为末，水四升，煮取二升，去滓放温，作四服（现代用法：水煎服）。
【功效】温里助阳，利湿退黄。
【主治】寒湿内阻之阴黄。黄色晦暗，神倦食少，肢体逆冷，舌淡苔腻，脉沉细无力。

●方义发挥

1. 病证辨析　茵陈四逆汤为四逆汤加入茵陈而成，是治疗阴黄证的代表方。

阴黄者因寒湿凝滞，胆汁不循常道，溢泛全身，寒湿皆为阴邪，故见身黄、色晦暗无华如烟熏；脾肾阳虚，无以温煦则神疲食少、四肢逆冷；舌淡、苔腻、脉沉细无力皆为阳衰寒湿内盛之象。

2. 治法　当温阳化湿退黄。

3. 配伍解析

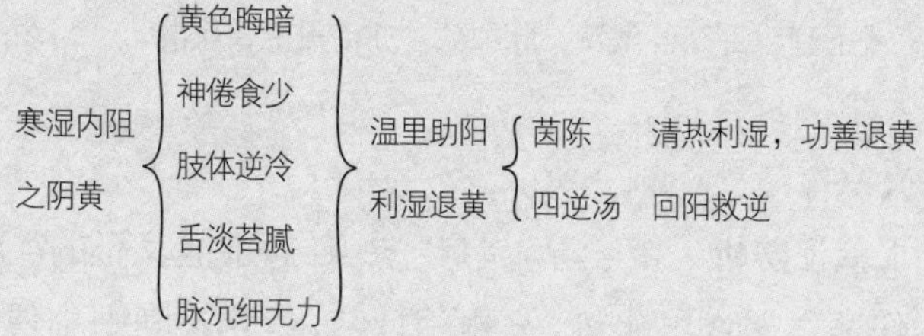

●**临床应用**

1. 适用范围　本方现代常用于急慢性肝炎、肝硬化、胆道感染等中医辨证属寒湿内阻者。

2. 使用注意　本方为阴黄而设，湿热阳黄者禁用。

●**药理研究**　本方具有明显的保肝利胆退黄[1]、抗纤维化[2]、抗菌[3]等作用。

●**参考文献**

［1］佟欣，王喜军，孙晖．茵陈四逆汤对阴黄证模型大鼠的治疗作用研究［J］．世界科学技术（中医药现代化），2011，01：87-92.

［2］边艳琴，刘平，章李军，等．茵陈蒿汤和茵陈四逆汤抗二甲基亚硝胺诱导的大鼠肝纤维化的方证比较研究［J］．辽宁中医药大学学报，2011，08：68-71.

［3］周相，武霞．茵陈四逆汤治疗胆道感染287例［J］．陕西中医，1998，07：301.

猪苓汤内有茯苓，泽泻阿胶滑石并，小便不利兼烦渴，滋阴利水症自平。

猪苓汤《伤寒论》

【组成】猪苓去皮　茯苓　泽泻　阿胶　滑石碎，各一两（各9g）

【用法】以水四升，先煮四味，取二升，去滓，内阿胶烊消，温服七合，日三服（现代用法：水煎服，阿胶烊化）。

【功效】利水渗湿，养阴清热。

【主治】水热互结伤阴证。发热，渴欲引水，小便不利，或心烦不寐，或咳嗽，或呕恶，或下利，舌红苔微黄，脉细数。亦治热淋，血淋。

●**方义发挥**

1. 病证辨析　猪苓汤为治疗水热互结兼阴虚之证的常用方。伤寒之邪入里化热，与水相搏结，气化不利则小便不利；

热邪伤津，加之气化不利，水津不得上承于舌，故口渴欲饮；阴虚邪热扰心则心烦不寐；水气内停，上逆于肺则咳嗽，中阻于胃则呕逆，下结膀胱则成热淋，或灼伤血络则成血淋。

2. 治法 水热互结，水饮不消则热亦难清，热不去则阴伤难停，故治当利水、清热为首；同时本证已见阴虚之象，若只以利水清热之法，又恐进一步伤阴，故宜当兼用养阴之法。

3. 配伍解析

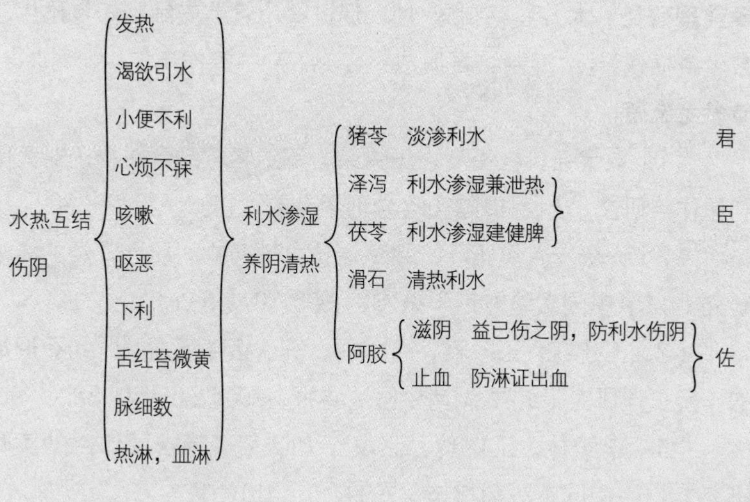

●临床应用

1. 适用范围 本方现代常用于治疗急、慢性肾炎，肾结石，肾盂肾炎，膀胱炎，尿道炎，淋病等中医辨证属水热互结伤阴者。

2. 使用注意 若内热甚阴津大亏者禁用。

类方鉴别

方名		五苓散	猪苓汤
相同点		都有猪苓、泽泻、茯苓三药，皆治小便不利，口渴，身热	
不同点	组成	白术、桂枝	滑石、阿胶
	功效	温阳化气利水	利水清热养阴
	病证	水湿内停之蓄水、痰饮证	水热互结伤阴证
	症状	小便不利，舌苔白，脉浮或缓	小便不利，口渴，身热、舌红，脉细数

●**药理研究** 本方具有利尿[1]、促进肾小管上皮细胞修复再生、减少肾损伤[2]、抑制结石形成[3]、抗菌[4]等作用。

●**参考文献**

[1] 戴宝强，杜贵友，王秀荣，等．猪苓汤合四物汤对大鼠利尿作用研究［J］．中国实验方剂学杂志，1996，2：28-30.

[2] 许庆友，奚正隆．猪苓汤抗急性药物间质性肾炎的实验研究［J］．中国实验方剂学杂志，1996，6：15-17.

[3] 王建红，王沙燕，石之驎，等．猪苓汤抑制肾结石形成的作用机理研究［J］．湖南中医药导报，2004，6：80-82.

[4] 李学林，王树玲，赵曦．加味猪苓汤抗菌作用的实验研究［J］．中国中医药科技，1999，5：310-311.

防己黄芪汤《金匮要略》

防己黄芪金匮方，白术甘草枣生姜，
汗出恶风兼身肿，表虚湿盛服之康。

【组成】防己一两（12g） 黄芪去芦，一两一分（15g） 甘草炒，半两（6g） 白术七钱半（9g）

【用法】上锉麻豆大，每抄五钱匕（15g），生姜四片，大枣一枚，水盏半，煎八分，去滓温服，良久再服。服后当如虫行皮中，以腰下如冰，后坐被上，又以一被绕腰以下，温令微汗，瘥（现代用法：加生姜4片，大枣1枚，水煎服，服后取微汗）。

【功效】益气祛风，健脾利水。

【主治】风水或风湿证。汗出恶风，身重或肿，或关节疼痛，小便不利，舌淡苔白，脉浮。

●方义发挥

1. 病证辨析 防己黄芪汤为治疗风湿、风水属于表虚证之常用方。

风水或风湿，病异而实同，故可一并治之。本方所治之风水、风湿为表虚不固，外受风邪，水湿郁遏肌肤，而湿性重浊，痹阻筋脉肌肉，故身重或肿、或关节疼痛；水湿停聚，水道不通，不能下输膀胱则小便不利；肺虚卫表不固，则汗出恶风；舌淡苔白、脉浮皆为风邪在表之象。

2. 治法 此为本虚表实之证。水湿已成，首当祛风、除湿、除痹，而本证起因于肺卫气虚不固，故治当兼以扶正，益气固表与健脾行水并行。

3. 配伍解析

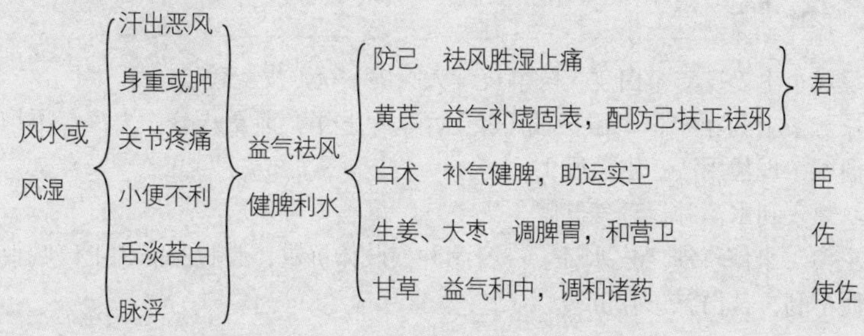

●临床应用

1. 适用范围 本方现代常用于治疗急、慢性肾小球肾炎，心源性水肿，风湿性关节炎等中医辨证属气虚湿盛者。

2. 使用注意 水湿为阴邪，其性重浊黏滞，又兼气虚不固，故本方应用以药后微微汗出为宜，不可大汗、过汗。原方用法“良久再服”“后坐被上，又以一被绕腰以下，温令微汗”可借鉴。

●**药理研究** 本方具有抗肾间质纤维化[1]、维持肾小球足细胞表型分子表达[2]、降低蛋白尿、促进间质细胞生长、抑制胶质细胞生长[3]、抗过氧化损伤[2]等作用。

●**参考文献**

[1] 俞东容，杨汝春，王军，等．防己黄芪汤防治肾间质纤维化的实验研究［J］．中华中医药学刊，2008，5：1000-1002.

[2] 俞东容，杨汝春，林宜，等．防己黄芪汤对阿霉素肾病大鼠蛋白尿及足细胞病变的影响［J］．中国中西医结合肾病杂志，2009，4：295-298，377.

[3] 乔铁，马进，刘丽，等．防己黄芪汤对阿霉素肾病大鼠蛋白尿及水通道蛋白2的影响［J］．中医药信息，2015，4：17-19.

[4] 张珂，肖娅萍，邵显会，等．防己黄芪汤的抗氧化活性研究［J］．中成药，2012，6：1018-1021.

五皮散用五般皮，陈苓姜桑大腹齐，
或用五加去桑白，脾虚腹胀颇相宜。

五皮散 《华氏中藏经》

【组成】生姜皮　桑白皮　陈橘皮　大腹皮　茯苓皮各等分（各9g）

【用法】上为粗末，每服三钱（9g），水一盏半，煎至八分，去滓，不拘时候温服（现代用法：水煎服）。

【功效】利水消肿，理气健脾。

【主治】水停气滞之皮水证。一身悉肿，肢体沉重，心腹胀满，上气喘促，小便不利，苔白腻，脉沉缓。

●**方义发挥**

1. 病证辨析 五皮散善行皮间水气，为治疗皮水之通用方，方中五药皆用其皮，制为散剂。

水湿外溢肌肤则一身悉肿，湿性重浊而黏滞，易阻滞气机，故肢体沉重。水湿停滞，气机壅滞，在上肺失肃降，上气喘促；在中脾胃升降失常，则心腹胀满；在下水道不通，水湿不化，则小便不利；苔白腻、脉沉缓皆为水湿停聚之象。

2. 治法 水肿已成，法当疏通水道，使水湿之邪得消；脾主运化，脾虚则运化无力，水湿内停，故兼以健脾助运，使水湿能行常道而不致停聚；而水湿最宜阻滞气机，气不行则水湿难化，又应辅以理气，是气行湿化。故治当以利水消肿，理气健脾之法。

3. 配伍解析

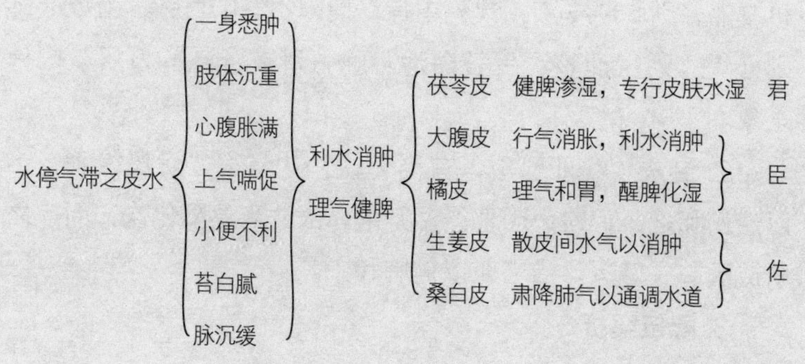

●临床应用

1. 适用范围 本方现代常用于治疗急、慢性肾小球肾炎，心源性水肿，妊娠水肿等中医辨证属脾虚湿盛者。

2. 使用注意 本方利水之力较弱，临床多与其他利水消肿方合用取效；药后忌食生冷、油腻食物。

第四节 温化水湿

《伤寒论》苓桂术甘汤

苓桂术甘化饮剂，健脾又温膀胱气，饮邪上逆气冲胸，水饮下行眩晕医。

【组成】茯苓四两（12g） 桂枝三两（9g） 白术三两（9g） 甘草炙，二两（6g）

【用法】上四味，以水六升，煮取三升，去滓，分温三服（现代用法：水煎服）。

【功效】温阳化饮，健脾利湿。

【主治】中阳不足之痰饮。胸胁支满，目眩心悸，短气而咳，舌苔白滑，脉弦滑或沉紧。

●方义发挥

1. 病证辨析 苓桂术甘汤为治疗中阳不足之痰饮病的代表方。

脾阳不足，运化失权，水湿内停而为患，饮停胸胁，气机壅滞，则胸胁支满；饮停中焦，清阳不升则目眩；上凌心肺则心悸、短气而咳；舌苔白滑、脉弦滑或沉紧皆为痰饮内停之象。

2. 治法 饮邪已成，首当化饮，仲景言“病痰饮者，当以温药和之”，饮为阴邪得温则散，故法当温阳化饮；而饮之所成因脾失健运，治当兼以健脾和中。

3. 配伍解析

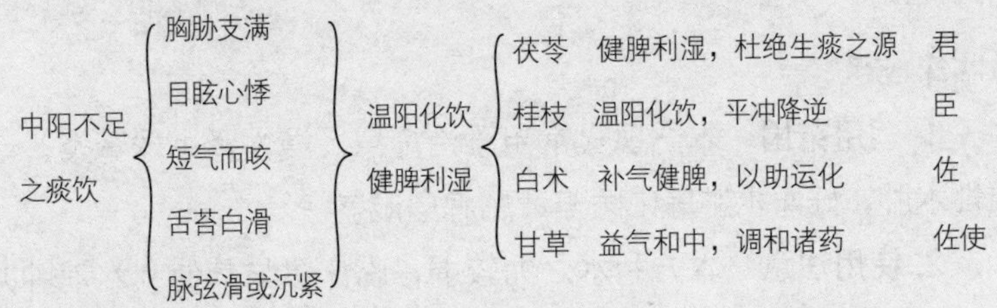

●临床应用

1. 适用范围 本方现代常用于治疗眩晕、慢性支气管炎、哮喘、风湿性心脏病、冠心病、心功能不全、心包炎、心包积液、神经症、慢性肾炎等中医辨证属脾阳不足，水饮内停者。

2. 使用注意 本方性辛温，证属阴虚火旺、湿热遏阻之痰饮者禁用。

类方鉴别

方名		五苓散	苓桂术甘汤
相同点		都有白术、桂枝、茯苓三药，均有温阳化饮之功，皆可治痰饮	
不同点	组成	泽泻、猪苓	甘草
	功效	重在利水渗湿	重在健脾渗湿
	病证	饮停下焦之蓄水、痰饮	中阳不足，饮停胸胁之痰饮
	症状	小便不利，舌苔白，脉浮或缓	胸胁支满，目眩心悸，舌苔白滑

●**药理研究** 本方具有改善脂代谢及糖代谢[1]、强心[2]、抗心肌缺血[3]、调节免疫力[4]等药理作用。

●**参考文献**

[1] 黄江荣，杜亚明，鄢进，等．加味苓桂术甘汤对代谢综合征大鼠血清抵抗素、脂联素、胰岛素、胰岛素抵抗的影响［J］．中国实验方剂学杂志，2013，6：227-230.

[2] 王靓，侯晓燕，黄金玲，等．苓桂术甘汤对慢性心衰模型大鼠心肌组织 TNF-α 及血清 NF-κB 和 IL-1β 的影响［J］．中草药，2013，5：586-589.

[3] 王靓，侯晓燕，黄金玲，等．苓桂术甘汤对心肌梗死后心室重构模型大鼠 Ang Ⅱ、Ald 和 AT1R 的影响［J］．中国中医基础医学杂志，2012，6：624-625，628.

[4] 黄金玲，龙子江，吴华强，等．苓桂术甘汤对免疫功能低下模型小鼠淋巴细胞活性的影响［J］．安徽中医学院学报，2004，1：40-43.

肾著汤内用干姜，茯苓甘草白术襄，
伤湿身痛与腰冷，亦名干姜苓术汤。

肾著汤《金匮要略》

【组成】甘草二两（6g）　白术二两（6g）　干姜四两（12g）　茯苓四两（12g）

【用法】以水五升，煮取三升，分温三服（现代用法：水煎服）。

【功效】祛寒除湿。

【主治】肾著病。身重，腰下冷痛，腰重如带五千钱，饮食如故，口不渴，小便自利，舌淡苔白，脉沉迟或沉缓。

●方义发挥

1. 病证辨析　肾著汤是治疗寒湿痹阻腰部（肾著）的常用方。

肾著病为寒湿之邪外袭，痹阻于腰部，寒性收引凝滞，湿邪重浊黏滞。腰部为寒湿所侵，阳气不得通达，故腰部冷痛、沉重；寒湿积于肌肉腠理，而未伤脏腑，故饮食如故、小便自利；口不渴、舌淡苔白、脉沉迟或沉缓皆为寒湿痹阻之象。

2. 治法　寒湿痹阻留恋肌腠，法当温阳散寒，除湿止痹。腰虽为肾之外府，但肾著之病病位在肌肉而不在肾之本脏，故以温脾散寒，制水除湿为主，则肌肉经络之寒湿得除，诸症可消。

3. 配伍解析

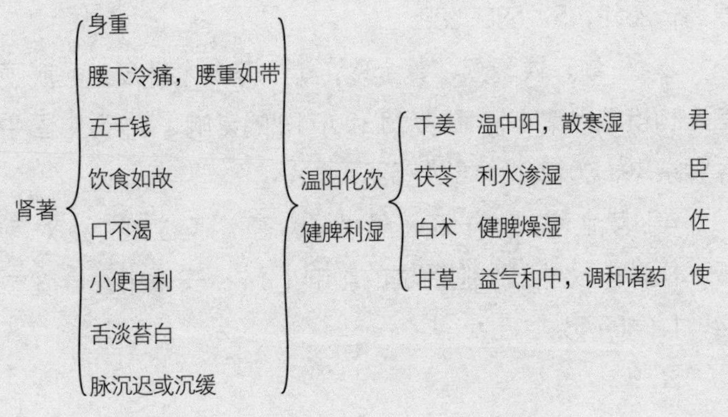

● **临床应用**

1. 适用范围　本方现代常用于治疗腰肌劳损、坐骨神经痛、风湿性关节炎、类风湿关节炎、血栓闭塞性脉管炎、冠心病、胃肠功能紊乱等中医辨证属寒湿痹阻者。

2. 使用注意　本方为温化之剂，若证属湿热内侵之身重腰痛者禁用。

类方鉴别

方名		肾著汤	苓桂术甘汤
相同点		都有茯苓、白术、甘草三药，均有温阳化饮之功	
不同点	组成	干姜	桂枝
	功效	重在温中散寒祛湿	重在温阳利水
	病证	寒湿痹阻腰部	中阳不足，饮停胸胁之痰饮
	症状	腰重冷痛，苔白不渴，脉沉迟或沉缓	胸胁支满，目眩心悸，舌苔白滑

真武汤 《伤寒论》

真武汤壮肾中阳，苓芍术附加生姜，
少阴腹痛寒水聚，悸眩瞤惕急煎尝。

【组成】茯苓三两（9g）　芍药三两（9g）　白术二两（6g）　生姜切，三两（9g）　附子炮，去皮，破八片，一枚（9g）

【用法】以水八升，煮取三升，去滓，温服七合，日三服（现代用法：水煎服）。

【功效】温阳利水。

【主治】

1. 阳虚水泛证　小便不利，四肢沉重疼痛，浮肿，腰半以下为甚，畏寒肢冷，腹痛，下利，或咳，或呕，舌淡胖，苔白滑，脉沉细。

2. 太阳病发汗太过，阳虚水泛证　汗出不解，其人仍发热，心下悸，头眩，身瞤动，振振欲仆地。

●方义发挥

1. 病证辨析 真武汤为治疗脾肾阳虚，水气内停证的有效方剂。

少阴病或太阳病发汗太过，而致脾肾阳虚，水气内停。肾阳不足，气化失常，开合失度则小便不利，脾阳不足，水湿难运，流走肠间则腹痛、下利；水液停聚则或发为诸患，溢于肌肤则肢体浮肿而沉重；水湿为阴邪，其性趋下，故腰半以下为甚；浊阴遏阻，清阳不升则头眩；水气上凌于心则心悸；若发汗太过，阴阳两虚，筋肉失养而又不得温煦，故见身瞤动，振振欲仆地；舌淡胖、苔白滑、脉沉细皆为阳虚水泛之象。

2. 治法 本证诸症因于肾阳不得温煦，而致脾阳不振，脾肾两虚不能治水则水湿内停，故阳虚为“本”，水湿为“标”，治当温复脾肾之阳，兼以利水以治其标。

3. 配伍解析

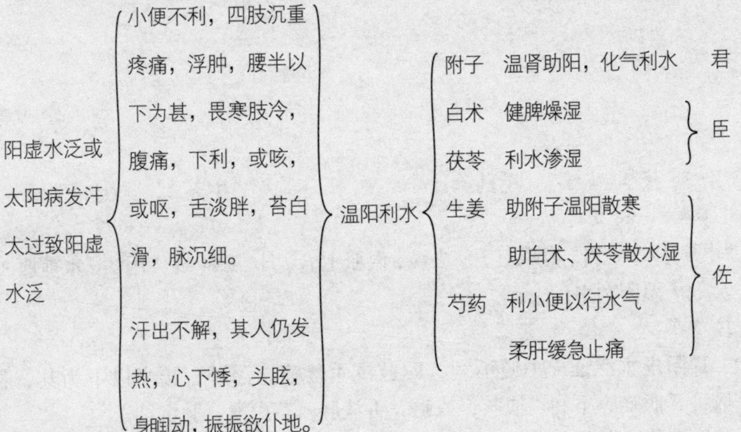

●临床应用

1. 适用范围 本方现代常用于治疗慢性肾炎、肾病综合征、慢性肾功能衰竭、充血性心力衰竭、慢性支气管炎、支气管哮喘、胃下垂、腹泻、高血压等中医辨证属阳虚水泛者。

2. 使用注意 本方服用期间禁食酒、桃、李、猪肉、雀肉等；本方性温燥，若非阳虚水泛者禁用。

●**药理研究** 本方具有强心[1]、利尿[2]、抗纤维化[3]、改善肾功能[4]、调节肾上腺功能[5]等药理作用。

●**参考文献**

［1］韩越，李志樑，杨龙江，等．真武汤对心肾综合征大鼠的心肾保护作用［J］．实用医学杂志，2015，13：2112-2115.

［2］禚君，谢人明，胡锡琴，等．真武汤利尿作用研究［J］．中药药理与临床，2009，4：10-11，93.

［3］李莎莎，肖雪，韩凌，等．真武汤对肾纤维化大鼠血清和肾脏组织中 SOD 活力、MDA 含量的影响［J］．中药药理与临床，2012，2：19-21.

［4］欧阳秋芳，黄子扬，赵红佳，等．真武汤对心肾综合征患者肾微循环及肾功能的影响［J］．中西医结合心脑血管病杂志，2012，1：27-29.

［5］周仕明，张启明，王哲民．真武汤对阳虚小鼠肾上腺皮质醇昼夜节律的影响［J］．山东中医学院学报，1996，1：46-47.

●**典型医案** 滑伯仁治一人，暑月病身冷自汗，口干烦躁，坐卧欲于泥水中，脉浮而数，按之豁然空散。曰：脉至而从，按之不鼓，诸阳皆然。此为阴甚格阳，得之饮食生冷，坐卧当风所致。以真武汤（附、术、苓、芍）冷冻饮料，一进汗止，再进躁去，三饮而安。（《续名医类案》）

按语

本方温肾行水之功力宏，犹如真武之神，能降龙治水，故名真武汤。

实脾苓术与木瓜，甘草木香大腹加，
草果姜附兼厚朴，虚寒阴水效堪夸。

实脾散《重订严氏济生方》

【组成】厚朴去皮，姜制，炒　白术　木瓜去瓣　木香不见火　草果仁　大腹子　附子炮，去皮脐　白茯苓去皮　干姜炮，各一两（各30g）　甘草炙，半两（15g）

【用法】上㕮咀，每服四钱（12g），水一盏半，生姜五片，大枣一枚，煎至七分，去滓，温服，不拘时服（现代用法：加生姜、大枣，水煎服）。

【功效】温阳健脾，行气利水。

【主治】脾肾阳虚，水气内停之阴水。身半以下肿甚，手足不温，口中不渴，胸腹胀满，大便溏薄，舌苔白腻，脉沉弦而迟者。

●方义发挥

1. 病证辨析　实脾散为治疗阴水的代表方。

脾肾阳虚，不能制水，水湿内停，泛滥肌肤，则身体浮肿，湿性趋下故身半以下肿甚；脾阳不能温煦四肢，则手足不温；运化失权，升降失常则大便溏薄、胸腹胀满；口中不渴，舌苔白腻、脉沉弦而迟皆是脾肾阳虚不能运化水湿之象。

2. 治法　当温阳实脾肾，恢复脾肾制水之功；而水湿内停，阻滞气机，气机不复，水湿难消，故又当兼以行气利水。

3. 配伍解析

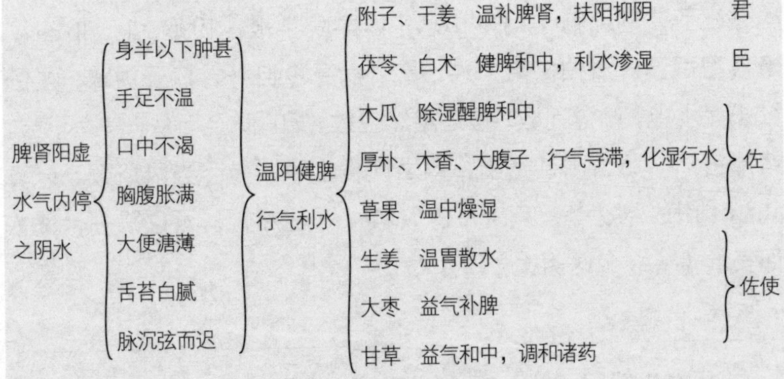

●**临床应用**

1. 适用范围　本方现代常用于治疗慢性肾小球肾炎、心源性水肿、肝硬化腹水等中医辨证属阴水者。

2. 使用注意　本方温阳利水之力强，若证属阳水者禁用。

类方鉴别

方名		真武汤	实脾散
相同点		都有附子、白术、茯苓、生姜，均可温脾肾，助阳行水，主治阳虚阴水	
不同点	组成	芍药	干姜、厚朴、木香、草果、槟榔、甘草、大枣
	功效	重在温肾	重在治脾
	病证	肾阳虚弱，水湿内停	脾阳虚弱，水气内停
	症状	小便不利，肢体沉重或浮肿，舌淡胖，苔白，脉沉	身半以下肿甚，胸腹胀满，舌淡苔腻，脉沉迟

《伤寒论》附子汤

少阴腹痛附子汤，人参白术苓芍藏，
体痛背寒肢逆冷，温阳益气自复康。

【组成】附子炮，去皮，破八片，二枚（15g）　茯苓三两（9g）　人参二两（6g）　白术四两（12g）　芍药三两（9g）

【用法】上五味，以水八升，煮取三升，去滓，温服一升，日三服。

【功效】温经助阳，祛寒化湿。

【主治】阳虚寒湿内侵证。身体骨节疼痛，恶寒肢冷，口不渴，舌淡苔白滑，脉沉微。

●**方义发挥**

1. 病证辨析　附子汤是温补元阳，祛散寒湿法的代表方，柯琴赞此方为“伤寒温补第一方”。

肾阳虚衰，不能温煦全身，故见恶寒肢冷；阳虚无力御邪则寒湿内侵，留于筋骨、关节之间，则身体骨节疼痛；舌淡苔白、口不渴、脉沉细无力皆为阳气虚衰，阴寒内盛之象。

2. 治法 阳虚无力温煦则生内寒，无力行水则生内湿，无力御邪则外受寒湿之邪，寒凝湿聚滞涩于筋肉、关节，故治当以复阳温通，兼祛寒湿。

3. 配伍解析

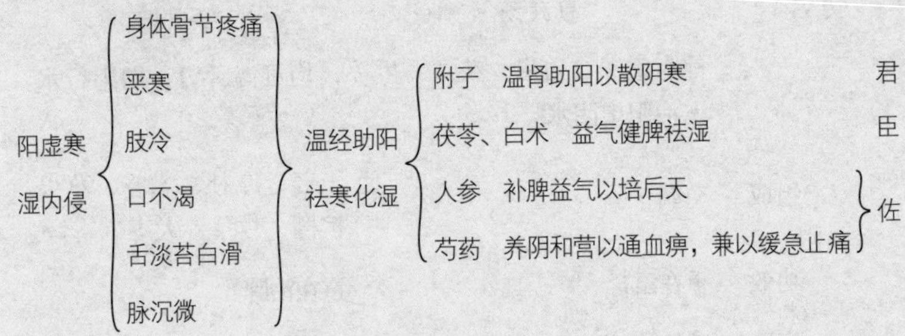

●临床应用

1. 适用范围 本方现代常用于治疗风湿性关节炎、类风湿关节炎、心血管疾病、胃肠道疾病等中医辨证属阳虚寒凝湿滞者。

2. 使用注意 本方附子用量较大，且有明显毒性，使用时应注意附子的煎煮、用量、炮制要求。

类方鉴别

方名		真武汤	附子汤
相同点		都有附子、白术、茯苓、白芍，均可温经散寒，渗湿止痛，主治阳虚证	
不同点	组成	生姜	人参
	功效	重在温阳散寒以利水饮	重在温阳补虚以祛寒湿
	病证	肾阳虚弱，水湿内停	阳虚寒湿内侵
	症状	小便不利，肢体沉重或浮肿，舌淡胖，苔白，脉沉	痹痛，微寒肢冷，苔白脉迟

●**药理研究**　本方具有抗心肌缺血、缺氧[1]、抗炎[2]、镇痛[3]等药理作用。

●**参考文献**

[1] 韩涛，刘持年，王树荣，等. 附子汤对心血管药理的作用研究 [J]. 山东中医学院学报，1992，5：33-36，73.

[2] 李睿明 ，王明亮 ，雷朝霞 ，等. 附子汤合芍药甘草汤镇痛抗炎作用研究 [J]. 现代中西医结合杂志，2002，10：899-901.

[3] 汪瑶，谢伟英，沈洁波，等. 附子汤对蟾蜍坐骨神经动作电位的影响 [J]. 辽宁中医药大学学报，2012，2：192-193.

第五节　祛湿化浊

《杨氏家藏方》萆薢分清饮

萆解分清石菖蒲，草梢乌药智仁具，
或加茯苓盐煎服，通心固肾浊精驱。

【组成】益智仁　川萆薢　石菖蒲　乌药各等分（各9g）（原书未著用量）

【用法】上为细末，每服三钱（9g），水一盏半，入盐一捻（0.5g），同煎至七分，食前温服（现代用法：水煎服，加入食盐少许）。

【功效】温肾利湿，分清化浊。

【主治】下焦虚寒之膏淋、白浊。小便频数，浑浊不清，白如米泔，凝如膏糊，舌淡苔白，脉沉。

●**方义发挥**

1.病证辨析　萆薢分清饮是治疗下焦虚寒淋浊之常用方。

下焦虚寒，肾阳不能温煦，水湿内停，湿浊内生。肾虚下元不固，封藏失司，故小便频数；肾气不化，清浊不分，湿浊脂液渗泄于下，故浑浊不清、白如米泔、凝如膏糊；舌淡苔白、脉沉皆为下焦虚寒之象。

2. 治法 下焦虚寒，湿浊不得温化，渗泄于下，故治当温肾利湿，分清化浊。

3. 配伍解析

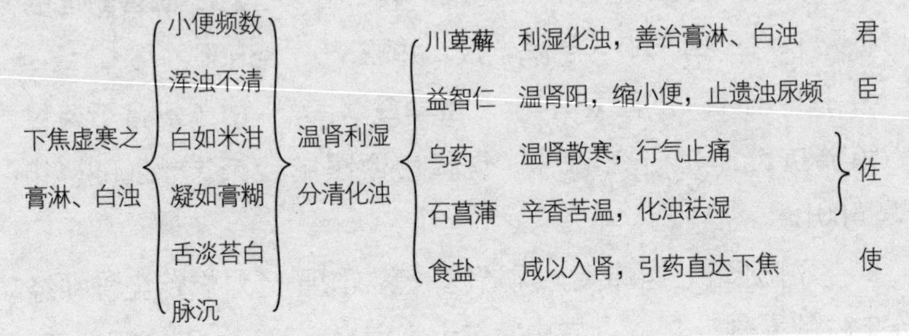

●临床应用

1. 适用范围 本方现代常用于治疗前列腺炎、慢性肾盂肾炎、慢性肾炎、慢性盆腔炎、滴虫性阴道炎等中医辨证属下焦虚寒者。

2. 使用注意 本方药性温燥，故湿热壅盛之证不宜使用。

膏淋汤能固肾气，山药芡实大生地，龙牡党参生杭芍，通利阴窍功效奇。

膏淋汤《医学衷中参西录》

【组成】生山药 1两（30g） 生芡实 6钱（18g） 生龙骨捣细，6钱（18g） 生牡蛎捣细，6钱（18g） 大生地切片，6钱（18g） 潞党参 3钱（9g） 生杭芍 3钱（9g）

【用法】水煎服。

【功效】益肾健脾，固涩止淋。

【主治】膏淋。小便如脂，形体消瘦，舌淡，脉细数无力。

●方义发挥

1. 病证辨析 膏淋汤为治疗膏淋之常用方。

脾虚运化无权，气血不足，故形体消瘦、舌淡、脉细数无力；肾气不固，精微不得内守，下泄尿道则小便如脂。

2. 治法 脾肾亏虚，统摄失权，精微外泄，法当以益肾健脾，固涩止淋。

3. 配伍解析

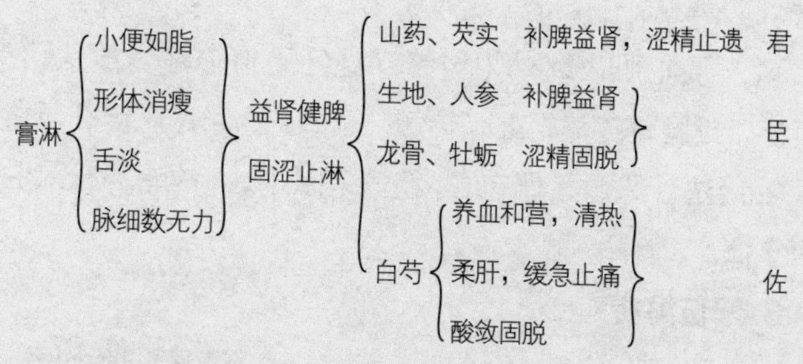

●临床应用

1. 适用范围　本方现代常用于治疗肾盂肾炎、膀胱炎、肾结核、尿路结石、乳糜尿等中医辨证属脾肾亏虚之膏淋者。

2. 使用注意　本方药性以补、涩为主，故湿浊内盛之证禁用。

第六节　祛风胜湿

《脾胃论》羌活胜湿汤

羌活胜湿草独芎，蔓荆藁本加防风，湿邪在表头腰痛，发汗升阳经络通。

【组成】羌活　独活各一钱（6g）　藁本　防风　甘草炙，各五分（各3g）　蔓荆子三分（2g）　川芎二分（1.5g）

【用法】上㕮咀，都作一服；水二盏，煎至一盏，去滓，食后温服（现代用法：作汤剂，水煎服）。

【功效】祛风，胜湿，止痛。

【主治】风湿在表之痹证。肩背痛不可回顾，头痛身重，或腰脊疼痛，难以转侧，苔白，脉浮。

●方义发挥

1. 病证辨析 羌活胜湿汤为治疗风湿在表之痹证的常用方。

风湿侵犯肌表，郁阻经络，经气不得输注，故头、身困重疼痛，或腰脊疼痛，难以转侧；苔白、脉浮为风湿在表之象。

2. 治法 风湿之邪在表，经气痹阻不通，故法当祛风胜湿，宣痹止痛。

3. 配伍解析

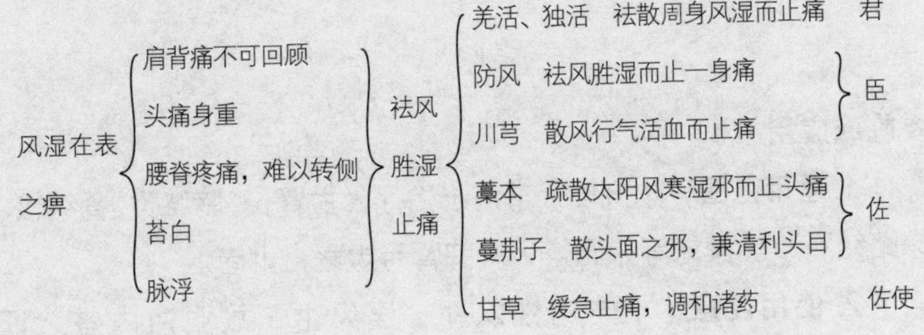

●临床应用

1. 适用范围 本方现代常用于治疗肩周炎、类风湿关节炎等中医辨证属风痹者。

2. 使用注意 本方药性以辛散温燥，故阴虚者慎用。

●药理研究 本方具有解热[1]、抗炎镇痛[2]等药理作用。

●参考文献

[1] 杨奎，沈映君，王一涛，等. 含香薷、羌活胜湿汤和九味羌活丸血清对内生致热原产生的影响[J]. 中药药理与临床，1995，4：1-3.

[2] 陈玉兴，周瑞玲，崔景朝. 羌活胜湿汤单煎与合煎抗炎、镇痛作用比较研究[J]. 中国实验方剂学杂志，1999，1：17-19.

独活寄生艽防辛，归芎地芍桂苓均，杜仲牛膝人参草，冷风顽痹屈能伸。

《备急千金要方》独活寄生汤

【组成】独活三两（9g） 桑寄生 杜仲 牛膝 细辛 秦艽 茯苓 肉桂心 防风 川芎 人参 甘草 当归 芍药 干地黄各二两（各6g）

【用法】上㕮咀，以水一斗，煮取三升，分三服，温身勿冷也（现代用法：水煎服）。

【功效】祛风湿，止痹痛，益肝肾，补气血。

【主治】痹证日久，肝肾两虚，气血不足证。腰膝疼痛、痿软，肢节屈伸不利，或麻木不仁，畏寒喜温，心悸气短，舌淡苔白，脉细弱。

●方义发挥

1. 病证辨析 独活寄生汤为治疗风寒湿痹日久，肝肾两虚，气血不足的常用方。

风寒湿邪相兼为患，侵袭关节、筋骨、肌肉，筋脉不利，则腰膝疼痛、痿软，肢节屈伸不利，或麻木不仁；肝主筋，肾主骨，痹证日久必涉及脏腑，导致肝肾两虚；进一步影响气血，气血不足，则心悸气短；舌淡苔白、脉细弱均为气血不足的表现。

2. 治法 风寒湿三气杂至，合而为痹，治当祛风、除湿、散寒、止痹痛；痹症日久，筋骨失养，肝肾两虚，气血不足，正虚则更无力御邪，故辅以益肝肾、补气血之法，扶正与祛邪兼顾。

3. 配伍解析

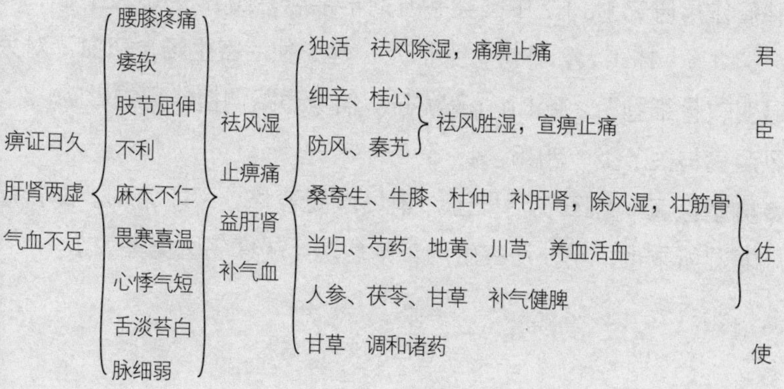

●临床应用

1. 适用范围 本方现代常用于治疗风湿性关节炎、类风湿关节炎、坐骨神经痛、腰椎间盘突出、颈椎病、小儿麻痹症等属风寒湿痹日久，肝肾两虚，气血不足者。

2. 使用注意 本方兼有扶正祛邪之力，且药性偏温，若湿热之证，或纯实无虚者禁用。

●药理研究 本方具有抗炎镇痛[1]、抗软骨细胞凋亡[2]、促进骨形成[3]、抗肿瘤[4]、调节免疫功能[5]等药理作用。

●参考文献

[1] 王爱武，刘娅，雒琪，等．独活寄生汤抗炎、镇痛作用的药效学研究[J]．中国实验方剂学杂志，2008，12：61-64.

[2] 刘发元，李西海，叶蕻芝，等．独活寄生汤干预骨关节炎软骨细胞凋亡的机制[J]．中华中医药杂志，2014，7：2165-2168.

[3] 万春飞，詹秀琴，孙玉明．独活寄生汤含药血清对成骨细胞OPG/RANKL蛋白表达的影响[J]．吉林中医药，2013，1：66-69.

[4] 若楠，王三虎，任东青．独活寄生汤对荷瘤小鼠的抗肿瘤作用研究[J]．中国实验方剂学杂志，2007，10：28-31.

[5] 林飞太，林煜，张怡元，等．独活寄生汤含药血清对兔退变软骨细胞“caveolin-p38MAPK”信号通路调控作用的影响[J]．风湿病与关节炎，2015，4：5-9.

●典型医案 陈三农治一士，痢后腰腿挛痛，不能俯仰。此肾虚风寒湿所乘也，用独活寄生汤二剂愈。（《续名医类案》）

《杨氏家藏方》蠲痹汤

蠲痹汤治风湿痹，羌防归芍并黄芪，姜黄甘草姜煎服，体痛筋挛一并祛。

【组成】当归去土，酒浸一宿　羌活去芦头　姜黄　黄芪蜜炙　白芍药　防风去芦头，各一两半（各45g）　甘草炙，半两（各15g）

【用法】上㕮咀，每服半两（15g），水二盏，加生姜五片，枣三枚，同煎至一盏，去滓温服，不拘时候。

【功效】祛风除湿，益气和营。

【主治】风痹。身体烦痛，项背拘急，肩背肘痛，举动艰难及手足麻痹。

●方义发挥

1. 病证辨析　蠲痹汤为治疗营卫两虚，风寒湿三气乘虚侵袭而成之风痹的代表方。

营卫两虚，不能实表以御邪，荣养肌肉筋脉，风寒湿邪乘虚侵袭，痹阻于肢体关窍，经气不输，气血不畅，故项背拘急，肩背肘痛，举动艰难；肌肉筋骨不荣，则手足麻痹。

2. 治法　营卫亏虚，无力御邪，风寒湿三气痹阻肢体经络，气血不畅，故治法当以祛风除湿之法，辅以益气合营，使气血畅，正气充，邪无所留恋。防止过用辛散温燥而伤及气血。

3. 配伍解析

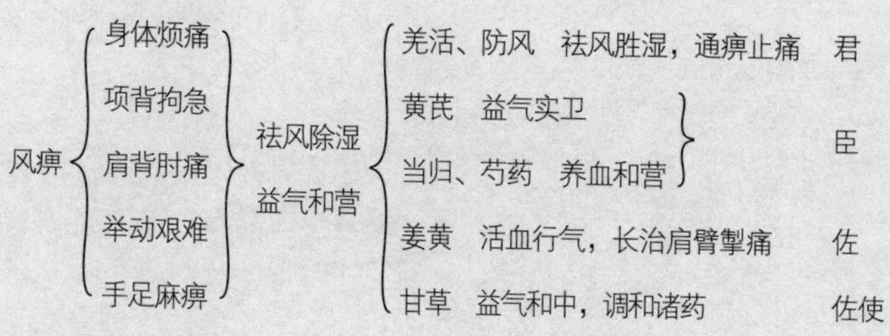

●临床应用

1. 适用范围　本方现代常用于治疗肩周炎、类风湿关节炎等中医辨证属风痹者。

2. 使用注意 本方药性偏温，故风湿热证禁用；方中羌活、姜黄善于治上，故本方适宜于风寒湿邪痹阻上肢为主者。

●药理研究 本方具有抗炎[1]、抑制炎性细胞因子[2]等药理作用。

●参考文献

[1] 黄正桥，朱莹，宋洪娟．蠲痹汤对痛风湿热瘀阻证老年患者 NLRP3 炎性体的影响［J］．辽宁中医杂志，2016，4：696-700.

[2] 俞琦，蔡琨，王文佳．蠲痹汤对类风湿关节炎大鼠模型细胞因子的影响［J］．中国民族民间医药，2015，14：1-2.

第十六章 祛痰剂

凡以祛痰药为主组成，具有消除痰涎的作用，治疗各种痰证的方剂，统称为祛痰剂。

痰证之成因，有内、外之分，内伤致痰者，多与肺、脾、肾三脏功能失调相关。肺失宣降，通调水道失司，水液凝聚成痰；脾失健运，湿聚成痰；脾肾阳虚，水泛为痰。所谓“脾为生痰之源”“肾为成痰之本”“肺为贮痰之器”。外因可为外邪袭肺，肺失宣降，积液成痰；内因可由酒食过度，聚湿生痰。

痰为机体的病理产物，临床表现多样，《医方集解》曰：“在肺则咳，在胃则呕，在头则眩，在心则悸，在背则冷，在胁则胀，其变不可胜穷也。”痰证的种类较多，可分为寒痰、热痰、湿痰、燥痰、风痰等。治可温化寒痰、清热化痰、燥湿化痰、润燥化痰、化痰熄风。

燥湿化痰剂，适用于湿痰证。多因脾失健运，湿郁气滞所致。临床表现多见咳吐多量稠痰，胸脘痞闷，恶心呕吐，眩晕，肢体困重，食少口腻，舌苔白腻或白滑，脉缓或滑等。燥湿化痰的方剂多用燥湿化痰药配伍健脾祛湿及理气之品组成，如半夏、南星、白术、茯苓及陈皮、枳实等。代表方如二陈汤、温胆汤。

清热化痰剂，适用于热痰证。多因邪热内盛，灼津为痰，或痰郁生热化火，痰浊与火热互结引起。临床表现常见咳吐黄痰，咯吐不利，舌红苔黄腻，脉滑数等。清热化痰的方剂多以清热化痰药为主组成，如胆南星、瓜蒌。代表方如清气化痰丸、小陷胸汤。

润燥化痰剂，适用于燥痰证。多因燥邪灼津，炼液为痰所致。临床表现常见咳嗽，甚或呛咳，咯痰不爽，口鼻干燥，舌干少津等。

润燥化痰的方剂多以润肺化痰药为主组成，如贝母、瓜蒌。代表方如贝母瓜蒌散。

温化寒痰剂，适用于寒痰证。多因阳虚生寒，水湿不运所致。临床表现常见咳吐白痰，胸闷脘痞，畏寒肢冷，舌苔白腻，脉弦滑等。温化寒痰的方剂多用温化寒痰药为主组成，如干姜、细辛、半夏等。代表方如苓甘五味姜辛汤、三子养亲汤。

化痰熄风剂，适用于内风夹痰证。多因素有痰浊，肝风内动，夹痰上扰所致。临床表现常见眩晕头痛，或发癫痫，舌苔白腻，脉弦滑等。化痰熄风的方剂常用平肝熄风药配伍燥湿化痰药组成，如天麻、半夏、胆南星等。代表方如半夏白术天麻汤。

痰证之治，多配伍健脾祛湿之药，以杜生痰之源。痰随气而升降，气滞则痰凝，气顺则痰消，故祛痰剂中常配伍理气药。诚如庞安常所言："善治痰者，不治痰而治气，气顺则一身之津液亦随气而顺矣。"

应用祛痰剂时，应先分清痰的性质而选用相应的方剂。对于痰热咳血者不宜使用燥热之剂；表邪未解或痰多者，慎用滋润之品，以防壅滞留邪，病久不愈。

第一节　燥湿化痰

二陈汤《太平惠民和剂局方》

二陈汤用半夏陈，苓草梅姜一并存，燥湿祛痰兼理气，湿痰为患此方珍。

【组成】半夏汤洗七次　橘红各五两（各15g）　白茯苓三两（9g）　甘草炙，一两半（5g）

【用法】上药㕮咀，每服四钱（12g），用水一盏，生姜七片，乌梅一个，同煎六分，去滓，热服，不拘时候（现代用法：加生姜7片，乌梅1个，水煎服）。

【功效】燥湿化痰，理气和中。

【主治】湿痰证。症见咳嗽痰多，色白易咯，胸膈痞闷，恶心呕吐，肢体困倦，或头眩心悸，舌苔白润，脉滑。

● **方义发挥**

1. 病证辨析 二陈汤是治疗痰湿证的代表方，亦是治疗痰证的基础方。

湿痰之生，责之于脾，脾失健运，湿聚成痰，湿痰郁积，气机受阻，诸症由生。《素问经脉别论》云："饮入于胃，游溢精气，上输于脾，脾气散精，上归于肺，通调水道，下输膀胱，水精四布，五经并行。"如是则痰无由生。若饮食不节，损伤脾胃，造成中阳不运，脾不为胃行津液，聚湿成痰，痰阻气机，则胸膈胀满；痰随气升，上犯于肺，气机壅塞，治节无权，则咳嗽痰多、色白易咳出；痰浊阻碍气机，胃失和降，则见恶心呕吐；湿痰凝聚，阻碍清阳，则头眩心悸；脾为湿困，运化失司，则肢体困倦、不欲饮食；舌苔白滑、脉滑也是湿痰之象。

2. 治法 脾气不运而生湿，治当理气调中；水湿凝聚而生痰，又宜燥湿祛痰，使中焦健运，则湿无由积、痰无由生，使湿去痰消，气机通畅，脾得健运，诸症亦随之而解。

3. 配伍解析

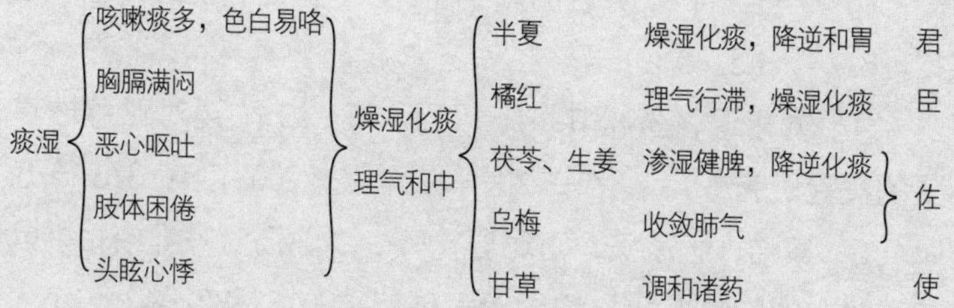

方中半夏、陈皮二药，贵在陈久，则无过燥之弊，故有"二陈"之名。本方是治痰的名方，堪称治痰之通剂。半夏与橘红在方中的配伍，缘于在祛痰剂中，往往配伍理气药。因气郁易生痰，痰阻则气机更为阻滞，故于祛痰剂中，参以理气之品调畅气机，气顺则痰易消。本方以橘红理气而助半夏化痰，使气顺则痰降，气化则痰亦化，合乎“治痰先治气”之说。

●临床应用

1. 适用范围 本方常用于慢性支气管炎、肺气肿、慢性胃炎、妊娠呕吐、神经性呕吐、癫痫等中医辨证属湿痰内蕴或湿阻气机者。

2. 使用注意 因其性燥，故对阴虚肺燥及咳血者忌用。

●药理研究 本方主要有降血糖、降血脂[1]、化痰止咳[2]、抗肿瘤[3]、抗衰老[4]、抑制位置偏爱效应[5]及抗炎[6]等作用。

●参考文献

[1] 李学军，杨叔禹，聂明，等．二陈汤方加减对2型糖尿病并发脂肪肝模型大鼠血糖、血脂、胰岛素抵抗以及肝功能和肝脏脂肪变的影响[J]．中国临床康复，2006，11：77-80.

[2] 张超云，张晓芬，张雪鹏，等．二陈汤化痰止咳有效部位的筛选研究[J]．中国实验方剂学杂志，2012，12：218-221.

[3] 王芬，胡凯文，左明焕，等．二陈汤对肺癌A549细胞中黏附分子-1和p38表达的影响[J]．中国中医药信息杂志，2012，8：41-43.

[4] 刘永源，贺松其，张锡滔，等．二陈汤对亚急性衰老小鼠的实验研究[J]．辽宁中医学院学报，2003，4：373-376.

[5] 康洁，张凌媛，丁珊珊，等．二陈汤对吗啡依赖小鼠位置偏爱效应的影响[J]．中国医学创新，2013，32：4-6.

[6] 张会存，苏冬梅，刘莹，等．二陈汤与苓桂术甘汤治疗非酒精性脂肪性肝病炎性损伤的机制研究[J]．中国中西医结合消化杂志，2015，8：525-530.

●典型医案 陈洪章治沈沃田，年七十余，左臂及指拘挛不能伸舒，食减神惫。或谓老人虚弱，用补剂以致日甚。陈诊之，曰：此由风湿邪郁胸脾，波及四肢。用二陈汤加芒硝、砂仁，以薏苡仁三两煎汁煎药，连服四剂，病去大半。去硝，仍用二陈，又服六剂而痊愈。（《续名医类案》）

按语

方中半夏、陈皮，属于“六陈”之一，以储存陈久者入药为佳。所谓“六陈”，《珍珠囊·药性赋》有歌云：“枳壳陈皮半夏齐，麻黄狼毒与茱萸，六般之药宜陈久，入药方知奏效奇。”

导痰汤 《传信适用方》引黄甫坦方

导痰汤中半夏星，苓甘枳姜化橘红，燥湿化痰兼行气，内伤咳嗽效称奇。

【组成】半夏汤洗七次，四两（12g） 天南星细切，姜汁浸，一两（3g） 橘红一两（3g） 枳实去瓤，一两（3g） 赤茯苓一两（3g）

【用法】上为粗末。每服三大钱（9g），水二盏，生姜十片，煎至一盏，去滓，食后温服（现代用法：加生姜4片，水煎服）。

【功效】燥湿祛痰，行气开郁。

【主治】痰厥证。症见头目旋晕，或痰饮壅盛，胸膈痞塞，胁肋胀满，头痛呕逆，喘急痰嗽，涕唾稠黏，舌苔厚腻，脉滑。

●方义发挥

1. 病证辨析 导痰汤是治疗湿痰内阻，气机阻滞的常用方。

厥者，阴阳不相顺接也。此证因痰浊内阻而致厥，故名曰“痰厥”。痰浊内阻，清阳不升，空窍失养，则见头目眩晕、头痛；痰饮中阻，胸阳不畅，肝脾不舒，肺气失宣，则见胸膈痞塞、胁肋胀满、呕逆喘急、涕唾稠黏等；苔腻、脉滑，皆属痰湿内阻之征。

2. 治法 当燥湿祛痰，行气开郁。

3. 配伍解析

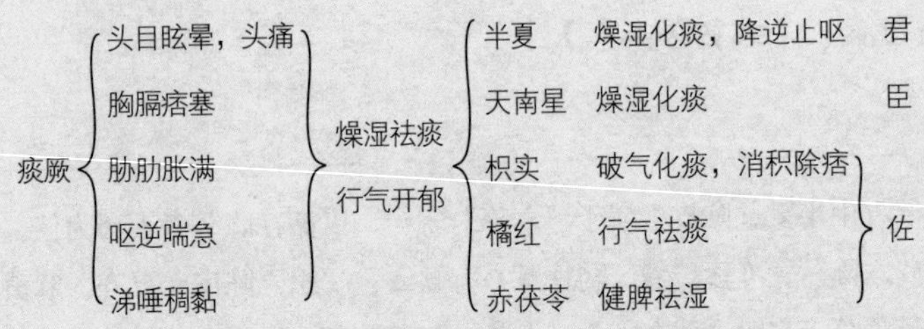

用法中加生姜，一则解半夏、天南星之毒，所谓“相杀”之用；二则可助半夏降逆止呕；三则可助君臣药化痰以止咳逆。诸药相合，则湿痰得除，气机得畅。

●临床应用

1. 适用范围 本方常用于慢性支气管炎、内耳眩晕症、胸膜炎等中医辨证属湿痰内阻证者。

2. 使用注意 本方温燥之性较强，属燥痰者需慎用。

●药理研究 本方主要有抗动脉硬化[1]、抑制脑水肿[2]等作用。

●参考文献

[1] 陈文强，王玉来．导痰汤对人脐静脉内皮细胞细胞间黏附分子1和p53表达的影响[J]．中国实验方剂学杂志，2013，2:182-186.

[2] 舒遵华，胡海霞．导痰汤对缺血再灌注大鼠脑水肿及水通道蛋白4的影响[J]．临床医药文献电子杂志，2014，13:2355，2357.

导痰汤用半夏星，甘草橘红参茯苓，竹茹菖蒲兼枳实，痰迷舌强服之行。

《奇效良方》涤痰汤

【组成】南星姜制　半夏汤洗七次，各二钱半（各7.5g）　枳实麸炒　茯苓去皮，各二钱（各6g）　橘红一钱半（7.5g）　石菖蒲　人参各一钱（各5g）　竹茹七分（3.5g）　甘草半钱（2.5 g）

【用法】上作一服，水二盅，加生姜五片，煎至一盅，食后服（现代用法：加生姜3片，水煎服）。

【功效】涤痰开窍。

【主治】中风痰迷心窍证。症见舌强不能语。

●方义发挥

1. 病证辨析　涤痰汤是治疗中风痰迷心窍的常用方。

脾虚运化失权，湿聚痰生，痰浊不化，内迷心窍。舌为心之苗，痰迷心窍，则舌强不能语。汪昂释之："心脾不足，风即乘之，而痰与火塞其经络，故舌本强而难语也"（《医方集解》）。

2. 治法　宜涤痰开窍。

3. 配伍解析

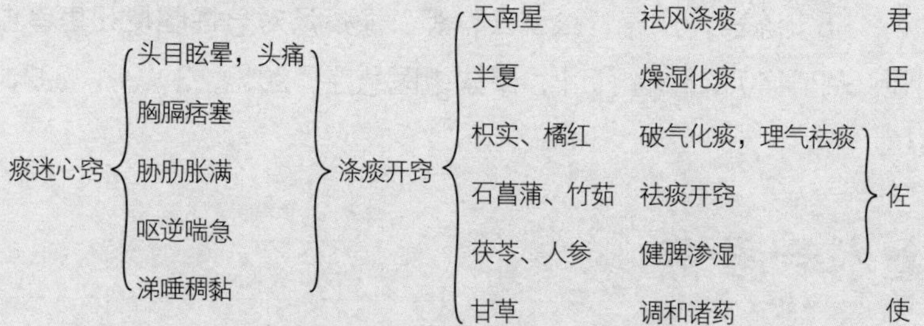

用法中加生姜，既能解半夏、天南星之毒，又能化痰。诸药相配，共奏涤痰开窍之功。

●临床应用

1. 适用范围　本方可用于癫痫、眩晕等中医辨证属痰迷心窍者。

2. 使用注意 凡风邪直中经络或虚风内动等所致的舌强不能言，均不宜用本方。

●药理研究 本方主要有保护脑神经[1]、抗凋亡[2]、改善记忆[3]、改善认知功能[4]、抗凝[5]等作用。

●参考文献

[1] 张勇，刘玲，王海燕，等．涤痰汤对大鼠局灶性脑缺血再灌注损伤的神经保护作用[J]．湖北中医杂志，2005，3：6-8.

[2] 丁宏娟，何建成．涤痰汤对帕金森病大鼠神经细胞凋亡及相关基因表达的影响[J]．辽宁中医杂志，2010，4：740-742.

[3] 刘玲，董欢，姜幼明，等．涤痰汤对小鼠学习记忆功能障碍的影响[J]．光明中医，2010，8：1364-1367.

[4] 周黎，刘玲，覃伟，等．涤痰汤对老年轻度认知功能障碍大鼠海马 NGFβ、BDNF 含量的影响[J]．中国医院药学杂志，2015，5：392-396.

[5] 陈磊，汪涛，张云云，等．涤痰汤对急性脑梗死患者血小板 GMP-140 的影响[J]．中国中医急症，2013，3：391-392，411.

金水六君用二陈，再加熟地与归身，别称神术丸苍术，大枣芝麻停饮珍。

金水六君煎《景岳全书》

【组成】当归二钱（6g） 熟地三五钱（9~15g） 陈皮一钱半（4.5g） 半夏二钱（6g） 茯苓二钱（6g） 炙甘草一钱（3g）

【用法】水二盅，加生姜三五七片，煎七八分，食远温服（现代用法：加生姜三五七片，水煎服）。

【功效】滋补肺肾，祛湿化痰。

【主治】肺肾阴虚，湿痰内盛证。症见咳嗽呕恶，喘逆多痰，痰带咸味，舌苔花剥，脉沉细。

●方义发挥

1. 病证辨析 金水六君煎是治疗肺肾阴虚，湿痰内盛的常用方。

肺肾阴虚，血气不足，气虚则津液输布失常，津液凝滞为痰湿，痰湿内阻，脾失健运，则见咳嗽呕恶、喘逆痰多、肾气不足；阴虚水泛，则见痰带咸味、脉沉细。

2. 治法 本证总属本虚标实，既有脏气虚损，又有痰浊外邪侵犯者，故治以滋补肺肾，祛湿化痰为宜。

3. 配伍解析

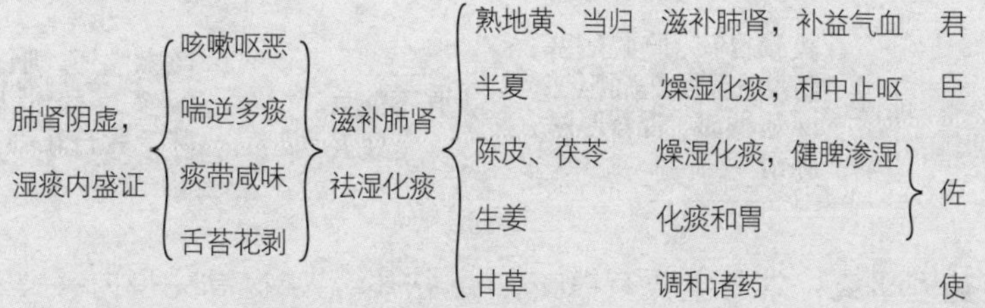

金水六君煎是二陈汤加熟地黄、当归，去乌梅。方中大剂量熟地黄有“大补真水”之意，更取其补阴血、性偏温，既补阴血又助气化之机，温振元阳之气，体现阴中求阳之意。全方配伍，燥湿不伤阴，滋阴不恋邪，兼顾和胃健脾，运化水谷，输布精微，从中肺肾并调，故适用于年迈阴虚或血气不足，咳嗽痰多之证。

●临床应用

1. 适用范围 本方常用于慢性支气管炎、慢性胃炎、妊娠呕吐、神经性呕吐等中医辨证属肺肾阴虚痰湿内盛证者。

2. 使用注意 外感风寒或肺肾虚寒之咳嗽，或是肺肾阴虚，干咳少痰者，应忌用。

类方鉴别

方名		导痰汤	涤痰汤	金水六君煎
相同点		均含有半夏、陈皮、茯苓、生姜、甘草，均能燥湿化痰		
不同点	组成	天南星、枳实	天南星、枳实、石菖蒲、人参、竹茹	熟地黄、当归
	功效	燥湿祛痰，行气开郁	涤痰开窍	滋补肺肾，祛湿化痰
	病证	痰厥证	中风痰迷心窍证	肺肾阴虚痰湿内盛证
	病机	痰湿内阻，气机不畅	痰湿内迷心窍	肺肾阴血不足，痰湿内盛
	证候	头晕目眩，胸膈痞塞，胁肋胀满，头痛呕逆，涕唾稠黏，舌苔厚腻，脉滑	舌强不能言	咳嗽喘逆，呕恶痰多，痰带咸味，舌苔花剥

●**药理研究**　本方主要有镇咳[1]、祛痰[2]、提高免疫力[3]、抗应激、抗氧化[4]等作用。

●**参考文献**

[1] 黎俏梅，孟辉．金水六君煎及其成分镇咳的药效学研究[J]．四川中医，2006，9：16-17.

[2] 孟辉，黎俏梅，沈英森，等．金水六君煎及其成分祛痰作用的药效学研究[J]．中成药，2005，7：849-850.

[3] 常琦．金水六君煎对稳定期慢性阻塞性肺疾病患者呼吸功能和免疫功能的影响[J]．上海中医药杂志，2012，7：40-41.

[4] 彭圆，田代志，程静，等．金水六君煎对亚急性衰老模型小鼠氧化应激的影响[J]．长春中医药大学学报，2012，1：15-16.

《三因极一病证方论》温胆汤

温胆夏茹枳陈助，佐以茯草姜枣煮，理气化痰利胆胃，胆郁痰扰诸症除。

【组成】半夏汤洗七次　竹茹　枳实麸炒去瓤，各二两（各6g）　陈皮三两（9g）　甘草炙，一两（3g）　茯苓一两半（4.5g）

【用法】上锉为散，每服四大钱，水一盏半，姜五片，枣一枚，煎七分，去滓，食前服（现代用法：加生姜5片，大枣1个，水煎服）。

【功效】理气化痰，清胆和胃。

【主治】胆胃不和，痰热内扰证。症见胆怯易惊，虚烦不眠，口苦吐涎，或呕吐呃逆，或眩晕，或癫痫，舌苔腻而黄，脉弦滑。

●方义发挥

1. 病证辨析　温胆汤是治疗胆郁痰扰证的常用方。

胆为奇恒之腑，藏清净之汁，内寄相火，胆属木，失其常则木郁不达，疏泄不利，胃气因而不和，进而化热生痰；若胆为邪扰，失其宁谧，则胆怯易惊；痰气互阻，气郁化热，痰热上扰心神，则见虚烦不眠、惊悸不宁；胆热犯胃，胃失和降，浊阴上逆，则见呕吐呃逆、口苦吐涎；痰热蒙闭清窍，则可发为癫痫；舌苔腻而黄、脉象弦数或滑数，均为痰热内郁之象。

2. 治法　宜理气化痰，清胆和胃。

3. 配伍解析

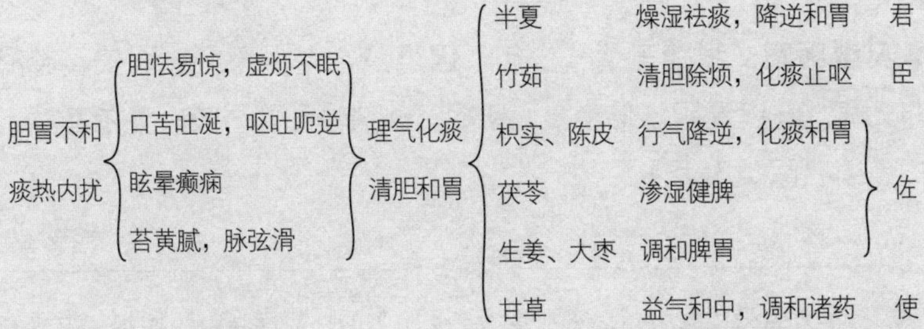

全方诸药合用，不寒不燥，理气化痰以和胃，胃气和降则胆郁得舒，痰浊得去则胆无邪扰，用之化痰而不过燥，可使痰热得清，诸症可解。

●**临床应用**　本方常用于神经症、急慢性胃炎、消化性溃疡、慢性胆囊炎、慢性支气管炎、梅尼埃病、围绝经期综合征、癫痫等中医辨证属胆郁痰扰者。

●**药理研究**　本方主要有抗抑郁[1]、镇静催眠[2]、降血脂[3]、抗心肌纤维化[4]、抗精神分裂症[5]等作用。

●**参考文献**

[1] 武丽，张丽萍，叶庆莲，等．加减温胆汤的抗抑郁功效[J]．中国临床康复，2006，23：63-64，69.

[2] 张慧，冯卫星，张焕超．温胆汤对焦虑性失眠大鼠即刻早期基因表达的影响[J]．陕西中医，2016，7：931-933.

[3] 武晓宇，王燕，马伯艳，等．温胆汤对实验性大鼠血脂代谢紊乱的调节及机理研究[J]．中国实验方剂学杂志，2007，7：44-46.

[4] 张国华，吕琳．温胆汤对自发性高血压大鼠血液中PⅢNP、LN和HA水平影响的实验研究[J]．浙江中医杂志，2007，10：598-599.

[5] 万红娇，何欢，刘圣徽，等．温胆汤对精神分裂症模型大鼠海马组织NRG1、ErbB4蛋白表达的影响[J]．中药药理与临床，2016，3：12-16.

●**典型医案**　张路玉治一少年，因恐虑，两月不卧，服安神补心药无算。与以温胆汤倍半夏、柴胡，一剂顿卧两昼夜，竟尔霍然。（《续名医类案》）

按语

本方名为“温胆”，实则是依据“胆”的性质而言，胆属木，为清净之腑，喜温和而主升发，以温为候，以不寒不热为宜，故清其痰热，复其清净吻合之常，即达到“温和”之目的，如罗东逸所言：“和即温也，温之者，实凉之也”。

《六因条辨》黄连温胆汤

【组成】半夏汤洗七次　枳实麸炒，去瓤　竹茹各二两（各6g）　陈皮三两（9g）　茯苓一两半（4.5g）　甘草炙，一两（3g）　黄连三两（9g）

【用法】水煎服。

【功效】清热除烦，燥湿化痰。

【主治】痰热内扰证。症见失眠，眩晕虚烦，欲呕，口苦，舌苔黄腻。

●方义发挥

1. 病证辨析　黄连温胆汤是治疗胆郁痰热内扰证常用方。

胆失疏泄，使脾失健运，痰浊内生，日久郁而化热，痰热上扰心神，则见失眠；痰浊上蒙清窍，则眩晕虚烦；痰热阻于中焦，胃失和降，则见欲呕、口苦；舌苔腻而黄，为痰热内郁之象。

2. 治法　宜清热除烦，燥湿化痰。

3. 配伍解析

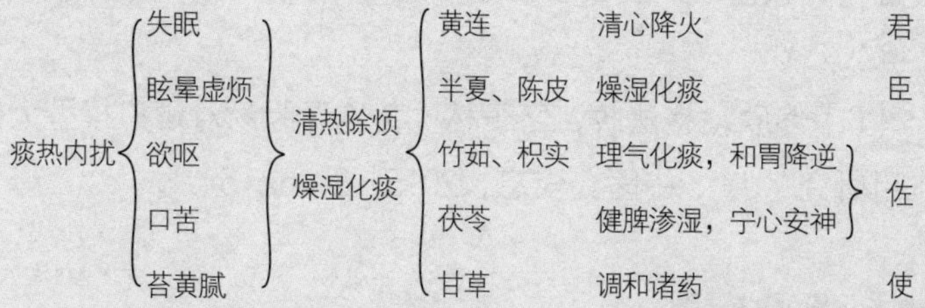

本方清热泻火之力较温胆汤为优，用治痰热内扰之证而热邪较甚者。

●临床应用　本方常用于神经症、急慢性胃炎、消化性溃疡、慢性胆囊炎、慢性支气管炎、梅尼埃病、围绝经期综合征、癫痫等中医辨证属胆郁痰扰者。

●药理研究　本方主要有调节代谢功能[1]、降血糖[2]、抑炎[3]、抗动脉粥样硬化[4]、抑菌消炎[5]、护肝[6]等作用。

●参考文献

［1］刘莉，邓晓威，金娟．黄连温胆汤对代谢综合征大鼠核转录因子及肿瘤坏死因子的影响［J］．中医药信息，2012，4：67-70.

［2］刘舟，李月碧，张卫华，等．黄连温胆汤对糖尿病大鼠海马胰岛素抵抗和神经发生受损的改善作用［J］．中国实验方剂学杂志，2015，18：115-119.

［3］贲莹，王秀丽，张凤华，等．黄连温胆汤加减方对大鼠自身免疫性神经炎的作用［J］．中国实验方剂学杂志，2012，9：237-242.

［4］燕珊，陈群，王剑，等．黄连温胆汤对 ApoE 基因敲除小鼠动脉粥样硬化的影响［J］．上海中医药大学学报，2014，5：61-65.

［5］谭万初，王宗勤，赵瑞珍，等．黄连温胆汤对实验性大鼠慢性胃炎模型 EGF 及 bFGF 表达的影响［J］．山西中医，2012，9：43-46.

［6］佟欣，赵法政，佟子林．黄连温胆汤对酒疸模型大鼠治疗作用研究［J］．中医药信息，2015，3：52-54.

十味温胆汤 《世医得效方》

十味温胆即去竹，远志参味枣地饶，清气化痰星夏橘，杏仁枳实瓜蒌实，苓芩姜汁糊为丸，气顺火消痰自失。

【组成】半夏汤洗七次　枳实去瓤切，麸炒　陈皮去白，各三两（各9g）　白茯苓去皮，两半（4.5g）　酸枣仁微炒　大远志去心，甘草水煮，姜汁炒　北五味子　熟地黄切，酒炒　条参各一两（各3g）　粉草五钱（2g）

【用法】上锉散，每服四钱，水盏半，姜五片、枣一枚煎，不以时服（现代用法：加生姜 5 片，大枣 1 个，水煎服）。

【功效】化痰宁心，益气养血。

【主治】痰浊内扰，心虚胆怯证。症见触事易惊，心悸不宁，不眠多梦，心胸烦闷，坐卧不安，短气乏力，或癫痫，舌淡苔腻，脉弦而虚。

●**方义发挥**

1. 病证辨析 十味温胆汤是治疗痰浊内扰，心虚胆怯证的常用方。

心胆之气虚怯，易受惊吓，惊则气乱，气乱则生痰，痰气互阻扰于心，则见心悸不宁、不眠多梦、心胸烦闷；心气不足，则见短气乏力；痰浊上扰清窍，则或见癫痫；舌淡苔腻、脉弦而虚均为气血不足，痰浊内扰之象。

2. 治法 宜化痰宁心，益气养血。

3. 配伍解析

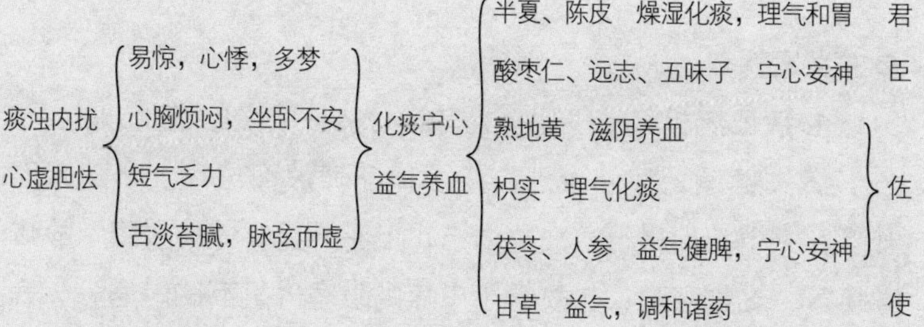

十味温胆汤与温胆汤相比，无清热之功，增补养心神之力，而成化痰宁心的方剂，适用于痰浊内扰，心胆虚怯，神志不宁诸证。

●**临床应用** 本方常用于神经症、失眠、抑郁症、焦虑症、冠心病心绞痛、梅尼埃病、围绝经期综合征、癫痫等中医辨证属胆郁痰扰者。

●**药理研究** 本方主要有抗精神分裂症[1]等作用。

●**参考文献**

［1］白冰．十味温胆汤对MK-801诱导精神分裂症模型大鼠氧化应激损伤影响的研究［D］．哈尔滨：黑龙江省中医药科学院，2015.

清气化痰胆星蒌，夏芩杏陈枳实投，
茯苓姜汁糊丸服，气顺火清痰热疗。

第二节　清热化痰

清气化痰丸《医方考》

【组成】瓜蒌仁去油　陈皮去白　黄芩酒炒　杏仁去皮尖　枳壳麸炒　茯苓各一两（各6g）　胆南星　制半夏各一两半（各9g）

【用法】姜汁为丸。每服二至三钱，温开水服（现代用法：姜汁为丸。每服6~9g，温开水送下；亦可作汤剂，加生姜，水煎服）。

【功效】清热化痰，理气止咳。

【主治】痰热咳嗽证。症见咳嗽痰黄，黏稠难咯，胸膈痞满，甚则气急呕恶，舌质红，苔黄腻，脉滑数。

●方义发挥

1. 病证辨析　清气化痰丸是治疗痰热咳嗽的常用方。

脾失健运，津液凝滞，火邪煎熬津液而成痰。痰随火而升降，火引痰而横行，痰热内结，上犯肺经，气失宣降，故咳嗽痰黄、黏稠难咯；热痰行于中焦则阻塞气机而胸膈痞满，气逆于上，故气急呕恶；脾湿有热故苔腻、脉滑数。

2. 治法　关于痰热之治，汪昂的《医方集解》载："气有余则为火，液有余则为痰，故治痰者必降其火，治火者必顺其气也。"故治以清热化痰，理气止咳为主。

3. 配伍解析

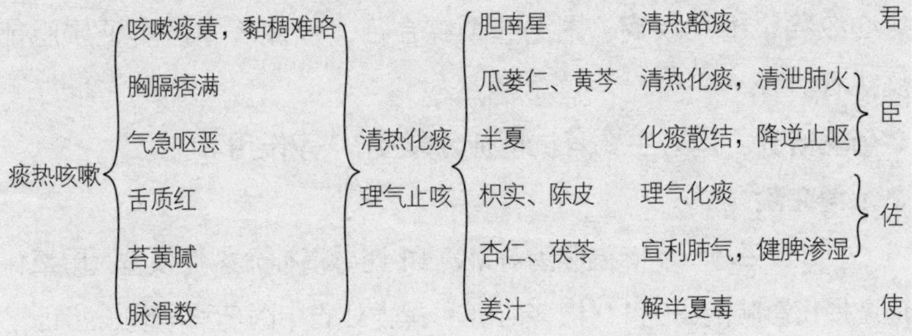

诸药合用，共奏清热理气化痰之功，使气顺则火自降，热清则痰自消，痰消则火无所附，诸症自可解除。

●**临床应用**

1. 适用范围　本方常用于肺炎、急性支气管炎、慢性支气管炎急性发作、声带息肉等中医辨证属痰热内结者。

2. 使用注意　脾虚寒痰者不宜用本方。

●**药理研究**　本方主要有消炎[1]等作用。

●**参考文献**

[1] 詹琤琤．清气化痰丸对慢性支气管炎小鼠的治疗研究[J]．北方药学，2015，1：110.

《伤寒论》小陷胸汤

小陷胸汤连夏蒌，宽胸开结涤痰优，膈上热痰痞满痛，舌苔黄腻服之疗。

【组成】黄连一两（6g）　半夏洗，半升（12g）　瓜蒌实大者一枚（20g）

【用法】上三味，以水六升，先煮瓜蒌取三升，去滓，内诸药，煮取二升，去滓，分温三服（现代用法：水煎服）。

【功效】清热化痰，宽胸散结。

【主治】痰热互结之小结胸证。症见心下痞闷，按之则痛，或心胸闷痛，或咳痰黄稠，舌红苔黄腻，脉滑数。

●**方义发挥**

1. 病证辨析　小陷胸汤是治疗痰热互结证的常用方。

痰热互结心下或胸膈，气郁不通，升降失职，故见胸脘痞闷、按之则痛；痰热互结，肺失宣降，故见咳吐黄痰、质黏而稠；舌苔黄腻、脉滑数，无不为痰热之象。

2. 治法　宜清热化痰，宽胸散结。

3. 配伍解析

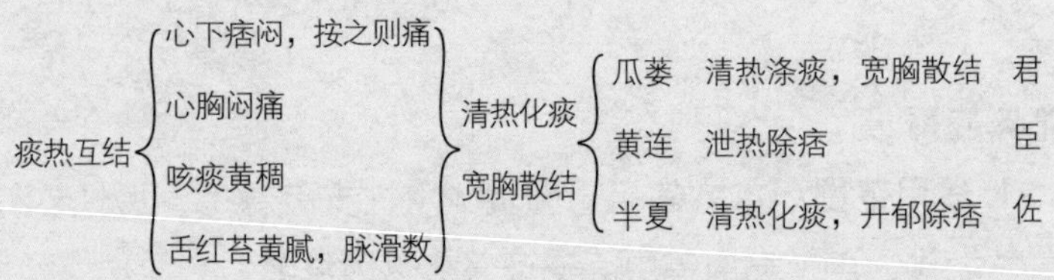

全方药虽三味，配伍精当，三药合用，一清热，一化痰，一散结，合而具有清热化痰，宽胸散结之效，为治痰热阻结，胸中痞痛之良方。

●**临床应用**　本方常用于胸膜炎、胸膜粘连、急性支气管炎、肋间神经痛、胃溃疡、慢性胆囊炎、慢性胰腺炎、出血性胰腺炎、肺炎、胆道蛔虫病、结核性腹膜炎、眩晕、梅核气等中医辨证属于痰热互结者。

类方鉴别

方名		小陷胸汤	大陷胸汤
相同点		均可治疗痰热结胸证	
不同点	组成	黄连、半夏、瓜蒌	大黄、芒硝、甘遂
	功效	清热化痰	攻逐水热
	病证	痰热互结之小结胸证	水热互结之结胸证
	症状	仅在心下（局限于胃脘部），按之则痛，不按不痛	从心下至少腹（全腹部）硬满而痛，手不可近

●**药理研究**　本方主要有抗动脉粥样硬化[1]、助消化[2]、抗肿瘤[3]、镇静安神[4]、抗肺间质纤维化[5]、抗心肌损伤[6]、消炎[7]等作用。

●参考文献

［1］曾江琴，徐鸿婕，丁晓明，等．小陷胸汤对动脉粥样硬化大鼠血脂、血液流变学及炎性标志物的影响［J］．中药药理与临床，2016，1：10-14.

［2］王渝，邵沛，崔丽，等．小陷胸汤治疗功能性消化不良的实验研究［J］．中国中西医结合消化杂志，2008，2：94-96.

［3］黄金玲，蔡横，顾武军．加味小陷胸汤抗肿瘤作用的实验研究［J］．中国中医药科技，2007，4：251-252.

［4］卜韵佳，陈丽君，刘志伟，等．小陷胸汤对鼠镇静安神作用的实验研究［J］．湖南中医药大学学报，2012，3：20-22.

［5］林大勇．抵当汤合小陷胸汤化裁方对实验性肺间质纤维化大鼠血清层黏蛋白与血清Ⅲ型胶原影响的实验研究［D］．沈阳：辽宁中医药大学，2006.

［6］刘奇龙，郭志清，刘玉洁．小陷胸汤加味方对兔心肌缺血再灌注损伤NO、NOS、ET的影响［J］．中国中医急症，2010，2：274-275.

［7］冯泳，袁维真，董晓旭，等．小陷胸汤配伍左金丸治疗反流性食管炎的药效学研究［J］．辽宁中医杂志，2009，3：435-437.

《泰定养生主论》，录自《玉机微论》

滚痰丸（礞石滚痰丸）

礞石硝煅滚痰丸，大黄黄芩沉香添，
泻火逐痰临睡服，实火顽痰怪病蠲。

【组成】大黄酒蒸，片　黄芩酒洗净，各八两（各24g）　礞石捶碎用焰硝一两，投入小砂罐内盖之，铁线缚定，盐泥固济，晒干，火煅红候冷取出（3g）　沉香半两（2g）

【用法】上为细末，水丸，梧子大，每服四五十丸，量虚实加减服，清茶、温水送下，临卧食后服（现代用法：水泛小丸，每服6~9g，日1~2次，温开水送下）。

【功效】泻火逐痰。

【主治】实热老痰证。症见癫狂惊悸，或怔忡昏迷，或咳喘痰稠，或胸脘痞闷，或眩晕耳鸣，或绕项结核，或口眼蠕动，或不寐，或梦寐奇怪之状，或骨节卒痛难以名状，或噎息烦闷，大便秘结，舌苔黄腻，脉滑数而力。

●方义发挥

1. 病证辨析 滚痰丸（礞石滚痰丸）是治疗实热老痰证的常用方。

实热老痰，久积不去，变幻多端。上蒙清窍，则发为癫狂、昏迷；扰动心神，则为心悸怔忡、梦寐怪状；内蕴于肺则咳喘痰稠；停于中脘，脾失健运，津液停聚，痰阻气机则胸脘痞满；留于关节、经络，则为口眼蠕动、或骨节卒痛、或绕项结核等。凡此种种症状，见舌苔黄厚而腻、脉滑数有力者，均为实热老痰所致。

2. 治法 根据“实则泻之，热者寒之，顽痰则攻逐之”，故立荡涤实热，攻逐顽痰之法，使实热之痰从下而去。

3. 配伍解析

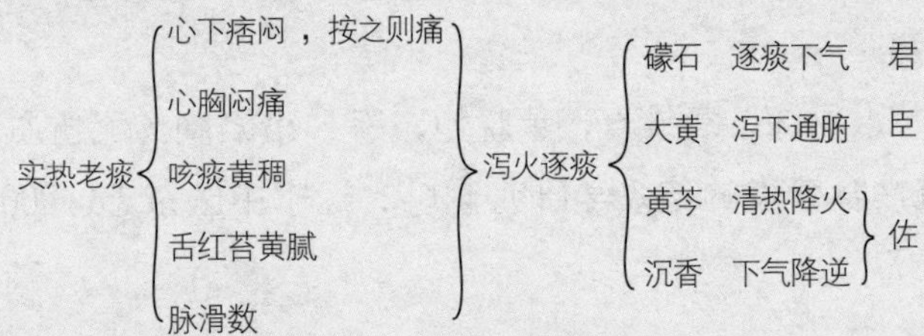

方中礞石燥悍重坠，善攻坠陈积伏匿之老痰，与焰硝同煅，其攻逐下行之性尤强。《本草纲目》说：“此药重坠，制以消石，其性疏快，使木平气下，而痰积通利，诸症自除。”

全方合用，泻火逐痰之力较猛，可使痰积恶物，自肠道而下。对于形气壮实，痰火胶固为病者，用之最宜。

●临床应用

1. 适用范围 本方常用于精神分裂症、癫痫、神经症、喘息、小儿急惊风、胸痹、瘰疬、臌胀、眩晕等中医辨证属痰火内闭者。

2. 使用注意 体虚者及孕妇不可轻用，以免伤正。

第三节 润燥化痰

《医学心悟》贝母瓜蒌散

贝母瓜蒌臣花粉，橘红茯苓加桔梗，
肺燥有痰咳难出，润肺化痰此方珍。

【组成】贝母一钱五分（9g） 瓜蒌一钱（9g） 花粉 茯苓 橘红 桔梗各八分（各5g）

【用法】水煎服。

【功效】润肺清热，理气化痰。

【主治】燥痰咳嗽证。症见咳嗽痰少，咯痰不爽，涩而难出，咽喉干痛，上气喘促，苔白而干。

●方义发挥

1. 病证辨析 贝母瓜蒌散是治疗燥痰证的常用方。

肺为娇脏，喜清肃濡润，不耐寒热。燥热伤肺，煎熬津液为痰。肺主气，司呼吸，痰阻气道，肺的清肃功能失职，故咳嗽有痰、咯痰不爽、涩而难出，甚则肺气上逆而见上气喘促；燥伤津液，燥盛则干，故咽喉干燥而疼痛；苔白而干为燥痰之象。

2. 治法 本着“燥者润之”，肺燥不宜用味辛耗散之品，燥痰黏稠，涩滞难出，又不宜用滋腻润肺之品，以免更胶泥助痰，故治疗上宜用清润祛痰之品，以润肺清热，利气化痰。

3. 配伍解析

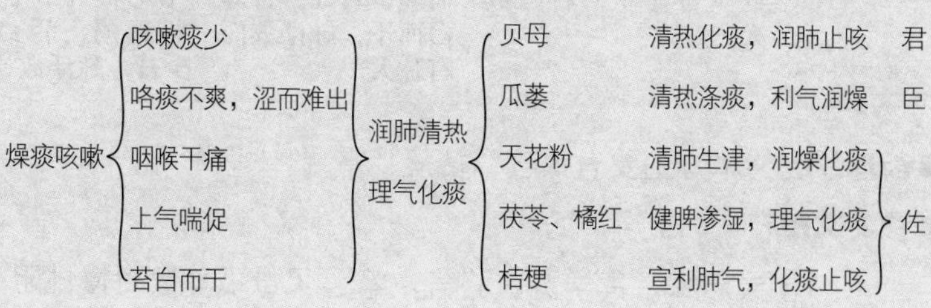

诸药合用，清润之中寓化痰之能，理气祛痰而无化燥之弊，清中有化，润而不腻。

●临床应用

1. 适用范围 本方常用于急慢性支气管炎、肺结核、肺炎、慢性咽炎等中医辨证属燥痰证者。

2. 使用注意 肾阴不足，虚火上炎之咳嗽证，不宜用本方，当滋阴降火。

类方鉴别

方名		贝母瓜蒌散	桑杏汤	清燥救肺汤
相同点		均能宣肺润燥生津化痰，以治燥伤肺津而致燥咳证		
不同点	组成	瓜蒌、贝母、天花粉、茯苓、陈皮、桔梗	桑叶、杏仁、贝母、沙参、梨皮、栀皮、豆豉	桑叶、枇杷叶、人参、石膏、麦冬、阿胶、杏仁、麻子仁、甘草
	功效	润肺祛痰	轻宣凉润	清燥润肺，益气养阴
	病证	燥痰咳嗽证	外感温燥伤肺轻证	外感温燥伤肺重证
	病机	燥热内结，肺阴不足，虚火灼津成痰	温燥袭肺，肺气失宣	温燥袭肺，耗气伤津
	证候	咯痰不利，咽喉干燥，咽痛，上气喘促，舌红少苔而干，右脉数大	头痛，身热不甚，口渴，咽干，鼻燥，干咳无痰，或痰少而黏，舌红，苔薄白而干，脉浮数而右脉大	头痛身热，干咳无痰，痰少而黏，口渴鼻燥，气逆而喘，胸膈满闷，舌红少苔，脉浮数

●药理研究 本方主要有镇咳、祛痰、平喘[1]等作用。

●参考文献

[1] 吴忠练，黄学宽，骆言，等．贝母瓜蒌散对慢性阻塞

性肺疾病大鼠肺组织中血管紧张素Ⅱ表达水平的影响［J］．吉林大学学报（医学版），2015，3：527-531，679-680.

●**按语**　方中贝母有浙、川之分，浙贝母（象贝母）味苦而辛，其性微寒，且入肺经，能开痰气之郁结，清热化痰，止咳散结；而川贝母味甘性微寒而润，润肺止咳，为治疗燥痰之要药。本方用川贝母较佳。

第四节　温化寒痰

《金匮要略》苓甘五味姜辛汤

苓甘五味姜辛汤，温肺化饮常用方，
半夏杏仁均可加，寒痰水饮咳嗽康。

【组成】茯苓四两（12g）　甘草三两（6g）　干姜三两（9g）　细辛三两（6g）　五味子半升（6g）

【用法】上五味，以水八升，煮取三升，去滓，温服半升，日三服（现代用法：水煎服）。

【功效】温肺化饮。

【主治】寒饮咳嗽证。症见咳嗽痰多，清稀色白，胸膈痞满，舌苔白滑，脉弦滑。

●**方义发挥**

1. 病证辨析　苓甘五味姜辛汤是治疗寒饮咳嗽的常用方。

寒饮之生，多因脾阳不足，寒从中生，运化失司，则聚湿而成饮；复因肺寒，肺失宣降，津液输布失常，积而成痰饮。本方所治者，偏重于肺寒留饮。《素问·邪气脏腑病行篇》曰：“形寒寒饮则伤肺”。盖寒邪痰饮停滞于肺，肺失宣降，故见咳嗽痰多、清稀色白、喜唾；痰饮内停，阻滞气机，故见胸膈痞满；舌苔白滑、脉弦滑，亦为寒饮内停之象。

2. 治法　证属寒痰水饮，寒饮非温不化，当根据《金匮要略·痰饮咳嗽病脉证并治第十二》“病痰饮者，当以温药和之”的原则选方用药。

3. 配伍解析

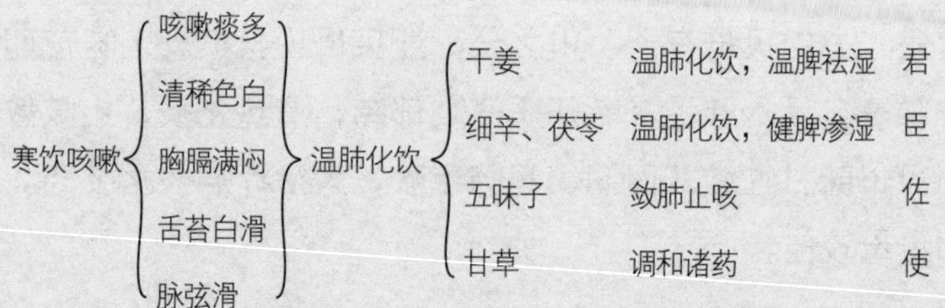

各药合用，散中有收，开中有合，标本兼顾，使脾肺之寒得温，痰饮得除，药虽五味，法度严谨，为温肺化痰的有效方剂。

●临床应用

1. 适用范围 本方常用于慢性支气管、肺气肿、支气管哮喘等中医辨证属寒饮内停者。

2. 使用注意 凡肺燥有热、阴虚咳嗽、痰中带血者，忌用本方。

类方鉴别

方名		苓甘五味姜辛汤	小青龙汤
相同点		均有干姜、细辛、五味子、甘草，均可温肺化饮，治寒饮内停所致的咳嗽痰稀色白之症	
不同点	组成	茯苓	麻黄、桂枝、半夏、芍药
	功效	温肺化饮	解表散寒，温肺化饮
	病证	寒饮咳嗽证	外寒里饮证
	症状	咳嗽痰多，清稀色白，胸膈痞满，脉弦滑	恶寒发热，头身疼痛，无汗，喘咳，痰涎清稀量多，脉浮

●药理研究 本方主要有平喘[1]、抗过敏[2]等作用。

●参考文献

[1] 李岩，李荣科，王燕，等．苓甘五味姜辛汤对哮喘大鼠环腺苷酸、环腺苷酸依赖性蛋白激酶A及水通道蛋白5的影响[J]．中国中医药信息杂志，2015，10：67-69.

[2] 方素清．苓甘五味姜辛汤加味对变应性鼻炎豚鼠IL-4和IFN-γ含量的影响[J]．中华中医药学刊，2010，2：444-446.

三子养亲汤

《皆效方》，录自《杂病广要》

三子养亲祛痰方，芥苏莱菔共煎汤，
大便实硬加熟蜜，冬寒更可加生姜，
半夏杏仁均可加，寒痰水饮咳嗽康。

【组成】紫苏子（9g）　白芥子（9g）　莱菔子（9g）（原书未著用量）

【用法】上三味各洗净，微炒击碎。看何证多，则以所主者为君，余次之。每剂不过三钱（9g），用生绢小袋盛之，煮作汤饮，代茶水啜用，不宜煎熬太过（现代用法：三药微炒，捣碎，布包微煮，频服）。

【功效】温肺化痰，降气消食。

【主治】痰壅气逆食滞证。症见咳嗽喘逆，痰多胸痞，食少难消，舌苔白腻，脉滑。

●方义发挥

1. 病证辨析　三子养亲汤是治疗痰壅气逆食滞证的常用方。

脾胃属土，位居中焦，职司升降，功能运化，为后天之本，营血卫气生化之源，五脏皆禀于脾胃。若脾胃虚弱，运化失职，升降失常，则水谷不化精微，反化生痰；痰壅则气滞，故胸痞痰多；痰随气上，肺气壅塞，失其下行之令，逆而不降，故咳嗽喘逆；胃主受纳，脾主运化，脾胃虚弱，不能消磨水谷，运化精微，则食少难化；舌苔白腻、脉滑均乃痰浊之象。

2. 治法　宜温肺祛痰，降气消食。

3. 配伍解析

寒饮咳嗽：咳嗽喘逆、痰多胸痞、食少难消、舌苔白滑腻、脉滑 → 温肺化痰，降气消食

- 白芥子　温肺化痰，利气畅膈
- 紫苏子　降气消痰，止咳平喘
- 莱菔子　消食导滞，降气祛痰

三者合用，痰化、食消、气顺。

●临床应用

1. 适用范围　本方常用于顽固性咳嗽、慢性支气管、肺心病、支气管哮喘等中医辨证属痰壅气逆食滞者。

2. 使用注意　本方终属治标之剂，绝非治本之图，待症状缓解，则当标本兼顾。

●药理研究　本方主要有平喘[1]、镇咳、祛痰[2]、抑制胸腺发育[3]等作用。

●参考文献

[1] 徐升，董艳，杨昆，等．三子养亲汤对支气管哮喘模型大鼠保护作用及对 CysLTs 炎症通路的影响［J］．中国生化药物杂志，2016，1：40-43.

[2] 隋利强，张欣，吕文海．三子养亲汤的镇咳、祛痰作用研究［J］．中医药导报，2009，2：81-82.

[3] 尹桂华．三子养亲汤的药理学及临床应用研究进展［J］．当代医学，2010，24：22-23.

按语

原方用法“每剂不过三钱，用生绢小袋盛之”，可煮汤代茶，以使药力缓行。

临床使用，可据证变化。苏子长于降气，气逆不降者，以之为主；白芥子长于畅膈，胁痛痰多者，以此为主；莱菔子长于消食导滞，食少痞闷者，以此为主。

第五节　化痰熄风

止嗽散《医学心悟》

止嗽散用百部菀，白前桔草荆陈研，
宣肺疏风止咳痰，姜汤调服不必煎。

【组成】桔梗炒　荆芥、紫菀蒸　百部蒸　白前蒸，各二斤（各12g）　甘草炒，十二两（4g）　陈皮水洗，去白，一斤（6g）

【用法】共为末，每服三钱，开水调下，食后临卧服，初感风寒，生姜汤调下（现代用法：共为末，每服6~9g，温开水或姜汤送下，亦可加生姜三片，水煎服，用量按原方比例酌减）。

【功效】宣利肺气，疏风止咳。

【主治】风邪犯肺之咳嗽。症见咳嗽咽痒，咯痰不爽，或微恶风发热，舌苔薄白，脉浮缓。

●方义发挥

1. 病证辨析　止嗽散为治疗咳嗽的常用方。

原为外感咳嗽，经服解表宣肺药后而咳仍不止者，说明解表不彻而其邪未尽。如日久不愈，或愈而复发，势必郁而不解，风邪外袭，肺气郁闭，宣降失调，津液失于输布，壅遏为痰，以致风邪夹痰犯肺，肺气逆而不降，郁而不宣，故见咳嗽咽痒、咳痰不爽；风寒未尽，但邪尚轻浅，故见微有恶风发热；风寒犯肺，故舌苔薄白、脉浮。

2. 治法　此时外邪十去八九，而肺气失于宣降，治之之法，重在宣肺止咳，兼以解表。

3. 配伍解析

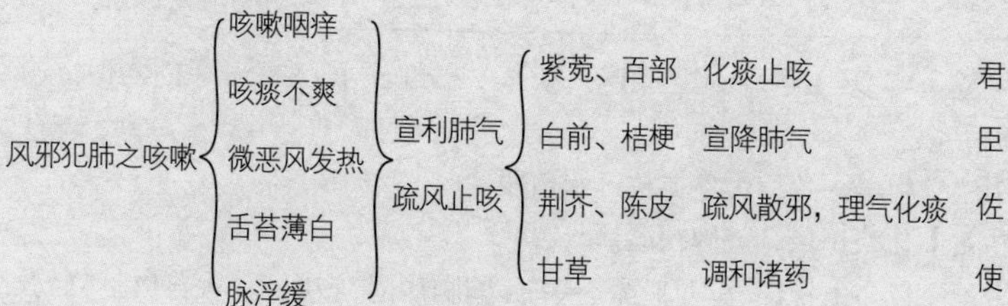

全方诸药合用，温而不燥，润而不腻，散寒而不助热，解表而不伤正，共奏止咳化痰，疏风宣肺之效。

●临床应用

1. 适用范围 本方常用于呼吸道感染、支气管炎、百日咳等中医辨证属表邪未尽，肺气失宣者。

2. 使用注意 阴虚劳嗽或肺热咳嗽者，不宜使用。

●药理研究 本方主要有镇咳、化痰[1]、平喘[2]等作用。

●参考文献

［1］徐乃玉，顾振纶．止嗽散药理作用研究［J］．中国野生植物资源，2003，2：35-36.

［2］徐乃玉，顾振纶，谢梅林，等．加味止嗽散有效部位群对过敏性哮喘豚鼠作用的实验研究［J］．中国新药与临床杂志，2005，5：376-378.

按语

止嗽散是治疗风痰犯肺，新久咳嗽之良方。正如《医学心悟》所说："本方温润和平，不寒不热，既无攻击过当之虞，大有启门驱贼之势。是以客邪易散，肺气安宁"。故对于新久咳嗽，咯痰不爽者，只要加减运用得宜，均可获效。

半夏白术天麻汤，
苓草橘红枣生姜，

半夏白术天麻汤《医学心悟》

【组成】半夏一钱五分（9g）　天麻　茯苓　橘红各一钱（各6g）　白术三钱（18g）　甘草五分（3g）

【用法】生姜一片，大枣二枚，水煎服。

【功效】化痰熄风，健脾祛湿。

【主治】风痰上扰证。症见眩晕、头痛，胸膈痞闷，或呕恶，舌苔白腻，脉弦滑。

眩晕头痛风痰盛，
痰化风熄复正常。

●方义发挥

1. 病证辨析 半夏白术天麻汤是治疗风痰眩晕、头痛的代表方及常用方。

脾虚生痰与内生之风相夹，风痰上扰清窍，脾主运化水湿，若脾胃内伤，湿浊不化，凝聚成痰，痰湿壅遏，引动肝风，肝风夹痰上扰清窍，故见眩晕、头痛；痰湿内阻，气机郁滞，痰气交阻，故见胸膈胀满；痰湿中阻，胃失和降，故见恶心呕吐；舌苔白腻、脉弦滑为痰湿夹风之征象。

2. 治法 据《内经》治病求本的精神，结合本方证病机，风痰上扰为标，脾虚生湿为本，治宜化痰熄风以治标，健脾祛湿以治其本，标本兼顾，病方可除。

3. 配伍解析

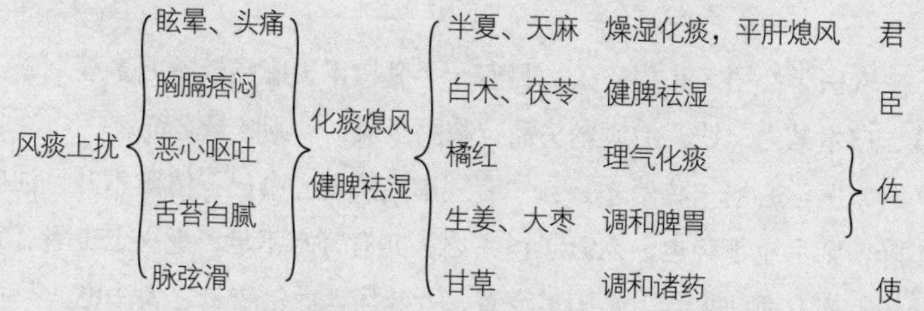

诸药合用，共奏化痰熄风，健脾祛湿之效，为治风痰眩晕之良方。

●临床运用

1. 适用范围 本方常用于耳源性眩晕、高血压、神经性眩晕、癫痫、面神经麻痹、鼻窦炎、结核性脑脊髓膜炎、神经衰弱、慢性支气管炎、肺气肿、支气管哮喘等中医辨证属风痰上扰者。

2. 使用注意 对于肝肾阴虚，气血不足或肝阳上亢所致之眩晕，不宜应用。

●**药理研究** 本方主要有降血压[1]、降血脂[2]等作用。

●**参考文献**

[1] 王现珍，蒋嘉烨，罗珊珊，等．半夏白术天麻汤对自发性高血压大鼠血管内皮功能的影响［J］．中国中西医结合杂志，2011，6：811-815.

[2] 孙付军，黄伟克，李晓晶，等．半夏白术天麻汤化裁方治疗高脂血症的研究［J］．中国实验方剂学杂志，2010，9：169-172.

●**典型医案** 薛立斋治一妊妇，烦热吐痰，恶热，恶心头晕。此脾虚风痰为患，用半夏白术天麻汤，以补元气、祛风邪，渐愈。惟头昏未痊，乃用补中益气汤加蔓荆子，以升补阳气而愈。（《续名医类案》）

按语

《医学心悟·头痛》条，另有一半夏白术天麻汤较本方多蔓荆子三钱，白术减为一钱，治痰厥头痛，胸膈多痰，动则眩晕之证。

《医学心悟·眩晕》云：“有气虚夹痰者，书曰：清阳不升，浊阴不降，则上重下轻也，六君子汤主之，亦有肾水不足，虚火上炎者，六味汤。亦有命门火衰，真阳上泛者，八味汤，此治眩晕之大法也。”

定痫丸《医学心悟》

定痫二茯贝天麻，丹麦陈远蒲姜夏，胆星全蝎蚕琥珀，竹沥姜汁草朱砂。

【组成】明天麻　川贝母　半夏姜汁炒　茯神去木，蒸　茯苓蒸，各一两（各30g）　胆南星九制者　石菖蒲杵碎，取粉　全蝎去尾，甘草水洗　僵蚕甘草水洗，去咀，炒　真琥珀腐煮，灯草研，各五钱（各15g）　陈皮洗，去白　远志去心　甘草水泡，各七钱　丹参酒蒸　麦冬去心，各二两（各60g）　辰砂细研，水飞，三钱（9g）

【用法】用竹沥一小碗，姜汁一杯，再用甘草四两熬膏，和药为丸，如弹子大，辰砂为衣，每服一丸（现代用法：共为细末，用甘草120g熬膏，加竹沥100ml，姜汁50ml，和匀调药为小丸，每服6g，早晚各一次，温开水送下）。

【功效】涤痰熄风，清热定痫。

【主治】痰热痫证。症见忽然发作，眩仆倒地，不省高下，甚则手足抽搐，目斜口歪，痰涎直流，叫喊作声，舌苔腻而微黄，脉弦滑。

●方义发挥

1. 病证辨析 定痫丸是治疗痰热痫证的常用方。

每因情志失调，惊恐恚怒，郁结生痰，或因饮食不节，劳力过度，脾湿生痰，一俟肝气失和，肝风夹痰随气上逆，壅闭经络，阻塞清窍，以致突然发痫；痰热横窜，气血逆乱，心神失守，故眩仆倒地、不省人事；内风窜扰筋脉，故目斜口歪、甚则抽搐；肝风迫脂液上逆，故叫喊作声、痰涎直流；痰热内蕴，故舌红苔黄腻；风痰内盛，故脉弦滑；风痰聚散无常，故反复发作，而醒后一如常人。

2. 治法 治以涤痰熄风，清热定痫之法，使热清痰化，风熄痫定。

3. 配伍解析

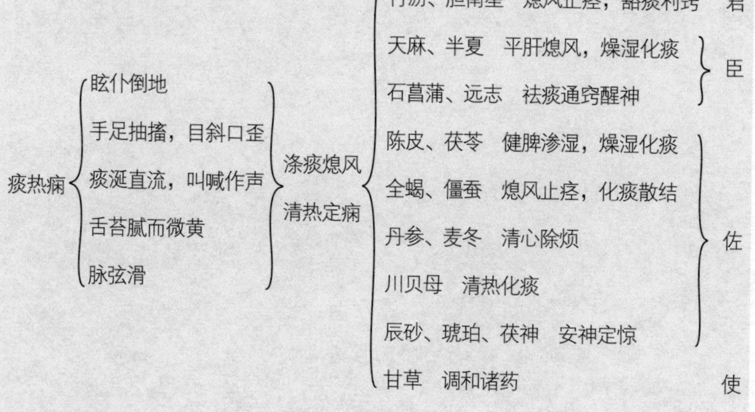

●临床运用

1. 适用范围 本方常用于癫痫病发作期中医辨证属风痰蕴

热者。

2. 使用注意 阴虚阳亢，气血不足所致之眩晕不宜使用。

●药理研究 本方主要有抗癫痫[1]等作用。

●参考文献

[1] 朱萱萱，戴兵，殷坤，等．定痫丸对戊四唑点燃癫痫大鼠脑内神经递质含量及海马 c-fos 表达的影响［J］．中华中医药学刊，2011，3：468-470.

按语

痫症的发作有轻有重，来势有急有缓，病程有短有长。一般初起较轻，反复发作则正气渐衰，痰结日深，愈发愈频，证情逐渐加重。其发作期间，应着重涤痰熄风，先治其标。发作之后，则宜健脾养心，补益肝肾，调补气血，缓治其本。本方乃涤痰熄风之剂，故适用于由痰热上扰而致痫证发作者。待其痫证缓解，则须化痰与培本兼顾，并应注意饮食，调摄精神，扶其正气，以收全功。尤其对久病频发者，更须注重调补正气，原方后有“方内加人参三钱尤佳”一语，即是此意。

第十七章 消食剂

凡以消食药为主组成，具有消食健脾或化食导滞等作用，主治各种食积证的方剂，统称消食剂。

食积之病多因饮食失节，暴饮暴食，或脾虚失运，饮食难消所致。因此，消食剂可分为消食化滞和健脾消食两类。

消食化滞剂，适用于食积证。临床表现常见胸脘痞闷，嗳腐吞酸，恶食呕逆，腹痛泄泻等。常用消食药为主组成方剂，如山楂、神曲等。代表方有保和丸、枳实导滞丸。

健脾消食剂，适用于脾虚食积证。临床表现常见脘腹痞满，不思饮食，面黄体瘦，倦怠乏力，大便溏薄等。常选用消食药配伍益气健脾药为主组成方剂，如山楂、神曲、白术、山药等。代表方如健脾丸、枳实消痞丸。

食积内停，易阻滞气机，气机阻滞又可导致积滞不化。故消食剂中常配伍理气药，使气行而积消。此外，消食剂虽较泻下剂作用缓和，但毕竟属于攻伐之品，故不宜久服，纯虚无实者禁用。

第一节 消食化滞

保和丸《丹溪心法》

保和神曲与山楂，苓夏陈翘菔子加，炊饼为丸白汤下，消食和胃效堪夸。

【组成】山楂六两（18g） 神曲二两（6g） 半夏 茯苓各三两（各9g） 陈皮 连翘 莱菔子各一两（各3g）

【用法】上为末，炊饼为丸，如梧桐子大，每服七八十丸，食远白汤下（现代用法：共为末，水泛为丸，每服6~9g，温开水送下；亦可作汤剂，水煎服）。

【功效】消食和胃。

【主治】食积证。脘腹痞满胀痛，嗳腐吞酸，恶食呕恶，或大便泄泻，舌苔厚腻，脉滑。

●方义发挥

1. 病证辨析 保和丸为治疗一切食积轻证之常用方。

食积，又称伤食，多因饮食不节，暴饮暴食所致。饮食过量，脾运不及，则停滞而为食积，故《素问·痹论》说："饮食自倍，脾胃乃伤"。胃司纳谷，脾主运化，胃宜降则和，脾宜升则健。食停中脘，阻遏气机，则脘闷腹胀、甚则腹痛；饮食中阻，升降失司，则嗳腐吞酸、恶食吐泻；舌苔厚腻、脉滑皆为食积征象。

2. 治法 食停中脘，非吐、下所宜，故治以消食化滞，理气和胃。

3. 配伍解析

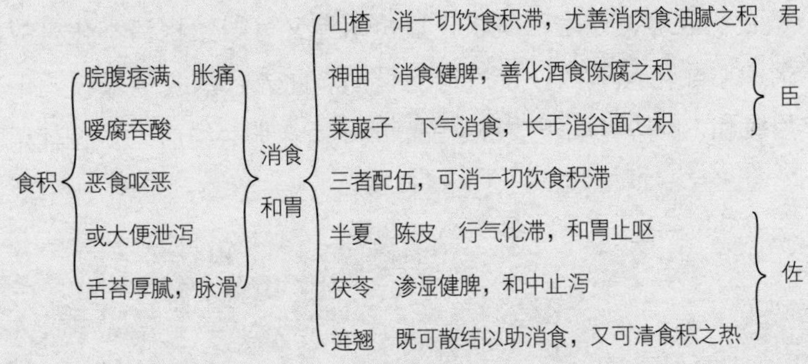

全方以消食药为主，配伍行气、降逆、化湿之品，共奏消食和胃之功，使食积得消，脾胃调和，热清湿去，则诸症可愈。本方以消导为主，但作用平和。诚如《成方便读》所云："此方虽纯用消导，毕竟是平和之剂，故特谓之保和耳。"

●临床应用

1. 适用范围 本方常用于急慢性胃炎、功能性消化不良、胆道系统感染、幽门不完全梗阻等中医辨证属食积内停者。

2. 使用注意 本方属攻伐治标之剂，不宜久服，脾虚食滞者不宜用。

●药理研究 本方具有促进和调节胃肠运动功能[1-2]、增加胃酸分泌[3]等作用。

●参考文献

[1] 刘欣，郅敏，雷莉，等．复方中药健脾丸和保和丸对小鼠胃肠运动的影响[J]．世界华人消化杂志，2003，11(1)：54-56.

[2] 陈建峰，唐铭翔，周知午．保和丸对大鼠血液中胃泌素及胃动素含量的影响[J]．湖南中医杂志，2008，24(4)：89-90.

[3] 张轶伦，段大航，刘红，等．中药保和丸对大白鼠胃液酸度影响的初步研究[J]．社区医学杂志，2006，4(11)：32.

●典型医案 徐仲光治一痘，未尽出而腹痛，嗳乳吞酸，大便酸臭，乃饮食停滞也，保和丸二服而愈。(《续名医类案》)

枳实导滞丸 《内外伤辨惑论》

枳实导滞首大黄，芩连曲术茯苓襄，泽泻蒸饼糊丸服，湿热积滞力能攘。

【组成】大黄一两(9g)　枳实麸炒，去瓤　神曲炒，各五钱(各9g)　茯苓去皮　黄芩去腐　黄连拣净　白术各三钱(各6g)　泽泻二钱(6g)

【用法】上为细末，汤浸蒸饼为丸，如梧桐子大，每服五十丸至七十丸，温水送下，食远，量虚实加减服之(现代用法：共为细末，水泛小丸，每服6~9g，食后温开水送下，每日2次；亦可作汤剂，水煎服)。

【功效】消食导滞，清热祛湿。

【主治】湿热食积证。脘腹胀痛，下痢泄泻，或大便秘结，小便短赤，舌苔黄腻，脉沉有力。

●**方义发挥**

1. 病证辨析 枳实导滞丸为治疗湿热食积证之常用方。

湿热饮食积滞内停，气机壅塞，传导失司，故见脘腹胀满疼痛、大便秘结；食积不消，湿热下迫于肠，则泄泻下痢；湿热内停，其小便短赤、舌苔黄腻、脉沉有力。

2. 治法 食积与湿热并存，病势较急，治宜攻积导滞之法，即《医方集解》所云："饮食伤滞，作痛成积，非有以推荡之则不行。"

3. 配伍解析

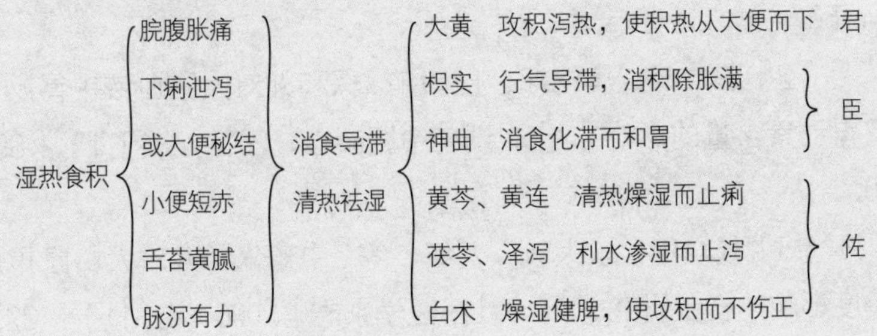

本方消下与清利并用，以消下为主，用于泄泻、下痢，属"通因通用"之法。方中白术兼顾正气，使祛邪又不伤正。

●**临床应用**

1. 适用范围 本方常用于胃肠功能紊乱、细菌性痢疾、肠炎、消化不良等中医辨证属湿热食积者。

2. 使用注意 泄泻无积滞及孕妇均不宜使用。

●**药理研究** 本方具有促进胃排空和小肠推进[1]等作用。

●**参考文献**

[1] 李媛，董乃娥，郭玉成．枳实导滞丸对小鼠胃排空和小肠推进的影响［J］．承德医学院学报，2008，25（2）：212-213.

第二节　健脾消食

《证治准绳》健脾丸

健脾参术苓草陈，肉蔻香连合砂仁，
楂肉山药曲麦炒，消补兼施此方寻。

【组成】白术炒，二两半（15g）　木香另研　黄连酒炒　甘草各七钱半（各6g）　白茯苓去皮，二两（10g）　人参一两五钱（9g）　神曲炒　陈皮　砂仁　麦芽炒　山楂取肉　山药　肉豆蔻面裹，纸包槌去油，各一两（各6g）

【用法】上共为细末，蒸饼为丸，如绿豆大，每服五十丸，空心服，一日二次，陈米汤下（现代用法：共为细末，糊丸或水泛小丸，每服6~9g，温开水送下，日2次；亦可作汤剂，水煎服）。

【功效】健脾和胃，消食止泻。

【主治】脾虚食积证。食少难消，脘腹痞满，大便溏薄，倦怠乏力，苔腻微黄，脉虚弱。

●方义发挥

1. 病证辨析　健脾丸为治疗脾虚食积证之代表方。

脾虚失运，食停生湿，故食少难消、大便溏薄；食积内停，阻碍气机，则脘腹痞满；苔腻微黄乃食积化热之象；脾虚气血生化乏源，则倦怠乏力、脉虚弱。

2. 治法　脾虚宜补，食积宜消，故法当健脾和胃，消食止泻。

3. 配伍解析

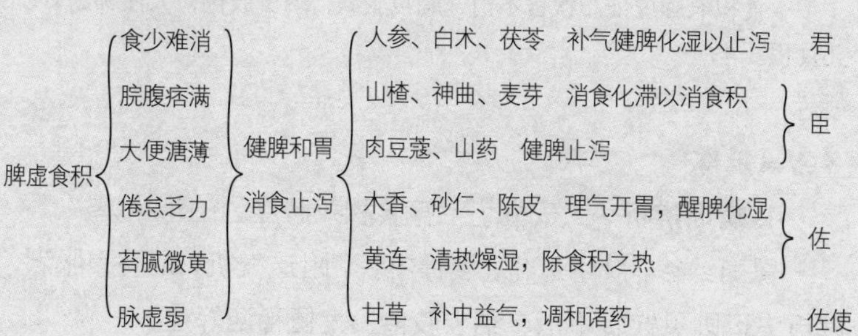

本方补气健脾药与消食行气药同用，消补兼施，补而不滞，消不伤正。因方中四君子汤及山药等益气健脾之品居多，补重于消，且食消脾自健，故方名“健脾”。

●临床应用

1. 适用范围 本方常应用于慢性胃炎、慢性肠炎、消化不良等中医辨证属脾虚食积者。

2. 使用注意 本方为消补兼施之剂，食积内停，脾胃不虚之实证不宜使用。

●药理研究 本方具有促进和调节胃肠运动功能[1]等作用。

●参考文献

[1] 刘欣，郅敏，雷莉，等．复方中药健脾丸和保和丸对小鼠胃肠运动的影响[J]．世界华人消化杂志，2003，11(1)：54-56.

保和神曲与山楂，苓夏陈翘菔子加，
炊饼为丸白汤下，消食和胃效堪夸，
大安丸内加白术，消中兼补效堪夸。

大安丸《丹溪心法》

【组成】山楂二两(12g) 神曲炒 半夏 茯苓各一两(各6g) 陈皮 萝卜子 连翘各半两(各3g) 白术二两(12g)

【用法】上为末，粥糊丸服（现代用法：水煎服）。

【功效】消食健脾。

【主治】食积兼脾虚证。饮食不消，脘腹胀满，纳少肢倦，大便稀溏，以及小儿食积。

●方义发挥

1. 病证辨析 大安丸为治疗食积兼脾虚证的常用方。

胃司纳谷，脾主运化，食停中脘，阻遏气机，则脘腹胀满，脾虚失运则见饮食不消、纳少肢倦、大便稀溏等症。

2. 治法　宜消补兼施，法以消食健脾。

3. 配伍解析

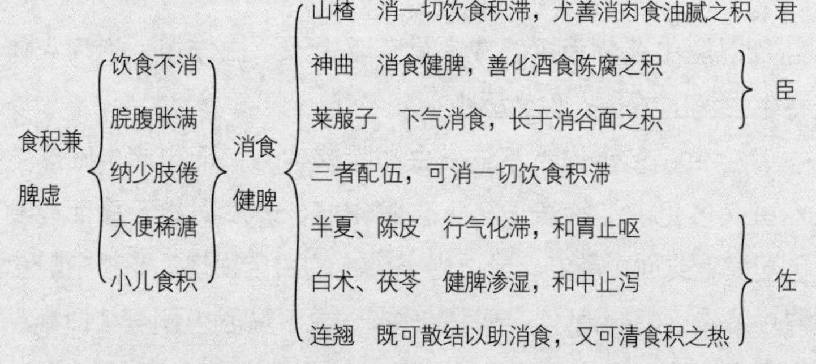

大安丸较保和丸多白术一味，余药用量也较之为轻。全方配伍，消中兼补，即消食之中兼有健脾之功，故适用于食积兼脾虚者，对于小儿食积证尤宜。

●临床应用　本方常用于急慢性胃炎、功能性消化不良、口服化疗引起的呕吐、大肠癌术后化疗致胃肠道反应等中医辨证属食积兼脾虚者。

●药理研究　本方具有保护胃肠道黏膜损伤[1]、减轻口服化疗药物的胃肠道副反应[2]等作用。

●参考文献

[1] 金军，张铭熙．大安丸减轻大肠癌术后化疗致胃肠道反应疗效观察 [J]．中国中医药信息杂志，2004，11 (9)：823-824.

[2]沈韦．大安丸加减方治疗口服化疗引起的呕吐98例[J].中医临床研究，2014，6 (17)：124-125.

第十八章 驱虫剂

凡以驱虫药物为主组成，具有驱虫、杀虫作用，治疗人体肠道寄生虫病的方剂，称为驱虫剂。

寄生虫病多因饮食不洁，虫卵随饮食入口而引起，临床主要以蛔虫病多见。症状表现多见脐腹作痛，时发时止，痛而能食，面色萎黄，或面白唇红，或面生干癣样的白色虫斑，或睡中龂齿，或胃中嘈杂，呕吐清水，或耳鼻作痒，或下嘴唇内侧有红白疹点，或白睛上有青灰色斑块，舌苔剥落，脉象乍大乍小等。

虫病治法，当以驱虫为主，用药多以驱虫药物组成。但驱虫之外，亦应注意脏腑阴阳气血的调理。明代张介宾提出"治虫之法，虽当去虫，而欲治生虫之本以杜其源，犹当以温养脾肾元气为主，但使脏气阳强，非惟虫不能留，亦自不能生也。"

驱虫剂宜在空腹时服用，尤以临睡前服用为妥，并应忌食油腻香甜之物。有时还需要适当配伍泻下药物，以助虫体排出。注意饮食清洁，避免重复感染。一定时间后，当复查大便，必要时可反复使用驱虫剂。

乌梅丸用细辛桂，黄连黄柏及当归，人参附子椒姜继，温脏安蛔寒厥剂。

乌梅丸《伤寒论》

【组成】乌梅三百枚（30g） 细辛六两（3g） 干姜十两（9g） 黄连十六两（9g） 当归四两（6g） 附子炮，去皮，六两（6g） 蜀椒出汗，四两（5g） 桂枝去皮，六两（6g） 人参六两（6g） 黄柏六两（6g）

【用法】上药各为末，合治之，以苦酒渍乌梅一宿，去核，蒸之五斗米下，饭熟，捣成泥，和药令相得，纳臼中，炼蜜为丸，如梧桐子大。每服十丸，食前以饮送下，一日三次。稍加至二十丸（现代用法：乌梅用醋浸一宿，去核打烂，和余药打匀，烘干或晒干，研末，加蜜制丸，每服9g，日3次，空腹温水送下）。

【功效】温脏安蛔。

【主治】蛔厥证。症见脘腹阵痛，烦闷呕吐，时发时止，得食则吐，甚则吐蛔，手足厥冷。亦治久泻久痢。

●方义发挥

1. 病证辨析　乌梅丸为张仲景创制的安蛔止痛之名方，对后世影响颇大；亦为临床治疗寒热虚实错杂之久泄久痢的常用方。

蛔虫喜温而恶寒，其性喜钻窜，故遇寒则动，遇温则静。少阴虚寒，不得温煦脾土，致清阳不升，关门不利，故久泻久痢；阴寒凝滞，阳气不得伸张，肝胆郁遏化火而犯胃，致肠寒胃热，引蛔虫躁动不宁，时时上扰，则脘腹阵痛、烦闷呕吐、得食则吐、甚则吐蛔；痛甚则气机逆乱，脾胃之气不得升降，四末之气不得顺接，则四肢逆冷、发为蛔厥；蛔虫起伏无时，虫动则发，虫静则止，故时发时止。

2. 治法　因脏寒引虫动而发，甚则出现厥逆之急证，故法当先温脏安蛔，待虫静痛止，诸症减缓再行杀虫驱虫之法。更兼寒极生热，虚极化实以致寒热虚实错杂、升降出入逆乱之象，则用药自当寒热并进，补泻兼施，升降并调。

3. 配伍解析

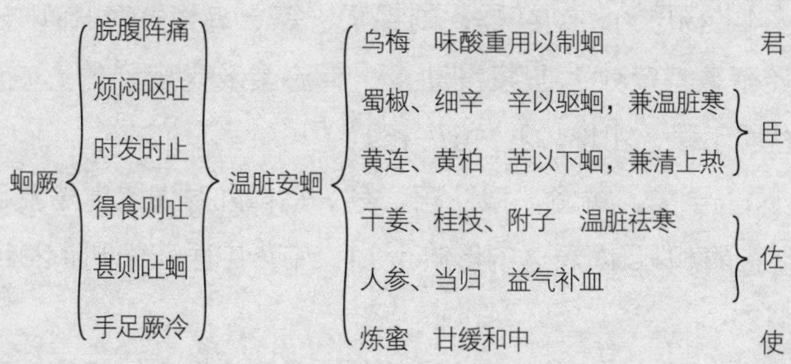

本方用药酸苦辛并行，安蛔之力较强，但驱蛔之力较弱。补泻兼施的特点，可用于寒热错杂，正气虚弱之久泻久痢。

●临床应用

1. 适用范围 本方现代常用于治疗胆道蛔虫病、肠道蛔虫病、慢性肠炎、慢性痢疾等中医辨证属寒热错杂、正气不足者。

2. 使用注意 本方药性偏温，适宜寒热错杂而偏寒者，服药期间禁食生冷、滑物、臭食等以防生寒损脾。

●药理研究 本方具有抗炎[1]、降糖[2]、抗肝纤维化[3]、促进胃肠功能[4]、抗肿瘤[5]、镇痛[6]等药理作用。

●参考文献

[1] 张新杰，马宗华．乌梅丸对溃疡性结肠炎实验大鼠血清IL6和IL10水平的影响[J]．中医学报，2015，1：74.

[2] 张小欢，胡建平，李瑛．乌梅丸治疗糖尿病的拆方研究[J]．中国实验方剂学杂志，2006，9：41-44.

[3] 张保伟，赵志敏，李爱峰．乌梅丸对免疫损伤性大鼠肝纤维化α1（Ⅰ）型前胶原mRNA表达的影响[J]．世界中西医结合杂志，2006，1：19-21.

[4] 杨思为，刘红婴，刘锡坚，等．乌梅丸对Hp阳性糖尿病胃轻瘫患者疗效、血浆胃动素、胃泌素及内皮素的影响[J]．临床医学工程，2013，2：167-169.

[5] 李勇，黄伶，钱红花，等．乌梅丸对大鼠胃癌及癌前病变中端粒酶和PCNA表达的影响[J]．中华中医药学刊，2010，2：410-412.

[6] 闫曙光，惠毅，周永学．乌梅丸及其拆方的镇痛作用[J]．中国实验方剂学杂志，2013，21：262-265.

●典型医案　沈尧封治朱承宗室，甲戌秋，体倦吐食。诊之，略见动脉，询得停经两月，恶阻症也。述前治法，有效有不效。如或不效，即当停药。录半夏茯苓汤方与之，不效，连更数医。越二旬，复邀沈诊，前之动脉不见，但觉细软，呕恶日夜不止，且吐蛔两条。沈曰：恶阻无碍，吐蛔是重候，姑安其蛔，以观动静。用乌梅丸，早晚各二十丸，四日蛔止，呕亦不作。此治恶阻之变局也，故志之。(《续名医类案》)

肥儿丸　*《太平惠民和剂局方》*

肥儿丸内用使君，豆蔻香连曲麦槟，猪胆为丸热水下，虫疳食积一扫清。

【组成】神曲炒，十两(9g)　黄连去须，十两(9g)　肉豆蔻面裹煨，五两(6g)　使君子去皮，五两(6g)　麦芽炒，五两(6g)　槟榔细锉，晒，二十个(9g)　木香二两(3g)

【用法】上为细末，猪胆汁为丸，如粟米大。每服三十丸，量岁数加减，热水下，空心服(现代用法：共为细末，去鲜猪胆汁和为小丸，每次3g，空腹服，一岁以下小儿酌减)。

【功效】杀虫消积，清热健脾。

【主治】小儿虫积疳疾。症见消化不良，面黄体瘦，肚腹胀满，发热口臭，大便溏薄，舌苔黄腻，脉虚弱。亦治虫积腹痛。

●方义发挥

1. 病证辨析　肥儿丸是治疗小儿疳积的代表方剂。

小儿体弱，脏腑娇嫩，加之饮食不洁，虫积中焦，损伤脾胃，脾失健运则消化不良、大便溏薄；气血生化乏源，无以充养则面黄体瘦；积阻气滞则肚腹胀满或腹痛；郁久化热，湿热内蕴故见发热口臭、舌苔黄腻；正气不足，故脉象虚弱。

2. 治法　虫积肠中，脾失健运，饮食不化，渐成积滞，发为疳疾，故治当杀虫消积；但本证好发于幼弱小儿，正气不足，脾胃柔弱，加之日久宜蕴热生湿，故辅以清热健脾之法。

3. 配伍解析

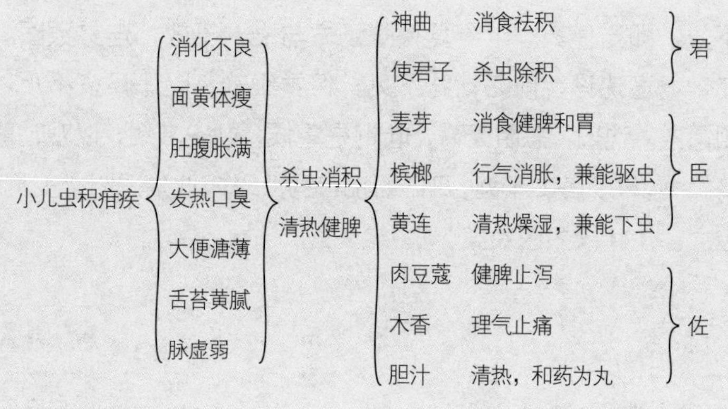

●临床应用

1. 适用范围　本方现代常用于治疗小儿肠道多种寄生虫病、小儿慢性消化不良等中医辨证属于虫积疳疾者。

2. 使用注意　本方药物均属消导攻伐之品，故不可久服，若非虫积疳疾者禁用，

化虫丸中用胡粉，鹤虱槟榔苦楝皮，少加枯矾面糊丸，专治虫病未虚人。

化虫丸《太平惠民和剂局方》

【组成】胡粉炒　鹤虱去土　槟榔　苦楝根去浮皮，各五十两（各15g）　白矾苦，十二两半（3g）

【用法】上为末，以面糊为丸，如麻子大。一岁儿服5丸，温浆水入生麻油一两，调匀下之，温米饮送下亦得，不拘时候。其虫细小者皆化为水，大者自下（现代用法：共为细末，水泛为小丸，一岁儿服5丸，空腹，米汤送下）。

【功效】驱杀肠中诸虫。

【主治】虫病。症见腹痛时发时止，往来上下，其痛甚剧，呕吐清水，或吐蛔虫，多食而瘦，面色青黄。

●方义发挥

1. 病证辨析　化虫丸专治诸虫，为驱虫之代表方，尤其擅长治疗蛔虫病。

虫居于肠中，时聚时散，动扰不宁，气机阻滞，升降失常，故腹痛时发时止、往来上下、甚则呕吐清水或吐蛔；虫积日久，盗食水谷之精，而脾胃受损，气血生化乏源不得充养，故多食而瘦、面色青黄。

2. 治法　虫寄居肠中，诸症因此而生，故当驱之杀之，以消病因。

3. 配伍解析

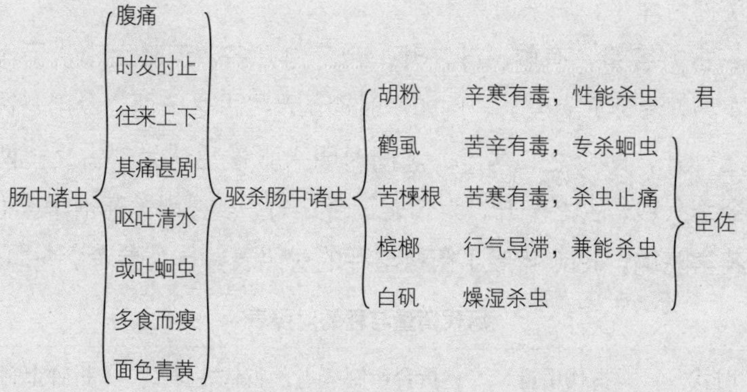

本方集诸杀虫药于一方，力专效宏，配以槟榔，于杀虫中寓以行气攻下之法，有利虫体排出。

●临床应用

1. 适用范围　本方现代常用于治疗多种肠道寄生虫病或虫积腹痛中医辨证属虫病者。

2. 使用注意　方中胡粉、苦楝根皆有毒，故用量不可过大，不宜连续服用，药后适当调理脾胃。

附录一 古方药量考证

古代度量衡制度在各个历史时期有所不同。古称以黍、铢、两、斤计量，而无分名。到了晋代，则以十黍为一铢，六铢为一分，四分为一两，十六两为一斤（即以铢、分、两、斤计量）。

及至宋代，遂立两、钱、分、厘、毫之目，即十毫为一厘，十厘为一分，十分为一钱，十钱为一两，以十累计，积十六两为一斤。元、明以至清代，沿用宋制，很少变易，故宋、明、清之方，凡言分者，是分厘之分，不同于晋代二钱半为一分之分。清代之称量称为库平，后来通用市称。

古方容量，有斛、斗、升、合、勺之名，但其大小，历代亦多变易，考证亦有差异，例如李时珍认为“古之一两，今用一钱，古之一升，即今之二两半”。同时明人张景岳认为“古之一两，为今之六钱，古之一升，为今之三合三勺”。兹引《药剂学》（南京药学院编，1960 年版）衡量与秤的对照表，作为参考。

历代衡量与秤的对照表

时代	古代用量	折合市制	古代容量	折合市制
秦代	一两	0.5165 市两	一升	0.34 市升
西汉	一两	0.5165 市两	一升	0.34 市升
新莽	一两	0.4455 市两	一升	0.20 市升
东汉	一两	0.4455 市两	一升	0.20 市升
魏晋	一两	0.4455 市两	一升	0.21 市升
北周	一两	0.5011 市两	一升	0.21 市升
隋唐	一两	1.0075 市两	一升	0.58 市升
宋代	一两	1.1936 市两	一升	0.66 市升
明代	一两	1.1936 市两	一升	1.07 市升
清代	一两（库平）	1.194 市两	一升（营造）	1.0355 市升

附注：上表古今衡量和度量的比较，仅系近似值。

至于古方有云“等分”者，非重量之分，是指各药斤两多少皆相等，大多用于丸、散剂，在汤、酒剂中较少应用。古代有刀圭、方寸匕、钱匕、一字等名称，大多用于散剂。所谓方寸匕者，作匕正方一寸，抄散取不落为度；钱匕者，是以汉五铢钱抄取药末，亦以不落为度；半钱匕者，则为抄取一半；一字者，即以开元通宝钱币（币上有“开元通宝”四字）抄取药末，填去一字之量；至于刀圭者，乃十分方寸匕之一。其中一方寸匕药散约合五分，一钱匕药散约合三分，一字药散约合一分（草本药散要轻些）。另外，药有以类比法作药用量的，如一鸡子黄 = 一弹丸 =40 桐子 =80 粒大豆 =480 大麻子 =1440 小麻子。

古今医家对古代方剂用量，虽作了很多考证，但至今仍未作出定论。汉代和晋代的衡量肯定比现在小，所以汉、晋时代医方的剂量数字都较大。对古方仍录其原来的用量，主要是作为理解古方的配伍意义、结构特点、变化原因，以及临证用药配伍比例的参考。在临床应用时，应当按近代中药学和参考近代各家医案所用剂量，并随地区、年龄、体质、气候及病情需要来决定。

根据国务院的指示，从 1979 年 1 月 1 日起，全国中医处方用药计量单位一律采用以“克”为单位的公制。兹附十六进制与公制计量单位换算率如下：

1 斤（16 两）=0.5 千克 =500 克

1 市两 =31.25 克

1 市钱 =3.125 克

1 市分 =0.3125 克

1 市厘 =0.03125 克

（注：换算尾数可以舍去）

附录二　方名索引

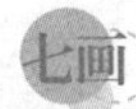

六画

七画

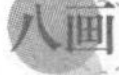

八画

九画

十画

十一画

十二画

十三画

十四画

十五画及以上